中医主诉诊疗学

主　编　周小青　黄惠勇　刘旺华

中国中医药出版社

·北京·

图书在版编目（CIP）数据

中医主诉诊疗学/周小青,黄惠勇,刘旺华主编.—北京：中国中医药出版
社,2017.11
ISBN 978－7－5132－4100－7

Ⅰ.①中… Ⅱ.①周… ②黄… ③刘… Ⅲ.①中医诊断学 ②中医治疗法
Ⅳ.①R24

中国版本图书馆 CIP 数据核字（2017）第 060740 号

中国中医药出版社出版

北京市朝阳区北三环东路 28 号易亨大厦 16 层
邮政编码　100013
传真　010－64405750
廊坊市三友印务装订有限公司印刷
各地新华书店经销

开本 787×1092　1/16　印张 22　字数 563 千字
2017 年 11 月第 1 版　2017 年 11 月第 1 次印刷
书号　ISBN 978－7－5132－4100－7

定价　68.00 元
网址　www.cptcm.com

社 长 热 线　010－64405720
购 书 热 线　010－89535836
维 权 打 假　010－64405753

微信服务号　zgzyycbs
微商城网址　https://kdt.im/LIdUGr
官 方 微 博　http://e.weibo.com/cptcm
天猫旗舰店网址　https://zgzyycbs.tmall.com

如有印装质量问题请与本社出版部联系（010－64405510）

《中医主诉诊疗学》编委会

前　言

贴近临床、简要明确，是中医诊病辨证一直追求和探索的目标。如何构建诊断与治法、方药紧密契合的理法方药体系，实现精准诊断、精准治疗是中医基础、中医诊断、方剂和临床工作者应当引起重视并加以解决的课题。

基于以上的思考和临床的实际需要，编写了《中医主诉诊疗学》，以期为中医路径化诊疗提供思路和可借鉴的解决方案。

以"脘腹疼痛"这个主症为例，揭示其基本诊疗路径：

第一步"纵向挖掘"：围绕脘腹疼痛询问疼痛的具体部位、性质、程度、诱发因素、时间长短、频率、存续状态(阵发性、持续性)、疼痛加重或缓解方式等，对脘腹疼痛的特征进行深入细致的刻画和描述。

第二步"横向挖掘"：四诊合参并以十问歌为线索，询问脘腹疼痛紧密相关的同系统的症状，如过食生冷、大便情况、饮食口味，全身伴随症状，如肢冷不温等。此外，结合望诊、舌诊、闻诊、脉诊、按诊等方法，鉴别容易混淆的症状，为病证诊断、鉴别诊断提供依据。

第三步辨别证素：根据前两步获取的信息，初步判定病位、病性证素。如依据脘腹疼痛、呕吐，确定病位在胃；依据胃脘痛是因前一晚过食生冷引起，腹部疼痛为冷痛，痛势暴急，遇寒加剧，得温则减，口淡不渴，腹泻清稀，或腹胀便秘，面白或青，肢冷不温，舌淡苔白润，脉弦或沉紧，确定病性属寒。

第四步明确病证诊断：根据以上步骤确定病证，如胃脘痛-寒滞胃肠证。

第五步确定治法及处方用药：根据病证确定治法方药，如温中散寒，理气止痛，用良附丸合厚朴温中汤加减。

按此诊疗路径，思路清晰，主线明确，贴近临床，为中医工作者临床信息采集、诊病辨证、遣方用药提供了有益的借鉴。

限于经验水平，书中难免存在诸多不足，某些观点、提法亦可能存在"仁者见仁，智者见智"的不同见解，"横看成岭侧成峰，远近高低各不同"，学术的争鸣本来就应该是百花齐放，真诚期待同道共同关注和探讨，为促进中医诊疗水平的发展做出贡献。书中不妥之处，希望读者提出宝贵意见以便再版时修正与完善。

《中医主诉诊疗学》编委会

2017 年 6 月 8 日

编写说明

中医学的发展，出现了越分越细的现象，这是必然的，符合科学发展的规律，但是，作为一门实用性很强的学科门类，同时要使基础医学和临床学科有效连接，顺畅融通非常重要。其中核心内容"诊疗"二字，涉及诊断方法的应用及病证诊断的确立，治法的确立，以及方药的选择。

《中医主诉诊疗学》依据临床基本规律，以主诉为诊察病证和确立治法、方药的主线。全书分上下两篇。上篇为总论，论述主诉的内涵及书写、主诉的纵向挖掘和横向挖掘、基于主诉的证素辨识、症—病—证素/证之间的关系、治法等；下篇为常见主诉路径化诊治，论述寒热汗出症状、头面五官症状、五脏系统症状、形体及动态症状、精神症状、皮肤症状、月经症状的路径化诊治等。

参与本书编写工作的有江西中医药大学丁成华，河北中医学院于文涛、方朝义，甘肃中医药大学王凤仪，山西中医药大学田松、李琳荣，福建中医药大学甘慧娟，首都医科大学刘文兰，广西中医药大学刘燕平，广州中医药大学陈群，长春中医药大学陈锐，湖北中医药大学邹小娟，安徽中医药大学董昌武，湖南中医药大学周小青、黄惠勇、刘旺华、梁昊、谢梦洲、李花、曾逸笛、颜艳艳。

本书提出了一些新的概念和思路，包括单一主诉、复合主诉、主症、症对、症队、主诉的纵向挖掘、主诉的横向挖掘、针对证素的治法单元等概念，将治法分层归类等，属创新内容，难免有纰缪之处，在此仅抛砖引玉，与同道切磋，不当之处请同道批评指正。

在本书的编写工作中周小青负责设计整体思路，刘旺华负责具体组织实施，研究生陈昱文、曹泽标、陈娉婷、金梦、杨程、张婕参与了大量的资料整理和校对工作。

《中医主诉诊疗学》编委会

2017 年 6 月 8 日

目 录

上篇 总 论

上篇 总论

第一章　主诉的内涵及书写

第一节　主诉的内涵

一、主诉的定义

目前中国临床医生基本遵循主诉（chief complaint）的两个经典的定义。国家"十二五"规划教材《诊断学》（人民卫生出版社）中定义为："患者感受最主要的痛苦或最明显的症状或（和）体征，也就是本次就诊最主要的原因及其持续时间"，再如国家"十二五"规划教材《中医诊断学》（中国中医药出版社）："主诉是患者就诊时最感痛苦的症状、体征及其持续时间。"另一个定义则来源于国家卫生与计划生育委员会 2010 年颁布的《病历书写基本规范》："促使患者就诊的主要症状（或体征）及持续时间。"二者的主要区别在于一个"最"字。随着人们生活水平的提高，医疗服务需求由单纯治疗疾病向治疗疾病、预防疾病、健康保健等多元化服务转化，就医者可能并非因有某种疾病或不适前来就诊。因此，原本的定义不能满足目前的临床实际，越来越多的学者提出应当修改主诉的定义。

首先，医生服务的对象并不都是患者，也有可能是正常人或称为"亚健康"状态的人，因此将主诉定义中的"患者"改为"就医者"更缜密；西方医学中的 patient 与 client 一词可以通用，被定义为："A patient is a person who is receiving medical treatment from a doctor or hospital.（接受医生或医院医疗干预的人）"，正好支持这种说法。其次，主诉的本质是就医者的主要诉求，其定义应该是：促使就医者就医的主要症状、体征或需求。

二、主诉的分类和基本要素

（一）主诉的分类

根据患者诉说的症状和体征的病证指向，可以分为单一主诉和复合主诉。"单一主诉"指仅有一个方面病证的主诉，"复合主诉"指患者诉说的症、征包含的病证不止一个。

根据患者就诊的原因又可以分为常规主诉和特殊主诉。"常规主诉"指具备症状/体征及持续时间两个要素的一类主诉，在临床上最为常见；而"特殊主诉"往往缺乏传统意义上的症状/体征或者其持续时间，仅通过现代医学检验检查手段而发现异常，或无自觉症状/体征，往往以就诊者个人诉求为主，如美容整形、养生保健等。

根据患者发病特点，又分为一过性主诉和持续性主诉。"一过性主诉"涉及的主症发作时间不可用持续时间描述，仅发作一次，且无反复发作的规律；"持续性主诉"包括相关症状/体征持续不断,或发作呈阵发性,但在前来就诊前有反复发作的特点。

(二)主诉的基本要素

1. **常规主诉的基本要素**　常规主诉必须具备(症状/体征＋持续时间)两个要素。其中症状/体征一般不会超过 3 个,被称为主症;持续时间从第一次发作开始计算。主诉中所涉及的症状或体征若与部位有关,则部位不可省略,如"疼痛 10 天""水肿 1 个月"的主诉不完整,应该为"头痛 10 天""下肢水肿 1 个月"。

2. **特殊主诉的基本要素**　对于特殊主诉,必须明确就诊者的基本诉求,如"要求减轻体重""要求去除左腿内固定物""要求住院做隆乳手术""要求行输卵管再通术""要求行处女膜修复术""要求调养身体"等,可以没有时间。我们将会在其后的章节中详细讲解特殊主诉的书写方法。

三、 主诉的意义

主诉在每次就诊过程中通常被最先表达或询问,在医疗文书和医案的书写中也是摆在首位,其在医疗行为中的价值是不言而喻的。

(一)主诉是对病情的高度提炼

好的主诉高度概括了患者的病情,且能准确、精练地反映患者本次就医的主要症状、体征或需求,体现了医生的临床思维能力。同时,主诉也是本书要探讨的核心问题,是实现诊疗路径的主要思路。

(二)主诉是医疗行为的核心

医疗核心内容均是围绕主诉展开的,所有医疗记录也是围绕主诉书写的。主诉是病历的"灵魂",主诉的选择体现了医生的临床思维和"三基"知识的掌握,同时决定了病历的内涵和质量。初步诊断和入院诊断应该是主诉所能导致的,病程记录是记录主诉症状或体征的变化和其处置情况,医嘱中的实验室检查是为了主诉症状或体征的确认与鉴别(证实或排除某种疾病),医嘱中的治疗是为了尽可能消除主诉症状或体征所采取的措施。以上病历核心内容均围绕主诉展开,所有医疗记录也是围绕主诉书写的。

(三)主诉是临床思维的起始和根基

任何医生的临床思维都始于主诉,患者的陈述也基本始于主诉。任何形式的主诉,都带有很强的指向性,而医生的思维要通过主诉进行预判,若一开始方向发生错误,难免误诊、漏诊。要抓住主诉进行纵向挖掘,问深问透,才能掌握整个病情的发展;同时,围绕主诉寻找相关症状和阴性症状,进行横向挖掘,有利于完善诊断并对疾病展开鉴别诊断,从而为确定患者的诊断和治疗服务。

第二节　主诉的书写规范和方法

一、主诉书写规范

截至目前,尚未有任何组织或机构发布有关主诉书写的具体规范,造成目前临床主诉书写无法可依,初学者找不到书写的规范和方法,因此有必要对主诉,尤其是常规主诉进行合理规范。

(一) 主诉书写的基本原则

1. 对于有症状或体征并以此为主要原因而就医的患者,以就诊的相应症状(或体征)及持续时间来说明本次就诊的主要原因或目的。

2. 选择主诉要遵循客观和实事求是的原则。只要符合这一原则,主诉无论写症状、体征、异常检查结果和医疗保健需求都是可以的。

3. 主诉要能反映出第一诊断的疾病特点。依据主诉描写的症状、体征,应能看出第一诊断的疾病特点,所以医生要善于从患者的叙述中提取主诉,不论患者说出多少症状,只取与诊断疾病关系密切的写入主诉,其余的放在现病史中去描述。

4. 复合主诉可呈现完整的动态性,体现当前疾病的过程,将貌似不相关的症状串联起来,如一名肺胀患者主诉可为"反复咳嗽10余年,呼吸困难伴下肢水肿1个月"。主诉中还可以出现一些修饰词,增加其客观性,如表示频率和发作特点的词有"阵发性""反复""突发"等;如表示程度或趋势的词有"剧烈""加重"等。

(二) 常规主诉书写的基本规范

1. **术语规范**　应采用公认的、规范的医学术语书写主诉。患者的口语、方言不宜写入医疗文书中。许多初学者直接套用患者的原话,如"不能呼吸""总是很累"等词语,病历书写中对应的术语应该是"呼吸困难""持续疲乏"。

2. **主症数量的规范**　主症一般不会超过3个,否则就无法体现"主要矛盾"。对于主诉,症状、体征之间一般应当有所关联,比如头痛、头晕,恶寒发热、咳嗽等;若为头痛、左踝痛,则认为应该是不同疾病导致,应该确定谁是主症。

3. **字数限制**　从语言学角度来说,主诉应该围绕主要的疾病描述,文字力求简练,具有高度的概括性。所以主诉的字数一般不超过20个。

4. **时间规范**　主诉的时间是从患者第一次发病时开始计算,时间的长短一般不会有太大分歧。具体书写时应注意以下几点:① 时间应放于句尾,"2年的呼吸困难、乏力""呼吸困难2年伴乏力"均是错误的。② 主诉的最小时间单位应为分钟,根据需要进行选择,满1小时则单位变为小时,满24小时则用天,满7天则用周,以此类推。③ 主诉中的数字一律采用阿拉伯数字,这主要是由于国际数制的统一要求。④ 时间相同的症状一律合并,"反复发作呼吸困难2年,乏力2年"的主诉是不恰当的,应为"反复发作呼吸困难伴乏力2年"。

5. **主诉描写的内容要和现病史一致**　主诉和现病史不一致也是很常见的问题,病情越是复杂就越容易出现二者不一致的情况,而且这不仅是主诉的问题,也涉及现病史的规范书写问题。我们认为在书写完主诉和现病史后应进行核对,做到两个一致:主症一致,主诉中出现的症状和体征,应该在现病史中首先进行着重描述;主诉以时间结尾,现病史以时间开头,且二者保持一致。

6. **常规主诉的主要结构**　常规主诉的结构一般如下表(表1-1)所示,该结构是我们在书写常规主诉时的经典结构,如"反复头痛3年"。

表 1-1 常规主诉的结构

开头修饰词	部 位	症状、体征	时 间
阵发性/反复/突发等	解剖学部位术语	核心症状、体征术语	分钟/小时/天/周/月/年

二、特殊主诉类型和书写

(一)症状或体征一过性出现

若出现的症状或体征,表现为一过性,显然不能满足主诉中时间明确具体的要求。如:有一位患者,3 天前无明显诱因出现失神性抽搐 1 次,当时症状仅持续约 1 分钟,未经治疗抽搐也未复发,为了查明原因,3 天后到医院就诊。关于该病例主诉的书写,有学者建议可写为"单次出现阵发性失神性抽搐 3 天,住院查因"。但《病历书写基本规范详解》将该病例的主诉书写为"3 天前抽搐 1 次"。临床上,因单次(被)发现异常体征或症状前来查因就医的患者不在少数。而在本例中,临床常被写成"抽搐 3 天",很显然是有悖于常理的。可写为"前天中午出现失神性抽搐 1 次,持续时间约 1 分钟,未复发就诊待查"。若是在一段时间内反复体检均发现同一异常体征,或者是因体检后患者或周围的人能持续观察到该体征,则已具备主诉两要素,故不属本文讨论之列。对于病情没有连续性的情况,值得强调的一点是,应灵活掌握主诉中时间要素的书写,切勿生搬硬套。

(二)原有症状或体征经治疗后已消失,后续治疗需求等前来就医

临床医生在治疗某些疾病时,有时会分几个阶段进行治疗。如骨折内固定的患者,固定手术后愈合良好,需要拆除固定物再次住院,患者伤口已经康复,没有不适症状;又如肿瘤患者再次或多次住院化疗和放疗。按照主诉的定义,接诊医生无法按要求写出主诉。这就需要按照以下两种情况进行。

1. 慢性不可治愈的疾病,主要取决于就诊目的有没有变化。患者主诉及第一诊断无变化,则按多次入院或门诊记录书写。如多次放化疗的肺癌患者,主诉统一写咳嗽、咯血、胸痛半年,第一次入院情况,第二次入院情况,第某次入院……若主诉及第一诊断与之前住院有改变,则根据情况另行书写,如某术后某月欲某期化疗;咳嗽、胸痛半年,呼吸困难 1 个月。

2. 可以治愈的疾病,但就诊目的发生了变化。第一次住院已将患者的原发病治愈,患者没有因原发病引起的不适主诉,后续治疗需求是以恢复正常生理状态为目的。如:股骨骨折的患者,第一次住院是施行股骨内固定手术,手术后病情稳定休养 1 年左右,患者伤口已经康复,没有不适症状,医生或患者要求拆除固定物再次住院,拔钉是内固定手术的后续治疗,主诉可以写成"左股骨干骨折内固定术后 1 年,取内固定物"。

(三)无症状或体征,因体检结果异常有就医需求

此种情况常见于常规健康体检后,就诊者被告知检查结果有异常,而自身无任何症状和体征,可列出检查的直接原因和结果作为主诉。如就诊者无任何不适,仅在单位常规的年度体检中血常规化验一项被提示异常,可写作"因单位年度体检发现血红蛋白偏少 1 个月",或"外院(某医院)发现血红蛋白偏少 1 个月"。

（四）无症状或体征，也无异常检查结果，但有就医需求

1. **健康体检** 健康体检的医学本质，其实并不是通常说的"诊断"，诊断是以主诉为起点，以健康状态被确定为终点的医疗过程，而健康体检却是面向那些还没有产生主诉，自以为健康的人群，通过一定的医学技术筛查方法，试图在主诉产生前就发现某些疾病可能已经发生的迹象，进而对疾病进程启动医学早干预的过程。健康体检还派生出以非改善健康状态为目的的其他用途，如为器官移植提供供体者的健康体检或为保险目的所做的健康体检等。因此，曾有学者感叹健康体格检查住院者的主诉难写。健康体检的主诉可按体检目的的不同进行书写，如："要求住院健康体检"或"单位安排健康体检"；"为捐某器官，要求住院健康体检"；"为办某保险，要求健康体检"等。

2. **特需医疗服务** 如美容，此类人群其身体并无畸形存在，而且大多数五官端正，其进行美容的目的是为了锦上添花。有这种要求的人多是健康人，并无症状或体征。常见的美容手术有重睑成形、眼袋整形、隆鼻、除皱、脂肪抽吸、隆乳、酒窝再造、祛斑、祛胎记、祛瘢痕等。其主诉可写为"要求住院做某美容手术"。

3. **其他** 如：健康育龄妇女要求上环避孕，其主诉可写为"要求放置宫内节育器避孕"；正常孕妇到医院待产，主诉可写为"妊娠9月，要求入院待产"；绝育术后要求做输卵管再通，其主诉可书写为"要求行输卵管再通术"；外伤导致处女膜破裂要求做处女膜修复，其主诉可写为"要求行处女膜修复术"等。显然，对于非因病就医者，主诉只要说明其就医目的即可。

（五）复杂主诉

疾病带来的表现多种多样，临床上见到的主诉多为复合主诉，但大部分复合主诉的主症间都有一定的关联，如咳嗽、咯痰；头痛、头晕等。临床的复杂性还在于患者可能同时患有2种以上的疾病，复合主诉就需要进行筛选。

一般说来，能不能成为主诉取决于患者的诉求及医生的判断。若患者本身有冠心病，但本次主要是由于腰椎间盘突出造成腰腿痛，就诊科室为骨科，则主症应该为腰腿疼痛，第一诊断为腰椎间盘突出，冠心病属于既往史并作为第二诊断。从医生角度来讲，由于职业素养和专业知识的限制，一般患者的第一诊断都限制在自己的专科中，否则有患者看错专科或收错科室的嫌疑，又第一诊断一般和主诉直接相关，所以主诉的确定又取决于医生的判断。再以同时患有冠心病和腰椎间盘突出症的患者为例，若患者就诊的科室为骨科，医生首先关注的是腰腿痛问题，应该主症会选择腰腿疼痛，然后再评估冠心病的问题，考虑是否需要患者再到心内科就诊或请心内科会诊。以上多是由于当代医学发展分科越来越精细造成的，这与分科并不明显的中医不同。

回顾中医历史，分科不明显，除了认识事物的细致性、分工不明确的历史状况外，还有中医把人当成一个整体来认识的特色。不管患者是腰腿痛还是伴有胸闷，都要从一个整体去考虑，其处理就有急则治其标，缓则治其本，标本兼顾等一系列处理方法，还有单一治法、组合治法等，因此中医主诉的书写可以将两种看似不相关的症状同时写进主诉。

三、如何确定主诉

（一）抓准主症

准确抓准主症是难点，也是医生一生中不断追求的目标。对此，我们认为应该把握以下几

点：① 尽量使用症状作为主症,但不可忽略体征,如患者诉下肢乏力沉重,查下肢中度水肿则下肢水肿应该纳入主症。② 从患者交谈中获取重点,把握好三个"最",即患者最先说的不适、重复最多的不适和最强调的不适则最有可能是主症。③ 当出现附带意义的字眼时,则基本排除是主症的可能,如患者诉"还有头痛""轻微的头痛""有时候头不舒服"等。

(二) 明确时间

在询问时,应该要明确提出的症状或体征第一次是什么时候出现的。对于出现时间较长的主症,可给予患者适当提示,如患者回答某某症状持续了几个月,要仔细问清楚,可给患者以选择,如 3 个月? 5 个月? 7 个月? 这时候患者一般会做出选择。但有时候时间过久,不能精准,则不必苛求,如反复咳嗽 10 年还是 12 年,区别并不大。其次对于"时间"的概念,有症状/体征出现至今的时间和每次持续时间之分,尤其对于某些疾病来说,每次的持续时间具有重要的鉴别诊断意义,如心绞痛与心肌梗死的相关病症中,均有"阵发性胸痛"这一症状,但"每次持续约数十秒"与"每次持续约半小时"的诊断、预后均不相同。总之只要耐心、仔细地询问,主诉的时间不难确定。

对于某些异常体征存在时间无法确定的,应当明确其发现的时间。如就诊者后腰背部有异常的棕色斑点,因部位远离视线而难以发现,等到就诊者在洗澡、换衣服的情况下偶然发现时,已无法确定其开始出现的时间了,可将主诉描述为"沐浴时发现背部棕色色斑 3 天",而不是"背部出现棕色色斑 3 天",这两种叙述含义不同,不可混淆。

(三) 厘清诉求

对于主症或时间无法界定的特殊类型的主诉,我们一定要严格甄别,需要的时候可主动帮助就诊者厘清诉求。如就诊者自叙为"备孕欲调理",乍看之下类似无明确症状/体征和时间的特殊主诉,但其实这是个非常宽泛笼统的诉求,可包括调理"月经过少""小腹易冷痛""易外感"等多种症状/体征,且均有时间可循,这种情况应当帮助患者厘清当前症状/体征中的主要矛盾,正确认识诉求的本质。

第二章 主诉的纵向挖掘

第一节 主　　症

一、主症的定义

患病时机体功能发生异常,患者主观感觉到的异常和不适,称为"症状"。医生运用自己的感官或借助于简单的检查工具对患者进行检查,称为体格检查,体格检查时的异常发现,称为"体征"。症状和体征中医统称为"症",古代还将其称为病状、病形、病候等。"症"(症状、体征)是反映疾病的现象,是判断病种、辨别证候的主要依据,尤其"主症"更是判断病情、进行辨证的直接依据。主症是指疾病中的主要症状、体征,它是疾病病理本质的外在表现。每一病证都有其特定的主症。主症可以是一个,也可由若干个组成,常与"主诉"关系密切。"主诉"是促使患者就诊的最感痛苦的症状或体征及其持续时间,一般只有一两个症状,往往就是患者现阶段的主症。

临床尤其要善于在患者叙述的诸多症状或体征中抓住和确定主症,然后围绕主症进一步询问主症的部位、性质、程度、时间、频率、加重缓解因素等。亦即,能称为主症的症状或体征其所含的要素须完全,以便有特定的含义。主症中的"症状"如心悸、胸闷、头晕、头痛、耳鸣等,均有特定含义,患者描述"心悸"即可描述出心跳异常,心慌不安的症状,若诉"耳鸣",就限定为自觉耳内鸣响的症状,可大如洪钟,可细如蚊声,其描述的不适感唯一且确定;主症中的"体征"如舌苔黄、目赤等,也有非常明确的定义,倘患者以"舌苔黄"为主症,即指生长在舌面的一层苔状物颜色较常人显黄,以"目赤"为主症者,意为患者白睛发红。

二、症状的类型及询问要点

症状常能较早提示疾病的存在。临床上,患者出现异常感受时,有时尚不能检查出病理形态的改变和实验室检查的异常,此时,症状可能成为疾病的唯一表现。询问症状发生的要素,研究症状发生的病因和机制,同一症状在不同病证中的特点,可以帮助我们对疾病进行分析和判断,对形成初步诊断或印象起着主导作用。症状一般分为持续性症状和发作性症状。

症状的主观性较强,只能通过问诊这一方法获得,因此问诊在症状的准确采集中显得尤为重要。症状的询问需注意全面与重点相结合,全面系指一个症状的出现,经常涉及部位、性质、程度、持续时间(存续状态)、频率、加重缓解因素、诱因等方面,注意防止遗漏;重点系指将问诊与辨证相结合,边询问边分析,减少盲目性。临床上的问诊并非机械性地按"十问歌"的顺序进行,而是要有意识地以诊断思路为中心展开询问。如症状诉为"腹痛"者,首先应详细、全面地了解腹痛的程度(隐隐作痛或剧烈腹痛等)、性质(灼痛、冷痛、空痛等)、部位(上腹痛、左下腹痛等)、时间(一月余,3 天,早晨痛,饭前痛,饭后痛,持续时间等),频率(频率高、频率低),诱因/病因(如昨晚食用凉菜),加重或缓解的因素(喜暖、拒按),再询问其他伴随症状等,以便完善诊断思路。

症状的部位主要体现在以躯体感觉为主的症状,如疼痛、麻木、瘙痒等;部分症状部位固定,如头晕、胸闷、恶心、心悸等;有些症状无法描述具体部位,如失眠、多梦、恶寒。对于有明显部位的症状,有助于脏腑经络定位从而进行辨证;对于无明显部位的症状多对病性判断有很大帮助。

症状的性质并非所有症状的属性,一般只针对疼痛,如灼痛、酸痛、刺痛等,对判断病性有很大帮助。

症状的程度也是对症状进行评价的一个重要指标,一般程度越重,病情越重,预后也就越差。评判症状程度可以从持续时间、发作频率、是否影响日常生活、是否出现痛苦的表情等方面体现出来,必要时可以通过一些量表进行评估。

症状的存续状态主要是症状有些是发作性,有些是持续性。发作性症状,需要重点关注发作的频率;持续性症状,需要明确发作时间的长短,加重或缓解因素。

三、 体征的类型及体查要点

确定体征的体格检查基本方法包括视诊(中医望诊),触诊、叩诊(中医切诊),听诊、嗅诊(中医闻诊)。这种体格检查的操作具有很强的技艺性,必须经过严格训练,才能达到动作恰当、和谐、准确、娴熟。体征提取的结果正确与否,直接关系到诊断的正确与否,是建立正确诊断的关键。

望诊是医生运用视觉查看患者全身的神色形态和局部的表现以及分泌物和排泄物色、质的变化等内容,收集病情资料的方法。以此方法可获得的体征包括全身的神色形态、局部(头面、躯体、四肢、二阴、皮肤、小儿指纹)的异常变化、排出物(痰涎、涕唾、呕吐物、二便)的异常变化等。望诊采集体征需注意:① 光线充足、自然。② 受检部位暴露充分。③ 注意以常衡变,熟悉各部位正常结构和生理特点。④ 动静结合,从动态发展的角度判断。⑤ 排除假象。如前例,主症体现为"舌苔黄"者,要排除黄色灯光的干扰,观察时舌面暴露需充分、完全,并注意与正常舌苔颜色进行比较,排除气候变化和饮食染色带来的影响等。

中医切诊包括脉诊和按诊,是医生用手对患者的身体某些特定部位进行触摸或切按,以了解动脉应指形象、局部冷热、润燥、软硬、压痛、肿块或其他异常变化的一种方法。通过切诊可获得如"肘部肿块""肿胀"等体征。诊察时主要需注意两方面,一是体位,二是手法。体位包括患者配合检查的体位,一般为坐位或仰卧位,以及医生检查时的体位,可坐可站,视具体需求而定,在某些特定部位进行切诊检查时,可采取一些特殊的姿势,如"腹部肿块"者可令患者仰卧,屈髋屈膝以放松腹壁,便于排除腹壁肌肉紧张的影响。手法由轻到重,脉诊包括举、寻、按,按诊包括触、摸、按、叩等,一般顺序为先轻后重,由浅入深,根据病情进行调整。

中医闻诊是通过听声音和嗅气味来获取病情资料,可获得的体征包括患者的声音、呼吸、语言、咳嗽、呕吐、呃逆、嗳气、太息、喷嚏、呵欠、肠鸣等各种声响,以及病体的异常气味、排出物的异常气味以及病室的气味等。人体的各种声音和气味,都是在脏腑生理活动和病理变化过程中产生的,所以闻诊所获取的病情资料需注意与生理状态下脏腑的表现相鉴别,体察细微变化,判断疾病过程中的邪正盛衰。

体征的体查要点主要是依据望、闻、切诊的总纲进行。

望诊：身体强壮、两目有神、有光泽多为阳证、热证、实证；身体瘦弱、两目乏神、晦暗枯槁多为阴证、虚证、寒证。动者、强者、仰者、伸者多属阳证、热证、实证；静者、弱者、俯者、屈者多为阴证、寒证、虚证。卧时常向外，身轻能自转侧，为阳证、热证、实证；反之，卧时喜向里，身重不能转侧，多为阴证、寒证、虚证。排出物色泽清白，质地稀，多为寒证、虚证；色泽黄赤，质地黏稠，形态秽浊不洁，多属热证、实证；如色泽发黑，夹有块物者，多为瘀证。

闻诊：若语声高亢洪亮，多言而躁动，多属实证、热证。若感受风、寒、湿诸邪，声音常兼重浊。若语声低微无力，少言而沉静，多属虚证、寒证或邪去正伤之证。湿热或热邪致病，其排出物多混浊而有臭秽难闻的气味；寒邪或寒湿邪气致病，其排出物多清稀而无特殊气味。

切诊：凡阳气盛的身多热，阳气衰的身多寒。疼痛拒按多属实证；疼痛喜温、喜按多为虚证。

第二节　主症的诱因/病因

一、中医的诱因

1. **诱因的定义**　客观存在的病因作用于人体，能否使人体发病，尚取决于与发病有关的各种条件。因此认识发病的规律，必须研究导致发病的有关条件，包括致病因素的性质和强弱等。疾病发生的条件，主要是指那些能够影响疾病发生的各种机体内外因素。它们本身虽然不能引起疾病，但是可以左右病因对机体的影响、直接作用于机体或者促进或阻碍疾病的发生。在这些条件中，能加强病因作用或促进疾病发生的因素称为诱因。如外感寒邪的诱因可能是因为气温骤降，保暖不当，或者饿冻露宿，过饮寒凉。感受湿邪多是长久居住在潮湿的环境之中，或感受雾露之气，或涉水淋雨等。又如现代人们常见的一些疾病与生活压力太大、环境污染、不良生活习惯（过量吸烟、饮酒）等诱因是密不可分的。

2. **中医诱因的内涵**　疾病诱因是临床工作和理论研究的重要范畴，对诱因的分析是提出中医病证诊断甚至是治疗的重要线索。在西医学看来，外部环境、气候等诱因如干燥、潮湿等对疾病的诊断没有特殊意义，不能作为疾病诊断的特异性指标，临床询问时往往也只是一带而过，不予以重视。然而中医学认为这些是帮助判断病因，帮助辨证的重要依据，如腰痛患者除常规的腰痛症状外，若有冷痛重着者，则应该注意询问是否有因为寒冷诱发或阴雨天加重的情况，这对进一步诊断为寒湿腰痛有重要的意义。又如可引起情志方面疾病的诱因，如长期在工作中承受的压力太大或与配偶之间经常争吵导致关系不和睦而引起的郁证等精神疾病，除了予以中医药治疗以外，对于引起疾病的诱因进行情志方面的调理也极为重要。

就中医理论体系而言，常见的诱因主要有以下几大类。

（1）自然因素　包括六气（此指某一时期内，影响范围广、影响力大的气候）、地理。

（2）环境因素　如长期接触疫水、疫区使感染的概率上升的情况。

（3）生活因素　包括饮食因素（如长期生冷饮食使人易外感寒湿之邪）、劳倦因素、工作条件、生活条件等。

（4）社会因素　包括社会经济形势、社会经济地位、风俗习惯、工作环境、人际关系带来的心理压力、情绪变化、工作生活方式改变。

（5）体质因素　包括不同体质所具有的不同心理状态因素。

（6）其他因素

3. **中医诱因的特征**

（1）诱因是客观存在的事实，大多是可以明确观察与感知的　病因多是推断，需要以患者的症状、体征为基础并运用中医理论进行推导，即所谓审症求因。如某人与他人发生争吵（这是事实），而后当场晕厥。由此可以推断，争吵时，患者因"怒"气机逆乱而晕厥。

（2）诱因一般不具有特异性　以争吵为例，争吵可能导致几种结局，昏厥、中风、抑郁等，发生不同的结局（即临床表现），推断出的病因、病机就不同，产生这种结局与诱因施加的强度、患者本身体质等有关。而病因致病后患者产生的症状体征具有与病因一致的属性，如湿邪致病，患者出现的症征如头重如裹，肢体沉重，关节疼痛重着，苔白，脉濡等都具有湿邪的属性特点。

（3）诱因不能够单独存在　如果一个因素不能导致病因的产生，那就不能定义为诱因。如因天气变凉，保暖不当而致使某人感受风寒之邪，则前者可以称之为诱因；如若其人正气强盛未感受风寒，则诱因也无从谈起。而病因则可以单独存在，不一定都依赖于诱因的作用，如药物中毒，跌打外伤等，可直接导致疾病的发生，又如某些人先天便存在的遗传性疾病，则更无诱因可谈。

（4）因诱因致使病因的产生往往需要一定的基础条件　如在天气转凉的外部诱因下，处在同一环境中的人有的因体质较弱、正气不足等内部原因而感受风寒，有的则安然无恙；又如同样是与人争吵，有的易发生抑郁，有的则可以及时自我调节，易生抑郁的人与自身性格、体质的内部原因密不可分。

二、中医的病因

1. **病因的定义**　病因，是指引起人体发生疾病的原因。"凡人之所苦，谓之病；所以致此病者，谓之因。"中医学又称病因为致病因素。病因学说，主要是研究各种致病因素的来源、性质、致病特点及其所致病证临床表现的理论，是中医理论体系的重要组成部分。掌握中医病因理论，对临床审证求因、据法施治具有十分重要的意义。导致人体发生疾病的原因，称之为病因，又称"致病因素""病原"（古作"病源"）、"病邪"。疾病是人体在一定条件下，由致病因素所引起的有一定表现形式的病理，包括发病形式、病机、发展规律和转归的一种完整的过程。疾病病因作用于人体之后，导致机体的生理状态被破坏，产生了形态、功能、代谢的某些失调、障碍或损害。换言之，病因是指能破坏人体生理动态平衡而引起疾病的特定因素。病因包括六淫（风、寒、暑、湿、燥、火）、七情（喜、怒、忧、思、悲、恐、惊）、疫疠、饮食、劳倦、外伤，以及痰饮、瘀血、结石等。

2. **中医病因的内涵**　病因包括致病原因和条件两方面的因素，两者在疾病发生中所起的作用不尽相同。致病原因是指那些能引起疾病，并且赋予该疾病特征性的各种因素。条件是除原因以外，与病因同时存在的促进疾病发生发展的有关因素。病因学说，就是研究致病因素及其性质、致病特点和临床表现的学说。陶汉华等学者认为其内涵大体上可以分为两大类：一是原发性病因。即患者本来是健康的，只因遭受某种致病因素的侵袭，才发生疾病。这种致病因素就是原发性病因。这类病因包括外感邪气和内伤病因，外感邪气如风、寒、暑、湿、燥、火，称为六淫，又如具有较强传染性的疫疠之气等。内伤病因如喜、怒、忧、思、悲、恐、惊，情志活动太过而致病；或因饮食不节或不洁；或劳逸失度等。其他病因如外伤、交通事故、虫兽叮咬、用药不当等皆可致病。二是继发性病因。即患者本来已经患病，在疾病的发展过程中，产生了一些病理产物，如瘀血、痰饮等，这些病理产物可以进一步作用于人体，而引起新的疾病。这种由原发病产生病理产物而形成的病因，称为继发性病因。

早在远古时期，人们就已经有了关于病因的知识。人们为了保护自己，以求在自然界中生存，避免自然灾害和野兽的侵袭，构木为巢，栖本而息，即传说中的有巢时代。《庄子·盗跖》说："古者禽兽多而人民少，于是民皆巢居以避之。"后来，人们开始建造房屋以保护身体，避免发生疾病。《墨子·辞过》说："为宫室之法，曰：高足以避潮湿，边足以圉风寒，上足以待雪霜雨露。"说明人们已经认识到，自然界气候的变化会影响人体的健康，进而能使人发生疾病，必须设法预防之。

关于病因和疾病的最早历史记载是甲骨文。甲骨文是目前我国发现最早的一种文字。殷墟出土的甲骨文约为 16 万片，其中记载疾病的有 323 片，415 词，记载了 20 余种疾病的名称，如疾首、疾目、疾耳等。西周时期，《诗经》《尚书》《周易》等古典著作中，皆论及热病、昏迷、浮肿、顺产、逆产、不孕等内容。随着农业、天文、历法的发展，当时人们已观察到天象、季节、气候的变化以及某些地区特殊的自然条件与人体的健康和疾病的发生有密切的关系。如《周礼》记载："春时有痟首疾，夏时有痒疥疾，秋时有疟寒疾，冬时有嗽上气疾。"《礼记》记载："孟春行秋令，则民大疫。""季春行夏令，则民多疾疫。"《黄帝内经》中以其丰富的内容论述了中医病因和发病。《素问·调经论》把一切致病因素统称为邪气，指出："夫邪之生也，或生于阴，或生于阳。其生于阳者，得之风雨寒暑；其生于阴者，得之饮食居处，阴阳喜怒。"明确提出六气、情志、饮食、环境等内外因素在一定条件下可成为致病因素。根据邪正交争的理论，中医学认为，无论外感六淫，还是内伤七情、饮食劳逸，在正气旺盛，生理功能正常的情况下，不会导致人体发病。只有在正气虚弱，人体功能活动不能适应诸因素的变化时，才会成为致病因素，使人发病。

在疾病的发生发展过程中，原因和结果是相互制约、相互作用的。在一定的条件下，因果之间可以互相转化。在某一病理阶段中是病理的结果，而在另一阶段中则可能成为致病的原因。例如，痰饮和瘀血，是脏腑气血功能失调所形成的病理产物，但这种病理产物一旦形成，又可作为新的病因，导致其他病理变化，出现各种症状和体征。这种病因和病变的因果关系，是通过人体脏腑功能失调而发生的。

同时，病因与诱因均与疾病的发生明显相关，但前者为直接因素，后者为间接因素。例如，同样面临着大幅度降温这一气候条件改变，平人可以相安无事，而此时过食生冷之人则易感受风寒之邪而引发"感冒"疾病，出现"恶寒发热""咳嗽""头痛"等主症，其中风寒之邪为直接侵犯人体的病因，"过食生冷"为加强这一病因作用、促使感冒发生的间接诱因。必须强调的是，病因与诱因是相对的，是针对具体的某个病证来说的，对于不同的病证，同一因素可以是某个病证发生的直接病因，也可以是促使另一个病证发生的间接诱因。如"过食生冷"这一因素在该病例中为诱因，但如果主症是"腹冷痛""大便稀溏""呕吐清水"等，则很有可能成为这一例病证过程的直接病因了。

3. **中医病因的分类**　对于病因的分类，在中医学术发展过程中，历代医家提出不同的分类方法。如《黄帝内经》的阴阳分类法，汉代张仲景、宋代陈无择的三因分类法。阴阳病因说，把风、雨、寒、暑等外来病因归属于阳，把饮食、喜、怒等内生病因归属于阴。张仲景按传变把病因概括为三个途径，把经络受邪入脏腑归为内所因，病变局限于浅表的归为外所因，房室、金刃、虫兽伤则归为其他病因。陈无择把病因与发病途径结合起来，明确提出了三因学说，把六淫外感归为外所因，七情内伤归为内所因，饮食劳倦虫兽金刃归为不内外因。陈无择在《三因极一病证方论》中提出的"三因学说"，对病因的分类比较系统、明确，对后世医家影响较大。古人这种把致病因素和发病途径结合起来的分类方法，对临床辨证确有一定的指导意义。

在中医病因的分类方法中，由于历史的原因，中医重视的是"类上归类"而忽视"类下分类"。

所谓"类上归类"是为了寻找事物的共性,为了解释同一性,是需要概括归类的方法。中医学基于对证候的认识,要求对病因进行类化,从而将复杂多变的诸多病因归类为"六淫""七情"等有限病因,这些病因无论对于"病"还是"证"来说都是有限的,所以中医病因学理论才必须引入病机理论来协同解释证候,否则是无法解释疾病和证候的千差万别的。这一点也就是这种"类上归类"的弊端所在。

中医学在病因理论化之前历史上积累了很多细碎的病因认识,医和的"六气"与后世的"六淫"不但在内容上有差异,在系统化程度上也是不同的,尚处于零散状态,其他病因也是如此。到秦汉以后及宋元时期中医病因开始进行分类和归类,由于中医对病因不是从物质实体进行把握的,原来细碎的气候或情志病因与复杂的病症不能一一对应,这时就需要"类上归类",将所有的病因归为三类:外因、内因、不内外因。然而这三类病因解释功能又不够广泛,又需要"类下分类",目的是解释差异。但是中医学"取象比类"的研究方法决定了我们对病因的探寻只能是从现象的共性中去寻找原因的共性,我们想要对病因类下分类却只能依据自然现象和证候表象分为"六"淫和"七"情。然而现象相同本质却不一定相同,显然"六""七"这样的分类数字远远不能概括所有客观病因的,只要是本质不同的疾病其原因肯定有所不同,即使相同的疾病原因有时也不尽相同,中医学的病因太少,病症结果又太多,有限的病因难以按客观实际情况解释病症之间的差异。

如"不内外因"问题,在"不内外因"里包含了诸多实物性致病因子,如诸虫、毒蛇、兽类咬伤等,其中有些病原甚至已经被亲眼观察到了,然而由于实物数量无限,特性各异,如"诸虫"中就包含了寸白虫、沙虱、射工、水毒、疥虫、痔虫等,其间差别性没法用简单的"六淫"致病性质语言去描述,因此只能被纳入到"不内外因"中去,这些致病因子同样也无法融合到中医"审证求因"的体系中。如被狗咬伤怎样辨证?然而狂犬病毒却是实实在在的实物性病因。相反如果按照类下分类的思路去研究这些病因,相信最终可以找到这些致病因素,只是中国古代缺少实证性研究传统。由于中医病因学理论体系的限定,我们对疾病的理解方式与西医不同,我们重视的是取类比象的"六淫"病因和"形神合一"的"七情学说",至于"不内外因"却一直被忽视、淡化,甚至游离于病因体系之外。

中医学认为常见的病因主要有:① 感受外邪,包括时疫邪毒;② 自体正气虚弱,脏腑功能失常;③ 疾病迁延不愈,累及他脏;④ 饮食不当,如过食生冷,或嗜食酸咸肥甘,或饮食过少,生化乏源;⑤ 起居不当,如常坐卧湿地致寒湿浸渍,或久坐不动致气机阻滞;⑥ 用药不当,包括过用苦寒,或药物中毒,如附子、乌头等;⑦ 情志失调,包括太过与不及;⑧ 劳欲太过,精气内夺;⑨ 宿有病根,复感外邪;⑩ 染虫,如瘵虫传染、疟虫为患、血吸虫壅阻血络、虫积肠道等;⑪ 年老精衰;⑫ 大汗吐下;⑬ 创伤、产后,亡血失精;⑭ 剧烈疼痛,气急逆乱。

将其分类为:① 自然因素(六淫、时令邪气、疫疠之气等);② 生活因素(饮食所伤、劳倦内伤等);③ 心理因素(抑郁、焦躁等);④ 机体内虚(脾胃素虚、阳气不足、年老精衰等);⑤ 内邪因素(瘀血、痰饮、结石等);⑥ 其他(外伤、中毒、诸虫、遗传病、传染病等);⑦ 现代社会病因(车祸伤害、电脑病、空调病、离退休综合征、考试综合征、手机综合征、假日综合征、都市孤独综合征等)。

4. 中医病因学的特点 整体观念:中医学认为,人体内部各脏腑组织之间,以及人体与外界环境之间是一个统一的整体。因此中医学用普遍联系和发展变化的观点,辩证地探讨了气候变化、饮食劳倦和精神活动等在发病过程中的作用,奠定了中医病因学的理论基础。如肝属木,在四时应春,在六气为风,在五味为酸,在志为怒,在体合筋,开窍于目,与胆相表里。故气候异常变化的"风",情志过激的"怒",饮食失调的"酸"等均可成为引起肝发病的原因。肝一旦发病,就会导致肝脏功能系统之胆、筋、目等产生病理改变。

辨证求因：一切疾病的发生，都是某种致病因素影响和作用于机体的结果，由于病因的性质和致病特点不同，以及机体对致病因素的反应各异，所以表现出来的症状和体征也不尽相同。因此，根据疾病反映出来的临床表现，通过分析疾病的症状来推求病因，就可以为临床治疗提供理论依据。以病证的临床表现为依据，通过综合分析疾病的症状、体征来推求病因，为治疗用药提供依据。这种方法称为辨证求因、审症求因，这是中医特有的认识病因的方法。就症状而言，如周身游走性疼痛或瘙痒，因风性善行，风胜则动，故确认其病因为"风"邪。把这一临床表现和产生这一表现的一切因素，都概括为"风"邪，这就是辨证求因。临床上，不管实际致病因素多么复杂，只要人体出现了"风"这种反应状态，治疗时只要用相应的祛"风"药物，就可使临床症状消失，当然也同时消除了病因及其病理反应。

第三节　主症的加重和缓解因素

症状的加重或缓解因素往往和诱因有一定相关性，即诱因常可成为症状加重的因素，如因过度劳累诱发心痛，则劳累可以成为心痛反复发作或加重的因素。同时，部分症状呈现发作性，具有一定的规律，这种发作规律对病证的诊断也有非常重要的提示作用。而根据中医天人相应的哲学观，季节、地域等亦可成为疾病加重或缓解的重要因素。

一、诱因的作用

一些诱因对于疾病复发也起着关键性的作用，这意味着疾病的症状再次出现或加重，此类常见诱因主要有以下4种。

食复：又名食劳复，指疾病愈后，脾胃尚虚，因饮食失节而导致疾病复发者。"热病热退之后，胃气尚虚，余邪未尽。先进清粥汤，次进浓粥汤，次进糜粥，亦须少少与之，切勿过食也。若纳谷太骤，则运化不及，余邪假食滞而复作也，名曰食复。"疾病初愈之际，既要注意增进饮食营养以培补正气，但又不可恣意进食，当视疾病过程中脾胃受损的程度，选择相宜之品，既要营养丰富，又要易于消化吸收，并掌握适当的进食量，方能受益而杜弊。"凡病新瘥，自宜先用陈仓米少许，煎汤少饮，俟其无恙，渐次增浓，胃气渐旺，谷食渐增，至胃气复旧，然后少进肉味，樽节爱养，自无复证。"食复，轻者损谷自愈，重者消导方瘥。

劳复：指疾病初愈，余邪未清，因过度劳累而致疾病复发者。劳复一般分为劳力复、劳神复和房劳复3种。

劳力与劳神是指体力和脑力的过度操劳。有时在正常人看来是微不足道的劳动，但对疾病初愈者来说，却不堪忍受，这也属过度操劳。如伤寒瘥后，元气未复，余邪未清，稍加劳动，其热复作，即多语、梳头、洗面、更衣之类，皆能致复。所以疾病初愈之际，应当充分休息，以促进正气早日恢复，虽需辅以合理活动，以促进气血畅行，但须量力而为。

房劳复是指在病后余邪未尽，正气亏虚，又行房事，甚至房事过度，徒伤正气，使邪无所制而疾病复发，此又称为"房复""色复""交接劳复""男（女）劳复"等。因房劳伤精，精亏则气血更虚，正气不支，可导致病势更为重笃，因而是劳复中之重证，所以中医学把节欲惜精，保养精气，作为病后调摄的一个重要原则。

情志复：指疾病初愈，由于情志过激而致旧病复发。精神情志活动对疾病的发展与转归有很大影响。精神恬静而愉快,有利于气机的调畅和精气血津液的正常代谢,使正气旺盛,则能促进康复和预防。减少疾病复发,如过度精神刺激,强烈或持久的情绪波动,则可引起气机紊乱和气血津液失常,脏腑功能失调使余邪再度致病,疾病易于复发。如伤寒瘥后,因事触怒,相火暴发,因而余热复作者,称"怒复"。

重感复:重感复,是指疾病初愈,余邪未尽,又复感新邪,而致旧病复发;病后正虚,易被邪侵,重感新邪,易于引起旧病复发。

二、外界环境因素

(一) 季节气候/运气

阴阳相移,寒暑更作,气候变化都有一定的规律和限度。如果气候变化异常,六气发生太过或不及,或非其时而有其气(如春天当温而反寒,冬季当凉而反热),以及气候变化过于急骤(如暴寒暴暖),超过了一定的限度,使机体不能与之相适应的时候,就会导致疾病的发生。由此中医还诞生了更加复杂的运气学说。运气对人体疾病发生的影响,主要包括六气的病因作用、疾病的季节倾向、不同地区气候及天气变化对疾病的影响等。从发病的规律看,由于五运变化,六气变化,运气相合的变化,各有不同的气候,所以对人体发病的影响也不尽相同。疾病的反复、症状的加重和缓解与外界气候的变化密切相关。

(二) 地域环境

不同的地理环境,由于气候条件及生活习惯不同,人的生理活动和病变特点也有区别,环境的改变可以成为疾病症状加重或缓解的重要因素:如我国西北地区,降雨稀少,荒漠广袤,气候干燥,长期南方生活的人迁居于此很容易发生燥邪所致的疾患,多以口干、咽干、鼻衄等为主症;东南地区,地势低而降水充沛,气候湿热,北方之人迁居于此则容易发生湿、热之邪所致的疾患,多以身体沉重、嗜睡、纳差为主症。同一疾病,辨证时当考虑不同地区的特点,例如感冒,在西北严寒地区,风寒居多,恶寒重、无汗;而在东南湿热地区,感冒恶寒轻、汗出、头身困重,常为风热夹湿。

三、主症出现的规律性

某些主症的出现有很强的规律性,而这些规律与自身生理状态和时间相关。

(一) 和生理状态有关

1. 某些症状出现在女性月经期或房事后,多与肾有关。
2. 某些症状出现在女性妊娠期间,多与肝、肾有关。
3. 某些症状出现在睡眠后,多与阴虚、心、肝有关。

(二) 和时间有关

根据中医子午流注等学说,若症状出现有明显的时间规律则考虑与该时辰经气有关。
1. 若某些症状发生在凌晨,一般为阳虚,与肾有关。
2. 若某些症状发生在晚上或症状加重,一般为阴虚。
3. 若某些症状发生在日晡之时(下午 3~5 时),一般为阳明热证。

第三章 主诉的横向挖掘

与主诉相关的横向挖掘，概括起来主要包括两方面：症对和症队。这些有助于挖掘症状之间的内在联系，从而更好地诊断病证。

第一节 症 对

广义的症状作为证候辨别的依据，内涵丰富、内容庞杂，临床实际应用时往往黏着不清、定义不明，难以规范。湖南中医药大学朱文锋教授就中医症状术语规范提出"症状各自独立的原则"，即针对2种或2种以上表现的症状表述，原则上不宜合称为一症，否则难以正确反映病情。但是正如张志强、王永炎等教授所言，不合理的症状各自独立同样也会产生病情的错误反映，不仅会误导诊疗方向，甚至造成症状术语的再次不规范。例如一些复合性较强的中医症状名称，如呕吐、咳嗽、烦躁、神疲乏力等，其所反映的不同症状之间的病理本质有一定的联动关系，为同时顾及其症状间的独立性与复合性，我们提出了"症对"的概念。症对本质是两个独立症状，书写时可以用顿号分隔开，由于受语言习惯和韵律、修辞、节省文字的需要，也可以将两个症状连起来写，中间不用分隔符号。比如将"恶寒、发热"写成"恶寒发热"，将"头重、脚轻"写成"头重脚轻"。

人在发病后，极少出现单一症状，症状与症状之间容易成双成对、成组成群，成对症状类似于"药对"。药对是中医在临床处方遣药时常用的相对固定的两味药物的配伍组合，组成简单却具备中药配伍的基本特征。广义的"症状"是患者的主观感受和客观表现，症状的出现具有成对、成组的规律和特征，大多与病证有关，不随医者的意志为转移。可以将症对定义为：同一病程阶段出现的具有内在联系的一对症状或体征。

一、症对的内涵

（一）症对的基本特征

根据症对的定义，其主要有三大特征：① 在疾病或证的某一阶段同时出现。该特征强调了症状出现的时间性，症对必须随本次病证同时出现，但某一症可先出现，如外感病恶寒发热，先有恶寒，恶寒不减随后出现发热。② 与病或证相关，具有同时发生的内在联系，能够解释二者发生于同一病程阶段的机制，如身热口渴。③ 成双、成对，但各自独立。成对方式当从不同部位、性质、时间等角度组合，如夜热早凉，潮热盗汗。

（二）症对的基本类型

1. **病理关联**　此类症对在疾病发展的过程中存在着一定程度上的病理生理关联关系，因此往往相伴出现。如烦躁易怒症对，据朱文锋教授主编的《常见症状中医鉴别诊疗学》，"烦躁"是指心中烦闷躁扰不宁的症状，属于神志类疾病的表现，常导致患者的情绪异常、情绪波动，出现失去耐心、易激惹等"易怒"的状态，此两者间存在易互相引发的特性，因此这两种症状可视作症对。某些情况下由于人体生理结构造成两个症状常常同时出现，可默认为症对。如呕吐症对，有声无物为"呕"，有物无声为"吐"，病位多责之于胃，总的病机均可概括为胃失和降、胃气上逆。又如消谷善饥症对，亦称多食易饥，独立来看，分为"食欲亢进，有强烈的想吃东西的欲望"和"食量大，超过常人或平时的进食量，且食后容易饥饿"这两种状态，常责之于胃功能亢进、胃火炽盛，故视作一个症对。

2. **部位关联**　某些人体的不同部位所出现的症状关联度高，因此也作为症对出现。有时可见不同脏腑合病或并病，如按中医五行理论，肾水与肝木间有母子相生的关系，常见腰部和膝部同时出现了酸软无力的症状，即腰膝酸软，即中医多责之于肝肾亏虚。又如口舌生疮，类似于现代医学概念中的口腔溃疡，指口腔内黏膜破损，口腔、舌体出现糜烂、溃疡的症状，独立可分为口生疮、舌生疮两个不同的症状，但在脾胃积热、心火亢盛等证型中，口与舌同属胃气滋养、熏蒸之地，病邪亦会同时侵犯，所以口舌生疮往往也不截然分割开来。此类症对还有面红目赤、身目发黄、头身困重、头重脚轻、头晕目眩、口燥咽干等，均因所涉及病位往往同时受到病邪的影响，同时起病，且表现上也有类似之处，所以常作为症对。

3. **时间关联**　症状的出现具有时间上显著的规律性，如夜热早凉、朝食暮吐。此类症状单独出现均有各自的病机含义，如"夜热"，提示体内阴津亏虚，阴不制阳，虚火内生，夜间尤甚，但若时间上还出现"早凉"的特点，则在阴津亏虚的基础上夹有阳气当旺不旺，出现亏虚之象，病机结合，为典型的温病后期气阴耗伤，阳气不足，邪热内伏证的表现。"朝食暮吐"亦然，看似时间上未完全吻合，但都从属于同一病程阶段，相互结合后方完整地反应了相应的病证机制。

4. **性质关联**　从同一病理事物的不同性质角度来描述某些症状，前后两症状有如从不同的侧面摹写同一对象，此类症状不宜截然分开，若强行独立出来，对病情程度的把握容易丧失精确度。如尿短赤（尿量短少、尿色黄赤），带下清稀量多（带下清稀、量多），痰黄稠（痰黄、痰稠），三个症对均从分泌物、排泄物、病理产物的量、色、质等不同方面进行了全面描述，量、色、质变化的病因病机相互贯通，成为症对。

5. **矛盾关联**　另有乍看前后描述矛盾者，而其矛盾之处正为病机所在。如"口渴"与"饮水"，"饥饿"与"欲食"等。"口渴"是指患者想喝水的欲望，"饮水"是指实际发生的行为，虽然多数情况下这两者保持一致，反应了体内津液的丧失或输布的障碍，没有独立分析的必要，在某些特殊的病理表现中，体内津液丧失不多但输布障碍，需要通过欲饮水否与口渴并列来强调看似矛盾的病机，具体可见营分证、湿热证中的"口渴不多（欲）饮"，阳虚证中的"口干不欲饮"，血瘀证中的"口干，但欲漱水不欲咽"等。同理"饥不欲食"可细分作"饥饿感"与"不欲进食"这两类不同的症状，若独立开来，无法体会其与"消谷善饥""多食易饥"等同属饮食口味异常症状的区别了。

（三）不属于症对的类型

1. **相互依存的症状**　此类症状往往具有相互依存性，二者组合形成了不可分割的完整表达。如寒热往来、下利赤白,任何一方不存在该症状就不能成立,不符合症对的第三个特征(独立性),该类症状实则为一个症状。

2. **具有直接因果关系的症状**　此类症对往往由先后两个动作或行为构成,其间有直接的因果关系,前者的发生必然导致后者的结果,割裂开来失去了症状的完整性,同样不符合症对的第三个特征。如食则汗出、动则汗出,前者描述出具体的动作,食则为汗出的具体时机,去掉则与无具体时间指向的"汗出"两字无异了。

3. **带有补充描述的症状**　此类症状严格来说为一个独立症状的拓展,无法分离出两个单独的症状,多为一个症状后伴随具体的程度描述,类似汉语中述语与补语的关系。如汗出如浴、汗出如油,目盲不可视,症状短语的后半句的作用仅是运用各种修辞手法对事物进行形象化的阐述而已。

4. **互为重复描述的症状**　形如"震颤""伛偻""疼痛"等,是汉语表达习惯中"同义复词"语法的产物。同义复词指的是意思相同的两个(或两个以上)字连用,表示同一个意思的复合词,因此这类症状往往表达的实际意义只有一个。

三、症对的意义

(一)有助于增加病证诊断的效率

症状成对出现可显著增加对病证诊断的准确度,帮助医生更好地鉴别病证。如"恶寒发热"全面反应了卫阳为外邪闭郁,温煦功能被遏止但仍奋起抗邪的过程,体现了病位在表的特点,可作为表证的诊断;同时许多病证通过症对表现出了显著的特征,有利于我们对病证更好的认识。这也直接起到了与他证鉴别的效果。

(二)有助于医者的记忆和学习

症对的出现自有其存在的临床意义,熟练掌握症对有助于医者在学习过程中重视症状之间的关系,应用时减少搜集病历资料的盲目性,减少漏诊的可能,更有助于临床思维的学习。同时,在教学中,引入症对的概念并对常见症对进行总结、归纳、分析,可以让学生对中医诊断的学习更具系统性。

(三)有助于进一步挖掘症状之间的关联交互作用

中医诊断的思维历来秉持着"司外揣内"的原理,反映在外的症状必然对应着机体内部产生着相应的变化。症对的出现预示着症状之间千丝万缕的联系,如前述例子中可互相验证同一病机、可提示相反的病因、可显示疾病的转化等,标志着症对所属的该病程阶段不同症状间种种关联交互作用。如潮热和盗汗同时出现,对于阴虚的诊断信度大大增加,这种诊断的权重绝非两个独立症状的简单相加,其出现可能对于阴虚的诊断达到了 $1+1>2$ 的效果。

(四)有助于症状的进一步规范

从本文对症对的定义和特征的理解,可以更好地理解什么是症状单元及哪些症状可以进一步拆分,哪些不宜拆分。在症对的划分过程中,必然要先掐准每一症状的定义,有无时间上相互依存、因果上直接联系的关系,有无补充描述、重复描述的嫌疑,将有助于对单个症状的理解与规范。

第二节 症　队

一、症队的内涵

症队是反映同一病位或病性的一组具有内在联系的症状、体征。如里实热证的一队症状有发热、面红(望)、口干(问)、口臭(闻)、小便黄、大便干、舌红、苔黄、脉数(切)等。但由于疾病的种类不同,疾病的轻重不同,症队表现出的症(成员)有多少、程度或部位的不同,但他们的病理本质属性是一致的。从辨证角度看,多属病性辨证的内容。

证候是指证的外候,即证的外在表现。证的性质单一,则证候就与症队概念重合,如心火亢盛证。如果证的性质复杂,如心脉痹阻证,分为气滞、寒凝、血瘀、痰阻4个亚型,其症队则有4个。

二、症队的意义

组成症队的症状、体征反映同一病位、病性,有些症队可见于全身,有些症队相对局限,这与疾病的病位等因素也有一定关联。症队的出现往往对病位、病性具有提示作用,具有重要的诊病辨证意义。新起恶风寒,微发热,有汗出,或有鼻塞,喷嚏,提示病位在表;皮肤突起风团、风疹、出疹、瘙痒,提示病位在肌肤;关节、肌肉游走疼痛、沉重、活动不利,提示病位在关节;小腹拘急冷痛,痛经,月经推迟,而经色紫黯夹块提示病位在胞宫;新病突起恶寒,甚至寒战,肢厥,头身、肢体、关节、脘腹、腰背、阴器等处拘急冷痛,得温痛减,无汗,提示病性属寒;壮热,肢厥而胸腹灼热,发热而口渴引饮,渴欲饮冷,发热,身热不扬,潮热热甚,烦躁发热,神志狂乱,多食易饥,口臭,口苦,目赤睑肿,身黄,大便脓血,新病尿频,生痈、疖、疮提示病性属热;恶寒、发热,心烦,汗出,口渴喜饮,倦怠乏力,气短,神疲,小便短黄,提示病性属暑;皮肤干燥甚至皲裂、脱屑,口唇、鼻孔、咽喉干燥,口渴饮水,鼻衄,喉痒,干咳,痰黏难咳,大便干结,小便短黄,舌燥少津提示病性为燥。

第三节 四诊合参与全面诊察

一、四诊合参综合运用

(一)望按结合

望诊,是医生运用视觉对人体外部情况进行有目的的观察,以了解健康状况,测知病情的方法。望诊在中医诊断学中占有重要的地位,被列为四诊之首。但望诊也有其一定的局限性,望诊的准确性与医生临床经验的积累密切相关,并易受到光线等外部情况的影响,单凭望诊所获的信息不全,要注意将望诊与其他诊法密切结合。特别是临床辨别色泽、斑疹、汗液、痈疽、瘿瘤、乳蛾等的寒热虚实阴阳,需要将望诊的内容与按诊结合,方可准确地判断疾病的本质。

1. **色泽** 《灵枢·五色》认为:以五色反映疾病性质,则"黄赤为热,白为寒"。临床上大多数情况下都遵循这个规律。一般来说,望诊面色㿠白,按诊手足俱冷者,是阳虚寒盛,属寒证;望诊面色通红,按诊手足俱热者,多为阳盛热炽,属热证。

但是,在某些疾病的病情危重阶段,可以出现一些与病理本质所反映的常规证候不相符的"假象"。此时,要辨别寒热之真假,更需要望按结合,才能去伪存真,避免误诊。比如望诊见患者面色浮红,好像是热证,但结合按诊红处并不热,进一步可触摸到患者四肢厥冷、躯体胸腹皆凉,再参合患者舌淡、苔白等症状,不难看出其病理本质实为真寒假热证之"戴阳证"。又如,某患者面色紫暗、苔黑伴恶寒、手足逆冷等,好像是寒证,但按诊可见胸腹灼热,再结合其咽干口臭、小便短赤等表现,可知其为阳盛格阴之真热假寒证。再者,对实热与虚热的分辨,一般而言,满面通红伴身热者为实热,两颧潮红伴五心烦热者为阴虚火旺之虚热。临床辨别时,注意望诊与按诊的结合。若望诊面红,按诊身热,多为实;反之,望诊面红,按诊身不热,一般为虚。

2. **斑疹** 区分斑与疹,需望按结合。若望诊见皮色深红或青紫,点大呈片状,按诊压之不褪色,摸之不碍手,称为"斑";若望诊见皮肤色红,形如粟粒或豆瓣,高于皮肤,按诊压之褪色,摸之碍手,称为"疹"。其中斑又有阴阳之别。

阳斑 望诊皮色多红紫,形似锦纹,按诊身热,伴心烦、便秘等症状,属阳证,多由热邪郁于肺胃,内迫营血,从肌肉而出所致。

阴斑 望诊皮色多青紫,隐隐稀少,按诊肢凉,伴面白、脉虚等症状,属阴证,多由脾不统血或阳虚寒凝气血所致。

3. **汗液**

(1)**绝汗** 发生在病情危重之时,此时望按结合以分辨病性之阴阳非常关键。

1)亡阴之汗:望诊见患者汗出如油,按诊汗液热而黏手,伴高热烦渴,脉细数疾者,为亡阴之汗。见于亡阴证。

2)亡阳之汗:望诊见患者大汗淋漓,按诊汗液清稀而凉,伴身凉肢厥,脉微欲绝者,属亡阳之汗。见于亡阳证。

(2)**战汗** 望诊可见患者全身战栗抖动,而后汗出,此为战汗。战汗是邪正相争,病变发展的转折点,应望按结合以辨其顺逆。若按诊汗出热退,脉静身凉,此为顺证;若汗后烦躁,脉疾身热,此为逆候。

4. **痈疽** 疮疡,是常见的皮肤科疾患。通过望诊,可知是否已患疮疡,而要进一步确定其寒热虚实属性,则需要望按结合,下面以痈疽为例。

(1)**痈** 望诊可见患部红肿高大,按诊患部皮肤焮热,根盘紧束,属阳证,多实,多热。进一步诊察,若按之有白色,按之软,则可判断为有脓;若望之红肿,按之已软,内有液状感,说明热腐肌肉,脓已内生。

(2)**疽** 望诊可见患部皮色不变甚至皮色晦暗,按诊患部皮肤不热,漫肿无头,属阴证,多虚,多寒。

5. **瘿瘤** 陈实功曰:"瘿瘤非阴阳正气结肿,乃五脏瘀血、浊气痰滞而成也。瘿者,阳也。色红而高突,或蒂小而下垂。瘤者,阴也。色白而漫肿,亦无痒痛,人所不觉。"

由此可知,望诊见颈前结喉处有肿块色红高突,按诊知其蒂小下垂者,为瘿,多为阳证;而色白漫肿者多为瘤。

6. **乳蛾** 望诊见咽部喉核红肿,溃烂有黄白色脓点,按诊患部脓汁拭之易去者,为"乳蛾"。

(二)问按结合

问诊是医生获取病情资料的主要途径之一,在四诊中占有重要位置。患者的自觉症状、既往病史、生活习惯、饮食嗜好、婚育生育等情况,只有通过问诊才能获得。然而,问诊也易受到医生主观意愿及其问诊水平、患者表达能力等因素的影响,为了避免所获病情资料片面或失真,特别是疼痛、潮热等传统上归于问诊的内容,在问诊时要注意结合按诊等其他诊法,深入细致地询问,才能准确全面地了解病情。

1. **疼痛**　导致疼痛的原因很多,其病因可分因实致痛和因虚致痛两类,临床辨析时问按结合方可准确地辨其虚实。若患者痛势较剧,持续不断,按诊患部见痛而拒按者,多属新病、实证;反之,其痛势较缓,时痛时止,按诊患部见痛而喜按者,多属久病,虚证。

2. **潮热**　潮热有日晡潮热、湿温潮热和阴虚潮热等,问按结合有助于辨析其具体类型。

(1) 阳明潮热　患者诉每于晡时(即下午3~5时)发热明显或热势更甚,按诊可见其腹满硬痛拒按,伴口渴饮冷,大便秘结者,为阳明潮热,又叫日晡潮热,属于胃肠实热证。

(2) 湿温潮热　患者诉每于午后发热明显,按诊可见患者肌肤初扪之不觉很热,但扪久即感灼手(即身热不扬),属于湿温发热。

(3) 阴虚潮热　患者诉每至午夜低热,按诊可知其热自体内向体外透发,称阴虚潮热,属阴虚内热证。

(三) 望闻结合

闻诊是通过听声音和嗅气味以了解病情的诊察方法,包括诊察患者的声音、呼吸、语言、咳嗽、呕吐、呃逆、嗳气、太息、喷嚏、呵欠、肠鸣等各种声响以及病体发出的异常气味、排出物的气味及病室的气味等。临床运用闻诊时,单凭听和嗅获取的病情信息往往不够,特别是对分泌物、排泄物及某些排出体外的病理产物的形、色、质、量的判断,需要望闻结合方能做出准确全面的判断。

1. **痰**　临床上应首先分辨咳声的轻重以辨别虚实,同时结合望诊观察痰的色、量、质的变化,并参考咳嗽的时间、病史及兼症等,以鉴别病证的寒热虚实性质。

一般而言,凡痰之色白、质稀者,多属虚证、寒证;凡痰之色黄、质稠者,多属实证、热证。

闻诊咳声不扬,结合望诊见痰稠色黄,不易咯出者,多属热痰。

若咳声重浊紧闷,结合望诊见痰白清稀,无特异气味者,多为寒痰。

若咳吐浊痰脓血,或脓痰如米粥,气味腥臭异常者,多是肺痈,为热毒炽盛所致。

若咳有痰声,其痰量多易咯,多属痰湿阻肺所致。

若干咳无痰或少痰,甚则痰中带血,多属燥痰。结合望诊,若患者久病,两颧潮红,伴潮热盗汗等,多为阴虚肺燥;若属新病且见于秋季则多为燥邪犯肺所致。

若咳吐粉红色泡沫样血痰,望诊见患者面色㿠白,甚则口唇青紫,指甲发绀,伴心悸气喘、水肿尿少者,多为阳虚水泛,水饮凌心射肺所致。

2. **涕**　望诊鼻久流浊涕,量多不止,闻诊其涕腥秽如鱼脑者,为鼻渊;鼻流清涕无气味者,为外感风寒。

3. **呕吐**　若闻诊吐势徐缓,声音微弱,望诊见其呕吐物清稀者,多属虚寒证。

若闻诊吐势较猛,声音壮厉,望诊见其呕吐物色黄黏稠,或酸或苦者,多属实热证。

若闻诊口气酸臭,望诊呕吐物呈酸腐味的食糜,多属食滞胃脘所致。

(四) 望问结合

问诊是医患交流的主要方式,通过问诊可以了解患者的不适和痛苦所在。然而,由于患者对医学知识普遍了解不足,在陈述病情时可能表述不清,因而造成单靠问诊获取的信息可能出现偏差;同时,患者注重的往往是自身的感受和不适,而神、色、形、态等外部表现,只有通过医生的望诊才能了解。因此,要全面准确地了解病情,就需要望问结合。下面以望色为例说明望问结合。

望色即观察人体皮肤的色泽变化,了解病情、诊断疾病,望色重点是对面部皮肤色泽的观察。在望色时,若患者的面色异常,应该结合问诊询查疾病相关的原因,以及患者的自觉症状,从而判断疾病的本质。

1. **赤色**　若望诊见满面通红,问诊知其发热、恶热,伴口渴、大便秘结、小便短黄等症状,为里实热证;长期两颧部潮红,问诊知其潮热、盗汗、咽干等,为阴虚证。

有时,患者满面通红,问诊知其有长期嗜酒史,则为酒热致脉络扩张所致,饮酒后面部、颈部、周身赤色;一时性的满面通红,还可受心理、运动等影响,结合问诊可以帮助医生诊断。

2. **白色**　若患者长期面色淡白缺少光泽,问诊知其有失血病史(如月经过多,或产后失血,或外伤等),或者有摄入不足(如减肥)、营养不良等病史,伴有头晕眼花等症状,可确诊为气血亏虚。若患者面色白而光亮虚浮称㿠白,问诊知其伴有形寒肢冷、口淡不渴、小便清长、大便稀溏等症状,则可诊为阳虚水泛;若面色发白,神情慌张,问诊知其突然受到惊吓,为惊恐所致。

3. **黄色**　患者面色萎黄,问诊知其伴有食少、腹胀、纳呆、便溏等症状,则是脾虚所致;若患者面色黄而虚浮,称黄胖,问诊知其伴有头身困重、带下量多或呕吐痰涎,则是由于脾失健运,水湿内停所致。

4. **青色**　患者长期面见青色,伴情志抑郁,胁肋胀痛不适,则为肝胆病;面色发青,表情痛苦,问诊知其脘腹痛,大便泄泻,有大量食用冷饮之病史,则为寒邪直中脏腑;局部青紫,问诊有外伤史,则为外伤所致之血瘀证。

5. **黑色**　患者长期面色黑而晦暗无光泽,问诊知其腰膝酸软,精神委靡,性欲减退,则可能为肾虚;面色灰黑,肌肤甲错,问诊知其身体某部疼痛夜甚、拒按者,则可能为血瘀日久所致;患者眼眶周围发黑,若问诊有经常熬夜或长期失眠病史,则可能为长期睡眠不足引起。

总之,当机体出现某些异常的外在现象,如面色、舌质、舌苔等,医生必须望诊与问诊结合才能全面客观地判断疾病的本质。

(五)闻问结合

闻诊包括听声音和嗅气味两方面,医生在闻诊时若发现患者所发之声音异常,或嗅到患者发出的异常气味,应结合问诊以进行资料的补充,以帮助正确地辨证。

1. **太息**　又称"叹息"。若听到患者时常太息,问诊知其性格内向、情绪郁闷,或胸胁、乳房、少腹胀痛,或月经不调,则可能为肝气郁结所致。

2. **惊呼**　若小儿睡时惊呼、夜啼,询问其陪诊者知其白天外出受过惊吓,则为受惊所致;成人惊呼,举止失常,问诊知其有精神病史,为精神失常。

3. **谵语与郑声**　患者胡言乱语,声高有力,问诊知其伴有身热烦躁等,则为实热扰神之谵语;若患者语言重复,低微无力,时断时续,问诊有神疲乏力、心神涣散,则为心气大伤之郑声。

(六)按闻结合

按诊是切诊的重要组成部分,通过按诊可以进一步探明疾病的部位、性质和程度,使其表现客观化,特别是对脘腹部疾病的诊断有着更为重要的作用。在运用按诊时,结合闻诊则可以进一步明确疾病的原因和性质。

如，按诊脘腹按之较硬而疼痛者，闻诊有嗳气酸腐者，多为宿食停滞胃脘所致；按之脘腹肌肤发凉，但无明显压痛者，多为寒邪犯胃。按之胃脘饱满，闻诊无异常口气，但辘辘有声者，为胃中有水饮。

（七）望问按结合

望诊，是医生运用视觉对人体外部情况进行有目的的观察，以了解健康状况，测知病情的方法。通过望诊，观察神、色、形、态的变化，不仅可以反映人体的整体情况，而且可作为分析气血、脏腑等生理病理状况的依据之一。当应用望诊获知神、色、形、态的异常变化后，往往还需要结合问诊了解患者的主观不适与痛苦，同时运用按诊以进一步确定望诊之所见，补充望诊之不足，而且亦可为问诊提示重点。这3种诊法的综合应用就是望问按结合。

如，望诊见某患者眼眶周围发黑，若问诊有腰膝酸软、畏冷肢凉，腹部胀满、小便短少，按诊见肢体水肿，腰以下肿甚，则可判断为肾虚水泛。

再如，望诊见某患儿神疲欲睡，面色通红略紫，呼吸急促，咽喉红肿；问诊知，当地正麻疹流行，患儿发热、嗜睡、小便短少色黄；按诊其胸腹灼热烫手。则可望问按结合判断为感染麻疹病毒，里热炽盛，麻毒欲透。

（八）问望闻结合

问诊主要侧重于了解患者主观感受到的痛苦和不适，临床应用时，还需要结合望诊诊察疾病表现于外的客观征象，以及结合闻诊了解特殊气味、声音等表现，以全面地判断疾病的寒热虚实等属性。例如，诊察二便，应注意询问大小便的时间、量的多少、排便次数、排便时的感觉以及兼有症状等，同时要运用望诊观察二便的性状、颜色，运用闻诊诊察二便之气味等内容，问望闻三诊综合分析判断，可以更全面地了解患者的消化功能、水液代谢及脏腑功能状态等情况，更为判断疾病的寒热虚实提供重要依据。

1. **小便**　若新病小便频数，短赤而急迫；望诊小便黄赤混浊；闻诊有臊臭气者，多属膀胱湿热。

若患者久病，小便频数，量多色清，无特殊气味，伴形寒肢冷，多为下焦虚寒，多因肾阳不足所致。

若小便排出不畅而痛，望诊尿色发红，属肉眼血尿，为热盛迫血妄行所致。

若尿有砂石，尿赤涩痛，时时中断，为砂淋。

若尿色白，浑浊如米泔水或滑腻如脂膏，为尿浊、膏淋，伴腰膝酸软，倦怠乏力者，多为脾肾虚惫。

2. **大便**　如大便秘结，排出困难，望诊见患者面色、舌色淡白，问诊知其有失血或生血不足的病史可查，是阴血不足，肠失濡润所致。

若大便干燥硬结，燥如羊屎，且临厕努挣，排出艰难，伴口干咽燥，有伤津病史可查，多为大肠液亏，传化不行所致。

若大便秘结，伴气弱声低，乏力短气者，为气虚失运，传送无力所致。

若大便秘结，尿清肢冷，望诊见面色㿠白，伴舌淡脉弱者，是阳虚寒凝，气机滞塞所致。

若大便稀散不成形，质地清稀，或完谷不化，闻诊其气微腥，伴形寒肢冷者，属寒湿困脾，或脾胃虚寒。

若大便色黄如糜,或暴泻如水,闻诊其气恶臭,伴身热口渴,舌红苔黄腻者,属湿热泄泻。

若大便如脓涕,色白或红,闻诊粪质秽臭,伴腹痛肛灼,里急后重,有饮食不洁病史可查者,为湿热痢疾。

若大便色白如陶土,溏结不调,望诊见肤目发黄者,是谓黄疸。

大便色绿,泄泻臭如败卵,矢气奇臭者,是宿食停滞,消化不良之故,多见于婴幼儿。

(九) 望问切结合

望诊可帮助观察患者外在的神、色、形、态的变化,问诊主要侧重于了解患者主观感受到的痛苦和不适,而按诊则可进一步确定疾病的部位、性质、程度等,望问按结合可为临床准确辨证提供更充分的依据。

如温热病过程中出现斑疹,往往为热入营血的征兆。辨斑疹之顺逆需要望问按结合。若望诊斑疹色红,分布均匀,先出现在胸腹,后出现在四肢,问诊若患者斑疹的透发后热势渐退、神志清楚,切诊脉静肢凉者,则提示为顺证。若望诊斑疹颜色深红或紫暗,分布不均,密集成团,先出现在四肢,后出现在胸腹,问诊患者仍热势不退、神志不清,切诊脉数疾,身体灼热者则为逆证。

再如,望小儿指纹时,若望诊指纹颜色较正常略红,问诊患者有感受风寒病史,伴恶寒重,发热轻,切诊脉浮者,多见于外感风寒;若望诊指纹颜色紫红,问诊患者有感受发热,口渴,小便短黄,切诊脉数者,多见于里热。

(十) 按问闻结合

按诊对于了解局部冷热、润燥、软硬、疼痛的喜按拒按、肿胀等判断疾病的部位、性质和病情轻重等,具有重要意义,在按诊前,首先要运用问诊了解疾病发生的原因诱因、缓急及患者自觉症状,同时还要结合闻诊帮助判断病之虚实。

如,诊疼痛时,若按诊肌肤柔软,按之痛减,问诊知其发病缓、疼痛时痛时止,闻诊见其语声低微,呻吟声音低弱、时断时续者,为虚证;按诊硬痛拒按,问诊知其发病急、持续性疼痛,闻诊见其语声高亢、呻吟声音声高有力者,为实证。

二、全面诊察

《医门法律》曰:"望闻问切,医之不可缺一。"之所以要四诊并用,从全身角度而言,是对各个部分所收集的症状、体征信息的综合分析。由于四诊是从各自不同的角度诊察病情,获取病情资料的手段各异,不可互相取代,各诊所收集的资料均对诊断有益。同时,临床上的病情资料,有时并不完全一致,甚至会出现矛盾,若单凭某诊就有可能导致误诊,只有诊法合参才能鉴别真假,全面分析,才能得出正确的诊断。

前人有谓:"察舌质可知脏腑气血之虚实;辨舌苔可测知病邪之深浅,寒热和胃气之存亡;舌与苔的润燥可验津液的盈亏。"说明舌象对判断正气盛衰、病邪性质、病位深浅、病情进退都具有重要的指导意义,可以说,舌象是"内脏的一面镜子",舌象可以反映五脏六腑及全身气血津液的状态;同时,寸口脉可候五脏六腑之生理病理信息。因此,舌象、脉象作为反映全身状态的诊断信息,在诊断每一病、证时均可作为诊断的依据,故舌脉可视作全身性整体信息,与其他诊法所获得的信息之间要结合,并要相互参照。前人有所谓"舍症从脉""舍脉从症""舍舌从症""舍症从舌"等说法，就是说，在综合全身病理信息时，要注意去伪存真，综合分析。由于全身角度的四诊合参，当其四诊信息不矛盾或者说性质完全一致时，情况就比较简明，具体反映在各辨证章节中，这里不做赘述。下面重点讨论四诊信息不一致，即存在相互矛盾时的问题。

（一）脉症不符

脉象是机体生理病理变化在寸口的反映，是疾病在发生、发展、演变过程中的体征之一，能较客观地反映机体的生理病理状态。脉象的真假可以预测疾病的顺逆，脉症相应者为顺，不相应者为逆。一般情况，脉象与病证、症状属性是一致的，但由于病情复杂多变，往往出现与病证不相符的情况，此时必有"一真一假"，无论脉症哪个"真"或"假"，都从不同的角度反映了病情的真实一面。例如：外感表实证脉浮而有力为脉真，反映邪盛正实，正气与邪气交争剧烈，是脉症相应的顺证；若表实证出现细、微、虚、弱等虚脉，提示正气已虚或正气被邪郁闭，脉象先于症状出现，为脉症相反的逆证。久病脉来沉、细、微、虚、弱者，提示正气虽不足而邪气亦不盛，脉象反映了病证的真实属性，为顺证；若久病见浮、洪、实、数脉，提示病情加重，为逆证。

1. 脉症不符的常见原因

（1）疾病本身的复杂性　临床上，疾病的表现往往复杂多变。对不同的疾病以及在疾病的不同发展阶段，症状与脉象在辨析疾病时的贡献度各有侧重，其发挥的作用往往不尽相同。相当于对疾病的常规认识而言，有时脉为假，症为真；有时症为假，脉为真。

（2）脉象的临床意义复杂多变　脉象是临床上最为复杂的症状之一，同一种脉象可见于不同病证中，不同病证亦可见到相同的脉象。比如数脉，一般多主热证，而在气血不足的虚证中亦可见到，只是脉数无力；再如迟脉，一般多主寒证，而邪热结聚之胃肠实热证亦可见到。因此脉象的临床意义极为复杂，并非一脉对一证。

（3）医者诊脉的偏差　脉诊主要靠医生指目感觉领悟，各人感觉灵敏度各异，诊脉意见难以统一；加上脉象易受内外环境的影响，如运动、情绪等会影响诊脉的准确性，初涉临床的大夫诊脉结论往往出现偏差，也是导致脉症不符的原因之一。

2. 四诊合参，确定从舍

（1）舍脉从症　在症真脉假的情况下，一般舍脉从症。例如：症见腹胀满，疼痛拒按，大便燥结，舌红苔黄厚焦躁，而脉迟，此症实热内结肠胃是真，而脉迟主寒，与病证的实热病机不相符，为假象，是热邪阻滞血脉运行所致，应当舍脉从症。

（2）舍症从脉　在症假脉真的情况下，一般舍症从脉。例如：形瘦纳少，脘腹胀满，脉见微弱，结合四诊，此症属于脾胃虚弱所致的虚胀，脉虚弱则反映的是真虚，故当舍症从脉。又如：热邪郁闭于里，症见胸腹灼热，渴喜冷饮，心烦尿黄，四肢厥冷，舌红苔黄，脉滑数。症状中四肢厥冷的寒象与病因病机不相符，而舌、脉真实地反映了疾病的本质，故舍症从脉。

必须明确，对于脉症从舍的含义，不可机械地理解为简单的"取"与"舍"。作为同一个患者，无论其脉、症有怎样的不符，但其病变的本质则是统一的，只是疾病的复杂性导致显现出与常规认识不同的"假象"。疾病的表现是多维度、复杂多变的，所谓"真"与"假"是相对于对疾病的常规认识而言，因而"从"与"舍"实际上是相对的，往往是"从中有舍""舍中有从"。临床上，当脉与症表面看似不符的时候，其所谓"假象"的脉象或症状，有时恰恰是辨证之关键所在，如果不仔细辨别病机而简单舍弃，往往会出现严重的辨证错误。例如，患者四肢厥冷，寒战神昏，面色紫暗，脉沉迟，胸腹灼热，前面诸脉症乃一派阴寒证的表现，为什么又出现"胸腹灼热"症？仔细分析,原来是由于邪热内盛,阳气郁闭于内而不能外达四肢之阳盛格阴证。如果我们一见"胸腹灼热"与其他脉症不符就不加分析地盲目舍去,就会误辨为里实寒证,后果不堪设想。

总之,脉与症的从舍应四诊合参,参透病机之内在联系,对脉与症互勘互证,知常达变,综合分析病情后才能取舍得宜,做出正确判断。

(二)舌症不符

由于疾病的发生发展是受多种内外因素的影响,其舌症的表现亦随之变幻无穷,临床很多情况下舌象与症状的表现并不一致,称之为"舌症不符"。遇到这种情况时,一定要注意四诊合参,方能正确地决定取舍。

1. 舌症不符的常见原因

(1)病未及血及心,因而舌质与症不相符　心、肝、脾、肾四脏的经络和络别,经筋与舌都有直接联系,其他脏腑的经气也可间接地通于舌。尤其心主血脉,舌乃心之外窍,故无论任何病变,只要累及于心或病之于血,都能从舌质反映出来。如感受热邪,其性虽热,但若未造成血热,或未造成心火亢盛,则舌色未必见赤。又如中度贫血患者,血红蛋白虽低,但如属阴虚火旺者,其舌质非但不淡反而偏红,因血属阴,血虚阴亦虚,阴虚则火旺,心火旺其窍色赤而不淡。又如外伤局部有瘀血肿块、色暗、青紫,肿痛拒按,有明显瘀血之外候,但查其舌未必有瘀象,因其瘀血未及心,心血无瘀阻则其窍无瘀象。而有的病例外无瘀象而舌质瘀暗,是为心血瘀阻变见于其窍,其病则较有症而无舌象者为重,预后亦不良。凡此种种,皆因病未及心和血,故舌质与症不相符。

(2)病未及脾胃,造成舌苔与症不相符　舌苔是由于脾胃之气蒸腾胃中食浊循经上潮于舌而成。《辨证指南》云:"舌之有苔,犹地之有苔,地之苔,湿气上泛而生,舌之苔,胃气蒸脾湿上潮而生,故曰苔。"当病及脾胃时,则邪气随脾湿之气上潮于舌而为病苔。凡是病及于脾胃,则变见于苔。例如咳嗽一症,有的虽然痰多,但舌苔不腻,就是因为病变在肺而未及脾胃之故。外感湿邪初期,舌苔亦常不腻,也是这种缘故。

(3)舌症不相符与体质禀赋有关　正常人无病之舌,形色各有不同,有表现清洁者;有稍生薄苔者;有鲜红者;或有齿痕者,这是因为禀赋之不同,故人舌象亦异。病后之舌象,自然因禀赋之不同而有别,素有舌苔者,当湿痰饮为病时其苔必增厚;素苔少者,其苔必较薄;舌质素淡者,虚则愈淡;舌质素红者,热则愈赤。如此等等,常出现舌症不符之象。

2. 四诊合参,确定从舍

(1)舍舌从症　患者有一定证型的症状、体征,但无相应的舌象。这种情况下常见于病情较轻,病位浅,病邪未及脾胃,更未及血及心,故其舌质舌苔均如常人,如感冒轻症,肝气郁结尚未及血分时,舌象一般无明显变化,可表现为"淡红舌,薄白苔",应舍舌从症,根据症状体征进行辨证施治。

(2)舍症从舌　有舌象而无明显症状者,一是由于体质禀赋的关系出现舌象;一是病邪在内,尚无外候,如若病发,其势必重。许多疾病在发作之前,往往先有异常舌象者,不应等闲视之,应密切注视,仔细观察,争取早期诊断、早期治疗。例如,患者仅体检发现"轻度脂肪肝",无任何不适症状,似乎陷入无症可辨的困境,然细观舌象,患者舌体胖大、边有齿痕,提示患者属痰湿内盛的体质,这给我们的治疗提供了一个思路,辨证应该"舍症从舌"。

(三)舌脉不符

察舌与切脉,都是中医诊断之特色。舌象、脉象作为反映全身状态的诊断信息,在诊断每一病、证时均可作为辨证的主要依据,并作为主要相互参照。但临床经常出现舌象与脉象不符,甚至相左的情况。

1. 舌脉不符的常见原因

(1)舌滞后于脉,造成舌脉不符　对杂病而言,一般舌象的变化通常需要一段时间才会改变,而脉象的变化则可因机体内外因素的影响而迅速改变。比如,普通感冒患者风寒表证初起,脉象已现浮紧,而舌象仍正常(淡红舌、薄白苔),未出现明显变化;又如,某人受到惊吓,此时马上切脉,患者脉象即可表现为动脉、数脉,甚至促脉、结脉或代脉,但舌象却不会发生明显的变化。也就是说,舌与脉的改变存在一定的"时差",这就造成了舌脉不符。

(2)脉滞后于舌,造成舌脉不符　外感温热病病程较短,邪在肺胃,在舌苔上能够及时得到反映,而脉象的变化则可能滞后于舌。例如温病邪热从卫分转入气分,舌苔由白转黄,邪入营分,其舌必绛,邪入血分,舌有出血痕迹。湿热内蕴时,其苔必黄厚而腻,湿浊中阻,苔必滑腻。腻苔渐化,表示湿邪将退。光舌逐渐生新苔,表示胃气津液将复。在外感温热病中,病情的进退,都能够在舌象上得到反映,此时脉象上虽有变化,但不如舌象的反映及时,从而导致舌脉不符。温病学家叶天士、吴鞠通等在温病发展过程中最重视舌象变化,原因就在于此。

(3)各种客观因素影响舌象　有许多客观因素影响舌诊,例如舌苔会受到许多客观因素造成染苔,影响辨证,如白苔食橄榄即变黑,食南瓜即变黄,服用许多药物,亦可造成假象,如服黄连素片舌苔可发黄,甚至舌体也会起变化,如服阿托品可使舌质红而干燥,服激素可使舌质变红、舌体肿胖,服用一些有色药物,亦会产生染色苔等。有时在观察舌时,患者伸舌动作不当,往往也会造成假象。

2. 四诊合参,确定从舍

当舌脉不符时,如何揭示疾病本质?下面结合临证案例探讨如下。

(1)舌真脉假　李某,男,57岁,秋季应诊。反复咳嗽一月余。服用多种中西药物无效。咳嗽以晨起时尤甚,痰白黏稠量少,甚则唾出成团,咽痒,舌红苔黄干,脉细。辨属风燥伤肺之燥咳。分析:患者起病于秋季,为燥令所主。燥邪犯肺者,脉应浮,然而,本例未见浮脉,反见细脉。舌红苔黄干则支持燥邪之诊断。综合舌症,不难得出燥咳之诊断。因此,脉象即为假脉矣。患者病愈后,再摸其脉,脉则洪大有力。那么,为何先见细象呢?盖肺主气,宗气者,贯心脉而行血气,燥邪犯肺使肺气不宣,宗气失源,故血脉不行;又肺朝百脉,肺气被遏,则诸脉不畅,故而脉见细象。

(2)舌假脉真　樊某,女,46岁,反复腹泻3年余。患者近3年来无明显诱因反复腹泻,每于进食后上症加剧。春夏尤甚。大便日行2~5次不等,含少许黏液及未消化物,气味秽臭。泻前脐腹疼痛,泻后痛缓。伴食纳减退,四肢乏力,头晕,渴不欲饮。面色萎黄无华,腹平软,全腹无压痛。舌暗苔少中裂,右脉弱,左脉弦,微数。辨证脾虚湿热型泄泻。

分析:此患者症状十分典型,辨治亦属简单。盖胃病日久,中土衰败,湿邪内聚,久而生热,而成本虚标实之证。右(关)脉候脾,弱者示脾虚;左(关)脉候肝,弦者示土虚木乘;脉微见数象可知湿热浊邪在内。然而,舌何以反黯,苔少中裂?《灵枢·经脉》云:"足太阴之脉……连舌本,散舌下",患者中焦虚损既久,气血生化无源,气虚则无以温煦推动,故舌质见黯象;血虚则难以上荣,故又见苔少中裂。然而,此时气血虚少并非疾病的主要矛盾。湿热之象已见于脉,并证之于症,故此时舌象不足为凭,而应脉症合参也。为何湿热不显于舌呢?《金匮要略·脏腑经络先后病》云:"清邪居上,浊邪居下",本案湿热之邪虽生于脾,而实聚于肠,邪在下焦,故难以迅即外现于舌也。

（3）舌脉均假　患者赵某,男,59岁,胃脘胀满8年余。反复胃脘胀满不适,进食后尤甚。伴胃中嘈杂,干呕,呃逆,口渴喜饮,大便干结,3~5日一行,小便可,余无其他特殊不适。舌红苔黄腻,脉缓。同日胃镜检查示"胃窦可见一0.8 cm大小之糜烂"。辨证属阴虚证之胃痞,治以养阴行气为法,一周后痞满完全消失,继以养阴行气法巩固,后治愈。

分析:苔见黄腻,脉缓,何以诊断阴虚证? 患者久病8年,胃喜润恶燥,久病伤及胃阴,参合症状,见胃中嘈杂,干呕,呃逆,口渴喜饮,大便干结,3~5日一行,故诊为阴虚证。舌红,镜检见糜烂,为阴虚之兆。故虽未见五心烦热、颧红盗汗等阴虚之症,亦应诊断为阴虚。胃阴不足则受纳腐熟不及,水谷食后难化,反停滞于中焦,故感胃脘胀满不适,食后尤甚。阴不足则阳偏胜,阳热蒸腐积滞之水谷,渐而酿湿生热,故可见黄腻苔。邪中阻,气机不得流畅,痹阻脉道而现缓脉。故本例之舌脉均为假象,与疾病的病理本质并不相符。在某些情况下,舌脉均不足以作为辨证的主要依据,但得出的辨证结论应该能较好地解释舌脉的表现。

（4）舌脉均真　张某,男,57岁,干部,2007年6月27日诊。既往有高血压病史,时感头晕。前天曾猝然昏倒,经急救后苏醒。现症头晕目眩,两眼干涩发胀,头重脚轻,步履则感飘浮欲倒;腰酸膝软,双上肢时有不自主抖动,面红,烦躁,无半身不遂,小便黄,大便尚可,舌体轻度颤动,舌质红少苔,脉弦而细,血压192/110毫米汞柱。

分析:患者突然昏仆,现症见头晕,双上肢、舌体颤动,头重脚轻,行则欲倒等是为"风象",又有腰酸膝软,眼花干涩,面赤尿黄,舌红少苔,脉弦细等一派肝肾阴虚阳亢于上的表现。故辨证为肝阳化风之证。患者舌体轻度颤动,舌质红少苔,脉弦而细,均是肝肾阴虚,肝阳上亢之表现。患者舌脉均真,舌脉症结合就可得到较为全面的辨证。

（四）症症不符

疾病所反映出来的外在表现有时是杂乱无序的、多方面的,四诊各自从不同角度收集病情信息。当我们把收集到的四诊资料进行综合分析时,会发现某些症状与症状之间会出现"互相矛盾"的现象,这就是"症症不符"。遇到这种情况,更需要我们运用四诊合参的原则,全面分析以理解疾病的病机。下面举例说明。

1. **手足冰冷与胸腹灼热**　某病情发展到寒极或热极之时,有时会出现既寒又热的互相矛盾的现象,常见的有真热假寒与真寒假热。比如真热假寒:又称阳盛格阴、热深厥深,因邪热内盛,阳气被遏不能外达四末,患者自觉手足冰冷,但疾病的本质是阳热亢盛,故按诊可知其胸腹灼热。一般而言,胸腹为脏腑之所居,对"症症不符"的患者,辨别寒热真假时,胸腹反映的一般是真相。

2. **脘腹胀满作痛与少气乏力**　某些患者出现脘腹胀满作痛、脉弦等似实证表现,但却又有少气乏力、食少便溏等虚候。几种症状之间出现了症症不符。其实,患者是因脾胃气虚,脾失健运,水谷不化,气血生化无源,临床表现食少、大便溏薄、少气懒言、四肢倦怠、面色萎黄、舌淡等,但由于脾胃运化无力,中焦转输不利,而出现脘腹胀满作痛、脉弦等似邪气有余之盛候。

总之,遇到症症不符的情况时,应遵照四诊合参的原则,参透疾病的病机所在,方能准确辨别疾病之本质。

第四章　基于主诉的证素辨识

辨证是中医学对病变本质的一种独特认识，是对疾病现阶段机体整体反应状态所做的概括。八纲辨证、脏腑辨证、病因辨证、六经辨证、卫气营血辨证等多种辨证方法，其实质、核心和共同之处都在于辨别病变的位置和性质。

朱文锋教授在继承各种辨证方法的精华，阐发中医辨证思维规律，整合诸种辨证实质内容的基础上，阐明辨证的科学内涵，明确辨证的规律与原则，认识证候—证素—证名间复杂的网络关系，把握辨证的关键——病位、病性等证素，形成以证素为核心的辨证新体系。郭振球教授提出"主诉辨治法"，强调临床实践中"主诉"当作为辨证的核心，围绕主诉，全面收集病情资料，然后辨证施治。

主诉是患者就诊时最主要的原因或最明显的症状或（和）体征、性质，以及持续时间。而中医传统辨证的思维过程是依据临床证候，辨别出病位、病性证素，然后由证素组合成证名。辨证的过程也是辨证的规律——"根据证候，辨别证素，组成证名"，即证候的全面、规范是辨证的基础，证素的准确辨别是辨证的关键，证名诊断是辨证的结果。依据主诉开展诊疗更符合临床辨证思维的实际应用，促进中医学术的发展，提高辨证诊断水平。本章节以朱文锋《证素辨证学》为基础，联系常见主症，阐述基于主诉的证素辨识内容。

第一节　证　素　辨　证

一、证素基本理论

（一）证素的基本概念

证素，即辨证的要素，包括病位证素和病性证素。病位证素指辨证所要辨别的肝、心、脾、肺、肾等病位，病性证素是指辨证所要辨别的气虚、血瘀、痰、寒等病性。证素是通过对证候的辨识而确定的病理本质，是构成证名的基本要素。证素是辨证必须明确的基本诊断单元，临床所采集的各种证候，都是为了辨别证素，证素同者其证名应当相同，证素有异则其证名应有不同。所以，证素是辨证的关键。证素为中医诊断中不能再分解的具体诊断单元，它既不是证候，也不等同于病因、病机，而是对现阶段机体整体反应状态做出的诊断结论，不等于完整的证名诊断。一个完整、规范的证名，一般应有病位证素、病性证素。证素是根据中医理论确定的，需与中医学的理论体系以及治法方药相对应。因此，证素是辨证论治的核心和关键。

（二）证素的基本特征

1. **证素为具体诊断单元** 八纲辨证中，里证、虚证、实证、阴证、阳证等，虽然也可冠以"证"字，但它们是类证的纲领，是较为笼统的辨证范畴，属纲领证。心、肺、脾、肝等的证候都可归属于里证，虚证有气虚、血虚、津液虚等之不同；痰、饮、血瘀、火热、食积等都属实证的范畴；阴证有阴虚、亡阴之别；阳证有阳虚、阳亢、阳浮、亡阳之分，所以它们不是具体的基础证。证素辨证体系所确定的病位与病性证素，如肾、脾，血虚、阳虚等，是具体的、明确的，不再是抽象、笼统的类别，一般不能再分，具有具体的、特征性的证候表现，属基础证，是辨证诊断中不能再分解的基本诊断单元。

2. **证素不等于证候** "证候"指证所表现的征候，即症状、舌象、脉象等证候表现。证候是现象，证素是本质概括。气短、乏力、神疲、脉虚、头晕、面白、舌淡、脉细等是证候，是病变的现象，而根据这些病变现象所判别的脾、肾、气虚、血虚等证素，则是病变的本质。因此，证素不是指症状、体征等临床表现——证候。但是，每一证素都必有相应的特征证候，证素的确定，必须以恶寒、发热、咳嗽、头晕、苔黄、脉数等证候作为依据，即以症为据，从症辨证素。

3. **证素是构成证名的要素** 临床上常见而规范的证名，一般是由病位证素与病性证素相互组合而构成的。如肝胆湿热证的病位证素是肝、胆，病性证素是湿、热；肝肾阴虚阳亢证的病位证素是肝、肾，病性证素是阴虚、阳亢；痰热壅肺证的病性证素是痰、热，病位证素是肺。证素是辨证的具体、基本诊断单元，辨证所确定的证素相同者，证名原则上相同，辨证所确定的证素若有不同，其证名应有差异。

4. **证素包含正邪相争的本质** "证"是对致病因素与机体反应两方面情况的综合，辨证所判断的寒、热、气滞、血瘀等，并不是单纯由邪气所决定，而是与体质等机体的正气密切相关。"证"体现体质与病因的相互作用，邪、正决定着证的形成和发展。中医辨证是"审症求因"，即根据证候而"辨"其性、"审"其"因"，所以辨证所确定的病因，如痰、湿、血虚等，实际上就是病性，辨证所确定的病性，就是病变当前的原因，病性的概念中包含了病因。所以，辨证所说的辨别证素，既不宜单独称体质辨证，也不宜单独称病因辨证。

5. **证素不宜称病机** "证素"则是对当前证候进行分析而做出的病理本质判断，是诊断结论，是构成证名的要素。"病机"是对病证产生、出现和变化的理论阐述和预测，重在研究疾病发生、发展和变化的机制并揭示其规律，是机制分析，不是对当前病理本质所做的直接判断。因此，证素与病机是两个概念，其内涵所发挥的作用不同。

6. **证素据中医学理论而确定** 辨证所辨别的证素，都必须与整个中医学的理论体系以及治法方药相对应。如中医脏象学说有五脏六腑之分，五官九窍等与脏腑密切相关，因而病位证素亦有脏腑之别，官窍组织的病变亦常归属于一定的脏腑。气、血、津、精等为生命活动的物质基础，因而当其亏虚时，便有气虚、血虚、津液亏虚、精亏等病性的变化。现代某些生理病理概念，当其与中医学理论不相应者，如交感神经、内皮细胞、凋亡、休克等，在中医理论中尚没有这些概念，所以不能作为证素的内容。

每一证素都有相对应的治法、方药、针灸等疗法，如气虚则补气，阳亢则潜阳，血瘀宜活血化瘀，实热宜清热泻火等。证素辨证最终是指导方药、针灸等"论治"的，服务临床才是其灵魂所在。因此，没有相应治法、方药的诊断性概念，也不能作为证素。

7. **证素有一定的组合规则** 每项证素，都是具体的基础证，因而证素间必然要联系组合，方能构成完整的证名。如《素问·至真要大论》曰："诸风掉眩,皆属于肝;诸寒收引,皆属于肾;诸气膹郁,皆属于肺;诸湿肿满,皆属于脾。"病性气陷的病位总是责之于脾,病性阳亢的病位总是归属于肝。这些就是病位证素与病性证素之间的组合规则。湿的特性一般偏寒,但湿又可化热,因而湿可与寒、热相并而为寒湿、湿热。

8. **某些证素间可有重叠涵盖关系** 如证素痰、饮、水、湿之间,其证候本来有一定的差别,但由于四者均为水液运化失常所形成的病理产物,因为其症候表现可以兼容,所以证素判断可有"痰湿""水饮""水湿""痰饮"等通称的存在。又如"气陷"是指气虚升举无力,清阳之气不升而反下陷,内脏位置不能稳固而下垂所表现的虚弱证候,可知气陷一般具有气虚的基础证候,因而二者之间可有重叠,辨证属于气陷时则可涵盖气虚。

(三)证素的内容

证素辨证的核心,是辨识证的本质,确定证的要素,即证素。证素的基本特征是病变的位置和性质等本质,是具体诊断单元,是构成证名的基本要素,对临床诊疗有独立的直接指导意义。古今医家提出了各种具体的证素概念,共计有 120 项左右。通过逐项分析筛选,可初步提取出规范的通用证素如下。

病位证素:心神[脑]、心、肺、脾、肝、肾、胃、胆、小肠、大肠、膀胱、胞宫、精室、胸膈[上焦]、少腹[下焦]、表、半表半里、经络、肌肤、筋骨[关节]。

病性证素:(外)风、寒、暑、湿、燥、热[火]、痰、饮、水停、虫积、食积、脓、气滞、(气)闭、血瘀、血热、血寒、气虚、气陷、气不固、(气)脱、血虚、阴虚、亡阴、阳虚、亡阳、精亏、津亏、阳浮、阳亢、动风、动血、毒。

五官专科病位:目(肉轮、血轮、气轮、风轮、水轮)、耳、鼻、咽[喉]、齿[龈]。

尚待研究商榷者:喜、怒、忧、思、悲、惊、恐、燥屎、结石、气逆、疫、里、头、膜原、血室、冲任、胸胁、腰、脑络、肝脉[肝经]、卫、气、营、血。

临床亦可见邪气弥漫于全身(里),不能确定其具体病位,因此,此处将抽象的"里"作为尚待研究商榷的病位证素。临床辨证时,还是要尽量明确疾病的具体病位,不可以"里"含糊代替。只有在实在无法明确其具体病位时,方可辨为"里"。

二、 证素辨证体系

(一)辨证原理与思维规律

中医辨证的原理是"司外揣内",揭示辨证认识的科学原理,把握辨证的规律,有利于临床辨证水平的提高。病因等作用于人体后,人体与致病因素交争,产生病体反应,表现为有一定规律的症状或体征等,可统称为病理信息。

中医辨证的思维过程,是对患者所表现的各种病理信息(症状或体征等),在中医学理论的指导下,进行综合分析,从而对病体整体反应状态——病位、病性等证素做出判断,然后形成完整证名。疾病中总有一定的证候表现于外,如对寒热辨证的感觉,饮食、二便,精神状况,舌脉象等,这些都是判断机体整体反应状况的主要依据。所以说,辨证的依据是患者的证候,辨证的结果是对患者病变本质做出病与证名诊断。辨证是一种思辨的抽象,分析、联想、综合、判断、推理、演绎等,是中医辨证过程的基本思维模式。

中医辨证的思维过程可概括为"根据证候,辨别证素,组成证名"。

病证诊断是医生对病变本质的判断。如图4-1。

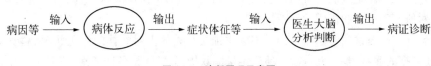

图4-1　诊断原理示意图

1. **坚持从症辨证的原则**　以症为据,从症辨证,临床表现出什么症,方可辨别出什么证,这是辨证时不能变更的原则,这种思维过程不能颠倒。

现在已经有了一些常见证的诊断标准,这些标准一般是在诊断为某病的基础上,提出该病的若干个常见证型,然后提出某证型的6~10个症状,患者若有其中4~6项,则该证的诊断成立,即首先诊病,再确定证型,然后再看有没有其中的某些证候。这种方式不是"辨证",而是辨病分型、以证套症,它不能排除兼并证,难以对证型起到鉴别诊断的作用,所以,这种"辨证"的结果不一定全面、准确,即使证型的建立比较完整、准确,仍然无法应付千变万化的临床情况,刻舟求剑,必然难以"套"准。

2. **坚持整体辨证特色**　中医的"辨证",属于典型的非线性复杂系统。非线性复杂系统的特征之一是事物各组分之间是相互作用的,而不是相互独立的,总体不等于部分之和。

把患者表现在外的所有病理信息作为一个有机联系的整体进行分析,思维中体现出整体、联系、动态的特点,功能与物质、精神与形体、体内与体外(自然、社会)、局部与全身都是密切相关的,这就是中医辨证过程的整体性思维特色。

以往所谓的"某某证诊断标准",只采集与该证有关的证候,不可能全面收集病变的所有资料,忽略了整体综合评判,忽视了一个症状、体征对证素、证型的多向贡献,而是把一个症状对一个证型之间视作有无意义的简单关系。

中医学与西医学在诊断的依据上有很大不同。西医诊病专注疾病的特征性病理改变,依靠有特异性的精确资料作为判断的根据。而对反映机体整体状况的主观感觉、一般病情资料重视不够,未注意综合分析。中医采集的病理信息不够精确,不是(也缺乏)依靠个别精确的资料作为判断的根据,这是其不足。所以中医辨证强调对病情资料的全面收集和强调从整体上进行综合分析,从各方面诊察疾病中机体现阶段的整体状态,用多个不够精细的模糊信息整合成总的病理状况。

3. **坚持中医学理论的指导**　中医学的辨证思维,无不贯穿着中医学的基本理论:比如神色变化的生理病理基础、病理舌象与脉象的临床意义、各脏腑的病变特点、各种病性的确定等,都涉及阴阳五行、精神气化、脏腑经络、病因病机等基本理论。心主血脉、脾为气血生化之源、诸风掉眩皆属于肝、寒性收引、气为血帅、脾升胃降、久病及肾……如果对这些基本理论不熟悉,便不能归纳、分析诊法所收集的临床资料,就不能确定它们相互间的病理生理联系,也就无法确定其临床意义,达不到据症辨证的目的。

没有医学理论,便不能进行医学思维。临床的病变信息,按照中医学逻辑思维可以形成证的判断,按照西医学逻辑思维可以形成病的判断。证候是辨证思维前的存在,证名是辨证思维后的存在,没有辨证思维,便没有证的存在。因此,辨证必须根据中医学理论,否则辨之无理。离开中医学的理念,就不是真正的辨证。

4. 制定全病域的证候辨证量表　"病"的特异性很强,每种病都有各自的特征性指标,病与病之间基本独立,病种间的鉴别比较容易。因此,比较适合于制定单病种的诊断标准,其实用性也比较强。西医学注重疾病的特征性改变,不重视机体的整体反应状况,因而没有必要、也不可能制定出对所有病都能起作用的诊断标准。

中医辨证与西医诊病的思路不同。中医辨证是从整体上对病体的邪正状况、病变本质做出判别,辨证依据的症状,基本上是没有精确定量的软指标。同时,各种证素、证型之间并非彼此孤立,如气虚与血虚、阳虚等多种病性的临床表现存在重叠;心气虚证与心气血两虚证、心脾气血两虚证等,其间有因果、兼并等联系,相互间的鉴别比较困难。况且一位真正的中医,并不是从几个证型中对号入座式地选取一个证,更不是先定证型,然后再按图索骥查病情,而是从症辨证。

因此,中医辨证不适宜制定单个证的诊断标准,而应该制定反映机体整体反应状态的综合性证候辨证量表。"千症一表"——纳入近千种症状,编制成证候辨证量表,用以"通诊百病"——能够适用于全病域的辨证,有效、准确地将患者的这一状态与另一状态区别开来。

(二)"证"的三阶双网结构

根据辨证思维的认识过程,形成"证候—证素—证名"的辨证新体系,其中"证素"为辨证体系的核心。证候→证素→证名,既是辨证的原理、辨证的规律,也是辨证思维过程中的三个层次、三个台阶、三个步骤,三者都要"辨",辨证候是基础,辨证素是关键,辨证名是目的。

中医辨证具有多维复杂性,各证候与各证素之间有广泛联系,各证素可组合成无穷的证名。证候、证素、证名三者之间,形成辨证体系的"三阶双网"结构。如图4－2。

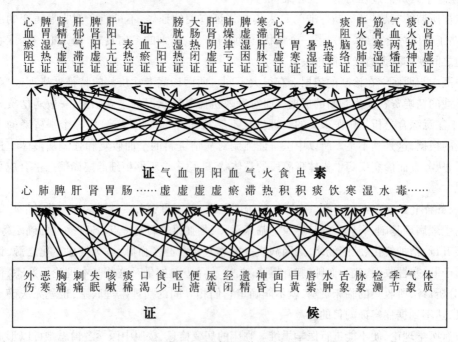

图4－2　证素辨证体系示意图

1. 辨识证候为基础　虽然发热、头痛、咳嗽、胸痛、便秘、脉滑、舌红、苔黄等证候,都只是病变的现象,并非病变的本质,但要认识病变的本质,就必须从现象入手,离开证候就辨证无据。证是疾病中机体的整体反应状态。所以,证候的全面、真实、客观、规范,是准确辨证的前提。

为了寻找、掌握辨证诊断的依据,中医学特别注意自觉症状的发现与辨别,如属于饮食的不良刺激因素,就可有嗜食肥甘、长期嗜酒、暴饮、嗜冰饮冷、辛辣、香燥、过饱等,提示有导致食积、痰湿、热、寒、气滞等的可能;自觉手足心发热提示阴虚内热;气下坠感、时常呵欠,是气虚清阳不升的指征;新起外感病的有汗或无汗是辨别表虚与表实的关键;耳暴鸣按之尤甚者属实,经常耳鸣按之减轻者属虚;痰色的白、黄、绿等,对于辨别病性的寒热有重要意义。

患者所表现的各种具体病情,需要变成统一的医学术语,如谵语、往来寒热、盗汗、消谷善饥、里急后重、心悸、余沥不尽、面色苍白、脉弦……这些证候术语的辨证意义,已有明确的认识,如盗汗多属阴虚,苔腻主痰湿等。因此,对证候的正确认识,本身就是一种辨证。辨识证候是辨证的第一个步骤、第一个台阶。

2. **辨别证素是关键**　证素不是一个孤立的实体,而是对疾病现阶段整体反应状态的概括。任何症状、体征等都是为了辨别证素。任何证型(名)都是由证素组合而成。中医辨证思维有很大的灵活性,根据临床具体证候而做出具体分析,随证素的变化而做出不同的证名(型)诊断。证型是由证素相互组合而构成的,然而证型是固定的,证素则可自由组合。

患者的病情处于不断变化之中,不同阶段的证候表现不同,因而反映内在病理本质、整体反应状态的证素,也不是静止不变的,这可从证素的轻重、主次、出现或消退等之中体现,即从证素的分布、演变中反映疾病的发展趋势。

所以,证素是辨证的核心,辨证的关键是要确定病变当前的位置、性质。辨别证素是辨证的第二个层次、第二个台阶。

3. **辨定证名为目的**　证素是构成证名的要素,一个完整的证名诊断,应该是病位与病性的结合。病位证素与病性证素之间有一定的联系规律及因果主次关系,如内风归属于肝、脾以湿困为标、肾多虚证等。证素间的联系规律,主要体现为证素的常见组合,即为各种常见证型。"型"者,模型,固定不变,患者的证候不一定典型,且处于变动的状态,一个患者一般是多个证素兼夹、复合,病情的复杂性、证素组合的多样性,绝不会局限于常见证型之内。因此,辨证时候不能受常见证型(证名)的束缚,要能够根据临床证候、所辨证素,在中医学理论指导下,灵活、准确地抽象为完整的规范证名。

因此,定证名也是"辨"的过程,是整合思维,是辨证的第三个阶段、第三个步骤。

(三) 证素辨证的意义

证素辨证体系的创立是中医学术的重大发展,它揭示了辨证规律、实质与特点,更能指导临床。其科学性主要体现在以下方面:历史上所形成的诸种辨证方法,由于是在不同的时代、不同的条件下形成的,因而其各自归纳的内容、理论的特点、适用的范围都不全相同。有的抽象、笼统,有的具体、深刻,有的以病位为纲,有的以病因、病性为纲。它们既有各自的特点,不能相互取代,而又各不全面,较难单独理解和应用;既互相交织重叠,而又未形成完整统一的体系。诸种辨证方法所归纳的具体内容,存在着某些名实异同,甚至相互矛盾的现象,相互交叉、相互包容,似可分而不可离,因此,有必要将其综合进行运用。8 种辨证方法之间的关系如图 4-3 所示。

1. **辨证方法的继承与创新**　在继承中医辨证学术精华,综合各家研究成果的基础上,归纳提炼出辨病性、病位的 80 余项辨证要素,形成"证素辨证"体系,是中医学原有辨证理论的升华。

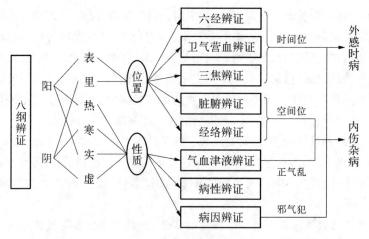

图 4 - 3 辨证八法关系示意图

该体系涵括、整合以往诸种辨证方法的实质,取其精华,克服临床诸法混用、概念不清、内容错杂的弊端。因此,证素辨证比六经、八纲、脏腑等单一辨证方法更全面、更规范,其临床适用面更广,具有更强的生命力。

2. **证素辨证是科学的认识观** 证素辨证体系,是在总结辨证思维规律、分析辨证原理的基础上创立的。它揭示出辨证思维的内在规律,即首先根据具体病情而辨别出病变的位置与性质,然后根据辨证要素中病位、病性的不同,按一定规则而组合形成证名。证素辨证体系可适用于各科诸种疾病的辨证,能灵活地辨别处理各种临床现象,发扬了中医学的优势和特色。

辨证的目标不是病变的独特性、精确性,似乎比较模糊、笼统、简单,然而它注重机体整体反应状态所反映出的基本病理——证素,由基本病理的多样性组合、演变,构成病变的复杂性、精确性。从不同的基本病位、病性组合中体现差异,既有辨证要素的纲领在握,以体现病变的共性,又有证素分布、演变的差异,能充分反映每个患者病变的个性。

临床上的证候、证名均极其灵活、复杂、多样,并处于动态、演变之中,中医的证候有近千种,中医的证名可能是数千个。然其本质则无非是病位、病性的不同,都可通过辨别证素来规范。证素虽然只有 80 余项,相对来说是有限的、固定的、静态的,但其相互组合则难以数计。证素越少,医生越容易掌握,可操作性越强;证素的组合越多,更能反映病情的复杂多样性和辨证的灵活性。任何症状、体征等都是为了辨别证素,任何证名都是由证素组合而成,以证素为核心进行辨证,用有限的证素统无限的证候与证名,能够执简驭繁地把握复杂、动态的"证",既可使辨证规范、量化,又能保持思维的灵活性,以满足临床的实际需要,准确判断各种复杂的病情。

3. **证素辨证揭示了辨证的规律** 证素辨证体系,对病、证、症等概念做了严格区分,并明确其相互间的关系,起到规范作用。将"证"区分为证候、证素、证名,能对上"证"的概念,从而避免概念的混淆与歧化。

证素辨证体系所确立的辨证思维模式,就是根据临床信息(证候)而识别证素,然后由证素组合而做出证名诊断。辨证思维的基本原则是以症为据,从症辨证。证候→证素→证名,三个认识台阶,思维层次分明,理论层次清楚,这种诊断模式符合辨证实际,学习时便于理解,临床时容易掌握,既有规律可循、纲领在握,又能体现中医辨证的圆机活法,能够提高辨证的准确性、规范性和可重复性。

证素是对"证"认识的具体化。辨证内容完整统一,证素名称规范通用,各证素的内涵外延明确,术语统一,表述严密,古代种种习惯证名的本质皆在其中。理解每一证素的概念,把握其常见主症,并了解证素间的一般组合关系,便抓住了辨证的实质。准确辨识当前病变的病位证素和病性证素,是临床辨证的根本目的。证素辨别准确,证名自然随之规范。

证素辨证可适用于各科诸种疾病的辨证,能灵活地辨别处理各种临床现象。通过望、闻、问、切等而获取的各种病理信息,都是为了辨别证素;临床上的任何病变,无论病的诊断是否明确,只要掌握了证素的特征和辨别方法,便都可以进行证素的辨别。以往各种辨证方法涉及的实质内容,其核心思想都是辨别证素;现代对"证实质"研究的基本单元也是证素,如气虚、痰、血瘀、肾虚、脾本质的研究等,都是为了论证证素。任何规范的证名,都是由证素的相互组合而形成;各种具体治疗方法及方药的主治功效,主要都是针对证素而治。

第二节　病 位 证 素

一、病位证素的概念

病位证素是在中医学脏腑生理病理功能理论指导下对临床证候所属病位本质的概括和抽象。病位证素是空间病理的定位,中医学病位证素除了解剖学上的重要脏器意义外,更重要的是突出病位所处的异常功能活动。《素问·至真要大论》"病机十九条"中,清楚地列举了心、肺、肝、脾、肾、上、下 7 条病位概念。临床辨证不可不辨病位,肾阴虚抑或心阴虚,胃火抑或肝火等等,其表现各有不同,方药治疗亦有差异,中医的证名诊断应当有病位。近代研究证候规范的中医学家都主张辨病位,如方药中的《辨证论治研究七讲》,第一步便是脏腑经络定位,突出了辨病位的必要性,及其临床意义和价值,因此,病位是辨证的要素之一。

经过逐项分析筛选,初步提取出规范的病位证素有心神[脑]、心、肺、脾、肝、肾、胃、胆、小肠、大肠、膀胱、胞宫、精室、胸膈[上焦]、少腹[下焦]、表、半表半里、经络、肌肤、筋骨[关节]。

五官专科病位证素有目(肉轮、血轮、气轮、风轮、水轮)、耳、鼻、咽[喉]、齿[龈]。

尚待研究商榷的病位证素有里、头、膜原、血室、冲任、胸胁、腰、脑络、肝脉[肝经]、卫、气、营、血。

二、病位证素的常见主症

1. 心神[脑]

定义:是以神明之心(脑)的意识思维等精神活动失常为主要表现的病位本质概括。

常见主症:神昏,谵语,突然昏仆,神志错乱、狂乱,神志痴呆、恍惚,失眠,多梦,健忘。

2. 心

定义:是以心脏及其主血脉功能失常、舌体病变为主要表现的病位本质概括。

常见主症:心痛,怔忡,心悸,舌痛、舌衄、舌体溃烂。

3. 肺

定义:是以肺脏及肺系病变为主要证候的病位本质概括。

常见主症:咳血,咳嗽,吐痰多,喉中哮鸣音,气喘。

4. 脾

定义：是以脾的运化迟钝，营气亏虚，水湿潴留，血失统摄病变为主要表现的病位本质概括。

常见主症：久不欲食，长期食少，经常腹泻、便溏、五更腹泻，完谷不化，腹部隐痛，时感腹胀，倦怠乏力，嗜睡，肌肉萎缩，带下量多，色白气腥，形体肥胖，身体困重，慢性出血，腹水。

5. 肝

定义：是以肝脏的病变，情志异常，部分月经及目、耳、乳房、阴器等部位的病变，"动风"等病变为主要表现的病位本质概括。

常见主症：肝大，身黄，目黄，肢体抽搐，角弓反张，两目直视上窜，两手握固，瘛疭，肢体震颤，头摇，惊跳等。

6. 肾

定义：是以生长发育障碍、生殖功能衰退，水液代谢失常，以及二阴、髓、骨、耳、发、齿等方面病变为主要表现的病位本质概括。

常见主症：五更泄泻，完谷不化，大便失禁，小便特多，夜尿多，长期尿频，遗尿，余沥不尽，小便失禁，排尿无力，尿如脂膏，骨蒸发热，经常水肿，腰以下肿甚，腰痛，腰膝酸软，足跟痛，经常耳鸣，听力减退，牙龈萎缩，牙齿松动，头发枯白，稀疏易脱，长期气短而喘，男子遗精、滑精、阳痿、早泄、阳强易举，精液稀少/畸形、精液清冷，不育，女子经少、经闭、性欲衰退、不孕，小儿生长发育迟缓。

7. 胃

定位：是以胃脘部的症状和受纳、消化功能失常为主要表现的病位本质概括。

常见主症：胃脘疼痛，呕吐，嗳气，呃逆，呕血，胃脘嘈杂，脘腹部肿块，饥不欲食，消谷善饥，口臭，牙龈红肿。

8. 胆

定义：是以胆汁藏泻失常等病变为主要表现的病位本质概括。

常见主症：胆囊肿大，胁下疼痛，胁胀，目黄，身黄，口苦，呕吐苦水，厌油腻。

9. 小肠

定义：是以小肠受盛化物、泌别清浊失常等病变为主要表现的病位本质概括。

常见主症：大便排虫，大便虫卵多，新起腹泻，泻势急迫，肠鸣消失，矢气无，肠鸣辘辘，呕吐粪样物，脐部疼痛。

10. 大肠

定义：是以大肠传导功能失常等病变为主要表现的病位本质概括。

常见主症：便血，伴有脓血，有黏液，大便细扁。

11. 膀胱

定义：是以膀胱排尿功能失常为主要表现的病位本质概括。

常见主症：尿频，灼热，淋漓涩痛，尿潴留，尿路砂石，脓尿。

12. 胞宫

定义：是以月经、带下、胎产失常为主要表现的病位本质概括。

常见主症：月经期、量、色、质的异常，痛经，经闭，崩漏，恶露不下或不畅，带下量多，胞宫肿块，小腹疼痛，阴道流血，性欲衰退，不孕，滑胎，早产。

13. 精室

定义：是以精室、精液及生殖异常为主要表现的病位本质概括。

常见主症：精液异常(如精液稀少、清冷、不液化、脓性、血性,精子少或畸形等),尿后滴浊液,阴部坠胀,余沥不尽,不育,遗精,滑精,早泄,阳强易举。

14. **胸膈[上焦]**

定义：是以胸膈[胁]部位(非心、肺)病变为主要表现的病位本质概括。

常见主症：胸膈或胸胁胀闷、疼痛,胸膈部吞食梗塞、梗堵感、灼热感,呃逆,隔间肿块。

15. **少腹[下焦]**

定义：是以少腹(非膀胱、胞宫、精室、大肠病变)疼痛、胀满、肿块等为主要表现的病位本质概括。

常见主症：少腹部疼痛,胀满,肿块。

16. **表**

定义：是指六淫、疫疠等外邪经肤表、口鼻侵袭机体的初起阶段,以邪正相争于体表浅层等病变为主要表现的病位本质概括。

常见主症：新起恶寒或兼发热。

17. **半表半里**

定义：指外感病邪由表入里的过程中,以病势处于表里进退变化等病变为主要表现的病位本质概括。

常见主症：胸闷,胁胀,口苦,咽干,不欲食,心烦,恶心,呕吐,偏头痛,头晕,眼花,脉弦。

18. **肌肤**

定义：是以皮肤、肌肉病变为主要表现的病位本质概括。

常见主症：皮肤肌肉生疮、疖、痈、疽、癣、疥、痱子、水疱、糜烂、溃烂、红肿、疼痛、流脓,皮肤瘙痒、脱屑、皲裂、肌肤硬肿。

19. **经络**

定义：是以络脉或经脉损伤,或邪阻络脉及经脉等病变为主要表现的病位本质概括。

常见主症：半身不遂,口眼㖞斜,舌体歪斜,腰痛连及下肢。

20. **筋骨[关节]**

定义：是以筋、骨、关节病变为主要表现的病位本质概括。

常见主症：以骨或关节疼痛,关节肿胀,活动不利甚或僵硬,关节内作响,骨折,关节脱位,骨与关节畸形。

第三节 病 性 证 素

一、病性证素的概念

病性证素是在中医学病因病机理论指导下对临床证候所属病性本质的概括和抽象。有学者认为病性宜称病理,又有医家认为称病理则与现代医学病理相同,而中医病理不如其清楚,故应当回避病理概念。其实,病理者,病变之道理、原理也,中医称病理也未尝不可,但为了避免一提病理与现代医学的病理解剖连在一起,病性的概念更适合于中医。中医"气虚""气滞""血热""血瘀"之类病性概念是基于中医理论体系的辨证认识,是对疾病当前状态病理属性进行抽象的高度概括,众多医家如方药中、柯雪帆等,在临床辨证时仍将之称为病性。

经过逐项分析筛选,初步提取出规范的病性证素有(外)风、寒、暑、湿、燥、热[火]、痰、饮、水停、虫积、食积、脓、气滞、(气)闭、血瘀、血热、血寒、气虚、气陷、气不固、(气)脱、血虚、阴虚、亡阴、阳虚、亡阳、精亏、津亏、阳浮、阳亢、动风、动血、毒。

尚待研究商榷的病性证素有喜、怒、忧、思、悲、惊、恐、燥屎、结石、气逆、疫。

二、 病性证素的常见主症

1. (外)风

定义:是指风邪侵袭肤表、经络,外卫功能失常,表现出具有新起突发、变化快、游走不定等符合"风"性特征的病变为主要表现的病性本质概括。

常见主症:新起恶风寒,微发热,有汗出,或有鼻塞、喷嚏;或皮肤突起风团、风疹、出疹、瘙痒;或急起面睑、某些局部水肿;或关节、肌肉游走疼痛;或突起面部等局部麻木、口眼㖞斜、抽动;或畏光,腮肿痛。

2. 寒

定义:是指寒邪侵袭机体,阳气被遏,凝滞收引,以恶寒、冷痛等实寒病变为主要表现的病性本质概括。

常见主症:新病突起恶寒,甚至寒战,肢厥,头身、肢体、关节、脘腹、腰背、阴器等处拘急冷痛,得温痛减,无汗等。

3. 血寒

定义:是指寒邪客于血脉,凝滞气机,血行不畅,以恶寒、肢体拘急冷痛之类实寒证为主要表现的病性本质概括。

常见主症:肢体拘急冷痛,痛经,月经推迟,而经色紫黯夹块,指端青紫发凉。

4. 火[热]

定义:是指火热之邪侵袭,或体内阳热之气过盛,以发热、舌赤、苔黄之类实热证候为主要表现的病性本质概括。

常见主症:壮热,肢厥而胸腹灼热,发热而口渴引饮,渴欲饮冷,发热,身热不扬,潮热热甚,烦躁发热,神志狂乱,多食易饥,口臭,口苦,目赤睑肿,身黄,大便脓血,新病尿频,生痈、疖、痱子。

5. 血热

定义:是指火热炽盛,侵迫血脉,血液妄行,以身热、斑疹之类实热证候为主要表现的病性本质概括。

常见主症:出血色深红,身热而现斑疹,月经提前,量多如崩,色深红。

6. 暑

定义:是指夏令感受暑热之邪,耗伤津气、阻闭气机,以发热、汗多、口渴、心烦之类证候为主要表现的病性本质概括。

常见主症:恶寒、发热,心烦,汗出,口渴喜饮,倦怠乏力,气短,神疲,小便短黄。

7. 燥

定义:是指外界气候干燥,耗伤人体津液,以皮肤、口鼻干燥之类证候为主要表现的病性本质概括。

常见主症:外界气候干燥,皮肤干燥甚至皲裂、脱屑,口唇、鼻孔、咽喉干燥,口渴饮水,鼻衄,喉痒,干咳,痰黏难咳,大便干结,小便短黄,舌燥少津。

8. 湿

定义：是指外界湿邪侵袭，或体内水液运化失常，以致湿浊停聚，阻遏气机与清阳，以身体酸重、舌苔腻之类证候为主要表现的病性本质概括。

常见主症：头重如裹，身体酸重，痰滑易咳，舌苔腻，水痘，白痦等，形体肥胖，嗜睡，口黏腻，厌油腻，身热不扬，肢体关节、肌肉酸重疼痛，身黄，目黄，新起腹泻，新病尿频，带下量多，皮肤湿烂、流脂水。

9. 痰

定义：是指体内水液凝聚成痰，痰浊停积，或流窜，以吐痰、形体肥胖之类的证候为主要表现的病性本质概括。

常见主症：咳痰多而痰质稠，咳腥臭痰、脓痰，铁锈色痰，喉间痰鸣痰壅，昏迷吐涎沫，神志错乱，形体肥胖，咽部异物感。

10. 饮

定义：是指水饮停聚于肺、心包、胸胁、胃肠等处，以心胸积液之类证候为主要表现的病性本质概括。

常见主症：咳大量稀薄、泡沫痰，喉中哮鸣，呕吐清水，肠鸣辘辘，腹水，胸闷，胸胁饱满、支撑胀痛，脘腹痞胀。

11. 水停

定义：是指体内水液输布运化失常而停聚于低下、松弛部位，以水肿、尿少之类证候为主要表现的病性本质概括。

常见主症：面部、眼睑、下肢甚或全身水肿，小便短少不利，或腹露青筋，腹膨隆，面色白。

12. 气滞

定义：是指气机阻滞，以胸胁脘腹等处胀闷作痛之类证候为主要表现的病性本质概括。

常见主症：情志抑郁，喜叹气，胸胁脘腹等处胀痛或窜痛，痛胀部位不固定，气行觉舒，嗳气，里急后重，矢气多。

13. (气)闭

定义：是指邪气闭塞心神[脑]或官腔等处，以昏厥、绞痛之类实性急重证候为主要表现的病性本质概括。

常见主症：神昏，晕倒，或突然昏仆，谵语，绞痛，呕吐粪样物，无矢气。

14. 血瘀

定义：是指血液瘀积，血行受阻，以固定刺痛，肢体血肿或肿块之类证候为主要表现的病性本质概括。

常见主症：固定痛，刺痛，夜间痛甚，不动痛甚，肢体血肿，出血色黯成块。

15. 脓

定义：是指火热毒邪等与气血搏聚，瘀积蒸酿而腐败成脓，以脓肿或流脓之类证候为主要表现的病性本质概括。

常见主症：疮痈形成脓肿或破溃流脓，或咳吐脓痰，呕吐脓血，泻脓血便，排脓性尿，精液脓性，咳腥臭痰。

16. 虫积

定义：是指寄生虫在体内繁殖、积聚，阻滞气机，耗伤营气，以大便排虫、脐腹痛之类证候为主要表现的病性本质概括。

常见主症：大便排虫,呕吐蛔虫,脐腹痛,脐腹部有包块,嗜食异物,肛门瘙痒,睡中磨牙,多食易饥,体瘦,乏力,面色萎黄。

17. 食积

定义：是指宿食积滞胃肠,以呕吐酸馊食物,嗳气酸馊之类证候为主要表现的病性本质概括。

常见主症：嗳气酸馊,呕吐酸馊食物,大便酸腐臭秽,矢气臭如败卵,脘腹痞胀、疼痛,纳呆恶食。

18. 阳亢

定义：是指阳气旺盛,亢扰于上,以头目胀痛、急躁易怒之类证候为主要表现的病性本质概括。

常见主症：急躁易怒,头胀及痛,眼胀及痛,头重脚轻,眼突,耳暴鸣、暴聋,头晕,头部多汗,阵发烘热,失眠,面色赤,目赤无所苦。

19. 气虚

定义：是指元气亏虚,脏腑功能活动减退,以气短、乏力、神疲、脉虚之类证候为主要表现的病性本质概括。

常见主症：活动劳累后症状加重,气短,声低,懒言,倦怠乏力;自汗,容易感冒,经常恶风,劳累后发热,久有低热,神疲,嗜睡,久病气喘,气下坠感,头晕,心慌,怔忡,无热紫斑,久不欲食、长期食少,腹胀,长期尿频、夜尿多、排尿无力,经常便溏、经常腹泻,早泄,肢体痿软,睡后露睛,面色淡白。

20. 气陷

定义：是指气虚而升举无力,清阳下陷,以气下坠感,脏器下垂之类证候为主要表现的病性本质概括。

常见主症：气下坠感,眼睑下垂,脱肛,子宫下垂,内脏下垂,倦怠乏力,脘腹坠胀,肛门坠胀,劳累发热,活动劳累则病情加重,头晕,神疲,嗜睡,喜呵欠,气短,声低,懒言,排便无力。

21. 气不固

定义：是指气虚而失却固摄之能,以遗尿,遗精,大小便失禁之类证候为主要表现的病性本质概括。

常见主症：自汗,小便失禁、遗尿、余沥不尽,遗精,滑精,早泄,滑胎,月经淋漓不尽。

22. (气) 脱

定义：是指气血亏虚至极,元气欲脱,以气息微弱等危重证候为主要表现的病性本质概括。

常见主症：气息微弱,重病大汗,面色苍白,口开目合,手撒身软,大便失禁,小便失禁。

23. 血虚

定义：是指血液亏虚,脏腑、经络、组织失却濡养,以面白、舌淡、头晕、眼花、脉细之类证候为主要表现的病性本质概括。

常见主症：出血浅淡,月经量少、稀淡,面色淡白,眼睑淡白,嘴唇淡白,指甲淡白,舌质淡,头晕,多梦,健忘,心慌,心悸,肢体肌肤麻木,肌肤甲错,皮肤瘙痒,眼花,眼干涩,视物模糊,头发枯燥憔悴。

24. 阳虚

定义：是指阳气亏虚,机体失却温煦,以经常畏冷、四肢凉、脘腹腰背等处冷感之类证候为主要表现的病性本质概括。

常见主症:经常畏冷肢厥身凉,筋骨或脘腹、腰背处经常有冷凉感,自汗,怔忡,五更腹泻,完谷不化,经常水肿,夜尿多,精液清冷。

25. 亡阳

定义:是指阳气极度衰微而欲脱,以四肢厥冷、冷汗淋漓、面色苍白、脉微等危重证候为主要表现的病性本质概括。

常见主症:手足厥冷,冷汗淋漓,面色苍白,脉微,气息微弱,心音微弱,口鼻气冷。

26. 阳浮

定义:是指阳气虚衰,阴寒内盛,以致虚阳浮越,以下肢冷,尿清长,咽干,面红如妆之类证候为主要表现的病性本质概括。

常见主症:下肢厥冷,小便清长,阵发烘热,面色泛红如妆,但头汗出,咽干,口腔痛,五更腹泻,完谷不化。

27. 阴虚

定义:是指阴液亏少,虚火偏旺,滋润、濡养等作用减退,以盗汗、五心烦热之类证候为主要表现的病性本质概括。

常见主症:盗汗,五心烦热,骨蒸发热,颧红,久有低热。

28. 津(液)亏

定义:是指津液不足,脏器组织官窍失却充盈、滋润,以皮肤干燥、弹性差、眼窝凹陷之类证候为主要表现的病性本质概括。

常见主症:口渴,眼窝凹陷,囟门凹陷,鼻唇干燥,皮肤干燥、弹性差,新病便秘,大便干结,尿短黄。

29. 亡阴

定义:是指体内阴液严重亏乏而欲竭,以身热而汗出如油等危重证候为主要表现的病性本质概括。

常见主症:病重身热,而汗出如油,身热灼手,恶热,口渴欲饮,皮肤皱瘪,小便极少,面赤,唇焦。

30. 精亏

定义:是指精亏髓少,形体失其充养,以生长发育迟缓、精少、性欲衰退、牙齿松动、腰膝酸软之类证候为主要表现的病性本质概括。

常见主症:生长发育迟缓,智力低下,男子遗精,滑精,阳痿,精液稀少或精子畸形,不育,女子经闭,性欲衰退,不孕,脑鸣,健忘,长期耳鸣,失聪,腰痛,腰膝酸软,足跟痛,牙龈萎缩,牙齿松动,头发稀疏色白易脱,色素沉着,面色黧黑,眼周黯黑,耳轮干枯。

31. 动风

定义:因热极、阳亢、阴血亏虚等内部病理变化所致,以肢体抽搐、震颤、眼花之类证候为主要表现的病性本质概括。

常见主症:肢体抽搐,角弓反张,直视上窜,瘛疭,惊跳,肢颤头摇,眼花,口眼㖞斜,舌动异常,肢体肌肤麻木,口舌发麻头晕,两手握固,牙关紧闭,舌体歪斜,皮肤瘙痒,筋惕肉瞤等症。

32. 动血

定义:因损伤、热盛、血瘀、气虚等导致,以各种出血为主要表现的病性本质概括。

常见主症：咳血或呕血，便血，尿血，鼻衄，赤衄，紫斑，斑疹，崩漏。

33. **毒**

定义：是指毒邪侵袭，邪盛成毒，以较严重、急剧的火热、风、湿、脓类证候为主要表现的病性本质概括。

常见主症：壮热，神昏，斑疹紫黑，痈疖疮疡，肌肤红肿溃烂等症，多属热毒；皮肤溃烂，出疹，渗液流脂水，瘙痒；突起风团、瘖癗、瘾麻、抽搐、舌强语謇等症，多属风毒；流脓、咳腥臭痰、大便有脓血，或如黄糜、脓尿等，多属脓毒。

第四节　证素间的组合规律

一、证素组成的规范证名及其界定

证名，是指证的名称。由病位、病性等证素所构成的诊断名称。如风寒束表证、肝胆湿热证、脾肾阳虚证等。"规范证名"是指辨证准确，证名规范的证型。临床上，患者的病情各异、表现多样，因而通过辨证所做出的证名诊断极为灵活。证素虽然只有80余项，但其相互组合非常复杂。但组成的证名需要符合以下界定条目。

1. **证名中包含病位证素与（或）病性证素**　如证素肺、热、痰，组成痰热壅肺证；证素肝、肾、阳亢、阴虚，组成肝肾阴虚阳亢证。不同的证名，有各自特异的证素。

2. **规范证名中可加病机性术语**　可加袭、犯、蕴、凝、困、阻、滞、束、炽、盛、扰、亏、损、衰等病机性术语（一般只加1个字），以使证名便于习惯应用，并有助于病机的阐发。

3. **证名所包含的证素准确、全面**　具体临床应用时，其证名所包含的证素来源证候，通过分析，达到诊断阈值的证素，除某些证素可相互兼容（如痰与湿可相互兼容，气陷可兼气虚）以外，其余均应在证名中体现。

4. **证名精炼**　规范证名是对病性、病位、病机的高度概括，每个字均含一定的疾病本质。不应将病机解释性术语纳入证名。

5. **没有病位证素或病性证素的证名，严格意义上，不是规范证名**　但临床确有证素诊断难以明确的情况，如有的病例由于其病位暂时不能确定，或涉及的脏腑形体过多，因而允许证名中暂无病位证素，如湿热证；也存在极个别患者由于病情极轻、证候隐蔽，难以辨明病性而可暂无病性证素，如胃气不和证、肾虚证。

6. **其他**　对于部分专科疾病，如眼耳鼻喉五官专科，尚有专科病位，如咽喉、风轮、气轮、鼻窍等，虽然局部解剖病位难以反映病变本质，但中医有其指导方药等理论，故由病性证素与这些专科病位组成的证名，也算是规范证名。

二、证素间的组合规律

（一）病位证素之间组合规律

1. **通用病位证素**　《证素辨证学》目前的通用病位证素包括20项：心神［脑］、心、肺、脾、肝、肾、胃、胆、小肠、大肠、膀胱、胞宫、精室、胸膈［上焦］、少腹［下焦］、表、半表半里、经络、肌肤、筋骨［关节］。

以上通用病位证素分为 4 类：

脏病位：心、肺、肝、脾、肾、心神［脑］；

腑病位：小肠、大肠、胆、胃、膀胱；

分部病位：表、半表半里、胸膈、少腹；

局部病位：胞宫、精室、肌肤、筋骨、经络。

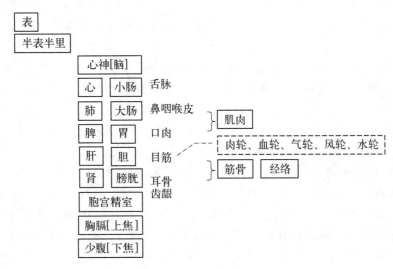

图 4-4　通用病位证素示意图

注：实线方框内为通用证素

从图 4-4 可见,证素辨证病位体系其基本框架是基于脏腑辨证的脏腑病位,中医藏象理论是以五脏为中心,每脏各有功能和特性,都与一定的腑、体、官窍、部位联系,五脏之间又密切相关,因而五脏病位是核心病位,同时将神明之心［脑］的意识思维等精神活动失常所表现的证候,从传统"心"病分离为病位心神［脑］。血肉之心与神明之心所主功能不同,细化和分离病位是一种医学进步。

表、半表半里是感受外来邪气的外感病病位分类,而里证即是对以脏腑病位为主的异常功能表现的证候,是对外感疾病病位的补充。胸膈、少腹是在确定脏腑病位之外的局部病位划分,胸膈特指非心、肺病变所表现的证候;少腹特指病位在下腹部,非膀胱、胞宫、精室、大肠病变所表现的少腹痛、胀、肿块之类症状。这两大病位不是具体到某一组织,是构成和完善全面病位体系的必要,同时也体现了中医学的智慧,在排除膀胱、胞宫、精室、大肠等病变之后,难以确定的这类病位,或许从现代医学角度,可以通过 B 超等辅助检查确定与细分这类疾病的组织病位,但是这一结果并非在中医理论指导下,无法指导后期的辨证论治,因此没有细分的必要。

由分部病位组成的证名,如少腹瘀滞证、少腹湿热证、饮停胸胁证、痰瘀阻膈证、热扰胸膈证、痰热结胸等其证名重点在病性,且这些病性有共性,如多以痰、瘀、湿等病性阻滞机体气血运行。历代医家对于胸腹和少腹病位所出现的异常表现,有其所对应的治法与方药,如少腹逐瘀汤、大陷胸汤等,因此将其作为病位有其临床应用价值。

胞宫、精室是男女生殖局部病位,胞宫主要指月经、带下、胎产失常等所表现的证候。精室指精室及精液、生殖异常所表现的证候。胞宫和精室应从属于肾主生殖病位,但肾之病位涉及范围广,内涵众多,男子以精为用,女子以血为本,为了重点体现男女不同的生殖功能特点,胞宫和精室较肾之病位更精确,故将之作为独立病位。肌肤是五体之"皮"与"肉"的组合,筋骨是"筋"和"骨"的病位组合,分别指皮肤与肌肉,筋、骨、关节病变所表现的证候。而经络病位,主要指络脉或经脉损伤,或邪阻络脉即经脉所表现的证候,并非经络理论下具体十二经络之病位,更倾向于现代医学的外周神经系统损伤或刺激的临床表现,将之归纳为半身不遂,口眼喎斜,舌体歪斜,腰痛连及下肢等特征症。此外,五官病还提出目之病位可细分肉轮、血轮、风轮、水轮、气轮,当病位在整个目或涉及多轮时,则辨证定位为"目",病变主要是风轮或水轮等时,则辨证定位为风轮、水轮等。

2. **病位证素之间组合规律**　依据病位证素的定义与特征,其内涵多是所在病位的功能失常所表现的证候,如心,主要指心脏及其主血脉功能失常、舌体病变等所表现的证候。病位证素之间组合必然是可以组合的病位之间存在同一病性作用或病机的共性,其根本依据是中医学的藏象、病因、病机等基本理论。证素辨证提取的病位证素是依据临床患者现阶段出现的症状或体征的本质病位,但究其病机,多病位的出现可有时间先后,标本之分,病位深浅。

(1)依据中医基础理论如五行学说生克乘侮等联系,脏病位之间组合形成证名　脏病位主要定义为其所主脏及其生理功能病变所表现的证候。五行之间存在相生相克等联系,脏病位均有其所属之行,那么脏病位间即可存在基于此联系的组合。例如"母病及子,子病及母",肝有病,累及心,为母病及子,常为心肝病位;若影响到肾,为子病及母,肝肾为病位;影响到脾,称为乘,肝气乘脾;影响到肺,称为侮,即肝肺同病。"见肝之病,知肝传脾,当先实脾"便是最经典的应用生克相关理论的临床诊治依据。肝郁脾湿、肝气犯脾等同是此联系的临床反映。

(2)脏病位(心、肺、肝、脾、肾)通过经络理论,与其相表里的腑所属经络可构成表里关系,相表里脏腑病位可以组合　如脏腑之间其病位相近者,生理功能上密切配合,可以相互组合。如脾主运化,胃主受纳,受纳与运化相辅相成,共同完成饮食物的消化吸收;肝与胆,胆附于肝,同司疏泄,共主勇怯,因此临床常见以脾胃、肝胆病位证素组合为证名。如肝胆、脾胃除了病位相近外,经络相络属也是其常作为病位组合关联之一。而心与小肠,心经实火可移热于小肠,因小肠功能以化物为主,泌别清浊,临床辨证为心火亢盛证,常不单言小肠之热;在生理上,肺气下降可以推动大肠的传导,而"上窍不通则下窍不利",肺热壅盛致大肠腑气不通则闭,肺与大肠在病理上相互影响,可形成肺热肠闭。肾与膀胱,肾为主水之脏,开窍于二阴,膀胱为津液之府。膀胱为下焦,多湿热,"脏病多虚,腑病多实",故临床将虚证病位归于肾,实证多为膀胱。但以上心与小肠、肾与膀胱的表里关系较少将其病位一同组合为证名,多因其病理虚实、病因等将其归于一脏或一腑。

(3)五脏因病性如气、血、痰、湿、津液等在生成、输布、运化等方面存在密切联系,一般以两脏病位组合兼证多见　例如心与肺,心主血而肺主气,心主行血而肺主呼吸,两者的关系主要体现在血液运行与呼吸吐纳之间的协同调节,因此,心肺在病理上可因气和(或)血组合为证名。再如肺与胃,肝与胃组合,是因肺为娇脏,其气宣降,肝为刚脏,其气主升,体阴而用阳,胃喜润恶燥,气以通降为用,故肺胃、肝胃以气机升降,以阴为用为联系。与血的生成相关的脏腑有脾胃、心肺、肾,即血虚病性证素相关;与血的运行相关的脏腑有心、肝、脾、肺,即血瘀病性证素有关;因此当病性要素血与其他病性组合成病性证素:血瘀、血热、血寒、血虚,以上脏腑病位证素可组合为证名。

此外,心的功能是分神明之心和血肉之心,心神[脑]同归于心而分属五脏,心是君主之官,五脏六腑之大主,统领五脏,主宰生命、精神活动。五脏病变均可影响心神,故心神分别可与五脏病位组合。

(4)腑病位的定义多是小肠、大肠、胆、胃、膀胱功能异常所表现的证候 其中,胃、大肠、小肠在功能上均可消化吸收饮食水谷,饮食物消化后经过胃受纳腐熟,小肠、大肠消化吸收,该过程若出现异常,可同时表现以上病位的症状,因此,可出现以胃肠同组为证名。

(5)病理上密切相关的分部病位或局部病位与脏腑病位的组合 分部病位(表,半表半里,胸膈,少腹)与局部病位(胞宫,精室,肌肤,筋骨、经络)因其病位内涵具体局限,作为一种脏腑病位之外的补充,多单独为基础病位。其中病位"表"主要指六淫、疫疠等外邪经肤表、口鼻侵袭机体的初起阶段,邪正相争于体表浅层所表现的证候,必有恶寒,或兼有发热、头痛身痛等症状,其提出作为证素的意义,更多是中医对于"恶寒"的独特认识与医理的升华,临床应用中"表"与"肺"常有组合,因表证的临床表现可有喷嚏、鼻塞、流清涕、喉痒、咽喉痛等,与"肺"密切相关;其次肺卫防御外邪、顾护人体正气,邪犯卫表,肺卫奋起抗争。病位胸膈又可称上焦,特指胸膈[胁]部位而非心、肺病变所表现的证候,因其病位与心、肺、胃等病位相近,病理上可相互影响,故常可组为病位证名要素。

(6)其他 不可组合:第一,局部病位不与脏、腑、分部病位组合。局部病位范围小且局限,与脏、腑、分部病位的内涵是不同的,而脏、腑、分部是区域性、概括性病位,既然病位定位在局部病位,即排除了脏、腑病位而确定局部病位;第二,分部、局部部位除胸膈与肺,表与肺外,其余互相之间不可组合,因其部位概念不同,联系不密切。第三是脏腑病位之间除表里相络属、病位相近等,其余脏腑,如心与大肠、肝与小肠等均不可组合。

(二)病性证素之间组合规律

通用病性证素包括33项:以上可分为三大类:

病因类:六淫:[外]风、寒、暑、湿、燥、热[火]。

病理类:痰、饮、水停、虫积、食积、脓、毒。

病机类:① 气:气滞、气虚、气陷、气不固、[气]脱。② 血:血瘀、血热、血寒、血虚、动血。③ 阴:阴虚、亡阴、精亏、津亏。④ 阳:阳虚、亡阳、阳浮、阳亢。⑤ 其他:[气]闭、动风。

1. **六淫或病理类病性常可兼夹其他病性** 六淫病性证素中风为百病之长,常兼它邪而伤人致病,形成风寒、风湿、风(火)热、风燥、风水、风毒等证;寒为阴邪,性凝滞收引,常与风、湿、燥、痰、饮等病性兼并存在,表现为风寒、寒湿、凉燥、寒痰、寒饮等。暑为暑季之阳邪,其性炎热,多夹湿邪,因此,暑多与热湿并见,此外,多耗伤津气,导致津亏、气虚,甚至(气)闭、气脱、动风。湿性偏阴寒,湿郁可化热,湿与痰、水停同类,尚可与风、暑、毒等邪合并为病,且湿有内外,居处潮湿等致外湿侵袭,或因多食油腻、嗜酒饮冷等,使脾虚失于健运,湿浊内生,湿邪阻滞气机、损伤阳气,引起气虚、阳虚、气滞等。燥多发于秋季,其性干涩,易伤津液,又有夏秋、秋冬之寒热之交,其性有寒热,故有凉燥、温燥。

2. **精气血津液相关理论** 气为血之帅,血为气之母,气能生血、行血、摄血,血能养气、载气。基于以上气血相关的中医理论基础,气与津液,气能生津、行津、摄津,津能生气、载气;精血同源,津血同源,气能化精、摄精,精能化气,精与气化神,神驭精气。以上是精气血津液之间的关系,气类证素、血类证素与津亏、精亏能组合。气属阳,血、精、津为阴,因此气血与阴阳类证素可组合。

3. **病机是联系组合的关键** 对于气滞、血瘀、气闭、水停、阳亢、动风等病理状态病性,当"审症求因",病性之间是疾病的病机发生过程的重要联系,因此可组合成证名。其形成之因举例如下:情志忧思、抑郁;阴寒凝滞、湿邪困阻,或痰浊、水饮、瘀血、宿食、蛔虫、砂石等阻塞,脏腑气机失调,因此气滞与血瘀常见,日久可以化火,生湿、生痰、水停;气滞严重时可成为气闭。故气滞与寒、血寒、食积、虫积、痰、饮、水停、湿、血瘀、火[热]、[气]闭、气虚等证素相关。气闭常因气滞、血瘀、火[热]、暑、痰、虫积等导致,故可组合证名。水停可由阳虚、气虚、血瘀、气滞导致,并且水停与湿、饮同类,可与病性(外)风等兼并存在,而成为水湿、水饮、风水。肝阳亢盛,上实下虚;暑、热炽盛,扰闭心神,燔灼筋经络脉;阴血亏虚而筋脉、肌肤失养,均可有"动风"证候,故动风与火[热]、血热、暑、阳亢、阴虚、血虚等病性组合。阴虚甚则阳亢,阳气亢盛太过可动风,存在病理传变过程,若同时病性证素存在,可相互组合。

4. **不可组合** 同一类病性间存在程度差异,例如气虚甚可导致气陷,气滞重而气闭,气不固加重发展为气脱。阴虚、阳虚甚者使患者亡阴、亡阳;由于精、津均属阴,所以精亏、津亏可以说是阴虚病性的部分病性,故这几者之间表示同一病理改变的不同程度的病性证素不可同时组成证名。独特病性如阳浮,是阳气虚衰,阴寒内盛,而致虚阳浮越的戴阳之证候,不与其他病性组合。

(三)病性与病位证素间应证组合规律

《证素辨证学》里讨论的证素组合,是对超过目前定义的阈值后进行的组合,所以,病位证素与病性证素进行组合的前提,是其在疾病当前状态所收集的症候中占有一定比重,足够条件成为证素之一,具有辨证诊断意义。

1. 中医学的基石是临床实践,一切理论形成源于历代医家不断观察发现与总结,中医学的历代文献是逐步形成中医学基础理论体系的源泉,因此,中医学基础理论是证素组合最根本的理论依据。尤其是中医经典文献所涵盖的内容,如《素问·至真要大论》曰:"诸风掉眩,皆属于肝;诸寒收引,皆属于肾;诸气膹郁,皆属于肺;诸湿肿满,皆属于脾。"动风病性的病位归属于肝,病性气陷的病位总是责之于脾,病性阳亢的病位总是归属于肝。此处不再罗列具体中医理论知识。"脏病多虚,腑病多实",以肾病位为例,实性病性不与肾病位组合,湿热、痰湿等常归于膀胱病位。

2. 精气血津液学说与脏腑学说的密切联系。气、血、津液、精等生成、运行与输布等过程与脏腑相关性影响其组合形式。与血的生成相关的脏腑有脾胃、心肺、肾,即血虚病性证素相关组合;与血的运行相关的脏腑有心、肝、脾、肺,即血瘀病性证素有关组合;精的生成、功用与肾、心神、筋骨病位有关。脏腑气滞以肺、肝、脾胃为多见,而气逆多见于肺、肝、胃等脏腑。

3. 脏、腑病位证素所包含的脏腑功能异常可产生的病理状态或病理产物。除脏、腑病位外的其余病位证素,多是具体分部、局部概念,多不包含具体功能以及具体实在部位,因此,这类病位证素多与实性病理、六淫病性组合。

4. 六淫、病理等病性证素的所易感脏腑病位及分部范围。例如风邪侵袭肌表、经络,卫外功能失常,风病性与肌肤、表、肺、经络等病位有关。

第五章　症—病—证素/证之间的关系

第一节　症状与病证的关系

一、症状按诊病辨证贡献度的分类

病证由各种不同属性的症状构成,而不同属性症状具有不同诊病辨证意义。症状对不同疾病或证素的诊断意义,取决于其在相应疾病或证素中所具有的性质。基于此,《证素辨证学》将临床上的症分成必有症、特征[异]症、主症、常见症,或[偶]见症、一般症和否定症7种,并进行了简要定义和举例赋值,具体分述如下。

必有症:为诊断某疾病或证素必须有的症状。如咳嗽为肺的必有症;往来寒热为半表半里的必有症;水肿为水停的必有症;经常畏冷、四肢凉是阳虚的必有症。

特征[异]症:对辨别某疾病或证素有特征性意义的症状。如神昏、谵语等为脑[神]的特征症;肢体抽搐、瘛疭为动风的特征症;大便排虫是虫积的特征症;病危而冷汗淋漓是亡阳的特征症;喉中哮鸣,胸腔积液,呕吐清水等为饮的特征症。

主症:为某疾病或证素的主要表现,常为患者就诊的主要痛苦。如呕吐常为病位在胃的主症,吐痰常为病性痰的主症,胁痛常为病位在肝的主症,头晕常为病性阳亢的主症。

常见症:在某疾病或证素中经常出现、频率高的症状。如胀痛或窜痛,痛胀部位不固定、按之无形、得气行觉舒,嗳气等为气滞的常见症;口渴、尿短黄、舌红、苔黄等是热、阴虚的常见症;胁胀是肝的常见症。

或[偶]见症:在某疾病或证素中出现频率较低,或现或不现的症状。如《伤寒论》第96条云:"伤寒五六日,中风,往来寒热,胸胁苦满,默默不欲饮食,心烦喜呕。或胸中烦而不呕,或渴,或腹中痛,或胁下痞硬,或心下悸、小便不利,或不渴、身有微热,或咳者,小柴胡汤主之。"可见自"或胸中烦而不呕"以下,皆为少阳病证的或然见症。

一般症:在疾病中出现的频率一般不低,但对任何疾病或证素的诊断既非必备,又非特异,只具一般诊断意义。如新病不欲食,舌色淡红,舌苔薄白,脉弦缓等。

否定症:对某疾病或证素能起到否定诊断的意义。如本恶寒者不恶寒,说明不再是表证;风寒表证而无汗,说明并非太阳中风;有"动风"证候而无发热,不属热极生风。

如对"表证"来说,新起恶风寒为必有症;脉浮、鼻塞、喷嚏、流清涕为特征症;头痛、身痛为常见症;舌淡红、苔薄白或薄黄为一般症;发热,咽喉痒/痛,微有咳嗽、气喘为或[偶]见症;而有汗或无汗是鉴别伤风、风热与伤寒的关键症。病情资料属性的定量分配,一般可为:必要症,占30%;特征症,占30%;常见症,占25%;一般症,占5%;[偶]见症,占10%;否定症,占-20%。若以100作阈值,各证候对表证的贡献权重可为:新感风寒等15,新起恶风寒40,恶寒发热35,但发热不恶风寒-20,寒热往来-30,喷嚏30,新起鼻塞或流清涕30,喉痒15,头痛10,身痛15,舌淡红3,舌苔薄白7,舌苔薄黄3,脉浮30,脉沉-15,咳嗽12,咽喉红肿15,气喘5。

这种分类方法兼顾了症状的诊病辨证贡献度和发生频率,是症状分类学中不可多得的范式。但七分法也有过细、相当部分难免重叠和不便于具体操作等不足。以"或[偶]见症"为例,该书的定义为"在某疾病或证素中出现频率较低,或现或不现的症状"。然而,实际上有些症状虽然出现频率低,或需要疾病发展到一定程度才显现,但对诊断某病或证具有较大的价值,类似特征症。如口中吐蛔与虫积、蛔厥证,胁下硬质肿块与肝癌。还有些或[偶]见症类似于一般症,诊断意义不大。如《伤寒论》小柴胡汤证的"或胸中烦而不呕,或渴,或腹中痛,或胁下痞硬,或心下悸、小便不利,或不渴、身有微热,或咳",这些"或[偶]见症"对诊断少阳病小柴胡汤证的意义不大,类似于一般症。可见,或[偶]见症中即包含有特征症和一般症。

既然七分法的彼此混杂不利于具体症状的属性界定,那么不妨直接将症状按诊病辨证贡献度进行分类,分成特征症、一般症和否定症三类,并把患者的主诉症定为主症。显然主症与一般症、特征症会有重叠,单独列出只是为了适应主诉诊疗。为避免与以往概念混淆,需要对特征症、一般症、否定症及主症进行重新定义。在此,我们约定:特征症为对某病或证素具有较高诊断意义的症;一般症为对某病或证素具有一般诊断意义的症;否定症为对某病或证素能起到负向诊断意义的症,从另一个角度看,否定症对某些病或证素即是特征症,其以否定症身份出现多是在与其他症不协调或矛盾的情况下;主症更多的倾向定义为主诉症,常为患者就诊的主要痛苦,其既可能是特征症,也可能是一般症。

二、主症与病证的关系

(一)主症与病名

1. **中医主症名病的概况及其主要原因** 中医对疾病的命名常用主症(如咳嗽)、疾病属性(如中风、肺痨、肠痈)、时令(如痄夏)等。在中国中医药出版社全国中医药行业高等教育"十二五"规划教材《中医内科学》教材列出的53个主要疾病中,有41个是以主症命名,占比约80%。可见,中医病名主要以主症命名,常常病症同名而不分。究其原因,首先可能与中医认识病症的过程有关。中医对疾病有关表现(症状)的发生机制,是在不断的医疗实践中加深认识的。古代限于历史条件,只能通过望、闻、问、切等直观所能觉察到的人体各种异常表现,并有针对性地进行治疗,若治疗后症状消失,如水肿、黄疸消退,咳嗽、头痛消失,病情中断发展或痊愈,于是认为"病"就好了,在这种治而有效的认识过程中,人们就将这些症状称为疾病,这可能是古代"病""症"不分的主要原因。其次,还与中医对主症的重视有关。主症作为主诉中的症状或体征,是患者最主要痛苦,为区别于其他疾病的本质之一,是疾病病理本质的外在表现。也常常是判断病情轻重、病势进退和衡量治疗效果的重要表征。因此,中医常把主症摆在认识和深入研究病证的首要环节,其以主症名病也就顺理成章了。

2. **主症名病的不足** 一是不能直接由主症顾名思义而得出疾病的基本病因病机。如腹痛,其原因可有很多,病理机制和具体病位也有不同,而从腹痛这一病名不能直接看出这些本质。因而有人提出以主症为病名,是徒有"虚名",鸠占鹊巢,因名害义,应予摒弃,并借鉴西医病因病理的命名方式,达到顾名思义的目的。如"肺炎链球菌肺炎",见名即知病因为肺炎链球菌,基本病机为肺部炎症。这样只要从病名就能轻而易举地把握疾病本质。二是主症作为病名容易造成疾病诊断歧化。因一个主症可见于多种疾病,一种疾病又可有多个主症,在疾病的不同阶段主症还可能发生变化,加之医生诊查取舍的角度不同等,都有可能产生不同的病名诊断,从而出现一病多名、多病一名,诊断歧化,莫衷一是。

3. **主症名病的条件**　以主症作为病名,确有一定的弊端。但主症是疾病的本质之一,是病情的关键所在,若能以主症为中心,从纵向上概括该病全过程的特点、规律,从横向上又能与相似病种加以鉴别,则以主症作为病名是完全可以的。试想西医学以外国人名作为病名尚被允许和公认,则反映疾病关键和患者主要痛苦的主症作为病名应该是更形象、生动和可感知的,但需要严格筛选和定义,并与时俱进,逐渐细化分化。

首先要严格筛选。只有那些习用公认且尽量贯穿疾病全过程的主症才能作为病名,这是必要条件和基本门槛。同时,作为病名的主症应该是最具代表性的,尽量不要有多个。如淋证中的"尿频""尿急""尿痛"等,都可作为该病的主症,且可贯穿于疾病始终,但都不宜作为病名。事实上,目前使用的中医病名普遍秉承了这一原则。

其次要严格定义。明确规定作为病名的主症的内涵与外延。因为一切学术名词合理与否,不在名词本身,而在其所赋之定义。病名概念是作为对疾病认识思维结晶的代名词,因此任何病名都必须有完整而准确的定义,只有满足独立的病名之间应是互斥而尽量不相容的,病名才能得到准确的应用,否则极有可能各病名间界限游移不定而难以鉴别,外延互含而诊断难以统一。

最后,中医病名也需要与时俱进,细化分化,推陈出新。从历史和科技发展的角度来讲,以症名病,某种意义上说属于不得已的办法,若能找出特征性指标或指标群,认识其内在本质,自然可以逐渐弥补主症名病的不足,也可以不断细化分化病名并对其定义予以修正和完善。如肺痈、肺痨、肺癌等病,虽然都常以咳嗽为主症,之前都属于咳嗽病,但随着人们认识的深入,发现各有特点,显然不适合再笼统地称为咳嗽病,于是逐渐细化分化出来。当然,从广义的角度来讲,现代辅助检查手段获取的微观指标也是疾病的病态表现,也属于"症"的范畴,若能找到这些特征性的"症"来细化病种,诊断疾病,也是某种意义上的"主症"名病。如以大便中找到阿米巴原虫而命名的阿米巴痢疾,CT示脑出血灶而命名的出血性中风病等。

(二) 主症的诊病辨证意义

中医学认为,"有诸内者,必形诸外",即人体是一个有机的整体,脏腑与肢体是内外相应的,疾病变化的病理本质虽藏之于"内",但必有一定的症状反映于"外"。根据这一基本原理,临床医生往往采用司外揣内的方法,遵循从现象到本质的认识规律,通过诊查患者的症状,以推测内在的病理变化。临床最为常见的当属"主诉辨治法",通过抓住主诉主症,推进询问病史,开展有序的望、闻、问、切,从而探讨病因、落实病位、阐明病机、分清病性、明确病情(轻重)、详悉病势,然后得出病名证名,确定诊断等。

由此可见,主症是整个诊病辨证过程的纲领,是进一步认识病证的线索和向导。因此,临床诊断的第一步便是抓住和确定主症,以作为诊断的主要线索;第二步是对主症进行纵向挖掘,明确主症的演变过程、部位、性质、程度、出现与持续时间、加重和缓解的因素等,即"抓住主症问深全";第三步是围绕主症展开横向挖掘,包括与之相关的伴随症状、全身症状等,即"相关症状紧相连";第四步是四诊合参,创新关联,全面了解病情,完善诊查资料;第五步是综合、整理、分析病情资料,确定诊断。临床若能准确抓住主症,并紧紧围绕主症进行有条不紊的询问和分析思考,则能快速、准确地实现对病证的诊断。如主症为头痛,首先应当详细询问头痛的病程、具体部位、疼痛性质、剧烈程度、每次持续的时间、诱发及缓解的因素等;其次应了解头痛的伴随症状,如有无恶寒发热、项背强痛及头晕目眩、耳鸣耳聋、目赤肿痛、肢麻乏力、胸脘满闷、恶心呕吐等;再次是询问全身的表现,如有无汗出、睡眠、饮食口味、二便等情况;最后望舌、切脉,并根据需要,进行必要的检查,如测量体温、血压,查血常规、颅脑 MRI、CT 等。

因此,临证时应紧紧围绕主症展开纵向和横向的挖掘,四诊合参,并借助现代辅助检查手段将微观表现与宏观症征创新关联,充分掌握病情资料,进行综合分析,并根据各种"病"与"证"的不同特点,做出正确的诊断和鉴别诊断。假设患者以头痛为主症,围绕主症进行诊查,发现病程反复已有 3 年,以颠顶及右侧为主,每因恼怒诱发,发时头胀欲裂,时痛时止,并伴有胁肋胀痛、善太息、心烦失眠、食纳欠佳、二便不调及舌红苔黄脉弦。体温、血压、血常规、颅脑 MRI 正常。即可诊断为头痛(内伤头痛),肝阳上亢证。然后根据诊断进行治疗,采用平肝潜阳等法,随着病情的好转,作为主症的头痛也自然减轻或消失,反过来也证明围绕主症进行诊病辨证的正确性,同时可看出主症在整个诊断过程中的重要性。

三、 "症对""症队"与病证的关系

(一)"症对""症队"的概念及其诊病辨证意义

症状是疾病病理本质的外在反映。由于疾病的病理有简单和复杂的不同,复杂的常涉及许多环节,形如病态链或病态网,各病理环节间的关联程度不同说明各症状在部位、性质、时间等方面常有差异,而那些内在联系紧密者,即形成了"症对",进而组成"症队"。

在此,我们约定:"症对"是指同一病程阶段同时出现的具有内在联系的一对症状或体征,具有同时、关联、独立三大特征。如症状"夜热"与症状"早凉"组成"夜热早凉""症对",症状"饥饿"与症状"不欲食"组成"饥不欲食""症对";"症队"是指同一病程阶段同时出现的具有内在联系的 3 个及 3 个以上症状或体征的组合。常见"症队"组合方式:多个症状;多个"症对";一个或多个症状与一个或多个"症对"。如"腹痛、里急后重、下痢赤白脓血""症队","潮热、盗汗、五心烦热、舌红少苔、脉细数""症队"。

"症对"和"症队"可揭示症状间的复杂关系,其实质即病证的基本病理机制,这是绝大多数单一症状所不能替代的。如"夜热早凉"是"夜热"与"早凉"组成的"症对",体现了温病后期温邪内伏,气阴耗伤,阳气不足之象,单纯的"夜热"或"早凉"均无此内涵,而该内涵实际上即是这两个症状成对出现的内在关系。因此只有"夜热"与"早凉"组成"症对"时,才可作为温病邪热内伏证的关键诊断依据;同样,只有"腹痛、里急后重、下痢赤白脓血""症队"才能全面地体现气血邪毒凝滞肠腑脂膜,气滞血阻,传导失司,腑气不通,脂络受损的基本病机,作为痢疾的诊断。

"症对"和"症队"可通过揭示症状与症状之间的复杂关系而成为联结主症与病或证素/证之间的桥梁。既往包括"证素辨证"在内的各种计量诊病辨证方法,在从症到病或证素/证的诊断过程中,都是采取简单地将相关症状对某病或证素/证的贡献度进行 $1+1=2$ 的累加,显然忽视了症与症之间错综复杂的内在关系。而"症对"和"症队"概念的提出,则是积极面对这一问题,并向解决这一问题迈出的第一步,因为"症对"和"症队"概念即是基于症状与症状之间的复杂关

系而提出的。而主诉诊断的过程,实际上即是主症与相关症状成对、成组的层层递进的诊查过程。因此,"症对"和"症队"符合主诉诊疗思维,可有机地嵌入,成为对接主症与病或证素/证之间的桥梁。那么,临证时就可采取先确定主症,再以主症为纲,寻找相关"症对",再逐渐推进,形成小"症队"、中"症队"、大"症队",最终收集到全面完整的病情资料,经过分析整理,确定病名、证素、证名。

(二)"症对""症队"诊病辨证贡献度的增益、叠加和减损

在确定了"症对"和"症队"在主诉诊病辨证过程中的桥梁作用后,就不得不涉及"症对""症队"的诊病辨证贡献度。如上所言,既往在计算相关症状对某病或证素/证的贡献度都是采取1+1=2的简单累加,而"症对""症队"既然是为了揭示症状间复杂关系而提出,那么在计算其诊病辨证贡献度时,就必须注意组合元素之间是叠加关系(1+1=2)、增益关系(1+1>2),还是减损关系(1+1<2)。如以主症(主诉症)为纲将上述特征症、一般症、否定症进行排列组合、复合,就可能出现以下情况:主症+……+特征症(增益,甚则确诊);主症+……+一般症(叠加);主症+……+否定症(减损,甚则排除)。

增益:主症+……+特征症。如以咳嗽为主症(主诉症)的患者,若发现肺部有痨虫,基本确诊为肺痨;若咯腥臭脓血痰,多为肺痈;若肺部有肿块,考虑肺癌;若咳时喉间哮鸣有声,基本定为哮病。另外还有肠痈的转移性右下腹疼痛,痢疾的下痢赤白脓血等。辨证亦然:若咳嗽病患者出现恶寒发热,基本考虑外感咳嗽诸证,若还有咽喉红肿疼痛,基本定为风热犯肺证;可见,这些特征症的出现,不再是原有基础上简单的数值相加,而是有明显的增益效果,部分甚则可凭此直接确诊。

叠加:主症+……+一般症。同样以咳嗽为主症(主诉症)的患者,如诊断为肺癌后,再加在疾病中出现的频率不低,但对疾病或证素的诊断既非必备,又非特异,只具一般诊断意义的一般症,如咳痰、胸闷等,则采取在贡献度赋低值的同时,进行简单叠加,作为佐证。同样,在凭借上述特征症基本定为咳嗽病风热犯肺证,再加头身疼痛、不欲饮食等对辨证既无决定,也无否定意义的一般症,只能简单叠加,作为佐证。

减损:主症+……+否定症。同样以咳嗽为主症(主诉症)的患者,同时还有咯血、潮热、盗汗及形体消瘦,似乎诊断肺痨的五大症都具备了,若发现肺部有较大肿块,则减损甚则排除了肺痨的诊断。辨证亦然:若咳嗽病出现恶寒发热,基本排除内伤咳嗽诸证,若有咽喉红肿,排除或不再是风寒袭肺证。

通过对"症对""症队"概念的严格定义及其诊断贡献度的准确计算,便可引进"症对""症队",形成全面反映病证特征的"主症—症对—症队—病名"和"主症—症对—症队—证素—证名"路径的"主诉—证素"诊病辨证体系。这样,既遵循了抓住主症进行纵向横向挖掘的临床诊病辨证思路,又兼顾了症状组合过程中的内在关系。

第二节　症—证素—证的关系

一、症与证素的关系

症状是疾病的外在表现。证素,即证的要素,指辨证所要辨别的脾、肾、肝、胃等病位和气虚、

血瘀、痰、寒等病性，其依据是病证表现出的症状。因此，症状与证素是现象和本质的关系，症状是现象，证素是本质。如气短、乏力、神疲、脉虚、头晕、面白、舌淡、脉细等是"症"，是病变的现象，而根据这些病变现象所判别的脾、肾、气虚、血虚等证素，则是病变的本质。换言之，每一证素都必有相应的症状，证素的确定，必须以恶寒、发热、咳嗽、头晕、苔黄、脉数等症状为根据，即以症为据，从症辨证。

同时，一个证素可表现为多个症状，一个症状可见于多个证素，二者是一种错杂的相互映射关系。例如证素"肝"可有"胁痛""乳房痛""乳房结块""抑郁或忧虑""急躁易怒""头晕""眼花""眼胀及胀痛""视物模糊""肢体肌肤麻木""肝大""身黄""面黄如橘""口苦""血压高""胁胀""乳房胀""喜叹气""情绪易激动""畏光""眼干涩""耳暴鸣""肢体抽搐""右上腹痛""肢颤""头摇""目黄""月经错乱""脉弦"等症状，另一方面症状"头晕"可见于"肝""半表半里""痰""阳亢""气虚""血虚""阴虚""动风"等证素。

另外，相关症状的性质、多寡、轻重等影响证素的判定。就相关症状的性质而言，如前所述，特征症对某证素具有较高的诊断意义，一般症为对某证素具有一般诊断意义的症，而否定症可对某证素起到负向诊断作用。就相关症状的多寡而言，一般地，相关特征症和一般症越多，否定症越少，越有利于贡献度累计值达到证素诊断阈值。就相关症状的轻重而言，相关症状越重，诊断贡献度越大。如在《证素辨证学》中，常用权值0.7、1、1.5来划分症的轻、中、重，同一症状，症状轻时的诊断贡献度是中等程度时诊断贡献度的0.7倍，症状重时的诊断贡献度是中等程度时诊断贡献度的1.5倍。

二、 证素与证的关系

每一证素都有相应的特征性表现，证素间有一定的组合规则和重叠涵盖关系，临床所做的具体证名诊断都是由证素相互组合而构成的。自朱文锋教授创立"证素辨证学"以来，相关研究如火如荼，在证候的规范、计量，证素的选定和规范等方面取得了丰硕成果。同时，在实际运用过程中，从证素到证名的应证组合中的一些问题也亟待解决，主要包括证素组合与证之间的等价性、证素组合的多样性与证的唯一性等问题。为此，我们引入"证素对""证素组"的概念。与"症对"和"症队"的概念相应，我们也约定"证素对"和"证素组"的所指："证素对"是指同一病程阶段出现的具有内在联系的一对证素，如证素"湿"与"热"组成"湿热""证素对"；"证素组"是指同一病程阶段出现的具有内在联系的3个及3个以上证素的组合，常见"证素组"组合方式：多个证素、多个"证素对"、一个或多个"证素对"与一个或多个证素。如证素"寒""热"或"证素对""寒热错杂"与证素"胃"组成"胃寒热错杂""证素组"。

之所以引入"证素对""证素组"，是因为二者可解决应证组合中的一些问题。其一，解决证素组合与证之间的等价性问题。如诊断得出既有证素"湿"，又有证素"热"，那么二者加起来就是"湿热证"？显然不一定，如湿热证有"身热不扬"等特征性表现，而单纯的"湿"和"热"均无，若认为湿热证仅是以证素"湿"和"热"的症状相加，难免有失偏颇。但如果在"湿""热"证素的基础上，还有一个"湿热""证素对"的诊断标准，而该"证素对"含有诸如"身热不扬"等湿热证的特征症，那么，在得出"湿""热"证素后，再与"湿热""证素对"进行比对，若符合即可诊断，若不符，则应当进一步诊查，从而实现真正意义上的证素组合与证之间的等价，避免误诊和漏诊。其二，化解证素组合的多样性与证的唯一性之间的矛盾，尤其是对于一些病机复杂、证素较多的证。如对于《伤寒论》中属"胸中有热，胃中有寒"的"黄连汤证"，用"证素辨证"可能得出证素"心"

"胃""寒""热",那么其常见排列组合有"心热胃寒""胃热心寒"和"心热胃寒热错杂"。这三个组合在临床上都可能出现,但当前的证却是唯一的。面对这一矛盾,若能在"心""胃""寒""热"证素的基础上,还有"心热""胃寒""胃热""心寒""寒热错杂"等"证素对"及"胃寒热错杂"等"证素组"的诊断标准依前法进行比对,那么,这个问题同样可较好地解决。

第三节　证与疾病的关系

一、证与疾病的辩证关系

病与证,虽然都是对疾病本质的认识,但病的重点是全过程,而证的重点在现阶段。"病"是人体内外环境动态平衡失调所表现出来的病变全过程的概括,对认识疾病的全过程具有战略指导性,代表疾病全过程的根本矛盾。"证"是疾病在其过程中某一特定阶段的病理反映,代表疾病当前的主要矛盾,对治疗疾病具有时空上的针对性,而各阶段的证有机地贯穿叠合起来,便是疾病的全过程。病的全程性和证的阶段性特征导致病与证具有基本病机与阶段病理、稳定与相对变化、决定性与被决定性等复杂的辩证关系。

就基本病机和阶段病理而论,病反映疾病的基本病机,证代表疾病的阶段病理。基本病机是由疾病本身固有的特殊矛盾的本质所决定的,其特殊本质贯穿于疾病过程的始末。而阶段病理只反映疾病某一阶段的病变本质,随疾病的演变而发生相应的变化,是要从属于疾病的基本病机。

就稳定性和相对化性而论,病是稳定的,证则是相对变化的。同一种疾病,因为病理环节的差异或患者体质的不同,可以表现出不同的证,而且随着病情的演化,证也是随之变化的,可以从最初的证演变为其他证。然而不论证演变为多少种,某种疾病还仍然是某种疾病,不会因为证的变化而改变为其他疾病。

就决定性和被决定性而论,病决定证,证是病的反映。从理论上说,可以根据疾病的病因、病理对证候及其变化给出完全的说明,如果没有病就不会出现任何证,证始终都是病的证。虽然同一疾病可以出现不同的证,但是不同的证都可以依据同一疾病做出说明。离开疾病,证候的出现和演变就会无从说明了。从实践上说,辨证论治不过是通过治证而实现治病,治证只是途径和环节,治病才是最后的目标。如果把病彻底治愈,那么一切证候都会消失,而单纯的某一证候消失或改变却不能代表整个疾病的痊愈。有鉴于此,辨证论治虽然针对证候处方用药,但是一定不能忘记,证候背后的决定因素是病,治疗的最终目的也是病。离开了病,辨证论治就失去了目标和意义。

二、同病异证与异病同证

(一)同病异证

同病异证是指在同一疾病的发生发展过程中,常常会阶段性地表现出不同的证,即所谓"同病异证"。提出"同病异证"的初衷,是强调中医辨证论治所体现的个体化特色。西医的疾病诊断注重患者共同的病理基础,但对体质、年龄、性别、生活环境等带来的个体差异,则顾及不够,即使有所认识,也缺乏有效的干预手段,而"同病异证"则能优化对个体间差异的认知和处理,以中医辨证论治的理论来归纳同一疾病患者的不同类型(证型),并指导中医的治疗。从某种程度上而言,"同病异证"更多的是用来指导疾病的中西医结合临床治疗,通过辨病与辨证相结合,能兼顾患者群体的普遍性和特殊性。

既然同病异证之病是相同的,那么异证的出现只不过是同一病在不同的时空上的反映有所差别罢了。因此,同病虽可以异证,但无论证型何有差异,作为同一疾病的基本病机是一致的,那么作为诊断这一疾病的基本症多贯穿病变的全过程,即同病异证,异中有同。进一步来说,"同病异证"更像是对"同病"的补充和完善,而不是弃"同病"于不顾而一味强调"异证"。遗憾的是,当前"同病异证"的概念遭到曲解,患者之"异"被过度引申,而患者之"同"则被忽略。在中医诊疗常规的制订,甚至教材的编写中,每一个疾病都分为几个中医证型;问题还不止于此,这些证型往往截然不同,相互之间没有交叉和联系。使得同一个疾病的不同患者,一旦被中医来辨证分型,就被"异质化",似乎这些患者是互不相干的。但事实上,同一疾病的患者,因其基本相同的病理、功能和代谢的改变,尽管个体之间会有差异,但这种差异是大同前提下的小异,而不是大异小同,更不是有异无同。对"同病异证"的片面认识和异化,貌似加强了中医特色,其实恰恰是阻碍了中医的发展和提高,也影响到中西医结合的疗效。中医对疾病的辨证论治,应该是全方位的切入,不仅要辨患者的"小异",也要辨患者的"大同"。辨"异"(个体差异)固然是中医的长处,但并不意味着中医要放弃对患者共同基本病变的认识、分析和干预。

(二)异病同证

病与证的关系是纵横交叉的,一种疾病可由不同的证组成(同病异证),同一证也可见于不同的疾病过程中,即通常所说的"异病同证"。但异病同证之同,是在异病的基础上,是不同疾病发展至某一阶段所具有的类似的临床表现,其本质仍是不同的,即异病虽可以同证,但由于所处病种不同,其证候的临床表现并非完全相同,构成同一证型的诸要素,在不同的病种中其轻重主次地位常存在差异,即所谓异病同证,同中有异。之所以出现异病同证却同中有异,是由于证常受到疾病(程度、阶段、合并病、伴随症等)、患者(性别、年龄、体质)、自然(季节、气候、地域)等诸多因素的影响,这些影响因素决定了不同疾病所呈现的相同病机或证候并非完全相同或高度一致,"同证"中存在着一定的差异,有证同而病因不同、证同而病位不同、证同而病势不同、证同而主症不同、证同而病性不同、证同而程度不同、证同而兼证不同等情况。同样,在论治时,"证同则治同"中的"治同"更多的是指治疗原则和基本治法。换言之,同证见于不同疾病所表现出的相同点和不同点,也就是因病而异必须注意的遣方用药要点,治疗用药时必须兼顾到同证及同证中差异。值得注意的是,临床上主诉(主症)往往与病种关系密切,常常是病种的特征症,能够体现和明显反映病种差异,因此,虽然证相同,但是主诉(病种)不同,治法应有所区别。故不应该采取简单的辨"证"论治,要更多地突出除了辨证,还需重视主诉(主症)所提示的病种,并依据病种的不同,选用"同证异治"的新理念。即对于异病同证的治疗,基于"证同则治同"的原则而确定基本治法、圈选类方或拟定基本方,并针对上述因素影响而出现证的差异进行具体方的选定或在基本方基础上的药物加减。如此,既遵循了针对"同证"而同治的原则性又兼顾到"同证"中差异的灵活性,以适应病的性质和证候的特点。

如同样辨证为脾气虚的患者,可以圈定参苓白术散、补中益气汤、四君子汤、异功散、香砂六君子汤等方剂,但由于病种(主诉症)的不同(同证异病),临床上具体选方常有差异:腹泻为主者用参苓白术散;食积者用健脾丸;不思饮食、脘腹胀痛者用香砂六君子汤、异功散;脘腹坠胀者用补中益气汤;白带量多者用完带汤。《伤寒论》中桂枝汤类方、四逆辈等的应用也是该理论的典型代表。以桂枝汤类方为例,桂枝汤证、桂枝加葛根汤证和桂枝加厚朴杏子汤证,均以风寒表虚证为主证,而桂枝汤证的主要表现为恶风汗出;桂枝加葛根汤证的主要表现除了风寒表虚证的恶风汗出外,突出项背强几几;桂枝加厚朴杏子汤证则在风寒表虚证的恶风汗出外突出喘的表现。此3种情况(方证),分别以汗出恶风、项背强和喘为主诉症,可归属于汗证、项背强和喘证3种不同的疾病。可见,当前阶段的证或主要病理均为相同的风寒表虚,但又有病(主诉症)的差异。因此,基于同一证即风寒表虚证而统一遣方用桂枝汤则并不能完全契合病变的实质,而在针对风寒表虚证基础上兼顾其差异进行化裁的类证方才能实现真正意义上的方证相应,故以桂枝汤为主方,并根据主诉症的不同,加减相应药物,以达到有的放矢,精准诊疗。

第六章 治 法

第一节 治法的基本内涵和分类

一、治法的基本内涵

治法,是在辨清病证,审明病因、病机之后,有针对性地采取的治疗法则。

根据层次不同有治疗大法、具体治法之分,根据治法组合多少有单一和复合之分。具有一定概括性的、针对某一类证(病机)共性所确立的治法,为治疗大法。如表证用汗法、寒证用温法、热证用清法、虚证用补法、实证用泻法等。针对具体证(病机)所确定的治疗方法,为具体治法。如表证根据表寒、表热不同而用辛温解表或辛凉解表,热证根据病位不同用清气分热或清营凉血的方法。

二、常用治法

从整体层面上,清代医家程钟龄根据历代医家对治法的归类,从治疗大法的角度提出汗、和、下、消、吐、清、温、补八大类,沿用至今。程氏在《医学心悟·医门八法》中说:"论病之源,以内伤、外感四字括之。论病之情,则以寒、热、虚、实、表、里、阴、阳八字统之。而论治病之方,则又以汗、和、下、消、吐、清、温、补八法尽之。"如图6-1。现从定义、适应病证、常用分类即具体治法、使用注意等方面简单介绍常用的八法内容。

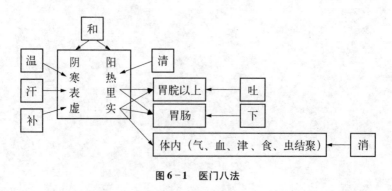

图6-1 医门八法

(一) 单一治法

在病因、病位、病性单一,病机较单纯的情况下,出现单一主诉,选用单一治法。

1. **汗法**

（1）定义 汗法是通过开泄腠理、调畅营卫、宣发肺气等作用,使在表之外感六淫之邪随汗而解的一类治法。

（2）适应病证 表证;麻疹初起,疹发不畅;风湿痹证;水肿初起,头面、眼睑水肿或腰以上肿甚;疮疡初起而有寒热表证。

（3）具体治法 ① 解表:通过发散,以祛除表邪,解除恶寒发热、鼻塞流涕、头项强痛、肢体酸痛、脉浮等表证。由于表证有表寒、表热之分,因而汗法又有辛温、辛凉之别。辛温解表法:用于表寒证,指风寒之邪,束于肌表,用辛温发散风寒药物,如麻黄、桂枝、荆芥、防风、紫苏叶等为主,组成方剂辛温宣散,使腠理开疏,肺气宣通,郁遏之卫阳得以畅达,风寒之邪随汗而解,以麻黄汤、桂枝汤、荆防败毒散为代表;辛凉解表法:用于表热证,指风热之邪侵袭肺卫,用桑叶、菊花、薄荷、金银花、连翘等辛凉轻清、疏风散热一类药物为主组成的方剂,起到辛凉透达,疏散表邪,以桑菊饮、银翘散为代表。② 透疹:通过发散,以透发疹毒。如麻疹初起,疹未透发,或难出而透发不畅,均可用汗法透之,使疹毒随汗透而散于外,以缓解病势。透疹之汗法,一般用辛凉,少用辛温,且宜选用具有透疹功能的解表药组成。如升麻葛根汤、竹叶柳蒡汤。尚需注意的是,麻疹虽为热毒,宜于辛凉清解,但在初起阶段,应避免使用苦寒沉降之品,以免疹毒冰伏,不能透达。③ 祛湿:通过发散,以祛风除湿。故外感风寒而兼有湿邪,以及风湿痹证,均可酌用汗法。素有脾虚蕴湿,又感风寒湿邪,内外相会,风湿相搏,发为身体烦疼,并见恶寒发热无汗、脉浮紧等表证,法当发汗以祛风湿,兼以燥湿健脾,宜用麻黄加术汤。如有湿郁化热之象,症见一身尽疼、发热、日晡加剧者,则法当宣肺祛风、渗湿除痹,如麻黄杏仁薏苡甘草汤之类。④ 消肿:通过发散,即可逐水外出而消肿,更能宣肺利水以消肿。故汗法可用于水肿实证而兼有表证者。对于风水恶风、脉浮、一身悉肿、口渴、不断出汗而表有热者,为风水夹热,法当发汗退肿,兼以清热,宜越婢汤或越婢加术汤,如与五皮饮合方,疗效更佳。对于身面浮肿、恶寒无汗、脉沉小者,则属少阴虚寒而兼表证,法当发汗退肿,兼以温阳,宜用麻黄附子甘草汤加减。

（4）使用注意 分清病性,恰当用药;用药辛散,不宜久煎;温服啜粥,以助出汗;取汗标准,遍身微汗;中病即止,不必尽剂。

2. **吐法**

（1）定义 通过涌吐的方法,使停留在咽喉、胸膈、胃脘的痰涎、宿食或毒物从口中吐出的一类治法。

（2）适应病证 痰涎留在胸膈、咽喉,宿食或毒物留在胃脘;中风痰壅;痰涎壅盛之癫痫、喉痹等病证,属于病位居上,内蓄实邪,病势急暴,体质壮实者。

（3）具体治法 如症见胸中痞硬、心中烦躁或懊恼、气上冲咽喉不得息、寸脉浮且按之紧者,是痰涎壅滞胸中,或宿食停于上脘之证,宜涌吐痰食,用瓜蒂散之类。如浊痰壅塞胸中的癫痫,以及误食毒物尚在胃脘者,宜涌吐风痰,用三圣散之类。如中风闭证,痰涎壅塞,内窍闭阻,不省人事,不能言语,或喉痹紧急,宜斩关开闭,用救急稀涎散之类。

（4）使用注意 吐法易伤胃气,故体虚气弱、妊娠、产后患者等一般不宜使用;催吐之后,要注意调理胃气,糜粥自养,不可恣进油腻煎炸等不易消化的食物,以免更伤胃气。此外,洗胃与传统吐法既有类似,又有差别。但洗胃等方法应用更加规范,吐法的具体技术应用不严明,吐法已少有应用。

3. 下法

(1) 定义　通过泻下、荡涤、攻逐等作用,使停留于胃肠的宿食、燥屎、冷积、瘀血、结痰、停水等从下窍而出,以祛邪除病的一类治法。

(2) 适应病证　有形积滞、无形热邪、肠痈。

(3) 具体治法　① 寒下:里实热证,见大便燥结、腹满疼痛、高热烦渴;或积滞生热,腹胀而痛;或肠痈为患,腑气不通;或湿热下利,里急后重特甚;或血热妄行、吐血等。凡此种种,均宜寒下。常用寒性泻下药,如大黄、芒硝、番泻叶等。应当根据不同的病机性质来选方,如阳明胃家实用大承气汤;阳明温病,津液已伤,用增液承气汤;肠痈用大黄牡丹汤;吐血用三黄泻心汤。② 温下:脾虚寒积,见脐下硬结、大便不通、腹隐痛、四肢冷、脉沉迟;或阴寒内结,见腹胀水肿、大便不畅,皆可温下。常以温阳散寒的附子、干姜之类与泻药并用,如温脾汤、大黄附子汤;也有酌选巴豆以温逐寒积的,如备急丸。③ 润下:热盛伤津,或病后津亏,或年老津涸,或产后血虚而便秘,或长期便结而无明显兼证者,均可润下。常选用清润滑肠的五仁汤、麻仁丸等。④ 逐水:水饮停聚体内,或胸胁有水气,或腹肿胀满,或水饮内停且腑气不通,凡脉症俱实者,皆可逐水。常选十枣汤、舟车丸、甘遂通结汤等。

(4) 使用注意　辨明病性,区别缓急;分清表里,先表后里或表里同治;作用峻猛,用宜谨慎;得效即止,糜粥养胃。

4. 和法

(1) 定义　狭义的和法指和解,适用于少阳证;广义的和法指调和,适用于表里、营卫、阴阳、脏脏间的失调不和。

狭义和法与广义和法的关系:"凡阴阳之要,阳秘乃固。两者不和……因而和之,是谓圣度。"(《素问·生气通天论》)

和法分为和解和调和,和解是专治邪在半表半里的一种治法,即《伤寒论》之"和解少阳"之治法;调和是"寒热并用之谓和,补泻合剂之谓和,表里双解之谓和,平其亢厉之谓和"。

(2) 适应病证　邪犯少阳、肝脾不和、肠寒胃热。

(3) 具体治法　① 和表解里:外感半表半里之证,症见往来寒热,胸胁苦满,心烦喜呕,口苦咽干,苔薄脉弦等,法当和表解里,以扶正祛邪、清里达表的小柴胡汤为代表。② 调和肝脾:情志抑郁,肝脾失调,症见两胁作痛,寒热往来,头痛目眩,口燥咽干,神疲食少,月经不调,乳房作痛,脉弦而细者,宜选逍遥散疏肝解郁、健脾和中。传经热邪,阳气内郁,而致手足厥逆;或脘腹疼痛,或泻痢下重者,又宜用四逆散疏肝理脾,和表解里。如胁肋疼痛较显,用柴胡疏肝散较佳。若因肝木乘脾,症见肠鸣腹痛,痛则泄泻,脉弦而缓者,宜泻肝补脾,用痛泻药方之类。③ 调和胆胃:胆气犯胃,胃失和降,症见胸胁胀满,恶心呕吐,心下痞满,时或发热,心烦少寐,或寒热如疟,寒轻热重,胸胁胀痛,口苦吐酸,舌红苔白,脉弦而数者,法当调和胆胃,以蒿芩清胆汤为代表方。④ 调和胃肠:邪在胃肠,寒热失调,腹痛欲呕,心下痞硬等症,治宜寒温并用、调和肠胃,常以干姜、黄芩、黄连、半夏等为主组方。胃气不调,心下痞硬,但满不痛,或干呕,或呕吐,肠鸣下利者,宜用半夏泻心汤,以和胃降逆,开结除痞。伤寒胸中有热,胃中有寒,升降失常,腹中痛,欲呕吐者,又宜用黄连汤,以平调寒热,和胃降逆。

(4) 使用注意　"和而勿泛""活而勿滥";邪不在半表半里不和;脏腑气血虚弱者不和;实邪致痞满呕逆者不和。

5. 温法

(1) 定义　通过温里祛寒作用,以治疗里寒证的一类治法。

（2）适应病证　里寒证。

（3）具体治法　① 温里散寒：由于寒邪直中脏腑，或阳虚内寒，症见身寒肢凉、脘腹冷痛、呕吐泄泻、舌淡苔润、脉沉迟弱等，宜温中散寒，常选用理中汤、吴茱萸汤之类。若见腰痛水肿、夜尿频频等症，则属脾肾虚寒，阳不化水，水湿泛溢，又宜选用真武汤、济生肾气丸等，以温肾祛寒，温阳利水。② 温经散寒：由于寒邪凝滞于经络，血脉不畅，症见四肢冷痛、肤色紫暗、面青舌瘀、脉细而涩等，法当温经散寒，养血通脉，常选用当归四逆汤等。如寒湿浸淫，四肢拘急，发为痛痹，亦宜温散，常用乌头汤。③ 回阳救逆：由阳虚内寒而导致阳气虚脱，症见四肢厥逆，畏寒蜷卧，下利清谷，冷汗淋漓，气短难续，口鼻气冷，面色青灰，苔黑而润，脉微欲绝等，急宜回阳救逆，并辅以益气固脱，常酌选四逆汤、参附汤、回阳救急汤等。

（4）使用注意　外来之寒，温必兼散；内生之寒，温必兼补；寒证较重，温之应峻，寒证较轻，温之宜缓，由于温热药性皆燥烈，若温之太过，寒证虽解，但因耗血伤津，反致燥热，故非急救回阳，宜少用峻剂重剂；寒而且虚，则宜甘温。

6. 清法

（1）定义　通过清热、泻火、解毒、凉血等作用，以清除里热之邪的一类治法。

（2）适应病证　里热证。

（3）具体治法　① 清热生津：温病出现高热烦躁、汗出蒸蒸、渴喜冷饮、舌红苔黄、脉洪大等症，是热入气分，法当清热生津，常用白虎汤之类；如正气虚弱，或汗多伤津，则宜白虎加人参汤；温病后期，余热未尽，津液已伤，胃气未复，又宜用竹叶石膏汤一类，以清热生津、益气和胃。② 清热凉血：温病热入营血，症见高热烦躁、谵语神昏、全身发斑、舌绛少苔、脉细而数，或因血热妄行，引起咯血、鼻衄及皮下出血等，均宜清热凉血。如营分热甚用清营汤，血分热甚用犀角地黄汤，血热发斑用化斑汤。③ 清热养阴：温病后期，伤津阴虚，夜热早凉，热退无汗；或肺痨阴虚，午后潮热，盗汗咳血，均宜清热养阴。如温病后期，伤阴虚热，用青蒿鳖甲汤之类；虚劳骨蒸，用秦艽鳖甲散之类。④ 清热解暑：暑热证，发热多汗、心烦口渴、气短倦怠，舌红脉虚；或小儿疰夏，久热不退，均宜清热解暑，或兼益气生津。如用清络饮解暑清热，用清暑益气汤消暑补气，用生脉散加味治疗暑热而致之气阴两虚等。⑤ 清热解毒：热毒诸证，如丹毒、疔疮、痈肿、喉痹、痄腮，以及各种疫证、内痈，均宜清热解毒。如疔毒痈肿用五味消毒饮；泻实火、解热毒用黄连解毒汤；解毒、疏风、消肿，则用普济消毒饮等。⑥ 清热除湿：湿热为患，当以其病性病位不同而选用适当方药，湿热下痢用香连丸或白头翁汤等。⑦ 清泻脏腑：脏腑诸火，均宜清热泻火。如心火炽盛，烦躁失眠、口舌糜烂、秘结，甚则吐衄者，用大黄泻心汤以清心火；心移热于小肠，兼见尿赤涩痛者，用导赤散泻心兼清小肠；肝胆火旺，见面目红赤、头痛失眠、烦躁易怒、胸胁疼痛、便结尿黄者，用龙胆泻肝汤清泻肝胆；胃火牙痛，见口唇溃痛，用清胃散泻胃火；肺热咳嗽，用泻白散清肺火；肝肾阴虚，相火妄动，见潮热、盗汗、遗精者，用知柏地黄汤滋阴泻相火等。

（4）使用注意　寒热真假，阴盛格阳的真寒假热证，和命门火衰的虚阳上越证，均不可用清法；表邪未解，阳气被郁而发热者禁用；体质素虚，脏腑本寒者禁用；因气虚血虚而引起的虚热慎用；由于热必伤阴，进而耗气，因此尚须注意清法和滋阴、益气等法配合应用，一般苦寒清热药多性燥，易伤阴液，不宜久用。

7. 消法

（1）定义　消法是通过消食导滞、行气活血、化痰利水、驱虫等方法，使气、血、痰、食、水、虫等渐积形成的有形之邪渐消缓散的一类治法。

（2）适应病证　饮食停滞、气滞血瘀、癥瘕积聚、水湿内停、痰饮不化、疳积虫积、疮疡痈肿。

（3）具体治法　① 化食：化食为狭义之消法，亦称消食法，即用消食化滞的方药以消导积滞。适用于因饮食不节，食滞肠胃，以致纳差厌食、上腹胀痛、嗳腐呕吐、舌苔厚腻等症。一般多选保和丸、楂曲平胃散之类。如病情较重，腹痛泄泻，泻下不畅，苔厚黄腻，多属食滞兼有湿热，又宜选用枳实导滞丸之类，以消积导滞，清利湿热；脾虚而兼食滞者，则宜健脾消导，常用枳术丸之类。② 磨积：就气积之治疗而言，凡脾胃气滞，均宜行气和胃，如胃寒气滞，疼痛较甚者，用良附丸；肝郁气滞，宜行气疏肝，一般多用柴胡疏肝散；兼见血瘀刺痛者，加用丹参饮等。就血瘀之治疗而言，则须视血瘀之程度而酌选活血、行血及破血之法。活血，是以调节寒热偏胜为主，辅以活血之品，以促进血液运行。如寒凝血瘀之痛经，用温经汤加减；温病热入营血兼有瘀滞，用清营汤加减等。行血，是以活血为主，配以行气之品，以收通畅气血、宣痹止痛之效。如用失笑散治真心痛及胸胁痛。破血，是以破血逐瘀为主，或与攻下药并用，以攻逐瘀血、蓄血及痞块，常用血府逐瘀汤、桃核承气汤、大黄䗪虫丸等。③ 豁痰：由于肺为贮痰之器，故豁痰则以治肺为主。而脾为生痰之源，故化痰常兼脾。风寒犯肺，痰湿停滞，宜清热化痰，如用止咳散、杏苏散；痰热相结，壅滞于肺，又宜清热化痰，如用清气化痰丸；痰湿内滞，肺气上逆，则宜祛痰平喘，偏寒者用射干麻黄汤，兼热者用定喘汤；脾虚而水湿运化失权，聚而生痰，痰湿较显者用二陈汤。④ 利水：利水一法，即应区别水停之部位，又须辨明其性质。如水饮内蓄，其在中焦者，为渴为呕，为下利，为心腹痛，症状多喘，一般可用茯苓、白术、半夏、吴茱萸等为主药；其在下焦者，虚冷则温而导之，如肾气丸；湿热则清而泄之，如八正散。水饮外溢者，必为浮肿，轻则淡渗利湿，重则从其虚实而施剂。阴水宜利之方，如实脾散；阳水宜清利之剂，如疏凿饮子等。

（4）使用注意　治宜缓图，难以速效；常与补法等结合运用。

8. 补法

（1）定义　补法是通过补益人体气血阴阳，以主治各种虚弱证的一类治法。

（2）适应病证　虚证、正虚感邪。

（3）具体治法　① 补气：气虚为虚证中常见的证，但有五脏偏重之不同，故补气亦有补心气、补肺气、补脾气、补肝气等不同法则。尚须指出的是，因少火生气，血为气之母，故补气中应区别不同情况，配以助阳药和补血药，则收效更佳。② 补血：血虚临床亦甚常见，若出现头晕目眩、心悸怔忡，月经量少，色淡，面唇指甲淡白失荣，舌淡脉细等症，当用补血之法，方如四物汤等。因气为血帅，阳生阴长，故补血须不忘补气。③ 补阴：阴虚产生的是"阴虚则热"的虚热证，治疗当滋阴制阳，用"壮水之主，以制阳光"的治法，《内经》称之为"阳病治阴"。阴虚亦为虚证中常见之证，其表现也很复杂，故补阴之要点重在分清病位，方能药证相对，收效显著。如不分清阴虚之所在，用滋肝阴之一贯煎去补肺阴，用养胃阴之益胃汤去补肾阴，缺乏针对性，势必影响效果。④ 补阳：阳虚产生的是"阳虚则寒"的虚寒证，治疗当扶阳抑阴，用"益火之源，以消阴翳"的治法，《内经》称之为"阴病治阳"。阳虚亦为虚证中常见之证，主要为胃寒肢冷、冷汗虚喘、腰膝酸软、腹泻水肿、舌胖而淡、脉沉而迟等症，当用补阳之法，常选右归丸治肾阳虚，理中汤治脾阳虚，桂枝甘草汤治心阳虚等，都要注意分清病位。

（4）使用注意　实证而表现虚证假象者禁补；阳虚多寒者，补以甘温，清润之品非其所宜；阴虚多热者，补以甘凉，辛燥之类，不可妄用。

以上8种治法，适用于表里、寒热、虚实等不同的症候。

（二）组合治法

临床上对于多数疾病而言,病情往往是复杂的,要针对复杂病机(多种病因、病位、病性),不是单一治法能够符合治疗需要的。单纯用某一治法,多是对病情发展的某一阶段,或针对其某些突出症候,针对单一病因、病位和病机所采取的措施,往往很难适应病情的病因多种、病位广泛、病机复杂的状况,这时多是数法配合使用,如汗下并用、温清并用、消补并用等,才能使之切合病情,治无遗邪,方能收到满意的疗效。

1. **汗下并用** 病邪在表者宜汗,病邪入里者宜下。如既有表证,又有里证,一般当先解表而后攻里。故《伤寒论》有表不解,不可攻里之禁。但在内外壅实,表里俱急时,则不能拘于先表后里之常法,而须汗下并用以表里双解。如桂枝加大黄汤证,既有恶风发热、头痛项强的表证,又有腹满而痛的里证,故用桂枝汤解表为主,复兼用大黄以攻里。而《金匮要略》之厚朴七物汤证,则又是里证重于表证,发热十日不解,脉仍见浮,表明表邪未除;腹满脉数,大便秘而不行,提示胃有实热气滞,病的重心趋于里。故方中重用厚朴、枳实消痞泄满,佐大黄的通便导滞,重在攻里为主,兼用桂枝、生姜、甘草、大枣解表散寒,调和营卫。具体组合治法如下。

（1）解表清里法 指太阳表邪不解,阳气闭郁不伸,寒邪入里化热,见发热、恶寒、头痛、无汗、烦躁不安、脉浮紧有力等症,重用麻黄,配伍桂枝、生姜发汗解表,同时用石膏辛寒清热除烦,且助麻、桂开表之阳郁。代表方有大青龙汤、九味羌活汤。

（2）解表通里法 指表证未除,邪已入里化热,与宿滞相结合,以致胸膈肺胃大肠表里俱实,症见发热、恶寒、腹满实痛、脉浮等,须表里同治,选用疏散表邪药如荆芥、防风、麻黄、连翘、薄荷等,与泻热攻积药如黄芩、山栀子、石膏、大黄、芒硝等组合成方,使在表之邪从汗而解,里热积滞从大便而出。代表方有桂枝加大黄汤、防风通圣丸、厚朴七物汤。

2. **补下并用** 虚证用补,实证用攻,此为常法。但病有邪实正虚者,攻邪则正气不支,补正则邪实愈壅,先攻后补或先补后攻亦非所宜,则应攻补兼施,补下并用。如《伤寒论》陶氏黄龙汤,治热病当下失下,心下硬满,下利纯清水,谵语,口渴,身热;或素体气血亏虚,且患阳明胃家实之证;或因误治致虚,而腑实犹存者。方中既用大承气汤峻下以去其实,又用人参、当归等以救其虚,乃是治疗瘟疫应下失下,正虚邪实之名方。但攻下仍峻,用之宜慎。临床常见温病热结阴亏,燥屎不行,下之不通者,则补阴与攻下并用。例如《温病条辨》增液承气汤,方中既有增液汤以滋阴增液,又有芒硝、大黄泻热通便,但用时仍宜慎重。故吴鞠通指出,阳明温病,下之不通,如属津液不足,无水舟停者,间服增液汤以增其液,若其不下者,然后予增液承气汤缓缓服之。具体组合治法如下。

（1）益气通便法 是针对素体虚弱、病后、老人肺脾气虚,大肠传送无力,大便不易便下的病证,采用黄芪、党参等药物,补益肺脾之气,使大肠传送有力,配合润肠通便之品,使大便得以通下的一种治法。代表方有黄芪汤。

（2）增液通便法 由久病、大汗、多尿、燥热灼伤津液,或老年津枯肠燥,或由温病邪热入里,伤津耗液以致热结胃肠,燥屎不行,所谓"无水舟停";热结不去,更耗阴液,阴伤则热势更甚,症见身热不退、肠燥便秘、舌红口干、唇裂苔焦者,必候津回燥释后大便始通。用玄参、麦冬、生地黄等滋养阴液,以"增水行舟",同时以大黄、芒硝软坚润燥,泻热通便,使阴液得复,热结燥屎得下。代表方有增液承气汤。

（3）温润通便法 是针对肾虚气弱,温化失常而致小便清长,肠失濡润,大便不通之证,采用肉苁蓉、牛膝、当归等药物温补肾气、润肠通便的一种治法。代表方有济川煎。

（4）补气养血攻下法　素体气血虚弱而患阳明腑实证，燥屎内结，欲排不能，或见下利清水，色纯青，或便秘，腹胀满硬痛，口干舌燥，神疲少气，脉虚等邪实正虚者，若单攻邪则正气不支，纯用补则邪气愈盛，当下不下，甚则热伤心神，见神昏谵语、循衣撮空等危象。药用大黄、芒硝、枳实泻热通便，荡涤积滞，同时用人参、当归补益气血，扶正以利祛邪。代表方有黄龙汤、新加黄龙汤。

3.　温清并用　寒证当温，热证宜清，此为常法。但病有寒热错杂者，或上寒下热，或上热下寒，单用温不能去其寒，单用清不能去其热，必须温清并用。《伤寒论》中温清并用之法甚多，如"伤寒胸中有热，胃中有邪气，腹中痛，欲呕吐者，黄连汤主之"，此即在上之胸中有热，在下之胃中有寒，寒热失调，升降失司之证。故方中用黄连泻胸中之热，用干姜、桂枝温胃中之寒，从而促使寒散热消，升降恢复，诸证即愈。又如寒热交结之痞证，用半夏泻心汤治之，方中既有黄连、黄芩苦降泻热，又有干姜、半夏温辛以开痞散结。

4.　消补并用　单纯积滞宜消，单纯虚证宜补。但如积聚与痰湿交阻，而又脾虚不运者，则宜消补并用。如《兰室秘藏》之枳实消痞丸，即为消痞与补脾并用之法，主治心下痞满，食欲不振，神气倦怠，或胸腹痞胀，食不消化，大便不畅者。方中既用枳实、厚朴、半夏、麦芽以消痞除满，化食和胃；又用党参、白术、茯苓、甘草补气健脾，以助散结消痞之力，使攻不伤正，补不碍邪，共奏祛邪扶正之功。再如《金匮要略》之鳖甲煎丸，既有破血攻瘀、行气散结、利水消肿之品，以消癥散结，又有人参、阿胶补养气血之剂，亦属消补并用之法。具体组合治法如下。

（1）滋阴化痰法　肺肾阴亏，内生燥热或外感燥热，灼伤肺胃，煎熬津液为痰，见咳痰黄稠，质黏，咯之不爽或痰带血丝，骨蒸潮热等，可予生地黄、麦冬、天冬、沙参、玉竹、知母、贝母、桑白皮、百部、天花粉、梨皮、甜杏仁、桔梗、甘草等滋阴润燥，清肺化痰。代表方有月华丸、百合固金汤、养阴清肺汤。

（2）消食健脾法　指积滞日久或脾胃素虚而见饮食不消，脘痞便溏，肢体倦怠者，此时若单行消导而不扶正培本，则易伤正气；若单行培本而不予消导，则已停之积不能去，须补脾与消食同时并举，常用党参、白术、茯苓、甘草之类与枳实、神曲、麦芽、山楂等消食导滞药物结合运用。代表方枳术丸、健脾丸。

（3）滋阴利水法　外感或内伤所致肺、脾、肾三脏功能失调，水湿停滞，气不化津，耗伤阴液，水热互结，见小便不利，渴欲饮水，饥不欲食，舌质红绛，脉细数等阴虚夹湿证，用猪苓、茯苓、泽泻、车前子等利水祛湿；阴虚偏肺胃者，以沙参、麦冬、玉竹等；偏肝肾者，以黄精、枸杞子、阿胶等滋阴润燥，使利水而不伤阴，滋阴而不敛邪。代表方有猪苓汤。

第二节　如何确定治法

具体治法的确定，往往需综合考虑，但常常从以下几方面去考虑，然后选择或组合。

一、根据病因、病位、病性确定治法

证是疾病一定阶段病位、病因、病性、病势、邪正关系等病理本质的概括，证能够揭示病变的机制和发展趋势，是确定治法、处方遣药的依据。

（一）依据病因确立治法

利用病因理论分析患者出现的症状和体征，推导其发生的原因和机制，为针对病因治疗提供依据。特别是对外感性疾病,辨析病因是辨证过程的首要环节。病因一旦辨出,证随之确立,治疗也就针对病因处方遣药。如患者出现咳嗽,且咳声重浊、咯痰稀薄色白、流清涕、无汗、舌淡、苔薄白、脉浮紧等表现,可判断为风寒袭肺导致的外感咳嗽,可以给予三拗汤合止嗽散加减来疏风散寒,宣肺止咳。如由热邪引起的发热,就可以运用寒凉性质的方药,通过其泻火、解毒、凉血等作用,以解除热邪的治疗方法,即清热法;如由燥邪引起的燥证,就可以用轻宣辛散或甘凉滋润药为主治疗,外感燥气致病,宜轻宣外燥,内脏津液亏损所致之内燥,宜滋阴润燥;如因饮食不节,暴饮暴食,或脾虚饮食难消引起的食积,出现的脘腹痞满胀痛,可以用消食化滞或消食健脾的方法治疗;如因肝郁气滞所引起的胸胁胀痛,可以用行气解郁的方法治疗;如因寄生虫而引起的虫积证,可以用安蛔、驱虫药治疗;如因体内结石而引起的剧痛,就可以用排石通淋的方法治疗。

(二)依据病性确立治法

病性即疾病的虚实寒热之性。疾病是邪气作用于人体,人体正气奋起抗邪而引起邪正相搏的结果。邪正之气的盛衰决定着病证的虚实,故《素问·通评虚实论》说:"邪气盛则实,精气夺则虚。"然致病邪气有阴阳之分,人体正气也有阴阳之别。不同属性的病邪侵犯人体,人体相应的正气则与之抗争,导致不同类型的阴阳失调而出现寒热性病证,即所谓阳胜则热,阴胜则寒,阳虚则寒,阴虚则热。如出现肢体倦怠、乏力,气短懒言,面色萎白,食少便溏等气虚证时,可用人参、党参、黄芪等甘温以益气的方法治疗;如出现面色无华,头晕眼花,唇甲色淡等血虚证,可用当归、阿胶等补血之品治疗;若出现形体消瘦、潮热颧红、五心烦热,盗汗失眠等阴虚证,可用沙参、麦冬、生地黄等增津补液,滋养阴精;若出现面色苍白、形寒肢冷、腰膝酸痛等阳虚证,可用附子、肉桂、淫羊藿等补阳药物增加人体阳气的方法治疗;若由于气机阻滞而出现的胀痛等,可用陈皮、厚朴等行气药物来治疗;若由于瘀血阻滞而出现的刺痛,可用活血化瘀之品治疗;若出现咳痰、眩晕、胸脘痞闷等痰证,可以用祛痰药物燥湿化痰或清热化痰或润燥化痰或温化寒痰。

(三)依据病位确立治法

不同的致病因素侵袭人体不同的部位,引起不同的病证。一般来说,外在病邪多侵袭人体之表,引起表证,然后由表入里;情志内伤、饮食不节、劳逸失度则易直接损伤脏腑精气,病变在里。辨明病变部位,既可推知致病邪气的属性,又可了解病情轻重及疾病传变趋向,因而对确立证和治法是非常重要的。病变部位不同,致病原因不同,因而证有别,治疗也就不一样。如肝气郁结证,出现胸胁胀痛,常用柴胡、陈皮等疏肝解郁;如脾气亏虚证,出现食少纳呆,常用白术、茯苓等健脾益气;如肾亏虚,常用补肾的方法治疗;如水肿病,若腰部以上水肿,或全身水肿而以头面、眼睑明显者,乃外感风邪所致,病属表,称为风水,治当发汗;若腰部以下水肿,以两腿为重而头面不肿者,多为脾肾功能失调所致,病属里,称为石水,治当利尿。致病部位不同,虽病性相同,但证也不同,因此治疗也就不一样。比如同是湿热病邪致病,但因发病部位有异,又可分膀胱湿热证、脾胃湿热证、肠道湿热证、肝胆湿热证,其治法也各不相同。膀胱湿热证以小便频数短涩刺痛为主症,宜清热利湿通淋,以八正散加减治疗;脾胃湿热证以胃脘灼热疼痛泛酸为主症,宜清热化湿,理气和中,以清中汤加减治疗;肠道湿热证以腹痛暴泻如水为主症,宜清热燥湿,分利止泻,以葛根芩连汤加减治疗;肝胆湿热证以胁肋胀痛为主症,宜清肝利湿,以龙胆泻肝汤加减治疗。

辨明了疾病的原因、部位、性质,则可认清疾病过程中某阶段或某类型的病机特点,从而对证做出明确的诊断,为治法的确定提供重要的依据。

二、 根据疾病程度确定治法

辨证论治的核心之一就是要依据疾病的轻重浅深以确定具体的治法：如就血瘀之治疗而言，血瘀轻症时疼痛较轻，如为不荣则痛时予以四物汤加减养血活血为主；血结胸膈时表现为胸胁胀满不舒或时有刺痛可予涤除胸膈瘀血之血府逐瘀汤治之，血瘀重症时可表现为全身疼痛，甚或血瘀发热可予以抵当汤破血逐瘀。久病陈瘀，肌肤甲错，两目黯黑时可予以大黄䗪虫丸等。又如饮食不节，食滞肠胃，患者主诉厌食纳差者。一般多选保和丸、楂曲平胃散之类。如病情较重，患者主诉腹痛泄泻，宜选用枳实导滞丸之类，以消积导滞，清利湿热；脾虚而兼食滞者，则宜健脾消导，常用枳术丸之类。皆以病情轻重缓急来确定治法方药。诚如《温病条辨》中所言"药过重则过病所，少用又有病重药轻之患"，故临证之时辨证立法以恰到好处为妙。

三、 根据传变规律确定治法

疾病一般都有其一定的传变规律。《伤寒论》把外感热病分为六个病期，以六经表示其不同的病期和发展趋势，其传变规律可概括为：太阳→阳明→少阳→太阴→少阴→厥阴。温病学家们则用卫气营血和上中下三焦表示温热病和湿热病的传变规律。对内伤杂病的传变，《内经》是用五行的生克乘侮规律来表述的，五脏中一脏有病，可以传及其他四脏而发生传变。如肝有病可以影响到心、肺、脾、肾等脏。心、肺、脾、肾有病也可以影响肝脏。不同脏腑的病变，其传变规律不同。因此，临床治疗时除对所病本脏进行治疗之外，还要依据其传变规律，治疗其他脏腑，以防止其传变。如肝气太过，或郁结或上逆，木亢则乘土，病将及脾胃，此时应在疏肝平肝的基础上预先培其脾气，使肝气得平，脾气得健，则肝病不得传于脾。如《难经·七十七难》所说："见肝之病，则知肝当传之于脾，故先实其脾气。"这里的"实其脾气"，是指在治疗肝病的基础上佐以补脾、健脾。

疾病的传变与否，主要取决于脏气的有盛有衰。"盛则传，虚则受"，是五脏疾病传变的基本规律。在临床实践中，我们既要根据五行的生克乘侮关系掌握五脏病变的传变规律，调整太过与不及，控制其传变，防患于未然，同时又要依据具体病情辨证施治，切勿将其作为刻板公式而机械地套用。

四、 整体调理

总之，在根据主诉辨别其证以后，我们的治疗还是强调在整体层次上对病变部分进行调节，使之恢复常态。调整阴阳，扶正祛邪，以及"从阴引阳，从阳引阴，以右治左，以左治右"，"病在上者下取之，病在下者高取之"。

局部病变常是整体病理变化在局部的反映，故治疗应从整体出发，在探求局部病变与整体病变的内在联系的基础上确立适当的治疗方法。如对口舌生疮的治疗，由于心开窍于舌，心与小肠相表里，口舌生疮多由心与小肠火盛所致，故可用清心火的方法治疗。处方遣药时，酌加利水之品，以让火热随小便而出。心火与小肠火得泻，口舌生疮自愈。再如久泻不愈，若属肾阳虚衰，其病虽发于下，但可以艾灸巅顶之百会穴以调之，督脉阳气得温，肾阳得充，泄泻自愈，即所谓"下病上取"；眩晕欲仆，若为水不涵木，其病虽发于上，但可以针灸足心之涌泉穴以调之，肾水得充，涵养肝阳，眩晕自减，即所谓"上病下取"。然而"从阴引阳，从阳引阴"和"以右治左，以左治右"是针刺的法则，是阴阳学说在针刺中的应用。由于人体的阴阳气血，是相互贯通的，针刺阴或阳的部位或腧穴,就能调节相对一方经脉的虚实,使阴阳气血恢复为平衡的状态,这样,疾病就可被治愈。即从阴引阳,是以针刺阴部的穴位,来治疗相对的阳部的病变,如取下部的穴位,治疗上部的疾病。从阳引阴,是针刺阳部的穴位,来治疗阴部的疾病,如取背部穴治五脏的病;取阳经的穴位,治疗阴经的病等。而由于人体的三阴三阳经脉,左右交叉,互相贯通。通过左右交叉而取穴针刺,就可以调节阴阳,达到治病救人的目的。即用针刺右侧腧穴,治疗左侧疾病;针刺左侧的腧穴,治疗右侧的疾病。

第三节　基于主诉的治法特色

中医强调辨证论治,有异病同治、证同治亦同,但是临床上,因主诉不一,病种不同,虽然属于同一证型,然而治疗有异,其具体运用表现在同证异方和病证结合两方面的特色。

一、同证异方

从理论上讲,对于一个特定的病证具有最佳治疗效果的方剂只有一个;在临床上,我们也期望所拟处方能高度针对特定的证,即"方证对应""一方一证"。但事实上,高度对应于特定证的方剂较少,临床上用于治疗某一病证的方剂常有多首,即所谓"同证异方"。其实,同证异方在前人著述中往往是俯首即拾,如《伤寒论》《金匮要略》中许多条文中的某证某方主之,某方亦主之,提示同一病证,治疗上可有不同方药的选择。

临床上,证虽同,因其程度、个体等的复杂性,患者的临床表现形式存在差异,患者就诊时的主诉就不同,我们可以根据患者的主诉来确定治疗方法,并给予相对应的方剂。如同是胃阴不足的患者,有主诉胃脘隐隐灼痛者,我们确定的治法是在养阴益胃的基础上,和中止痛,给其处方以一贯煎和芍药甘草汤加减;有主诉脘腹痞闷嘈杂者,我们确定的治法是在养阴益胃的基础上,调中消痞,给其处方以益胃汤加减;有主诉呕吐反复发作者,我们确定的治法是在养阴益胃的基础上,降逆止呕,给其处方以麦门冬汤加减;有主诉呃逆时时发作者,我们确定的治法是在养阴益胃的基础上,降逆止呃,给其处方以益胃汤和橘皮竹茹汤加减。

"证"是疾病某一阶段病理的本质概括,具有时间和空间的特性,复杂的病证是一种具有多环节、多层次病理生理特征的时空模型,是疾病状态下的机体阴阳、脏腑、气血紊乱的综合反应在一个中医证型中,各种症状的出现并非必然,常是随机的,加之目前中医症状尚无法准确量化,难有客观标准,使中医的证具有相当的模糊性。如临床描述的舌苔厚薄润燥、脉之滑涩浮沉,证病机中的虚实寒热、阴阳气血偏颇等都比较模糊。证的模糊性还表现在辨证中的个体经验的属性,证不仅包括症状群(症状和体征)和病机,在很多情况下还包括医生对患者个体、环境以及治疗经过等多方面因素的综合认识。中医证还具有复杂性,不仅病因复杂,而且与疾病的关系也很复杂。证从属于疾病,在疾病中表现出动态变化的特性,同一疾病可以表现出不同的证,如消渴病可出现肺热津伤、胃热炽盛、肾阴亏虚、阴阳两虚等证;而不同疾病也可表现出相同的证,如胃下垂与子宫脱垂病表现为"中气下陷证";相同证中的症状表现可完全不同,如肾阳不足证既可有小便不利,也可见小便反多;肠腑热结证既可现便秘,也可表现下利。证虽然是疾病某一阶段病理的本质反映,但在反映疾病本质方面则有其局限性,早期癌症患者、乙型肝炎病毒携带者可无任何异常感觉或体征,此时无证可辨即是例子。证的模糊、复杂及不确定性,导致临床上即使辨证相同,不同医生也可能因不同经验背景采取不同治法、选择不同方药进行治疗。各种不同的方药也可能因为与病证病机中的某一方面相合，产生治疗效应，这是临床"同证异方"现象存在的重要缘由。

二、病证结合

辨证与辨病，都是认识疾病的思维过程。辨证是对证候的辨析，以确定证候为目的，从而根据证候来确立治法，据法处方以治疗疾病；辨病是对疾病的辨析，以确定疾病的诊断为目的，从而为治疗提供依据。辨证与辨病都是以患者的临床表现为依据，区别在于一为确立证，一为确诊疾病。

中医学虽以"辨证论治"为诊疗特点，但临床上从来就存在着"辨病施治"的方法。特别是在中医学理论体系构建之初，证候的概念尚未从疾病中分化出来，就是以"病"作为辨析目标的，治疗也就依据病来施行。如《内经》13方基本上是以病作为治疗靶点的；《神农本草经》《诸病源候论》等著作也多以具体疾病作为治疗目标，如以"常山截疟""黄连治痢"等。即便在近代，中医学在注重"辨证论治"的同时，也仍在运用辨病治疗思维。如对肺痨、肺痈、肠痈、湿疹、疟疾、麻疹、水痘、天花、蛔虫、绦虫病等的防治，主要是基于辨病的思维。因此，中医学的辨病思维与辨证思维是同时存在的，交织在一起而综合运用的。

辨病的过程实际上就是诊断疾病的过程，也就是通过四诊来采集有关病变的资料，并做相应的物理和生化方面的检查，然后分析综合所有有关疾病的材料，做出疾病诊断的思维和实践过程。疾病的诊断确定后，就要根据"病"来采用不同的方法进行治疗。某些病可用有特异性治疗作用的中药单方或复方治疗，如疟疾可用青蒿、常山治之，痢疾一般可用黄连、三颗针、马齿苋等治之，肠痈一般可用大黄牡丹汤治之等。但以一方一药治疗一种疾病，并非中医学治病方法的主流。

在辨证思维过程中，以证候作为辨析目标反映了中医学诊治疾病的特色。但若只考虑证候的差异，即只考虑疾病的阶段性和类型性，不考虑疾病的全过程和全貌，要想认识疾病的某一阶段或某一类型的病变本质，必定是困难的，辨证的准确率也必定不会高。反之，若只将疾病诊断清楚，而没有运用辨证思维辨出反映疾病阶段性和类型性本质的证候，也难以实施有效的治疗。

因此，要发扬中医学的辨证论治的诊治特色，提高中医的临床诊治水平，提高辨证的准确率，必须坚持辨病与辨证相结合的诊治思路。运用辨病思维来确诊疾病，对某一病的病因、病变规律和转归预后有一个总体的认识；再运用辨证思维，根据该病当时的临床表现和检查结果来辨析该病目前处于病变的哪一阶段或是哪一类型，从而确立当时该病的"证候"，然后根据"证候"来确定治则治法和处方遣药。此即通常所说的"以辨病为先，以辨证为主"的临床诊治原则。对某些难以确诊的病症，可发挥辨证思维的优势，依据患者的临床表现，辨出证候，随证施治。

第四节　证素相应的治法单元

八法作为中医治法的基本理论一直沿用数百年至今，但也有一定的缺陷：① 八法实质不能完全概括所有治法，如宣肺止咳、平肝潜阳、降气止呕难以确定是八法中的哪个类型。② 汗、吐、下指具体的治疗措施或手段，温、清、消多是通过汗吐下来实现的，八法内存在着大量的混淆和层级不清，并不是针对某一事物的同类型描述。有鉴于此，我们根据证素，完善治法理论，使其分类更科学，层级更分明，结构更完整。

证素包括病位证素和病性证素,是构成证的要素,也是疾病病位或者病性本质的概括,与之相对应,治法在临床上亦可分为针对病位证素的治法和针对病性证素的治法,这些针对病位证素、病性证素的治法即治法单元。

一、针对病位证素的治法单元

心神:醒神、安神

心:补心、养心、温心、清心、宁心、镇心

肺:补肺/益肺、润肺、敛肺、温肺、宣肺、清肺、泻肺

脾:补脾、健脾、运脾、温脾

肝:补肝、养肝、疏肝、平肝、暖肝/温肝、柔肝、清肝、镇肝

肾:补肾/益肾、温肾、滋肾、固肾

胃:养胃、和胃、降胃、清胃、泻胃

胆:清胆、利胆

大肠:涩肠、润肠

胞宫:暖宫

表:解表、透表、疏表、固表、解肌

经络:舒经活络、活血通络

筋骨:强筋健骨/壮骨、舒筋

咽:利咽、润咽

耳:通耳、利耳、清耳、濡耳、养耳、聪耳

二、针对病性证素的治法单元

(一)病因类

风:疏风、透风、祛风、消风

寒:祛寒、散寒

暑:解暑、祛暑、透暑、清暑

湿:化湿、祛湿、除湿、利湿、渗湿、燥湿

燥:润燥、清燥、生津

热[火]:清热、泻热、泻火、祛火、退热、除热、透热、散热

(二)病理类

痰:祛痰、化痰、豁痰、涤痰、滚痰

饮:化饮、逐饮

水停:利水、逐水

虫积:杀虫、安蛔、下蛔

食积:消食、导滞

脓:排脓、透脓

毒:解毒、托毒

（三）病机类

气滞：行气、理气、破气

（气）闭：开窍

血瘀：活血、行血、化瘀、逐瘀、破血、通络、散血

血热：凉血

气虚：补气/益气、纳气

气陷：举陷

气逆：降气、下气

气不固：固气

气脱：固脱

气郁：解郁

血虚：补血、养血

阴虚：补阴、滋阴

亡阴：救阴固脱

阳虚：温阳、补阳、壮阳

亡阳：回阳、救逆

精亏（髓亏）：填精、益精

津亏：生津、增液

阳亢：潜阳

动风：息风

动血：宁血

除此针对病位证素、病性证素的治法单元之外，还有直接遏制和改善主症的对症治法，如止咳、止血、止带、止痛、止痒、止汗、止呕、止泻、止痉、止遗、止渴、止崩、定眩、除痞、消肿、制酸、退翳、透疹、平喘、缩尿、安胎、摄唾（摄涎）等。

治法间的组合与证素间组合基本相同，若证素组合成完整的证，则其治法可基本确定。

下篇　常见主诉路径化诊治

第七章 寒热汗出症状

第一节 发　　热

发热是指体温升高，或体温不高，仅自觉发热为主的症状。发热是外感六淫、疫毒之邪，或因情志、劳倦所伤等所致诸种疾病的常见症状之一。

春温、湿温、肝瘟(病毒性肝炎)、软脚瘟、时行感冒、痢疾、疟疾、瘴疟(恶性疟疾)、白喉、烂喉丹痧、麻疹；暑温、中暑、夏季热；心瘅(病毒性心肌炎)、肺热病(急性肺炎)、胃瘅(急性胃炎)、肝热病(急性肝炎)、胆瘅(急性胆囊炎)、胰瘅(急性胰腺炎)、小肠瘅(急性小肠炎)、肾瘅(急性肾炎)；肺痈(肺脓肿)、肠痈(阑尾脓肿)、肝痈(肝脓疡)、胰痈(胰腺脓肿)、肾痈(肾脓肿)、颅脑痈(脑脓肿)；体表的痈、疖、疔、疽、丹毒；急性蛊虫病、热淋、子淋、热痹；恶核(恶性淋巴瘤)、瘿气(甲状腺功能亢进症)、三痹(风湿性关节炎、风湿性肌炎)、悬饮(胸腔积液)、肿瘤、痨病(结核病)、温毒发斑(斑疹伤寒)、沙虱病(恙虫病)、流注(脓血症)、脏躁、神郁等均可见发热。

临床应对发热进行纵向和横向挖掘，进一步明确发热的病种与证型，确立治则治法，若对导致发热的病种尚不能确定时，可暂以"发热待查"作为初步诊断，并进行辨证论治及对症处理。

一、主症的纵向和横向挖掘

（一）纵向挖掘

发热症状的纵向挖掘应注意询问热势高低、时间特点、热型(持续性、非持续性及其他时间特点)、性质、部位、病因、病程、缓急等。

1. **高低**　热势高低与病情的虚实、轻重有关，热势高者多为实证或病重，热势低者多为虚证或病轻。

壮热：指患者高热(体温39℃以上)持续不退，不恶寒反恶热的症状。常见于外感温热病气分阶段，属里实热证；微热：指轻微发热，体温一般在37～38℃之间，或仅自觉发热，又称低热，多由阴虚、气虚、气郁、血瘀所致，常见于阴虚证、温热病后期和肿瘤、血液病、结缔组织疾病、内分泌疾病及部分慢性感染性疾病。

2. **时间特点**　发热如潮汐之有定时，即按时发热或按时热甚，称为潮热，多由阴虚、湿热、胃肠实热所致。①日晡潮热：常于日晡即申时(下午3～5时)发热明显或热势更甚，见于阳明腑实证，故又称阳明潮热。②阴虚潮热：常于午后及夜间低热，由阴虚火旺所致。③湿温潮热：常见身热不扬,午后发热明显,因湿遏热伏所致。④ 身热夜甚:是邪热传入营分证的主症之一。⑤ 夜热早凉:指夜间低热,至翌日清晨则热退身凉的表现,常见于温病后期或邪热内伏证。

3. 性质 肌肤初扪之不觉很热,但扪之稍久即感灼手者,称身热不扬,常见于湿热蕴结证;夜间卫阳行于里,使体内偏亢的阳气更加亢盛而生内热,称身热夜甚,是邪热传入营分证的主症之一。

4. 部位 自觉两手心、两足心发热及心胸发热,即五心烦热,多由阴虚火旺、心血不足,或病后虚热不清及火热内郁所致;面部烘热,多见于阴虚火旺;手足俱热者,多为阳盛热炽。

5. 病因 小儿夏季发热、口渴尿少者,可能为夏季热;成人夏季发热,起于高热下劳作者,多为中暑、伤暑;夏季低热、倦怠嗜卧者,多为疰夏;妇女产褥期出现发热者,称为产后发热;暑月产育,居室闷热而出现发热者,为产褥中暑;妇女月经期发热者,称为经行发热;因烧伤、烫伤等而致发热者,为水火烫伤。

6. 病程、缓急 外感发热一般起病较急,发热的程度大多较高;内伤发热一般起病较徐缓,病程较长,或有反复发作史。

(二)横向挖掘

结合中医望、闻、问、切四诊方法和体格检查、理化检查进行横向挖掘,完善病情资料。

1. 中医四诊

(1)望诊

望面色:伴满面通红,多属实热;潮热伴颧红,多属阴虚发热;低热伴面白无华,多属血虚发热;午后或夜间发热,伴面色晦暗,多属血瘀发热;伴面色萎黄者,多属气虚发热;急起发热伴面色青灰、脉细数、血压下降或测不出等脱病症状者,应考虑肺热病重症、春温[瘟]、疫毒痢、流注、疫斑热等。

望形体:伴有斑疹者,常见于湿温[瘟]、温毒发斑、春温[瘟]、流注、疫斑热、沙虱病、心瘅、髓劳、恶核、蓄血病;小儿伴皮疹者,应考虑麻疹、风疹、瘾疹、水痘、烂喉丹痧等;伴肌肤局部红肿压痛明显者,常为疮疖痈疽类疾病,如丹毒、痈、红丝疔、疔疮走黄、疽毒内陷、乳痈、乳发等;

望舌:发热伴舌质红苔黄,多属实热;发热伴舌体有裂纹,苔少甚至无苔,多属阴虚;发热伴舌质青紫或有瘀点瘀斑,多属血瘀发热。

(2)问诊 发热初起伴有恶寒,其恶寒虽得衣被而不减,常兼见头痛、身痛、鼻塞、流涕、咳嗽,多属外感发热;发热不伴恶寒,但觉发热,或虽感畏冷但得衣被可减,常兼见头晕、神倦、自汗、盗汗、消瘦,多属内伤发热;40 岁以上,长期低热,或持续高热,伴贫血、血沉增快而无其他原因可查者,应警惕癌病之可能;伴咳嗽、胸痛、气喘、咯痰者,多见于肺热病、肺炎喘嗽、暴咳、肺痨、哮病、肺痈、悬饮;伴腹痛,或合并有腹部包块者,应考虑肝痈、肝热病、胆瘅、肠痈、胰痈等;合并有腹泻、便血者,可能是小肠瘅、暴痢;合并有斑疹、神志如狂者,应考虑蓄血病的可能;伴心悸、胸痛、气喘、水肿者,可见于心瘅、支饮、厥[真]心痛等病;伴黄疸、胁肋部或腹腔部疼痛者,常见于肝热病、肝瘟、肝癌、胆瘅、胆癌、稻瘟病、胰瘅、胰癌等;低热伴盗汗、消瘦、咳嗽、咯血等症者,有可能为痨病,如痨淋、肝痨、肾痨、肠痨、脑痨、喉癣等;伴明显关节疼痛、肿胀、活动不利者,常见于三痹、尪痹、蝶疮流注、流痰、热痹、痛风等病;伴多食易饥、消瘦、多汗、颈前肿大者,应考虑瘿气危象;伴咽喉疼痛,或有红肿、白膜者,可见于急乳蛾、喉痈、白喉等病;双峰热,伴肌肉软瘫,日久肌肉萎缩,步履不便者,为软脚瘟;伴带下增多、小腹或少腹疼痛拒按或坠胀,引及腰骶者,常见于盆腔炎。

（3）切诊 肌肤灼热，为阳热炽盛；若伴汗出如油，四肢肌肤尚温，为亡阴之证；身灼热而肢厥者，属真热假寒证；身热初按热甚，久按转轻者为热在表；久按热愈甚者为热在里；腹部按之肌肤灼热而喜凉者，属热证，无论患者四肢温凉与否，只要胸腹灼热，就基本可以断定疾病的实热本质，并对判断真热假寒证有非常重要的意义；手足俱热者，多为阳盛热炽，属热证；若手足心与手足背比较，手足背热甚者，多为外感发热，手足心热甚者，多为内伤发热；手心热与额上热比较，若额上热甚于手心热者为表热，手心热甚于额上热者为里热；伴颈项强直、克氏征和布氏征阳性者，应考虑春温[瘟]、暑温[瘟]、脑痨、中暑、中风、颅脑痈等；伴臀核肿大，可见于风疹、沙虱病、丝虫病、稻瘟病、鼠疫、恶核、肝癌、胃癌等；伴脾脏肿大者，见于流注（脓血症、肌肉深部脓肿）、湿温[瘟]、疟疾、蛊虫病、恶核（恶性组织细胞病）等。

此外还应结合脉象变化进行诊断。

2. **体格检查** 定时检测体温，触诊胸腹、头额、四肢、手足心等的温度，明确热势、热型。

3. **理化检查**

（1）血、大便、小便常规及胸部摄片可作为基本检查项目。

（2）根据具体病情，有选择、有目的地进行生化、B 超、X 线摄片、CT 等实验室检查，以资诊断与鉴别诊断。

通过横向挖掘，常与发热组合的症对主要有发热、恶寒；发热、无汗；发热、有汗；发热、头痛；发热、身痛；发热、口渴；发热、咽痛；发热、咳嗽；发热、咯痰；发热、面红目赤；发热、头重身困；发热、胸闷；发热、泄泻；发热、尿频；发热、心烦；发热、斑疹显露；发热、神昏谵语；发热、昏仆抽搐；发热、烦躁易怒；发热、便秘；发热、乏力；发热、面白少华；发热、颧红盗汗；发热、面红如妆。

二、机制分析

发热的机制复杂多变，主要是因为发热症状能够普遍存在于各类疾病及其发展过程之中。它是机体正邪相争的必然结果。中医学以往一般分为外感发热与内伤发热两大类，二者的病因病机各不相同，但可互相关联。

外感发热的病因常为感受六淫之邪、温热疫毒之气，邪毒或从肌表而入，或从口鼻、下窍而受，或从血脉侵袭。一般多遵循由表及里的传变规律，亦可发生直中或逆传现象。正邪相争，阳胜则热为基本病理。邪正相争于肌表则发热伴恶风寒；邪在半表半里则寒热往来；邪气入里，两阳俱盛，多见壮热或潮热热甚；疫毒炽盛可表现为高热寒战；湿热郁蒸常见身热不扬等。外感发热范围广泛，病情有轻重缓急的不同，病程有长短的区别，预后转归亦有差别。

内伤发热以内伤为病因，多由情志失调、五志过极，劳倦过度，饮食不节，或外感温热病后期，邪恋正虚，外伤、误治，久病伤正等，而表现为肝郁化火、瘀热内郁、痰湿蕴结、阴虚内热、虚阳浮越等。脏腑功能失调，气血阴阳亏虚为其基本病机。病性有虚、实之分，以虚实夹杂为多见。起病一般较缓，病程较长，或有反复发热的病史。临床多表现为低热，但亦可以是高热，或仅自觉发热、五心烦热而体温不一定升高。

三、分证论治

发热病位多与表、太阳、少阳、阳明、卫、气、营、血、五脏、六腑、三焦相关；单一病性多属风、寒、暑、热（火）、燥、气虚、血虚、阴虚、气郁、瘀血、痰，组合病性多属风寒、风热、湿热、痰热。治法分别有疏风、解表、清热、祛湿、润燥、祛暑、攻下、凉营、凉血、开窍、息风、解郁、化瘀、化痰、益气、养血、滋阴。

1. 风寒束表证

证候：新起恶寒发热，头身疼痛，无汗，鼻塞流清涕，脉浮紧。

证素：病位为表，病性为风寒。

治法：辛温解表。

主方：荆防败毒散（荆芥穗、防风、羌活、独活、川芎、生姜、甘草、薄荷、柴胡、前胡、枳壳、桔梗、茯苓）。

加减举例：表寒重者，加麻黄、桂枝；夹湿者，加豆卷、白芷；脘痞苔腻者，加苍术、厚朴；咳嗽吐痰者，加半夏、陈皮。

2. 风热犯表证

证候：发热，伴微恶风寒，少汗或无汗，口渴，头痛，咽痛，咳嗽，或有出疹，舌尖红，苔薄黄，脉浮数。

证素：病位为表，病性为风热。

治法：疏风清热解表。

主方：银翘散（金银花、连翘、桔梗、薄荷、芦根、竹叶、荆芥穗、牛蒡子、淡豆豉、甘草）。

加减举例：头胀痛甚者，加桑叶、菊花；咳嗽痰多者，加浙贝母、前胡、杏仁；咯痰黄稠者，加黄芩、知母。

3. 风热疫毒证

证候：高热，伴微恶风，头痛剧烈，面红目赤，口大渴，甚则神志模糊不清，语言错乱，舌红，苔薄黄，脉洪数。

证素：病位为心神（营、血），病性为风热、疫毒。

治法：疏表清热解毒。

主方：清瘟败毒饮（生地黄、生石膏、水牛角尖、黄连、牡丹皮、栀子、桔梗、黄芩、知母、赤芍、玄参、连翘、竹叶、甘草）。

加减举例：常加大青叶、蚤休、蒲公英；咽喉肿痛者，加一枝黄花、土牛膝；口燥咽干者，加沙参、天花粉、梨皮。

4. 风湿袭表证

证候：身热不扬，伴微恶风寒，头身困重，汗湿沾衣，口渴不欲饮，舌红不干，苔黄微腻，脉濡数。

证素：病位为表，病性为风湿。

治法：疏风祛湿清热。

主方：越婢加术汤（麻黄、石膏、甘草、生姜、大枣、白术）。

加减举例：头身困重者，加藿香、羌活；脘痞腹胀者，加苍术、厚朴、白豆蔻。

5. 燥邪袭表证

证候：发热微恶风寒，伴头痛，肤燥少汗，咳嗽痰少，咽干口渴，舌红少津，脉数。

证素：病位为表，病性为燥。

治法：疏表润燥。

主方：桑杏汤（桑叶、菊花、桔梗、连翘、杏仁、薄荷、芦根、甘草）。

加减举例：咽干口燥者,加麦冬、玉竹、玄参;发热明显者,加石膏、知母;痰中夹血者,加白茅根。

6. **暑湿袭表证**

证候:发热微恶寒,伴无汗或少汗,头身困重,胸闷,恶心纳呆,口渴,舌红,苔黄微腻,脉滑数。

证素:病位为表,病性为暑湿。

治法:祛暑化湿解表。

主方:新加香薷饮(金银花、鲜扁豆花、厚朴、香薷、连翘)。

加减举例:恶寒身痛者,加豆卷、藿香、薄荷;恶心欲呕者,加半夏、白豆蔻;小便短黄者,加六一散、赤茯苓。

7. **暑热内郁证**

证候:高热烦躁,甚或神昏,伴面红目赤,无汗,伴恶心,呕吐,胸闷,舌红或绛紫,苔黄干,脉沉数。

证素:病位为里,病性为暑热。

治法:清热透暑。

主方:王氏清暑益气汤(西洋参、石斛、麦冬、黄连、竹叶、知母、荷梗、甘草、粳米、西瓜翠衣)。

加减举例:热甚口渴者,加黄芩、栀子、生石膏;汗出不止者,加五味子、牡蛎。

8. **邪入少阳证**

证候:寒热往来,胸胁苦满,口苦,咽干,目眩,苔薄白,脉弦。

证素:病位为少阳,病性为风寒。

治法:和解少阳。

主方:小柴胡汤(柴胡、黄芩、半夏、生姜、人参、甘草、大枣)。

加减举例:口渴者,去半夏,加天花粉;恶寒、汗出、口不渴者,加桂枝、白芍;高热、口渴、汗出者,加石膏、知母、天花粉。

9. **邪伏膜原证**

证候:恶寒战栗与高热交替定时发作,伴头痛如劈,身痛如被杖,胸胁胀闷,呕吐痰涎,苔白如积粉,脉弦数。

证素:病位为膜原,病性为邪毒。

治法:开[透]达膜原。

主方:达原饮(草果、厚朴、槟榔、知母、黄芩、白芍、甘草)。

加减举例:热毒较重者,加金银花、连翘;寒热如疟发者,加柴胡、青蒿;腰背项痛者,加羌活;眉棱骨痛、鼻干者,加葛根。

10. **气分热盛证**

证候:身壮热,不恶寒,但恶热,伴口渴欲饮,汗多,心烦,气粗,大便秘结,小便短黄,面赤,舌红,苔黄少津,脉洪数。

证素:病位为气分,病性为热。

治法:辛寒清热。

主方:白虎汤(知母、石膏、甘草、粳米)。

加减举例:口渴甚者,加天花粉、麦冬、石斛;热毒重者,加金银花、连翘、大青叶、蚤休;呕吐者,加黄连、藿香、竹茹;心烦、尿少者,加黄连、竹叶、碧玉散。

11. 阳明腑实证

证候:日晡潮热,伴手足汗出,脐腹胀满疼痛,大便秘结,舌红,苔黄燥,脉沉实。

证素:病位为胃肠(阳明),病性为热。

治法:清热攻下。

主方:大承气汤(大黄、芒硝、枳实、厚朴)。

加减举例:热邪较重者,加黄芩、连翘;有瘀血征象者,加牡丹皮、丹参。

12. 肠道湿热证

证候:身热,伴腹胀腹痛,泻下急迫,或泻而不爽,肛门灼热,粪色黄褐而臭秽,或夹脓血,里急后重,口渴,小便短黄,舌红,苔黄腻,脉濡数或滑数。

证素:病位为大肠,病性为湿热。

治法:清利肠道(湿热)。

主方:葛根芩连汤(葛根、黄芩、黄连、甘草)。

加减举例:常加茯苓、木通、车前子;湿邪偏重者,加苍术、厚朴;兼食滞者,加山楂、神曲、莱菔子;呕吐者,加半夏、竹茹;腹泻较重者,加木香、白芍。

13. 膀胱湿热证

证候:发热,伴小便频数、急迫、灼热、涩痛,或混浊,或有脓血、砂石,口渴,舌红,苔黄腻,脉滑数。

证素:病位为膀胱,病性为湿热。

治法:清利膀胱(湿热)。

主方:八正散(萹蓄、瞿麦、木通、滑石、车前子、栀子、熟大黄、甘草梢)。

加减举例:便秘者,熟大黄改生大黄;高热者,加金银花、连翘、凤尾草;血尿者,加小蓟、生地黄、白茅根;尿有砂石,窘迫涩痛者,加金钱草、石韦、海金沙;小腹胀急者,加川楝子、青皮。

14. 营分热盛证

证候:身热夜甚,伴心烦不寐,渴不多饮,皮肤干燥,斑疹隐隐,小便短黄,大便干结,舌绛,苔黄少津,脉细滑数。

证素:病位为营分,病性为热。

治法:清热凉营。

主方:清营汤(水牛角尖、玄参、黄连、麦冬、丹参、竹叶心、生地黄、连翘、金银花)。

加减举例:热毒重者,加板蓝根、大青叶;口渴喜冷饮者,加生石膏、知母;神昏谵语者,配服安宫牛黄丸;抽搐惊厥者,配服紫雪丹;喉中痰鸣者,加胆南星、天竺黄、川贝母、竹沥。

15. 血热内扰证

证候:发热以夜间明显,伴神昏谵语,斑疹显露,面赤唇红,小便短黄,大便秘结,舌深绛,脉滑数。

证素:病位为血分,病性为热。

治法:清热凉血。

主方:犀角地黄汤(水牛角尖、生地黄、牡丹皮、赤芍)。

加减举例:热毒甚者,加连翘、金银花、紫草、茜草根;出血者,加白茅根、仙鹤草、侧柏叶;大便干结者,加玄参、大黄。

16. **热闭心神证**

证候:高热,伴烦躁不宁,甚或神昏谵语,舌红,苔黄,脉滑数。

证素:病位为心神,病性为热。

治法:清心开窍。

主方:清宫汤(水牛角尖、玄参、连心麦冬、竹叶卷心、莲子心、连翘心),配服安宫牛黄丸或至宝丹。

17. **热盛动风证**

证候:高热,伴昏仆抽搐,手足蠕动,舌红,脉洪大。

证素:病位为肝,病性为热、动风。

治法:清热息风。

主方:羚角钩藤汤(山羊角、桑叶、川贝母、鲜生地黄、鲜竹茹、钩藤、菊花、茯神、白芍、甘草),配服紫雪丹。

18. **肝郁化火证**

证候:时觉发热心烦,热势常随情绪波动而起伏,伴精神抑郁或烦躁易怒,胸胁胀闷,喜叹息,口苦而干,苔黄,脉弦数。

证素:病位为肝,病性为气郁、热(火)。

治法:疏肝解郁,清肝泻火。

主方:丹栀逍遥散(柴胡、当归、白芍、茯苓、白术、甘草、薄荷、生姜、牡丹皮、栀子)。

加减举例:口渴、便秘者,去白术,加黄芩、龙胆草;胸胁疼痛者,加川楝子、郁金。

19. **瘀热内郁证**

证候:午后或夜晚发热,或自觉身体某些局部发热,伴口干咽燥而不欲饮,躯干或四肢有固定痛处或肿块,甚或肌肤甲错,面色萎黄或暗黑,舌质紫暗或有斑点,脉涩。

证素:病位为里,病性为瘀热。

治法:化瘀清热。

主方:血府逐瘀汤(当归、生地黄、桃仁、红花、枳壳、赤芍、柴胡、甘草、桔梗、川芎、牛膝)。

加减举例:发热较甚者,加白薇、牡丹皮;肢体肿痛者,加丹参、郁金、延胡索。

20. **痰热内扰证**

证候:发热不高,持久不退,伴咳嗽咯痰,胸闷心烦,体重乏力,渴不欲饮,舌红胖,苔黄腻,脉滑数。

证素:病位为里,病性为痰热。

治法:化痰清热。

主方:黄连温胆汤(黄连、制半夏、陈皮、茯苓、甘草、生姜、竹茹、枳实)。

加减举例:呕吐恶心者,加藿香、白豆蔻;胸闷、苔腻者,加郁金、佩兰;热势较甚者,加茵陈、黄芩。

21. **气虚发热证**

证候:发热常在劳累后发生或加剧,热势或低或高,伴头晕乏力,气短懒言,自汗,易于感冒,食后便溏,舌质淡,苔薄白,脉弱而数。

证素:病位为里,病性为气虚。

治法:益气清热。

主方：补中益气汤(黄芪、人参、白术、当归、陈皮、升麻、柴胡、白术)。

加减举例：自汗者,加牡蛎、浮小麦、糯稻根;时冷时热、汗出恶风者,加桂枝、白芍;胸闷、脘痞、苔腻者,加苍术、厚朴、藿香。

22. 血虚发热证

证候：多为低热,伴头晕眼花,身倦乏力,心悸不宁,面色少华,唇甲色淡,舌质淡,脉弱。

证素：病位为里,病性为血虚。

治法：养血退热。

主方：归脾汤(党参、黄芪、白术、茯神、酸枣仁、龙眼肉、木香、炙甘草、当归、远志、生姜、大枣)。

加减举例：常加熟地黄、枸杞子、制何首乌、鸡血藤;有出血者,加三七粉、仙鹤草、茜草、棕榈皮。

23. 阴虚内热证

证候：午后或夜间发热,手足心发热,或骨蒸潮热,伴心烦,少寐,多梦,颧红,盗汗,口干咽燥,大便干结,尿少色黄,舌质干红或有裂纹,无苔或苔少,脉细数。

证素：病位为里,病性为阴虚。

治法：滋阴清热。

主方：知柏地黄汤(熟地黄、山药、山茱萸、茯苓、牡丹皮、泽泻、知母、黄柏),或青蒿鳖甲汤(青蒿、鳖甲、知母、生地黄、牡丹皮)。

加减举例：常加玄参、生地黄、制何首乌;盗汗者,去青蒿,加牡蛎、浮小麦、糯稻根;失眠者,加酸枣仁、柏子仁、夜交藤;兼气短乏力者,加沙参、麦冬、五味子。

24. 虚阳浮越证

证候：自觉发热,面红如妆,阵发烘热,伴口咽干燥,下肢厥冷,小便清长,大便溏,舌淡苔润,脉浮数无根。

证素：病位为里,病性为阳浮。

治法：引火归原。

主方：右归饮(熟地黄、肉桂、山药、枸杞子、炙甘草、杜仲、山茱萸、附子)。

加减举例：声低气短者,加人参、黄芪;腹胀便溏者,加白术、炮姜。

四、辨病施治

(一) 辨病思路

1. 辨外感发热与内伤发热

(1) 外感发热　一般起病较急,发热的程度大多较高,发热的类型随病种不同而有差异,发热初起常伴有恶寒,其恶寒虽得衣被而不减,常兼见头痛、身痛、鼻塞、流涕、咳嗽、脉浮等症。询问病史时,应注意起病季节,当地传染病的流行情况,有无接触史等。病程较短,由感受六淫、疫毒之邪,正邪相争所致,属实证者居多。

(2) 内伤发热　一般起病较徐缓,病程较长,或有反复发作史。症状可为自觉发热且体温升高,或仅表现为自觉发热而体温不高,或表现为低热,或为手足心热。一般不伴恶寒,但觉发热,或虽感畏冷但得衣被可减,常兼见头晕、神倦、自汗、盗汗、消瘦、脉弱等症。多有引起脏腑功能失调、气血阴阳亏损的原发病史,以虚证居多,或为虚实夹杂证。

2. **根据热型、热势,提供参考诊断**　举例如下。

(1) 不规则发热　发热持续时间不定,变化无规律,可见于感冒、时行感冒、肺热病、悬饮、心瘅、三瘅等。

(2) 稽留热　体温持续于 39～40℃,达数日或数周之久,1 日内体温波动 1℃以下,常见于肺热病、湿温[瘟]、温毒发斑、沙虱病等。

(3) 弛张热　1 日内体温波动在 1℃以上,体温不降至正常者,常见于时行感冒、肺热病、心瘅、重症瘅病、温毒发斑、悬饮、瘴疟、恶核等病。

(4) 双峰热　1 日内体温曲线有两次高热波峰,形成双峰,常见于软脚瘟、瘴疟、疽毒内陷等。

(5) 间歇热　1 日内体温波动可达 3～4℃以上,其低点可降至 37℃以下者,常见于疽毒内陷、流注、肾瘅、重症瘅病、疟疾等。

(6) 双相热　第一次热程持续数日,然后经 1 至数日热退,又突然发生第二次热程,持续数日而完全缓解,常见于软脚瘟、麻疹、肝热病等。

(7) 长期低热　体温在 37.5～38.5℃之间,持续两周以上者,常见于瘅病、内脏胀(著)类疾病、肿瘤、瘰病类疾病、瘿气、脏躁、神郁等疾病。

3. **根据疾病的不同类别进行诊断思考**

(1) 所有外感疫病类疾病,春温、湿温、肝瘟、软脚瘟、时行感冒、痢疾、疟疾、白喉、烂喉丹痧、麻疹;暑病类疾病,如暑温、中暑、夏季热等,几乎都有发热的表现,并常为主症,应根据感染疫毒、疫病流行等情况,有关免疫学检查等进行辨病。

(2) 内脏瘅病类疾病,如心瘅、肺热病、胃瘅、肝热病、胆瘅、胰瘅、小肠瘅、肾瘅等,一般都有发热,并有各种实热证候及外周血白细胞及中性粒细胞增高,应根据不同脏腑所表现的病状特点进行辨病思考。

(3) 内脏的痈病类疾病,如肺痈、肠痈、肝痈、胰痈、肾痈、颅脑痈等,症见发热,并有病变部位肉腐化脓的特殊表现。全身表现为实热证候,外周血白细胞及中性粒细胞增高,应根据不同脏腑所表现的病状特点进行辨病思考。

(4) 体表的痈、疖、疔、疽、丹毒等外科疾病,一般都有发热、患处红肿热痛甚至化脓等表现,常根据发病部位和局部病灶特点而进行疾病诊断。

(5) 许多病的急性阶段,如急性蛊虫病、热淋、子淋、热痹等,也常有发热症状。

4. **结合伴随症,进行诊断思考**　举例如下。

(1) 伴头痛、昏迷、惊厥、呕吐、颈项强直、克氏征和布氏征阳性者,应考虑春温[瘟]、暑温[瘟]、脑瘠、中暑、中风、颅脑痈等。

(2) 伴咳嗽、胸痛、气喘、咯痰者,多见于肺热病、肺炎喘嗽、暴咳、肺痨、哮病、肺痈、悬饮等。

(3) 伴腹痛,或合并有腹部包块者,应考虑肝痈、肝热病、胆瘅、肠痈、胰痈等;合并有腹泻、便血者,可能是小肠瘅、暴痢;合并有斑疹、神志如狂者,应考虑蓄血病的可能。

(4) 伴心悸、胸痛、气喘、水肿者,可见于心瘅、支饮、厥[真]心痛等病。

(5) 伴黄疸、胁肋部或腹腔部疼痛者,常见于肝热病、肝瘟、肝癌、胆瘅、胆癌、稻瘟病、胰瘅、胰癌等。

(6) 伴臀核肿大,可见于风疹、沙虱病、丝虫病、稻瘟病、鼠疫、恶核、肝癌、胃癌等。

（7）伴有斑疹者,常见于湿温[瘟]、温毒发斑、春温[瘟]、流注、疫斑热、沙虱病、心瘅、髓劳、恶核、蓄血病等。

（8）小儿伴皮疹者,应考虑麻疹、风疹、瘾疹、水痘、烂喉丹痧等。

（9）伴脾脏肿大者,见于流注、湿温[瘟]、疟疾、蛊虫病、恶核等。

（10）伴肋椎角、腰肋部疼痛及尿频、尿急、尿痛、脓尿、血尿者,常提示肾瘅、肾著急性发作、肾痈、热淋、痨淋、痨瘵等可能。

（11）伴肌肤局部红肿压痛明显者,常为疮疖痈疽类疾病,如丹毒、痈、红丝疔、疔疮走黄、疽毒内陷、乳痈、乳发等。

（12）低热伴盗汗、消瘦、咳嗽、咯血等症者,有可能为痨病,如痨淋、肝痨、肾痨、肠痨、脑痨、喉癣等。

（13）发热伴有瘰核,肝、脾肿大者,应考虑恶核、血癌等。

（14）伴明显关节疼痛、肿胀、活动不利者,常见于三痹、尪痹、蝶疮流注、流痰、热痹、痛风等病。

（15）伴肌肉酸痛,压痛明显,或有皮疹者,应考虑皮痹、肌痹、稻瘟病、流注等。

（16）伴多食易饥、消瘦、多汗、颈前肿大者,应考虑瘿气危象。

（17）伴咽喉疼痛,或有红肿、白膜者,可见于急乳蛾、喉痈、白喉等病。

（18）双峰热,伴肌肉软瘫,日久肌肉萎缩,步履不便者,为软脚瘟。

（19）伴带下增多、小腹或少腹疼痛拒按或坠胀,引及腰骶者,常见于盆腔炎。

（20）痄腮、舌痈、牙咬痈、黄耳伤寒、瘿痈、肛痈等病,除都有发热的表现外,并有各自不同的病状特点。

5. 根据病因等发病特点,进行辨病思考　举例如下。

（1）小儿夏季发热,口渴尿少者,可能为夏季热;成人夏季发热,起于高热下劳作者,多为中暑、伤暑;夏季低热、倦怠嗜卧者,多为疰夏。

（2）急起发热伴面色青灰、脉细数、血压下降或测不出等脱病症状者,应考虑肺热病重症、春温[瘟]、疫毒痢、流注、疫斑热等。

（3）妇女产褥期出现发热者,称为产后发热。暑月产育,居室闷热而出现发热者,为产褥中暑。妇女月经期发热者,称为经行发热。

（4）40岁以上,长期低热,或持续高热,伴贫血、血沉增快而无其他原因可查者,应警惕癌病之可能。

（5）因烧伤、烫伤等而致发热者,为水火烫伤。

（二）按病论治

1. 感冒、时行感冒

（1）疏表益气解毒　感冒平(黄芪、板蓝根、藿香)。

（2）宣散风热,解毒利咽　热毒清(金银花、大青叶、荆芥、薄荷、桔梗、藿香、神曲、蝉蜕、芦根、甘草)加减。

（3）疏风清热,宣肺利咽　银翘散(金银花、连翘、桔梗、荆芥、牛蒡子、淡竹叶、薄荷、淡豆豉、甘草)加减。

（4）中成药　①感冒清胶囊,每次1～2粒,每日3次,口服。②速效伤风胶囊,每次1～2

粒,每日 3 次,口服。③ 感冒退热口服液,每次 1 支,每日 3 次,口服。④ 精制银翘解毒胶囊,每次 3 ~ 5 粒,每日 2 次,口服。⑤ 参苏冲剂,每次 1 包,每日 2 次,开水冲服。⑥ 五积散,每次 1 包,每日 2 次,口服。

（5）西药治疗　① 阿司匹林 0.5 g,每日 3 次,必要时用,口服,用于感冒。② 病毒唑 200 mg,每日 2 次,口服。或用 10 ~ 15 mg/kg 加入葡萄糖或生理盐水中,稀释成 1 mg/mL 的溶液,缓慢静脉滴注,用于病毒感染所致者。③ 复方新诺明 2 片,每日 2 次,口服,用于细菌感染所致者。

2. 春温、暑温

（1）清热解毒　白虎汤加味（石膏、知母、甘草、粳米、金银花、连翘、黄连、生地黄、栀子、牡丹皮）加减。

（2）清热凉营解毒　清营汤（水牛角尖、生地黄、牡丹皮、玄参、竹叶心、黄连、金银花、连翘）加减。

（3）中成药　① 安宫牛黄丸,每次 1 丸,每日 2 次,口服。② 玉枢丹,每次 1 g,每日 2 次,温开水送服。③ 牛黄清心丸,每次 1 粒,每日 2 次,口服。④ 复方大青叶合剂,每次 10 mL,每日 2 ~ 3 次,口服。⑤ 清开灵注射液,每日 2 ~ 4 mL,肌肉注射;或每日 20 ~ 40 mL,加入 10% 葡萄糖注射液 200 mL 或生理盐水注射液 100 mL 中静脉滴注。

（4）西药治疗　① 春温可选用磺胺嘧啶,成人首剂 2 g,之后每次 1 g,每 6 小时 1 次,儿童首剂 50 mg/kg,之后 100 ~ 200 mg/(kg·d),连用 5 ~ 7 日。尚可选用青霉素 G、氯霉素、氨苄青霉素等。② 抗惊厥,可选用安定、水合氯醛、异戊巴比妥钠等。③ 有脑水肿者,20% 甘露醇 1 ~ 1.5 g/kg,在 20 ~ 30 分钟静脉滴完,必要时 4 ~ 6 小时重复使用。

3. 肺热病等内脏痈病类疾病

（1）清热解毒　白虎汤加味（石膏、知母、甘草、粳米、金银花、连翘、黄连、生地黄、栀子、牡丹皮）加减。

（2）中成药　① 复方大青叶合剂,每次 10 mL,每日 2 ~ 3 次,口服。② 清开灵注射液,每日 2 ~ 4 mL,肌肉注射,或每日 20 ~ 40 mL 加入 10% 葡萄糖注射液 200 mL 或生理盐水注射液 100 mL 中静脉滴注。③ 尚可选用热可平注射液、一枝黄花注射液、板蓝根注射液、柴胡注射液、鱼腥草注射液、双黄连粉针剂等,肌肉注射或静脉滴注。

（3）西药治疗　① 抗菌药物:可选青霉素、氨苄青霉素、哌拉西林、头孢噻吩等。② 抗病毒药物:病毒唑、吗啉呱等。③ 补充液体。

4. 痈、疽、疔、疖

（1）清热解毒　五味消毒饮（金银花、野菊花、紫花地丁、天葵子、蒲公英）加蚤休、黄连、牡丹皮、赤芍等。

（2）中成药　① 万应丸,每次 10 粒,每日 3 次。② 三黄丸,每次 6 ~ 9 g,每日 3 次,口服。③ 点舌丸,每次 0.12 g,每日 2 次,口服。④ 清解片,每次 5 片,每日 2 次,口服。⑤ 六神丸,每次 10 粒,每日 3 次,口服。⑥ 双黄连粉针剂,每次 0.3 g,加入 5% 葡萄糖液 250 mL 中静脉滴注。

（3）外治疗法　① 初期可选用如意金黄散敷贴,或药制苍耳虫敷于疮头,外盖黄连素软膏。② 中期脓已成者可切开引流,或银灰膏、红升丹等外敷,盖贴金黄膏纱布。③ 后期可用白玉膏掺生肌散外敷,或用蜂糖纱布盖贴疮面。

（4）西药治疗　必要时可用:① 复方新诺明 2 片,每日 2 次,口服。② 苯唑青霉素、乙氧萘青霉素、双氯青霉素等。③ 麦迪霉素、红霉素或唑啉头孢菌素等。

5. 夏季热、疰夏

(1) 清热解暑,化湿生津　消暑方(生石膏、寒水石、鲜藿香、佩兰、玄参、乌梅、甘草)加减。

(2) 化湿醒脾　藿朴夏苓汤(藿香、厚朴、半夏、茯苓、六一散、薏苡仁、竹叶、白豆蔻、杏仁、通草、淡豆豉、冬瓜仁)加减。

(3) 中成药、单方　① 生脉口服液,每次 5 mL,每日 3 次,口服。② 蚕茧 20 只、红枣 20 枚,煎水代茶饮。③ 六一散,每次 6～9 g,每日 1～2 次,开水泡服。④ 清暑解毒冲剂,每次 15 g,每日 4 次,口服。⑤ 鲜西瓜皮、鲜荷叶,各适量,煎水代茶饮。

(4) 药浴疗法　藿香、香薷、薄荷、浮萍、竹叶、大青叶各 30 g,豆卷 50 g,水煎 2500 mL,滤药渣后入盆,抚摩 10～15 分钟。

(5) 推拿疗法　分阴阳、平肝、清肺、揉肾、掐二扇门、揉二马、清天河水、退六腑、揉大椎、推天柱骨、推脊,每日 1 次,6 次为 1 个疗程。

6. 痨病类疾病

(1) 滋阴清热,解毒杀虫　养阴固肺汤(百部、白及、百合、黄芩、栀子、麦冬、沙参、玉竹、山药、生地黄、玄参、丹参、牡丹皮、酒大黄、花蕊石、三七)加减。

(2) 复方蜈蚣散　蜈蚣 600 条,参三七 100 g,白及、紫河车各 200 g,百部、猫爪草各 2000 g。前 4 味制成胶囊服用,后 2 味水煎,以上为 1 个疗程(100 天)剂量。

(3) 西药　可选异烟肼、链霉素、对氨基水杨酸、利福平、乙胺丁醇、氨硫脲、卡那霉素、吡嗪酰胺等。2～3 种药联合应用。

五、对症处理

1. 高热者,应降温治疗　适用于成人体温高于 39.5℃、小儿体温高于 39℃者,或有严重心、肝、肾、脑疾患不耐高热者,以及高热持久不退,机体消耗过大者。

(1) 物理降温　对突然高热不退,神志昏迷患者,用酒精、冰块、清凉水等搽洗头部、腹股沟及全身;冷盐水灌肠等。过高热者,应在大血管浅表部位(颈部、腋下、腹股沟等处)放置冰袋,或快速静脉滴注冷却的 4℃液体。表证阶段不得使用物理降温,以免冰伏病邪。

(2) 药物降温　阿司匹林、扑热息痛、安乃近、复方氨基比林等解热镇痛剂可酌情选用。老人、小儿、体弱者,用退热药物剂量要小,并注意观察,防止出现虚脱。

2. 常用中成药

(1) 一般单纯高热,选用安宫牛黄丸;高热兼抽搐,选用紫雪丹;高热昏迷者,选用至宝丹。

(2) 醒脑静注射液、热可平注射液、一枝黄花注射液、清开灵注射液、板蓝根注射液、柴胡注射液、鱼腥草注射液、穿琥宁注射液、双黄连粉针剂等,肌肉注射或静脉滴注。

(3) 板蓝根冲剂、抗病毒冲剂、抗病毒口服液、双黄连口服液、清开灵胶囊、紫雪丹、瓜霜退热灵等,口服。

(4) 银翘解毒片、羚翘解毒丸、夏桑菊冲剂、小柴胡冲剂、感冒清、感冒通等,用于外感表证之发热。

3. 针灸疗法

(1) 体针疗法　取曲池、合谷、外关、阳陵泉等穴,用泻法。

(2) 三棱针疗法　太阳穴、十宣穴、耳缘静脉等部位,三棱针局部放血。

4. 擦浴疗法

(1) 荆芥穗 15 g,薄荷 15 g;或麻黄 10 g,薄荷 15 g,煎水擦浴。适用于风寒束表之发热。

（2）用20%石膏煎水擦浴。适用于邪热入里之发热。

5. **常用退热中药**　退表热，常用金银花、连翘、薄荷等；退里实热，常用石膏、知母、黄芩、黄连、黄柏、栀子等；清营血分热，常用水牛角尖、生地黄、玄参、牡丹皮等；清虚热，常用白薇、青蒿、鳖甲、地骨皮、银柴胡、胡黄连等。可在辨病、辨证基础上选用。

6. **多饮水，或静脉补充液体**

第二节　怕　　冷

怕冷是指自觉形体怕冷，欲加衣被的症状。常见于各种外感疾病、疫病类疾病的初起和恢复期以及多种内伤杂病的过程中。如感冒、时行感冒（流行性感冒）、春温［瘟］（流行性脑脊髓膜炎、散发性脑炎）、痢疾（细菌性痢疾）、湿温［瘟］（肠伤寒及副伤寒）、疫斑热（流行性出血热）、稻瘟病（钩端螺旋体病）、肺热病（急性肺部炎性病变）、肺痈（肺脓肿）、三痹（风湿性关节炎、风湿性肌炎）、冷厥（冻僵）、瘿劳（甲状腺功能减退）、血劳（贫血）、疮痈、血痹（雷诺病、红斑性肢痛症）、心衰（心力衰竭）、久泄（慢性肠炎）、脾瘅［消］（吸收不良综合征）、脾水（营养不良性水肿）、肾水（肾病综合征）、石水（慢性肾小球肾炎）、溢饮（内分泌功能失调性水肿）、血脱（失血性休克）、类霍乱（细菌性食物中毒、急性胃肠炎）、气腹痛（胃肠痉挛）、缩阴病（恐缩症）、郁病（抑郁症）、脏躁（围绝经期综合征、更年期抑郁症、癔症性激情发作）、绝经前后诸症（围绝经期综合征）。

临床应对怕冷进行纵向和横向挖掘，进一步明确怕冷的病种与证型，确立治则治法，若对导致怕冷的病种尚不能确定时，可暂以"怕冷待查"作为初步诊断，并进行辨证论治及对症处理。

一、主症的纵向和横向挖掘

（一）纵向挖掘

怕冷的纵向挖掘应注意询问怕冷的性质、加重及缓解因素、部位、缓急、病程及与发热的关系等。

1. **性质、加重及缓解因素**　患者突起自觉怕冷，多加衣被，或近火取暖，仍感寒冷不缓解的，称为恶寒，多属表证；经常怕冷，身寒肢凉，加衣覆被，或近火取暖而寒冷能缓解的，称为畏寒，多属阳虚；遇风觉冷，避之可缓者，称为恶风，多属伤风表证；恶寒战栗，阵阵发抖，时发时止者，称为寒战，多属邪伏膜原或风热疫毒，正邪剧争。

2. **部位**　若感全身怕冷，多属外感病证，如风袭表疏证、风寒束表证、风热犯表证、风湿袭表证；若仅局部冷感，多属脾阳虚证（大腹、四肢）、胃阳虚证（胃脘）、肝肾虚寒证（颠顶、少腹、阴部）、肾阳虚证（腰膝、四末）、虚阳浮越证（下寒上热）、热（极肢）厥证（胸热，肢冷不过肘膝）等。

3. **缓急、病程**　起病急，病程短者，多属新病恶寒，常见于外感病证，如风袭表疏证、风寒束表证、风热犯表证、风湿袭表证；若起病缓，病程长者，多属久病畏寒，常见于内伤杂证，如肺卫气虚证、脾阳虚证、肝肾虚寒证、肾阳虚证等。

4. **与发热的关系**　是否相兼：恶寒发热，多属表证，如风寒束表证；但寒不热，多属里寒证，如肾阳虚证；寒热往来，多属半表半里证，若发无定时，常见于邪入少阳证，若发有定时，常见于疟疾邪伏膜原证。

轻重：恶寒重，发热轻者，多属风寒表证，如风寒束表证；恶寒轻，发热重者，多属风热表证，如风热犯表证；发热轻而恶风者，多属伤风表证，如风袭表疏证。

（二）横向挖掘

结合中医望、问、闻、切诊法和体格检查、理化检查进行横向挖掘，完善病情资料。

1. 中医四诊

（1）望诊

望面色：若伴面红目赤，多属风热疫毒证；伴面色苍白，多属亡阳证；伴面红如妆，多属虚阳浮越证；伴面色淡白或黧黑，多属肾阳虚。

望神：若伴神志模糊不清，多属风热疫毒证或亡阳证。

望排出物：若伴妇女带下量多，或大便稀薄，多属脾阳虚；伴尿清长，大便溏，多属虚阳浮越证；小便清长，夜尿多，多属肾阳虚证。

望舌：若伴舌淡，苔薄白，多属风寒束表证；若伴舌红，苔薄黄，多属风热犯表证；若伴舌淡，苔白滑，多属风湿袭表证；若伴舌红，苔黄微腻，多属暑湿袭表证；若伴苔白如积粉，多属邪伏膜原证；若伴舌淡胖，苔白润，多属脾阳虚证、肾阳虚证；若伴唇舌色暗，苔白，多属心阳虚证。

（2）问诊　若恶风，伴微发热，头痛，喷嚏，汗出，多属风袭表疏证；若伴发热，无汗，头身疼痛，多属风寒束表证；若微恶风寒，伴发热，少汗或无汗，口渴，头痛，咽痛，多属风热犯表证；若伴头重如裹，肢体困重，关节酸痛，胸闷，有汗而热不解，多属风湿袭表证；若寒热往来，胸胁苦满，口苦，咽干，目眩，多属邪入少阳证；若寒热定时发作，头痛如劈，身痛如被杖，胸胁胀闷，多属邪伏膜原证；若手足厥冷，伴壮热口渴，烦躁不宁，胸腹灼热，便秘尿黄，多属热（极肢）厥证；若恶风，伴自汗，时常感冒，气短乏力，多属肺卫气虚证；若畏冷肢凉，伴腹胀食少，腹痛喜温、喜按，大便稀溏，多属脾阳虚证；若畏寒肢冷，腰膝以下尤甚，伴面色淡白或黧黑，小便清长，夜尿多，多属肾阳虚证；若身凉肢厥，伴冷汗淋漓，神倦息微，面色苍白，多属亡阳证。

（3）闻诊　若伴语言错乱，多属风热疫毒证；若伴呕吐痰涎，多属邪伏膜原证；若伴气息微弱，多属亡阳证。

（4）切诊　若伴脉浮缓，多属风袭表疏证；若伴脉浮紧，多属风寒束表证；若伴脉浮数，多属风热犯表证；若伴脉洪数，多属风热疫毒证；若伴脉濡缓，多属风湿袭表证；若伴脉滑数，多属暑湿袭表证；若伴脉沉迟无力，多属脾阳虚证、胃阳虚证、肝肾虚寒证；若伴脉弱或结代，多属心阳虚证；若下肢厥冷，皮肤灼热，脉浮大无力，多属虚阳浮越证；若身凉肢厥，冷汗淋漓，脉微欲绝，多属亡阳证。

2. 体格检查　应注意患者精神及神志状态，穿着或覆盖衣被的情况，检测体温、心率、血压及相关的体格检查。

3. 理化检查　一般需做血、小便、大便等常规检查。根据病情需要，可选做 X 线摄片、B 超、肝功能、肾功能、血液生化、脑脊液及 CT、MRI 等检查。

通过横向挖掘，常与怕冷组合的症对主要有怕冷、恶风；怕冷、发热；怕冷、寒战；怕冷、少汗或无汗；怕冷、冷汗淋漓；怕冷、面白；怕冷、项强；怕冷、身痛；怕冷、肢凉蜷缩；怕冷、心悸；怕冷、痰白清稀；怕冷、口淡不渴；怕冷、呕吐；怕冷、腹痛；怕冷、腰膝酸冷；怕冷、夜尿频多；怕冷、小便清长等。

二、机制分析

1. 外感六淫之邪或时行疫毒之气,邪毒外袭肌表,或从口鼻上受,闭塞腠理,卫阳遏郁,不能温煦分肉,则恶风寒。邪入阳明气分,亦可因汗多,津气两伤,卫气不固而时时恶风,或背微恶寒。邪传少阳,病在半表半里,正邪相争,邪胜则寒,正胜则热,可出现怕冷与发热交替现象,亦即寒热往来。邪热炽盛而郁于内,阳气不能透达于外,患者可见身大寒,反不欲近衣的外假寒内真热的真热假寒证。

2. 禀赋薄弱,久病体虚,阳气虚衰,或内伤杂病,阴阳失调,阳虚则寒,形体失于温煦,故见怕冷。

3. 肝胆之气遏阻,阳气内郁,失于疏泄,不能布达于四末,亦可出现四肢厥逆、怕冷的表现。

总之,引起怕冷的疾病虽多,但其发病机制较为单纯,新病怕冷,多因感受寒邪较重,阳气郁遏,皮毛失其温煦所致;久病怕冷,多因阳气虚衰,阴寒偏胜,形体失于温煦所致,然亦有阳气内郁,不能布达四末,而成四肢厥逆者。

三、分证论治

怕冷的病位与卫表、心、脾、肾、胃、经络密切相关,病性多属风、寒、热、湿、暑、疫毒、阳虚(脱)、气虚、气滞。治法分别有疏风、散寒、清热、解毒、祛湿、清暑、温阳、益气、理气、温胃、暖肝、回阳等。

1. 风袭表疏证
证候:微发热,恶风,头痛,喷嚏,汗出,脉浮缓。

证素:病位为表,病性为风。

治法:疏风解表。

主方:桂枝汤(桂枝、白芍、炙甘草、生姜、大枣)。

加减举例:项背强,加葛根。

2. 风寒束表证
证候:恶寒,发热,无汗,头身疼痛,苔薄白,脉浮紧。

证素:病位为表,病性为风寒。

治法:辛温解表。

主方:麻黄汤(麻黄、桂枝、杏仁、甘草)。

加减举例:夹有湿邪,加白术或苍术;无汗而烦躁,加石膏;兼喘咳、痰白清稀,加细辛、法半夏、干姜、五味子。

3. 风热犯表证
证候:发热,微恶风寒,少汗或无汗,口渴,头痛,咽痛,咳嗽,或有出疹,舌尖红,苔薄黄,脉浮数。

证素:病位为表,病性为风热。

治法:辛凉解表。

主方:银翘散(金银花、连翘、桔梗、薄荷、芦根、竹叶、荆芥穗、牛蒡子、淡豆豉、甘草)。

加减举例:头胀痛甚,加桑叶、菊花;咳嗽痰多,加浙贝母、前胡、杏仁;咯痰黄稠,加黄芩、知母。

4. 风热疫毒证

证候：微恶风，寒战，高热，头痛剧烈，面红目赤，口大渴，甚或神志模糊不清，语言错乱，舌红，苔薄黄，脉洪数。

证素：病位为表，病性为风热、疫毒。

治法：疏表清热解毒。

主方：清瘟败毒饮（生地黄、生石膏、水牛角尖、黄连、牡丹皮、栀子、桔梗、黄芩、知母、赤芍、玄参、连翘、竹叶、甘草）。

加减举例：常加大青叶、蚤休、蒲公英；咽喉肿痛，加一枝黄花、土牛膝；口燥咽干，加沙参、天花粉、梨皮。

5. 风湿袭表证

证候：恶寒发热，肢体困重，关节酸痛，头重如裹，胸闷，有汗而热不解，口不渴，舌苔白滑，脉濡缓。

证素：病位为表，病性为风湿。

治法：祛湿解表。

主方：羌活胜湿汤（羌活、独活、防风、藁本、川芎、蔓荆子、甘草）。

加减举例：身重腰痛，寒湿较重者，加附子、防己、苍术、益智仁等。

6. 暑湿袭表证

证候：发热微恶寒，无汗或少汗，头身困重，恶心纳呆，口渴，舌红，苔黄微腻，脉滑数。

证素：病位为表，病性为暑、湿。

治法：祛暑化湿解表。

主方：新加香薷饮（金银花、鲜扁豆花、厚朴、香薷、连翘）。

加减举例：恶寒身痛，加豆卷、藿香、薄荷；恶心欲呕，加法半夏、白豆蔻；小便短赤，加六一散、赤茯苓。

7. 邪入少阳证

证候：寒热往来，胸胁苦满，口苦，咽干，目眩，苔薄白，脉弦。

证素：病位为少阳，病性为风寒。

治法：和解少阳。

主方：小柴胡汤（柴胡、黄芩、半夏、生姜、人参、甘草、大枣）。

加减举例：胸中烦热不呕者，去半夏、人参，加瓜蒌；口渴，去半夏，加天花粉。

8. 邪伏膜原证

证候：恶寒战栗与高热交替定时发作，伴头痛如劈，身痛如被杖，胸胁胀闷，呕吐痰涎，苔白如积粉，脉弦数。

证素：病位为膜原，病性为邪毒。

治法：开[透]达膜原。

主方：达原饮（草果、厚朴、槟榔、知母、黄芩、白芍、甘草）。

加减举例：胁痛、口苦，加柴胡；腰背项痛，加羌活；目痛、眉棱骨痛、鼻干不眠，加葛根；热毒较重，加金银花、连翘；寒热如疟，加柴胡、青蒿。

9. 热（极肢）厥证

证候：壮热口渴，烦躁不宁，胸腹灼热，手足厥冷但不过肘膝，便秘尿黄，舌红苔黄，脉弦。

证素：病位为气分,病性为热。

治法：辛寒清热。

主方：白虎汤(知母、石膏、甘草、粳米)。

加减举例：身热而渴,脉大无力者,加人参。

10. 肺卫气虚证

证候：恶风自汗,时常感冒,气短乏力,舌淡,脉弱。

证素：病位为肺卫,病性为气虚。

治法：益气固表。

主方：玉屏风散(黄芪、防风、白术)。

加减举例：汗出多,加浮小麦、糯稻根、煅牡蛎;恶寒,加附子、桂枝、白芍;气短懒言,加党参、黄精;舌红、脉细数,加麦冬、五味子。

11. 脾阳虚证

证候：腹胀食少,腹痛喜温、喜按,畏冷肢凉,大便稀溏,或下肢水肿,或妇女带下量多,舌淡,苔白润,脉沉迟无力。

证素：病位为脾,病性为阳虚。

治法：温中散寒。

主方：附子理中丸(人参、白术、炮姜、炮附子、炙甘草)。

加减举例：呕吐,加生姜、法半夏;腹泻甚,加山药、煨肉豆蔻、煨诃子;腹痛甚,加重人参、干姜用量。

12. 胃阳虚证

证候：胃脘冷痛绵绵,喜温喜按,食少脘痞,舌淡苔白,脉沉迟无力。

证素：病位为胃,病性为阳虚。

治法：温胃散寒。

主方：大建中汤(蜀椒、干姜、人参、饴糖)。

加减举例：气虚甚,加黄芪;血虚,加当归、白芍。

13. 肝肾虚寒证

证候：颠顶、少腹及阴部拘急冷痛,头晕眼花,苔白润,脉沉迟无力。

证素：病位为肝、肾,病性为阳虚。

治法：暖肝温肾。

主方：暖肝煎(当归、枸杞子、沉香、肉桂、乌药、小茴香、茯苓、生姜)。

加减举例：一般可加柴胡、吴茱萸、人参、红枣。

14. 心阳虚证

证候：心悸怔忡,心胸憋闷而喘,畏冷肢凉,面色淡白,或下肢浮肿,唇舌色暗,苔白,脉弱或结代。

证素：病位为心,病性为阳虚。

治法：温补心阳。

主方：保元汤(黄芪、人参、甘草、肉桂、生姜)。

加减举例：可加白术、茯苓、远志;浮肿明显,加泽泻、猪苓、车前子、大腹皮;形寒怯冷甚,加附子、干姜。

15. 肾阳虚证

证候:畏寒肢冷,腰膝以下尤甚,面色淡白或黧黑,小便清长,夜尿多,舌淡,苔白,脉弱。

证素:病位为肾,病性为阳虚。

治法:温补肾阳。

主方:肾气丸(附子、桂枝、干地黄、山茱萸、山药、茯苓、泽泻、牡丹皮)。

加减举例:夜尿多,加桑螵蛸、益智仁、覆盆子;阳痿,加鹿茸、巴戟天、锁阳、肉苁蓉。

16. 虚阳浮越证

证候:自觉发热,面红如妆,阵发烘热,伴口咽干燥,下肢厥冷,小便清长,大便溏,舌淡苔润,脉浮数无根。

证素:病位为里,病性为阳浮。

治法:温阳散寒。

主方:通脉四逆汤(炙甘草、生附子、干姜)。

加减举例:面赤,加葱白;腹中痛,去葱,加白芍;呕者,加生姜;咽痛,去白芍,加桔梗;利止脉不出,去桔梗,加人参。

17. 亡阳证

证候:冷汗淋漓,伴面色苍白,身凉肢厥,气息微弱,精神恍惚,舌淡,苔润,脉微欲绝或浮数无根。

证素:病位为里,病性为亡阳。

治法:回阳救逆。

主方:参附汤(人参、炮附子)。

加减举例:一般加生姜、红枣同煎;汗多、心神恍惚者,加龙骨、牡蛎。

四、 辨病施治

(一)辨病思路

1. 辨别有无伴见发热的情况,一般有恶寒发热、寒热往来、但寒不热三个类型,还应辨别系全身怕冷,或局部怕冷。

(1)恶寒发热　指恶寒与发热同时出现,多见于外感病的表证阶段。

(2)寒热往来　指恶寒与发热交替发作,又称往来寒热。常见于疟疾和少阳病。

(3)但寒不热　指只感怕冷而不觉发热的症状。新病但恶寒不发热,多为实寒证;久病恶寒,多因脏腑虚损,阳气虚衰,形体失于温煦所致,属虚寒证。

2. 新起恶寒,伴发热或未发热,有头身疼痛等症者,多属各种外感时行疾病、疫病类疾病的初期,如感冒、时行感冒、春温[瘟]、痢疾、湿温[瘟]、疫斑热、稻瘟病、肺热病、肺痈、三痹等。

3. 自觉恶寒而体温升高,甚至有寒战,为正气与外感邪毒剧争之象。如属疮痈类疾患,应防疔疮走黄、疽毒内陷等的发生。

4. 恶寒、寒战后高热,头身疼痛,发作有定时者,应考虑疟疾的可能。

5. 经常怕冷,肢凉,得温可缓,不发热,体质虚弱者,多为内伤杂病,属虚寒证。如瘿劳、血风劳、血劳、血痹、心衰、久泄、脾痿[消]、脾水、肾水、石水、溢饮、黑疸、血脱等病常见。

6. 暴感寒邪,或食生饮冷等,而恶寒严重,或伴腹痛、呕泻、喘咳等症,系寒邪为犯,属实寒证,多见于类霍乱、气腹痛、缩阴病、冷厥等病。

7. 自觉阵发怕冷,时又觉发热,而体温无变化,亦无肢凉等症,检查无特征性改变者,常属郁病类疾病,或为脏躁、绝经前后诸症等病。

(二)按病论治

1. 感冒

参"发热—按病论治—感冒"。

2. 冷厥

(1)散寒宣痹,回阳救逆 当归四逆汤(当归、桂枝、白芍、细辛、炙甘草、通草、大枣)加吴茱萸、生姜。

(2)艾灸 取神阙、气海、关元等穴艾灸。

(3)中成药 参附注射液8 mL加入25%葡萄糖注射液20 mL,静脉推注;继之以50~100 mL,加入5%葡萄糖注射液500 mL中静脉滴注。

(4)西药治疗 可酌情选用阿拉明、多巴胺、多巴酚丁胺等。

3. 瘿劳

(1)温肾助阳 右归丸(熟地黄、山药、山茱萸、枸杞子、鹿角胶、菟丝子、杜仲、当归、肉桂、制附子)加石菖蒲、佩兰、茯苓等。

(2)中成药 ①金匮肾气丸,每次9 g,每日2次。②补中益气丸,每次9 g,1日3次。

(3)西药可选用 左旋甲状腺素,起始量25~50 μg/d,每次可增加25 μg,维持量100~150 μg/d,每晨服药1次。或干甲状腺片,起始量10~20 mg/d,视病情每周增加10~20 mg,维持量60~180 mg/d。

4. 血劳

(1)滋补肝肾,益气养血 补肾生血汤(红参、磁石、黄芪、阿胶、鹿角胶、龟甲胶、陈皮、何首乌、枸杞子、紫河车、白术、当归、白芍、熟地黄、炙甘草)。

(2)健脾益气补血 归脾汤加减(黄芪、当归、白术、人参、何首乌、鸡血藤、川芎、龙眼肉、生地黄、山药、砂仁、炙甘草)。

(3)中成药 ①红桃K生血剂,每次1片或1支,每日2次,口服。②益血生,每次4粒,每日3次,口服。③血宝,每次2~4粒,每日3次,口服。

(4)西药治疗 硫酸亚铁0.3~0.6 g,每日3次;或富马酸亚铁0.4 g,每日3次,饭后服。口服铁制剂同时,给予维生素C 200 mg,每日3次。

(5)严重时可考虑输血治疗。

5. 疟疾

(1)祛邪截疟,和解表里 柴胡截疟饮加减(柴胡、半夏、常山、乌梅、红参、草果、大枣、黄芩、生姜、槟榔)。

(2)清热解毒除瘴 清瘴汤加减(黄连、柴胡、青蒿、常山、竹茹、茯苓、知母、黄芩、枳实、半夏、陈皮)。

(3)青蒿素注射液 首剂600 mg,第2、第3日各300 mg,肌肉注射。

(4)西药治疗 ①磷酸氯喹,首剂4片,6小时后2片,第2、第3日各2片,口服。②盐酸甲氟喹啉6片,1次顿服。

五、 对症处理

1. 单方验方

（1）荆芥穗 10 g、薄荷 15 g，或麻黄 10 g，煎水擦浴，适用于风寒而高热者。

（2）治阳虚方（《经验方》）：羊肾 1 对，去脂，切开，加肉苁蓉 30 g，酒浸一宿，去皮，蒸熟，下葱盐五味食。

2. 常用中成药

（1）新病恶寒伴发热者　选用柴胡注射液、鱼腥草注射液、穿琥宁注射液等。

（2）久病阳气虚损　选用肾气丸、十全大补丸、附子理中丸、右归丸、参桂鹿茸丸等。

3. 针灸疗法

（1）新病恶寒伴发热者　以三棱针，分别选少商、风池、大椎、曲池、合谷等穴，刺破后放出少量血液；亦可针刺手三里、曲池、合谷、足三里、阳陵泉、三阴交等，均用泻法。

（2）素体阳虚者　常用艾条灸关元、气海、足三里等穴。

4. 西药治疗　注意保暖，伴发热者，口服阿司匹林。

第三节 自　汗

自汗是指不因劳累、炎热、衣着过暖、服用发汗药等因素影响，白昼时时汗出，动辄益甚的汗出异常症状。如虚劳类、脱病类疾病、中暑、瘿气（甲状腺功能亢进）等病均可导致。

临床应对自汗进行纵向和横向挖掘，进一步明确自汗的病种与证型，确立治则治法，若对导致自汗的病种尚不能确定时，可暂以"自汗待查"作为初步诊断，并进行辨证论治及对症处理。

一、 主症的纵向和横向挖掘

（一）纵向挖掘

自汗症状的纵向挖掘应注意询问自汗的时间特性，汗出的性质、程度、缓解因素，病程及缓急程度等。

1. 时间　清醒时不因劳累活动，不因天热及穿衣过暖和服用发汗药物等因素而自然汗出，动则汗出更多。应与睡则汗出，醒则汗止之盗汗区别。

2. 性质　蒸蒸汗出，汗黏，多属邪热郁蒸；汗出肌肤赤热，汗温热，多属热证；汗稀而冷，多属阳虚证。

3. 程度　汗出局部，量少，体倦乏力，多是气虚或阳虚，程度尚轻，一般预后较好；汗出冰冷，淋漓不尽，伴面色苍白，四肢厥冷，气息微弱，精神恍惚，为亡阳之证，病情重，预后差。

4. 病程、缓急　单独出现自汗，病程短，一般预后良好，如肺卫不固，营卫不和等；伴见于其他疾病过程中的自汗，病情往往较重，要重视原发疾病的治疗。病程较久或病重者，会出现阴阳虚实错杂的情况，自汗久则可以伤阴，出现气阴两虚或阴阳两虚之证。

（二）横向挖掘

结合中医望、闻、问、切四诊方法和体格检查、理化检查进行横向挖掘，完善病情资料。

1. **中医四诊**

（1）望诊

望面色：若伴面色少华多属气虚或阳虚；面色赤，多属实热证；若伴面色苍白，多属血虚或寒证，甚则亡阳证。

望形体：若半身或局部汗出，多属营卫不和；若但头汗出，汗黏，多属湿热郁蒸；若面赤伴尿黄，多属暑热伤津证。

望舌象：舌质红，苔黄腻，多属湿热证；舌质淡红，苔薄少，多属气虚或阳虚证。

（2）闻诊　若咳喘日久，多属肺气虚证；若神志躁扰不宁，息粗气喘，多属实热之邪；若气息微弱，精神恍惚，多为阳脱证。

（3）问诊　若伴有恶风，稍劳加剧，易于感冒，神疲乏力，多属肺气不固证；若肢体酸痛，头痛，时寒时热，多属营卫不和证；若恶风发热，身重酸楚，小便不利，多属风湿犯表证；若口渴引饮，身灼热，多属暑热伤津气；若头部汗出，口腻作渴，身热不扬，肢体困重，多属湿热郁蒸。

（4）切诊　若汗出黏腻，多属湿热证；若汗出量多淋漓而凉，四肢冰冷，脉微或浮数无根，多属阳气虚脱证。结合脉象进行辨证诊断。

2. **体格检查**　应明确出汗的部位，皮肤温度及汗出的具体表现，注意汗的质地（清淡、黏稠、冷暖等）。

3. **理化检查**　根据原发疾病的可能而做相应的实验室检查，如抗"O"、血沉、黏蛋白、T_3、T_4、基础代谢率等，以助确立诊断。

通过横向挖掘，常与自汗组合的症对主要有自汗、肥胖；自汗、头晕；自汗、怕冷等。

二、机制分析

自汗多因营卫不和、热炽阳明、暑伤气阴、气虚阳虚等引起，可见于外感六淫或内伤杂病，前者多为实证，后者多为虚证。主要病机为阴阳失调，腠理不固，而致汗液外泄。

1. **体虚卫表不固**　素体虚弱、久病体虚之人，正气不足，稍事劳累，则阳气浮动，而见自汗；咳喘日久，肺气不足，肌表疏松，卫表不固，腠理开泄可致自汗。

2. **外邪侵袭**　表虚之人微受风邪，以致营卫不和，卫外失司，可致自汗。或感受风热、暑热之邪，邪客于肺，肺热内炽，蒸发津液外泄。湿热内蕴，蒸发津液外泄，亦可出现自汗。

3. **正气耗伤**　思虑太过，损伤心脾，烦劳过度，神气亏虚，或小儿先天不足、后天失于调养，均可致精血耗损，气阴两虚，阴津内扰，腠理不固，亦可出现自汗。

4. **阳气暴脱**　阳气极度衰微，失却温煦、固摄、推动之能，故见冷汗淋漓。

三、分证论治

自汗症状的病位与肺卫、表相关。单一病性多属（外）风、气虚、暑、津亏、亡阳；组合病性常属风湿、湿热。治法分别有益气固表、调和营卫、解表、祛湿、清暑、益气、生津、清热、化湿、回阳固脱。

1. **肺卫不固（气虚）证**

证候：汗出，伴恶风，稍劳尤甚，易于感冒，神疲乏力，面色少华，舌淡，苔薄白，脉弱。

证素：病位为肺卫、表，病性为气虚。

治法：益气固表。

主方：玉屏风散（黄芪、防风、白术）。

加减举例：汗出多，加麻黄根、浮小麦、糯稻根、煅牡蛎；气虚甚，加党参、黄精、炙甘草；舌红、脉细数，加麦冬、五味子。

2. 营卫不和证

证候：汗出，伴恶风，肢体酸痛，头痛，时寒时热，或半身、局部出汗，苔薄白，脉浮缓。

证素：病位为表，病性为风、气虚。

治法：调和营卫。

主方：桂枝汤（桂枝、白芍、生姜、炙甘草、大枣）。

加减举例：汗出多，酌加牡蛎、龙骨；心烦、失眠、情绪易激动，加酸枣仁、百合、生地黄、知母等。

3. 风湿犯表证

证候：汗出，伴恶风发热，身重酸楚，小便不利，苔薄腻，脉浮缓。

证素：病位为表，病性为风湿。

治法：祛湿解表。

主方：防己黄芪汤（防己、白术、黄芪、甘草、生姜、大枣）。

加减举例：恶心欲呕，加藿香、佩兰、紫苏叶；身重体痛，加羌活、防风、白芷。

4. 暑伤津气证

证候：暑季见遍体汗出，伴发热，口渴引饮，神志躁扰不宁，头晕胀痛，身灼热，尿短黄，息粗气喘，面赤，舌红，苔黄，脉细数无力。

证素：病位为气分、心神，病性为暑、气虚、津亏。

治法：清暑益气生津。

主方：王氏清暑益气汤（西洋参、石斛、麦冬、黄连、竹叶、知母、荷梗、甘草、粳米、西瓜翠衣）。

加减举例：发热甚，加金银花、生石膏；口渴甚，加生地黄、天花粉；汗出过多，加五味子、煅牡蛎。

5. 湿热蕴蒸证

证候：阵阵热汗外出，出汗以头面为多，伴口腻作渴，身热不扬，身体困重，舌红苔黄腻，脉濡数或滑数。

证素：病位为里，病性为湿热。

治法：清热化湿。

主方：三仁汤（杏仁、薏苡仁、白蔻仁、厚朴、制半夏、通草、滑石、竹叶）。

加减举例：腹胀、便溏不爽，加苍术、大腹皮；身痛困重，加防己、豆卷。

6. 亡阳证

证候：冷汗淋漓，伴面色苍白，身凉肢厥，气息微弱，精神恍惚，舌淡，苔润，脉微欲绝或浮数无根。

证素：病位为里，病性为亡阳。

治法：回阳固脱。

主方：参附龙牡汤（人参、炮附子、龙骨、牡蛎）。

加减举例：口渴舌燥，加麦冬、五味子。

7. 风热犯表证

证候：无汗或额有小汗，身热，微恶风寒，咽红而干，干咳无痰，舌边尖红，苔薄黄，脉浮数。

证素：病位为表,病性为风热。

治法：清热解表。

主方：银翘散(金银花、连翘、竹叶、荆芥、牛蒡子、薄荷、淡豆豉、桔梗、芦根、甘草)。

加减举例：咽痛,加射干、马勃。

8. 阳明经证

证候：大汗出,身大热,不恶寒反恶热,大渴引饮,心烦躁扰,面赤,舌红,苔黄燥,脉洪大;或见手足厥冷,喘促气粗,心烦谵语,舌质红,苔黄腻。

证素：病位为阳明,病性为热。

治法：清热生津。

主方：白虎汤(石膏、知母、炙甘草、粳米)。

加减举例：温疟,但热无寒,骨节疼痛,时呕,加桂枝;湿温脉沉细者,加苍术。

9. 阳明腑证

证候：日晡潮热,手足濈然大汗出,脐腹胀满硬痛而拒按,大便闭结不通,甚至谵语、狂乱、不得眠,舌苔黄厚干燥,或起芒刺,甚至苔焦黑燥裂,脉沉迟而实,或滑数。

证素：病位为阳明,病性为热、燥屎。

治法：峻下热结。

主方：大承气汤(大黄、厚朴、枳实、芒硝)。

四、辨病施治

(一) 辨病思路

1. 经常自汗,体质虚弱者 多为久病体虚,或为虚劳类疾病。

2. 根据病史、伴随症等进行诊断

(1) 怕热、食欲亢进、消瘦、心悸、颈部肿块、眼突而多汗(常以掌跖部为甚)者,多为瘿气。

(2) 病前1~4周有咽痛史,症见发热恶寒或持续低热、关节酸疼而多汗者,应考虑痹病等疾病。

(3) 饥饿时,或胃切除患者于餐后突然多汗、伴心悸、面色白者,多为饥厥。

(4) 起病急骤,伴高热者,多属温热性外感病。温热病后期热退之后,因体虚未复,亦常有自汗表现。

(5) 妇女产后,自汗或盗汗不止者,称为产后汗症。

(6) 婴幼儿多汗,并有烦躁、易哭、夜惊、枕部秃发、肌肉松软等症者,多为佝偻病,宜作钙磷沉积、碱性磷酸酶等血生化检查及X线骨质摄片检查,以确定诊断。

(7) 病情严重,或心胸、腹部等处剧痛,而见面色苍白、肢冷、汗出者,常见于厥脱类疾病,以及厥心痛、石淋等病。

(8) 夏季或在高温下作业,出现汗多、发热、口渴、疲乏等症者,可能是伤暑。

(二) 按病论治

1. 瘿气

(1) 祛痰化瘀散结 海藻玉壶汤(海藻、昆布、陈皮、青皮、连翘、贝母、当归、川芎、独活、甘草、海带)加浮小麦、煅牡蛎。

（2）滋阴潜阳   益阴潜阳汤(生地黄、麦冬、枸杞子、生白芍、生龙骨、珍珠母、夜交藤、钩藤、石决明)加减。

（3）中成药   ① 天王补心丹,每次 8 粒,每日 3 次,口服。② 知柏地黄丸,每次 8 粒,每日 3 次,口服。③ 甲亢清,每次 15 mL,每日 3 次,口服 30 日为 1 个疗程。④ 甲亢灵,每次 6 片,每日 3 次,口服。

（4）西药治疗   可选用他巴唑每日 20 ~ 60 mg;甲亢平每日 20 ~ 60 mg;甲基硫氧嘧啶或丙基硫氧嘧啶,每日 300 ~ 450 mg,分 2 ~ 3 次口服。

2. **佝偻病**

（1）益气补肾   健脾壮骨抗佝方(黄芪、菟丝子、煅龙骨、炒谷芽、炒麦芽)加鹿茸、山茱萸。

（2）中成药   ① 龙牡壮骨冲剂,每次 2 包,每日 3 次,温水冲服。② 龟鹿补肾丸,每次 0.5 ~ 1 丸,每日 2 次,口服。③ 保元片,每次 2 片,每日 2 次,口服。

（3）西药治疗   口服维生素 D 制剂 2000 ~ 5000 U,持续 1 个月后改为预防量,同时口服元素钙,每日 200 mg。

（4）人工紫外线疗法   专用紫外线灯或水银石英灯,全身分两区照射,每区隔日照射 1 次,从 1/4 生物剂量开始,每照射 1 ~ 2 次后,可增加 1/4 生物剂量,灯距为 1 cm 左右,10 ~ 20 次为 1 个疗程。

3. **产后汗症**

（1）益气固表   玉屏风散(黄芪、防风、白术)加牡蛎、五味子。

（2）中成药   ① 玉屏风颗粒剂,每次 6 g,每日 2 次,口服。② 生脉口服液,每次 10 mL,每日 3 次,口服。③ 人参养荣丸,每次 6 g,每日 2 次,口服。④ 黄芪注射液,每次 2 ~ 4 mL,每日 1 ~ 2 次,肌肉注射;或每次 10 ~ 20 mL,加入 5% 葡萄糖注射液中静脉滴注,每日 1 次。

（3）牡蛎粉   适量扑身。

（4）外敷   五倍子 1.5 g,研粉加醋调,敷脐部,每日换药 1 次,连敷 3 天。

五、 对症处理

1. **对精神紧张伴失眠等症者**   可给镇静剂,如安定等。心率加快者,可给心得安等。

2. **单方及成药**

（1）麻黄根 10 g,牡蛎、浮小麦各 20 g,水煎服。

（2）黄芪、浮小麦各 15 g,大枣 5 枚,水煎服。

（3）天王补心丹,每次 1 丸,每日 2 次。

3. **体针疗法**   夹脊穴(颈 3 ~ 5)、间使、三阴交为主穴,配阴郄、复溜、太冲、内关等穴,交替使用。

4. **常用止汗中药**   黄芪、牡蛎、浮小麦、麻黄根、五味子、五倍子等,可在辨病、辨证基础上选用。

第四节   盗   汗

盗汗是指睡时汗出,醒后汗止的汗出异常症状。常见于各种痨病,如肺痨(肺结核)、脑痨

（结核性脑膜炎）、肠痨（肠结核）、肝痨（肝结核）、肾痨（肾结核）、痨淋（膀胱结核）、乳痨（乳腺结核），佝偻病，恶核（恶性淋巴瘤），血癌（白血病），温热性外感病恢复期和产后等。

临床应对盗汗进行纵向和横向挖掘，进一步明确盗汗的病种与证型，确立治则治法，若对导致盗汗的病种尚不能确定时，可暂以"盗汗待查"作为初步诊断，并进行辨证论治及对症处理。

一、主症的纵向和横向挖掘

（一）纵向挖掘

盗汗症状的纵向挖掘应注意询问汗出的时间，汗出的轻重，病程、缓急等。

1. **时间** 盗汗有时间特异性，表现为睡时出汗，而醒后汗止。区别于白昼清醒时汗出，动辄益甚的自汗。

2. **轻重** 若一段时间每天都有盗汗且醒后身热，出汗多甚则浸透衣物，则病情较重；若偶有盗汗，醒后身热不甚，汗出少，则病情较轻

3. **病程、缓急** 盗汗多属阴虚，少有阳虚，若病程短，一般预后良好；伴见于其他疾病过程中的盗汗，病情往往较重，要重视原发疾病的治疗。病程较久或病重者，会出现阴阳虚实错杂的情况，阴虚盗汗日久则可以伤阳或伤气，出现气阴两虚或阴阳两虚之证。

（二）横向挖掘

结合中医望、闻、问、切四诊方法和体格检查、理化检查进行横向挖掘，完善病情资料。

1. **中医四诊**

（1）望诊

望色：若伴面色无华，多属心血不足证；伴两颧色红，尿黄，便结，多属虚热证；伴唇、甲色淡，多属血虚之证。

望舌象：舌红，少苔，多属阴虚证；舌红瘦小，少苔，多属气阴两虚证。

（2）闻诊 若出现气短，多属气虚。

（3）问诊 若盗汗伴有心悸，多属心血亏虚；若五心烦热，午后潮热，多属阴虚火旺；若潮热，肢体倦怠，气短口渴，多属气阴两虚。此外，还应注意询问发现全身的病情表现，如有无痨病接触史、新近是否患过发热性疾病等，以利于病种的鉴别。

（4）切诊 若脉细无力，多为阴虚、血虚证；若脉细数，多为阴虚证。

2. **体格检查** 应明确出汗的部位，皮肤的温度、湿度等，注意汗的质地（清淡、黏稠、冷暖等）。

3. **理化检查** 除血、小便、大便等常规检查外，胸部 X 线检查多属必要，或做痰涂片找抗酸杆菌，并有针对性地进行有关生化检查。

二、机制分析

1. 素体虚弱、久病体虚，烦劳过度，或思虑太过，劳伤心脾，致心血不足，心液不藏，而为盗汗。

2. 高热、呕吐、暴泻等之后，余热未清，阴津耗损，致阴虚火旺，迫津外泄，而为盗汗。

3. 情志不遂，肝郁化火，或嗜食辛辣，湿热偏盛，邪热郁蒸，迫津外泄，故见盗汗。

4. 小儿先天不足,或后天失于调养,以致精血亏少,不能濡养,阴虚气弱,亦可使卫表不固而出现自汗或盗汗。

三、 分证论治

盗汗症状的病位在里,病性属血虚、阴虚。治法分别有滋阴、补血、降火。

1. 心血亏虚证

证候:盗汗,伴心悸,面色无华,唇、甲色淡,舌淡红,脉细无力。

证素:病位为心,病性为血虚。

治法:补血养心,益气固表。

主方:人参养荣汤(人参、甘草、当归、白芍、熟地黄、肉桂、大枣、黄芪、白术、茯苓、五味子、远志、陈皮、生姜)。

加减举例:一般宜去肉桂、生姜,加龙骨、煅牡蛎、麻黄根、浮小麦;血虚甚者,加何首乌、枸杞子。

2. 阴虚火旺证

证候:夜寐盗汗,伴五心烦热,或兼见午后潮热,两颧色红,口渴,尿黄便结,舌红,少苔,脉细数。

证素:病位为里,病性为阴虚。

治法:滋阴降火。

主方:当归六黄汤(当归、生地黄、熟地黄、黄芩、黄连、黄柏、黄芪)。

加减举例:汗多,加煅牡蛎、糯稻根、浮小麦;骨蒸潮热,加知母、地骨皮、青蒿、秦艽、鳖甲、银柴胡、白薇。

3. 气阴亏虚证

证候:盗汗,伴潮热,五心烦热,肢体倦怠,气短口渴,舌红瘦小,少苔,脉虚弱。

证素:病位为里,病性为气虚、阴虚。

治法:滋阴益气。

主方:生脉散(人参、麦冬、五味子)。

加减举例:常加浮小麦、麻黄根、糯稻根、牡蛎;烦热、口渴,加生地黄、牡丹皮、知母;气短、神疲,加黄芪;咳嗽痰多,加百部、瓜蒌;痨虫感染,加黄连、百部、猫爪草、十大功劳叶、冬虫夏草、白及等。

四、 辨病施治

(一)辨病思路

1. 进行性消瘦、咯血、咳嗽、午后潮热、颧红者,痨病可能性最大,如肺痨、脑痨、肠痨、肝痨、肾痨、痨淋、乳痨等,并应有各自的不同病状表现。

2. 近期有急起发病,伴高热病史者,多为温热性外感病恢复期。

3. 婴幼儿多汗,并有烦躁、易哭、夜惊、枕部秃发、肌肉松软等症者,多为佝偻病,宜作钙磷沉积、碱性磷酸酶等血生化检查及 X 线骨质摄片检查,以确定诊断。

4. 恶核、血癌等病过程中,亦可见盗汗症状,在排除痨病等情况下,应做有关检查,以尽早明确诊断。

5. 妇女产后汗出不止,可表现为自汗或盗汗,称为产后汗症。

（二）按病论治

1. **肺痨等痨病** 参"咳嗽—按病论治—肺痨"。

2. **佝偻病** 参"自汗—按病论治—佝偻病"。

3. **热病后期**

（1）益气养阴 生脉散（人参、麦冬、五味子）加煅牡蛎、浮小麦、地骨皮。

（2）中成药、单方 ① 生脉口服液，每次 10 mL，每日 3 次，口服。② 乌梅 10 枚、浮小麦 15 g、桑叶 10 g、大枣 10 枚，水煎服。③ 瘪桃干 15 枚、红枣 10 枚，水煎服。

（3）轻粉方 川芎、白芷、藁本各 30 g，米粉 90 g，共为末，用纱布包裹，扑于身上。

（4）外敷 五倍子 1.5 g，研粉加醋调，敷脐部，每日换药 1 次，连敷 3 天。

4. **恶核**

（1）益气养阴，软坚散结 生脉散（人参、麦冬、五味子）合消瘰丸（玄参、牡蛎、贝母）。

（2）中成药 生脉注射液，每次 40～100 mL，加入 5% 葡萄糖液 250 mL 中静脉滴注，每日 1 次。

（3）西药治疗 可用环磷酰胺、长春新碱、强的松等药物。

五、对症处理

1. **针灸疗法**

（1）体针疗法 大椎透结核穴，华盖透璇玑，或肺俞透天柱，膻中透玉堂。手法选用可据病情程度而定，30 日为 1 个疗程。

（2）隔姜灸疗法 取膏肓、膈俞、胆俞等为主穴，配足三里、三阴交等，每次 6～7 壮，10 次为 1 个疗程。

（3）穴位注射疗法 主穴取结核穴、肺俞、膏肓、肺热穴、肾俞，配穴取孔最、曲池、足三里、三阴交。用维生素 B_1，注射主穴、配穴各 1 个，隔日 1 次。

（4）穴位埋线疗法 一组取结核穴、厥阴俞透肺俞、中府透云门；二组取膏肓、肺热穴。两组交替埋置羊肠线，间隔 20～30 日。

2. **常用止盗汗中药** 煅牡蛎、浮小麦、麻黄根、五味子、糯稻根、熟地黄、五倍子等，可在辨病、辨证基础上选用。

第五节 无 汗

无汗是指当出汗时而不汗出的症状。可见于感冒、干燥病、中暑、蛇皮癣、白疕、瘿劳等病。

临床应对无汗症状进行纵向和横向挖掘，进一步明确引起无汗的病因，常因外感寒邪、玄府密闭或禀赋异常、久病劳伤后气血营养不足，蒸化无力，生化乏源，腠理开泄异常所致。然后确立治则治法，若对导致无汗的病种尚不能确定时，可暂以"无汗待查"作为初步诊断，并进行辨证论治及对症处理。

一、主症的纵向和横向挖掘

（一）纵向挖掘

阴性症状不必进行纵向挖掘。

（二）横向挖掘

结合中医望、闻、问、切四诊方法和体格检查、理化检查进行横向挖掘,完善病情资料。

1. 中医四诊

（1）望诊

望头面:面色淡白,多属血虚;颧红多属阴虚;颜面眼睑浮肿,多属脾肾阳虚证。

望五官:口鼻、咽喉、唇舌干燥,多为阴虚、津亏。

望皮肤:皮肤干燥,多为阴虚、津亏、血虚;皮肤粗糙,覆有糠秕状鳞屑,蛇皮样外观,多属血虚风燥证。

望形体:四肢萎软,肌肉萎缩,多属肝肾阴亏证;形体瘦削,身材矮小,动作迟钝,智力低下,肢体萎软,多属精髓亏虚证。

望阴部:阴毛稀少,多属脾肾阳虚证。

望舌象:舌淡,苔薄白,多属于风寒束表证;舌红,苔黄,多属里热亢盛证;舌瘦薄,苔少有裂纹,多属阴虚火旺证;舌红,少苔,多属阴虚证;舌红瘦小,少苔,多属气阴两虚证。

（2）闻诊　若伴胸闷气促,恶心呕吐,可见于暑闭气机证;气短者,可见于暑伤津气证;气短懒言,多属气虚。

（3）问诊　若伴恶寒,发热,头身疼痛,口不渴,多属风寒束表证;若伴发热,微恶寒,无汗,头身困重,恶心纳呆,口渴,多属暑湿袭表证;若伴高热无汗,体若燔炭,四肢厥冷痉挛,烦躁不安,剧烈腹痛或头痛而胀,甚或神昏,多属暑闭气机证;发热,口渴,无汗,神疲思睡,尿短黄,多属暑伤津气证;食难吞下,小便短少,大便干结,多属津液亏虚证;咽干口燥,皮肤干燥,神疲乏力,气短懒言,尿少,便结,多属气阴亏虚证;皮肤轻度瘙痒,遇冬皮肤常发生皲裂,多属血虚风燥证;肌肤麻木,腰脊酸软,头晕耳鸣,咽干或多饮、多食、多尿,多属肝肾阴亏证;疲乏无力,畏寒肢冷,嗜睡少言,耳鸣目眩,关节酸痛,阳痿滑精,妇女闭经,多属脾肾阳虚证;头晕脑鸣,或精少精稀,阳痿早泄,可见于精髓亏虚证。

（4）切诊　触摸肌肤,查看是否汗出、肌肤温度,此外还应结合脉象进行辨证。

2. 体格检查　通过出汗试验,检查皮肤毛孔汗腺情况。

3. 理化检查　根据病情酌情选取甲状腺素、血清抗 SS - A、抗 SS - B 抗体等。

二、 机制分析

1. **感受寒邪**　因寒性收引,腠理致密,玄府闭塞。

2. **外感暑邪**　暑夹寒湿,郁遏卫表,腠理闭塞;或暑热内炽,内闭气机,气的升降出入异常,不能蒸化汗液;或暑伤津气,蒸化无力,生化无源。

3. **禀赋异常**　腠理开泄障碍,玄府开合不能,或素体阴津、阳气亏虚。

4. **久病劳损**　如有消渴病、瘿劳等导致气血阴阳亏虚,阳气不足蒸化无力,阴津不足则生汗无源。

5. **药毒损伤**　如抗胆碱药(阿托品等),交感神经节阻滞剂(四乙基胺等),殃及腠理,玄府开泄失司。

6. **皮肤病变**　如蛇皮癣、白疕等损伤玄府,开泄不能。

总之,本症状病位多在玄府,病因多为寒、湿、暑邪和气血阴阳不足,病性有虚有实。

三、分证论治

无汗症状病位或在表,或在里,在里者多与肝、肾、脾、髓有关。病性证素多属风寒、暑、津亏、阴虚、血虚、阳虚、髓亏。治法分别有解表、祛暑、开闭、养阴、养血、温阳、益髓等。

1. 风寒束表证

证候:恶寒、发热、无汗,头身疼痛,口不渴,苔薄白,脉浮紧。

证素:病位为表,病性为风寒。

治法:辛温解表。

主方:麻黄汤(麻黄、桂枝、杏仁、甘草)。

加减举例:项背强直,改用葛根汤(桂枝、白芍、麻黄、葛根、甘草);无汗而烦躁,加石膏。

2. 暑湿袭表证

证候:发热,微恶寒,无汗,头身困重,恶心纳呆,口渴,舌红,苔黄微腻,脉滑数。

证素:病位为表,病性为暑湿。

治法:祛暑化湿解表。

主方:新加香薷饮(金银花、连翘、鲜扁豆花、厚朴、香薷)。

加减举例:无汗,恶风,身重,加豆卷、藿香、佩兰;小便短赤,加六一散(滑石粉、甘草)、赤茯苓;发热较重者,加黄连、黄芩、青蒿。

3. 暑闭气机证

证候:高热无汗,体若燔炭,四肢厥冷痉挛,面色苍白,烦躁不安,胸闷气促,恶心呕吐、剧烈腹痛或头痛而胀,甚或神昏,舌红,苔黄,脉弦或沉伏。

证素:病位为里,病性为暑、气闭。

治法:祛暑开闭。

主方:木香顺气散(木香、香附、槟榔、青皮、陈皮)。

加减举例:呕恶,加竹茹;热甚,加黄芩、黄连、栀子。

4. 暑伤津气证

证候:发热,口渴,无汗,神疲思睡,气短乏力,尿短黄,舌红,苔黄少津,脉细数无力。

证素:病位为里,病性为暑、津亏、气虚。

治法:清暑益气。

主方:王氏清暑益气汤(西洋参、石斛、麦冬、黄连、竹叶、知母、荷梗、甘草、粳米、西瓜翠衣)。

5. 津液亏虚证

证候:口鼻、咽喉、唇舌、皮肤干燥,食难吞下,无汗,小便短少,大便干结,舌红少津,脉细数。

证素:病位为里,病性为津亏。

治法:生津润燥。

主方:沙参麦冬汤(沙参、麦冬、玉竹、天花粉、桑叶、扁豆、甘草)。

加减举例:常加生地黄、梨汁、芦根汁、乌梅等;大便干结,加瓜蒌仁。

6. 气阴亏虚证

证候:咽干口燥,皮肤干燥无汗,神疲乏力,气短懒言,面色淡白或颧红,尿少,便结,舌瘦薄,苔少有裂纹,脉弱而数。

证素:病位为里,病性为气虚、阴虚。

治法：益气养阴。

主方：五阴煎（熟地黄、白芍、山药、扁豆、莲子肉、白术、茯苓、人参、五味子、甘草）。

加减举例：可加黄精、乌梅、枸杞子等。

7. 血虚风燥证

证候：无汗，皮肤干燥、粗糙，覆有角形糠秕状鳞屑，蛇皮样外观，轻度瘙痒或不痒，遇冬皮肤常发生皲裂，舌红苔黄，脉濡细。

证素：病位为肌肤，病性为血虚。

治法：养血润燥。

主方：桂枝加当归汤（桂枝、白芍、甘草、生姜、大枣、当归）。

加减举例：皮损色淡，部分消退，鳞屑较多，皮肤干燥无汗，头晕眼花，面色淡白，口干，便结，舌淡苔薄白，脉细。宜养血润肤饮（当归、升麻、皂角刺、生地黄、熟地黄、天冬、麦冬、红花、桃仁、黄芩、黄芪）。

8. 肝肾阴亏证

证候：无汗，四肢痿软，肌肉萎缩，麻木感觉，运动异常，腰脊酸软，头晕耳鸣，咽干或多饮、多食、多尿、舌红少苔，脉细数。

证素：病位为肝、肾，病性为阴虚。

治法：滋补肝肾。

主方：滋水清肝饮（熟地黄、山茱萸、山药、牡丹皮、茯苓、泽泻、当归、白芍、酸枣仁、山栀子、柴胡）。

加减举例：可加怀牛膝、黄芪、杜仲、续断。

9. 脾肾阳虚证

证候：疲乏无力，无汗，畏寒肢冷，嗜睡少言，颜面眼睑浮肿，阴毛稀少，耳鸣目眩，关节酸痛，阳痿滑精，妇女闭经，舌淡苔白，脉细缓无力。

证素：病位为脾、肾，病性为阳虚。

治法：温补脾肾。

主方：金匮肾气丸合理中丸（肉桂、附子、山药、山茱萸、熟地黄、牡丹皮、茯苓、泽泻、人参、甘草、白术、干姜）。

加减举例：常去牡丹皮，加菟丝子、鹿角胶。

10. 精髓亏虚证

证候：形体瘦削，身材矮小，动作迟钝，智力低下，无汗，肢体痿软，头晕脑鸣，或精少精稀，阳痿早泄等，舌淡苔薄，脉细。

证素：病位为里，病性为精亏、髓亏。

治法：补益精髓。

主方：龟鹿二仙膏合左归丸（鹿角、龟甲、人参、枸杞子、熟地黄、山药、山茱萸、菟丝子、鹿角胶、牛膝）。

四、辨病施治

（一）辨病思路

1. 新起无汗，伴恶寒、发热轻或不发热，头身痛等症状者，多属感冒，发于夏季，可能为暑湿感冒。

2. 发于夏季有暴晒或高温作业史,突然高热无汗,胸闷烦躁、口渴,或神昏肢厥、呕吐者,多为中暑、暑闭。

3. 无汗,身体发育不良,症见毛发稀少、牙齿呈圆锥形或无齿,前额突出、马鞍鼻、唇宽、耳大、智力低下等,属先天无汗症。

4. 伴眼、口、鼻干燥,皮肤干燥,关节处肿胀、疼痛,多为干燥病。

5. 无汗畏寒,面部表情呆板,面颊及眼睑浮肿,皮肤苍白或萎黄,干燥粗厚,应考虑瘿痨可能,结合基础代谢率检测和甲状腺素检测可明确诊断。

6. 有消渴病史,无汗伴四肢麻木、酸疼,应考虑消渴可能,血、尿糖阳性可确诊。

7. 四肢、躯干皮肤干涩无汗,有蛇皮样鳞屑者,多为蛇皮癣。

8. 伴皮肤起多形红斑、银屑,刮去鳞屑可见点状出血者,多为白疕。

9. 有用阿托品、四乙基胺等抗胆碱药和交感神经节阻滞剂等药物史,药后即无汗伴口渴、烦躁等,多为阿托品等药物中毒。

除此之外,西医学认为无汗还可见于系统性硬化症或局限性硬皮病、慢性萎缩性肢端皮炎、萎缩性硬化性苔藓、射线皮炎、剥脱性皮炎、下丘脑或延髓器质性病变、脊髓肿瘤、脊髓空洞症、多发性神经根炎、多发性骨髓瘤等。

(二) 按病论治

1. **感冒**　参"发热—按病论治—感冒"。

2. **暑闭**

(1) 理气开闭　木香顺气散(木香、香附、槟榔、青皮、厚朴、苍术、枳壳、砂仁、炙甘草、生姜)加减。

(2) 中成药　① 玉枢丹 1 g,温开水送服。② 行军散 0.3~0.9 g,口服。③ 红灵丹 0.6 g,口服。④ 安宫牛黄丸 1 丸,口服。

(3) 西药治疗　① 输液,纠正酸碱及电解质紊乱。② 休克时选用阿拉明、多巴胺等。③ 并发心衰时可选用洋地黄类正性肌力药。④ 并发脑水肿时可选甘露醇等。

3. **瘿痨**　参怕冷—按病论治—瘿痨。

4. **干燥病**

(1) 生津润燥　沙参麦冬汤(沙参、麦冬、玉竹、天花粉、桑叶、扁豆、甘草)加五味子、熟地黄等。

(2) 中成药　① 六味地黄丸,每次 9 g,每日 2 次,口服。② 生脉饮,每次 10 mL,每日 3 次,口服。③ 玉泉丸,每次 60 粒,每日 3 次,口服。④ 玉竹膏,每次 15 g,每日 2 次,口服。

(3) 西药治疗　① 眼干可用人工泪液滴眼,睡眠前以眼药膏涂眼皮以保护角膜。② 必嗽平可减轻口、眼干燥。③ 唾液腺病变者,可用毛果云香碱。④ 并发内脏损害时可使用肾上腺皮质激素和免疫抑制剂。

5. **白疕、蛇皮癣**

(1) 养阴润燥　生血润肤饮(当归、熟地黄、生地黄、黄芪、天冬、麦冬、五味子、升麻、黄芩、桃仁、红花、瓜蒌仁)加减。

(2) 单方验方　① 玄参、当归、蛇蜕等份,研细末,炼蜜为丸,每丸重 10 g,每次 1 丸,口服 2 次,淡盐水送下,适用于蛇皮癣。② 秦皮 120 g,水煎,外洗患处,每日或隔 2~3 日洗 1 次。用于白疕。③ 枯矾 120 g、野菊花 240 g、川椒 120 g、芒硝 500 g,煎水淋浴或浸泡,用于白疕。④ 侧柏叶适量,煎水外洗。

（3）中成药　可选用：① 5% 硫黄软膏、5% 黑豆馏油软膏、百部酊外搽。② 六味地黄丸,每次 9 g,每日 2 次,口服。

（4）西药治疗　可选用：① 维生素 B_{12}、维生素 C。② 皮质类固醇激素。③ 免疫抑制剂。

五、 对症处理

1. **常用中成药**　藿香正气丸、理中丸、附子理中丸、六味地黄丸。
2. **常用发汗中药**　麻黄、桂枝、葱白、荆芥、紫苏、生姜等,可在辨病辨证基础上选用。

第六节　半身汗出

半身汗出是指患者半身(或左半身,或右半身,或上半身,或下半身)不出汗,而相对应的半身则有汗出。可见于痿病(重症肌无力)、痿躄(格林巴列综合征、多发性神经炎)、风[喑]痱(中风后遗症)、瘫痪(脊髓病变)、郁病(脏躁、神劳)等病。

临床应对半身汗出进行纵向和横向挖掘,明确半身汗出的病种与证型,进一步确立治则治法,若对导致半身汗出的病种尚不能确定时,可暂以"半身汗出待查"作为初步诊断,并进行辨证论治及对症处理。

一、 主症的纵向和横向挖掘

（一）纵向挖掘

半身汗出症状的纵向挖掘应注意询问汗出的具体部位,是否对称,是否部位有改变等。

（二）横向挖掘

结合中医望、闻、问、切四诊方法和体格检查、理化检查进行横向挖掘,完善病情资料。

1. **中医四诊**

（1）望诊　经脉挛急疼痛,手足屈伸不利,见于寒湿痹阻证;下肢痿软无力,微肿,多见于湿热阻络证;半身不遂,肢体痿软无力,或口舌歪斜,或口角流涎,舌质淡胖,多见于风痰阻络证;肢体痿软无力,刺痛拒按,肌肤不荣,面色暗黑,多见于瘀血阻络证;肌肤甲错,面色无华多见于气虚血瘀证。

此外还可结合舌诊进行辨证。

（2）闻诊　语言謇涩,咳吐痰涎,多见于风痰阻络证;咳嗽少痰多见于肺燥津亏证。

（3）问诊　肢体重着,见于寒湿痹阻证;下肢痿软无力,身体困重,或麻木微肿,或足胫发热,胸脘痞闷,多见于湿热阻络证;头晕目眩多见于风痰阻络证;精神抑郁,喜怒无常,心烦失眠,疲乏,胸胁胀满,喜叹息,不思饮食,多见于气机郁滞证;病起发热,或热病后肢体痿弱不用,下半身皮肤枯燥无汗,上半身汗出多,心烦口渴,咽干不利,大便干燥,多见于肺燥津亏证;中风后,半身不遂,肢体痿弱无力,少气懒言,神疲乏力,多见于气虚血瘀证;伴面色萎黄,心悸气短,乏力,手指麻木,肢体软弱无力,多见于气血亏虚证;肢体痿弱无力或半身不遂、语謇、腰膝酸软,眩晕,咽干耳鸣,五心烦热,多见于肾虚精亏证;肢体痿软无力,畏寒肢冷,便溏,纳呆,小便清长,多见于阳气虚弱证。

（4）切诊　结合皮肤滑涩、皮肤湿润、肢体肌力、脉象进行辨证。

2. **体格检查**　应明确出汗的部位(左或右半身、上或下半身),皮肤的具体表现,注意汗的质地(清淡、黏稠、冷暖等),着重进行神经系统检查。

3. **实验室检查**　酌情选做头部 CT、神经电生理、肌电图、脑脊液等检查。

通过横向挖掘,常与半身汗出组成症对的主要有半身汗出、经脉挛急疼痛;半身汗出、肢体痿软无力;健侧汗出、半身不遂等。

二、 机制分析

1. 风寒湿热毒瘀痰等邪阻经络,营卫不和,气血运行不畅,阳气蒸发阴液成汗受阻,随邪阻的部位不同,病侧无阳化阴为汗故无汗,而健侧则因阳气滞留,过度蒸发,迫津外出而多汗。

2. 脑与脊髓病变如中风、肿瘤、手术、创伤等,神机失灵,神经传导异常,玄府开合失常,同时可兼风、痰、瘀等阻滞经脉。随脑与脊髓病变部位的不同而汗出部位不同。病侧玄府开合不能或邪阻而无汗,健侧则代之以过度开合排出汗液。

3. 五志过极,肝气郁滞,疏泄失司,气机升降出入受阻,当一侧气机受阻,汗孔开合乖戾,则无汗,另一侧则代之以汗多求得新的平衡。

4. 禀赋不足或病久,损伤气血,阴精阳气亏虚,经脉失于温煦与濡养,病变半身因阳气亏虚不能蒸发阴液或因阴精不足,汗液化生乏源而无汗;健康半身则代之以多汗来维持阴阳的平衡。

三、 分证论治

半身汗出病位多在经络、脑、肝、肺,单一病性多属瘀血、气滞、津亏、精亏、阳虚、气虚、血虚,组合病性多属寒湿、湿热、风痰。治法分别有活血、行气、润燥、补阳、补气、补血、散寒、祛湿、清热、祛风、化痰。

1. **寒湿痹阻证**

证候:半身无汗,经脉挛急疼痛,手足屈伸不利,肢体重着,舌苔白腻,脉沉缓。

证素:病位为经脉,病性为寒湿。

治法:温散寒湿。

主方:甘草附子汤(炙甘草、白术、炮附子、桂枝)。

加减举例:寒湿较重,改用薏苡仁汤(薏苡仁、芍药、当归、麻黄、桂枝、苍术、生姜、甘草)。

2. **湿热阻络证**

证候:下肢痿软无力,半身无汗,身体困重,或麻木微肿,或足胫发热,胸脘痞闷,小便短赤,舌红苔黄腻,脉濡数。

证素:病位为络,病性为湿热。

治法:清热化湿,宣痹通络。

主方:加味二妙散(黄柏、苍术、牛膝、防己、萆薢、当归、龟甲)。

加减举例:常去龟甲加薏苡仁、威灵仙、桑枝。

3. **风痰阻络证**

证候:半身不遂,仅健侧汗出,肢体痿软无力,或口舌歪斜、语言謇涩,头晕目眩,咳吐痰涎,或口角流涎,舌质淡胖,苔白腻,脉濡。

证素:病位为络,病性为风痰。

治法:祛风化痰,和营通络。

主方:半夏白术天麻汤(半夏、白术、天麻、茯苓、甘草、橘红、生姜、大枣)。

加减举例:痰多流涎者,加石菖蒲、郁金;风痰甚者,加全蝎、白僵蚕。

4. 瘀血阻络证

证候:半身无汗,肢体痿软无力,刺痛拒按,肌肤不荣,面色暗黑,舌质紫暗或淡,苔润,脉弦涩,常有创伤手术史。

证素:病位为络,病性为瘀血。

治法:活血通络。

主方:身痛逐瘀汤(桃仁、红花、川芎、当归、地龙、香附、羌活、秦艽、五灵脂、没药、甘草、牛膝)。

5. 气机郁滞证

证候:半身无汗出,精神抑郁,喜怒无常,心烦失眠,疲乏,胸胁胀满,喜叹息,不思饮食,苔薄白,脉弦。

证素:病位为肝,病性为气滞。

治法:疏肝解郁。

主方:逍遥散(当归、白芍、柴胡、茯苓、白术、甘草、生姜、薄荷)。

加减举例:常加合欢皮、酸枣仁、远志;气郁化火,口苦口干,烦躁多怒,加牡丹皮、山栀子。

6. 肺燥津亏证

证候:病起发热,或热病后肢体痿弱不用,下半身皮肤枯燥无汗,上半身汗出多,心烦口渴,咳嗽少痰,咽干不利,大便干燥,舌质红,苔黄燥,脉细数。

证素:病位为肺,病性为津亏。

治法:清肺润燥。

主方:清燥救肺汤(桑叶、杏仁、石膏、甘草、人参、胡麻仁、阿胶、麦冬、枇杷叶、枳壳)。

加减举例:口渴明显,加生地黄、麦冬、知母。

7. 气虚血瘀证

证候:可见于中风后,其汗出在健侧,患侧无汗,半身不遂,肢体痿弱无力,肌肤甲错,面色无华,少气懒言,神疲乏力,舌淡暗,脉细涩。

证素:病位为络,病性为气虚、血瘀。

治法:益气活血。

主方:补阳还五汤(黄芪、当归、川芎、地龙、红花、赤芍、桃仁)。

加减举例:气短乏力,加人参,重用黄芪;常加丹参、三七、鸡血藤等。

8. 气血亏虚证

证候:半身无汗出,面色萎黄,心悸气短,乏力,常伴手指麻木,肢体软弱无力,舌淡苔白,脉细无力。

治法:补益气血。

证素:病位为里,病性为气虚、血虚。

主方:圣愈汤(黄芪、人参、川芎、当归、熟地黄、白芍)。

加减举例:常加桂枝、鸡血藤等。

9. 肾虚精亏证

证候：起病缓，病程长，半身无汗，肢体痿弱无力或半身不遂、语謇、腰膝酸软，眩晕，咽干耳鸣，五心烦热，舌红少津，脉细数。

证素：病位为肾，病性为精亏。

治法：滋补肝肾。

主方：虎潜丸（龟甲、黄柏、知母、熟地黄、白芍、锁阳、陈皮、狗骨、干姜）。

加减举例：常加枸杞子、菟丝子、山茱萸等。

10. 阳气虚弱证

证候：半身无汗，肢体痿软无力，畏寒肢冷，便溏纳呆，小便清长，舌淡苔白，脉沉细无力。

证素：病位为里，病性为阳虚。

治法：温补阳气。

主方：右归丸（附子、肉桂、熟地黄、山药、山茱萸、当归、枸杞子、菟丝子、鹿角胶、杜仲）。

加减举例：兼瘀血，加丹参、红花、鸡血藤；气虚明显者，加人参、黄精。

四、辨病施治

（一）辨病思路

1. 病后如温热病后继出现的半身汗出、四肢软弱无力而呈松弛性瘫痪多为痿病类、痹病类疾病。

2. 四肢感觉、运动障碍、肌肉萎缩，皮肤薄嫩而干燥，半身汗出，腱反射减弱或消失，应考虑肢痿、痿痹（格林巴列综合征、多发性神经炎）可能，若电生理、肌电图改变和脑脊液蛋白-细胞分离可明确诊断。

3. 有中风病史，见半身不遂、口舌歪斜、语言謇涩，健侧汗多，患侧无汗，应考虑风[喑]痱，头部 CT 可明确是出血性中风或缺血性中风。

4. 有头颅、腰脊外伤手术史或肿瘤史，伴截瘫或半身不遂，患侧无汗，多为脑、脊髓病变，如脊髓横贯性损伤等，结合 CT 可协助诊断。

5. 有精神刺激的诱因，情绪波动大，突然汗出半身，伴烦躁，喜怒无常，喜叹息，失眠多梦等，应考虑郁病类疾病如脏躁、神劳等。

（二）按病论治

1. **风[喑]痱**　参"便秘—按病论治—风[喑]痱"。

2. **肢痿、痿痹**

（1）清热化湿通络　四妙散（黄柏、苍术、薏苡仁、牛膝）加减。

（2）滋补肝肾，强筋壮骨　虎潜丸（狗骨、干姜、陈皮、白芍、锁阳、熟地黄、知母、龟甲、黄柏）加减。

（3）中成药　①木瓜丸，每次 30 粒，每日 2 次，口服。②人参再造丸，每次 1 丸，每日 2 次，口服。③健步虎潜丸，每次 6 g，每日 3 次，口服。④大活络丸，每次 1 丸，每日 1 次，口服。

（4）西药治疗　①维生素类药，如维生素 C、维生素 B_1、维生素 B_{12}。②抗病毒药，如干扰素。③能量制剂，如三磷酸腺苷。④必要时选用肾上腺皮质激素。

3. 脏躁 参失眠—按病论治—脏躁。

五、对症处理

1. **常用中成药** 华佗再造丸、灯盏花注射液、三七总苷片、大活络丸、丹参注射液等。

2. **常用中药** 柴胡、鸡血藤、三七、桂枝、水蛭等。

3. **单方验方**

(1) 水蛭粉 每次 2 g,每日 3 次,口服,适用于瘀血阻络者。

(2) 石斛、怀牛膝、桑白皮各 30 g,甘草 6 g,水煎服,每日 2 次,用于肺热津亏证。

(3) 猪骨髓、牛骨髓,捣烂和入米粉,白糖调服。

4. **针灸疗法**

(1) 体针疗法 风痰阻络,选内关、阳陵泉、足三里、三阴交、环跳、夹脊穴。

(2) 耳针疗法 选肝、脾、肾、肺、内分泌等。

5. **理疗** 可进行温热疗法,采用超短波,脉冲电刺激。

6. **西药** 可酌情选用神经营养药,如维生素 C、维生素 B_2、维生素 B_{12}、三磷酸腺苷等。

第八章　头面五官症状

第一节　头　　痛

头痛为患者自觉头部疼痛的症状。可见于脑系疾病、头颅损伤,眼、耳、口、鼻等头部病变及许多全身性疾病。如偏头风[痛](血管神经性头痛、偏头痛)、面风痛(三叉神经痛)、厥[真]头痛(高血压脑病)、脑瘤(颅内良性或恶性肿瘤)、脑痨(结核性脑膜炎、脑内结核瘤)、颅脑痈(脑脓肿)、风眩(高血压病)、虚眩(体质性低血压)、神郁(神经症)、神劳(神经衰弱症)、血劳(贫血)、项痹(颈椎综合征)、雷头风(原发性急性闭角型青光眼急性发作期之重症)、青风内障(原发性慢性开角型青光眼)、绿风内障(原发性急性闭角型青光眼急性发作期)、黑风内障(原发性急性闭角型青光眼慢性期)、感冒、时行感冒(流行性感冒)、春温[瘟](流行性脑脊髓膜炎、散发性脑炎)、疫斑热(流行性出血热)、暑温[瘟](流行性乙型脑炎)、温毒发斑(斑疹伤寒)、胸痹(缺血性心脏病)、经行头痛、妊娠偏头痛(妊娠期血管神经性头痛)、子眩(妊娠高血压综合征)等。

临床应对头痛进行纵向和横向挖掘,进一步明确头痛的病种与证型,确立治则治法,若对导致头痛的病种尚不能确定时,可暂以"头痛待查"作为初步诊断,并进行辨证论治及对症处理。

一、主症的纵向和横向挖掘

(一)纵向挖掘

头痛症状的纵向挖掘应注意询问疼痛的确切部位或痛点,疼痛的性质、缓急、病程、程度、病因或诱因,加重、缓解因素,存续状态等。

1. **部位**　后头痛,下连于项,多属太阳头痛,常见风寒犯头证;痛在前额部及眉棱骨等处,多属阳明头痛,常见于风热犯头证、风寒犯头证;头之两侧疼痛,并连及于耳,多属少阳头痛,常见于肝气郁结证、肝阳上亢证;痛在颠顶部位,或连目系,多属厥阴头痛,常见于寒滞肝脉证。

2. **性质**　头痛恶寒,痛连项背,多属风寒犯头;头胀而痛,多属风热犯头或肝气郁结、肝阳上亢;头痛如裹,多属风湿犯头;头痛而沉重昏蒙,多属痰浊犯头;头痛呈跳痛,多属肝火犯头;头部冷痛,颠顶痛甚,多属寒滞肝脉;头痛部位固定,呈刺痛,昼轻夜重,多属瘀血犯头;头部隐痛,或空痛,多属虚,常见于气血两虚证、肾虚髓亏证。

3. **缓急、病程、程度**　起病较急、病程较短,疼痛较剧,多属外感头痛;起病缓慢,病程较长,反复发作,时轻时重,多属内伤头痛。若突发性剧烈头痛,持续不解,阵发加重,并伴有喷射性呕吐,肢厥,抽搐,属厥[真]头痛,本病凶险,需中西医结合急救。

4. 病因或诱因　因起居不慎,感受外邪而发者,多属外感头痛;因情绪波动、失眠、饮食、劳倦、房事不节、病后体虚、头部外伤等引起者,多属内伤头痛。

5. 加重、缓解因素　遇劳加重,休息缓解,时作时止,痛而喜按者,多属虚证;疼痛无明显休止,拒按者,多属实证。

6. 存续状态　头痛偶然发作,时作时止,持续时间短者,多属病轻;发作频率高,持续时间长者,多属病重。

(二)横向挖掘

结合中医望、闻、问、切四诊方法和体格检查、理化检查进行横向挖掘,完善病情资料。

1. 中医四诊

(1)望诊

望神、望头面、望形体:若伴面红目赤,多属风热犯头、疫毒侵袭或肝火犯头;若伴躯体斑疹隐隐或显露,烦躁不宁,或神昏谵语,或抽搐,多属疫毒侵袭;若伴面色淡白,唇甲色白,多属气血两虚;若伴面赤如醉酒貌,多属肝阳上亢。

望舌象:舌质紫暗或有瘀斑,多属瘀血犯头;苔腻,多属风湿或痰浊或痰火犯头;舌质红,苔少,多属肝肾阴虚。

(2)闻诊　若伴声高气粗,多属肝火;若伴咳嗽咳痰,恶心呕吐,多属痰浊或痰火;若伴善太息,嗳气,多属肝气郁结。

(3)问诊　若伴恶风寒,口不渴,多属风寒犯头;若伴肢体困重,纳呆胸闷,大便或溏,多属风湿犯头;若伴壮热口渴,恶心呕吐,多属疫毒侵袭;若伴头晕,心悸不宁,神疲乏力,食少腹胀,多属气血两虚;若伴眩晕,耳鸣健忘,或神识痴呆,腰膝酸软,男子精少不育,女子宫寒不孕,多属肾虚髓亏;若伴情志抑郁,胸胁或少腹胀闷窜痛,妇女乳房胀痛,月经不调,多属肝气郁结;若伴眩晕,心烦,急躁易怒,夜寐不宁,口苦,多属肝阳上亢;若伴目睛胀痛,烦躁易怒,耳鸣如潮,口苦,口渴欲饮,小便短黄,大便秘结,多属肝火犯头;若伴胸脘满闷,呕吐白色涎沫,纳呆,耳鸣失聪,多属痰浊犯头;若伴咳吐黄痰,心悸失眠,口苦,大便不畅,多属痰热内扰。

此外还应结合汗出、一般情况、既往史等情况进行诊断。

(4)切诊　若伴颈核,多属外感头痛;若伴头部包块,拒按,多属瘀血犯头。

此外还应结合脉象变化进行诊断。

2. 体格检查　全面的体格检查与神经系统检查,测血压、体温,头部有无压痛,有无脑膜刺激征,必要时做五官科检查特别是眼底检查。

3. 理化检查　可行血常规、生化检查,必要时做脑电图、脑血流图、脑血管造影、脑脊液检查,头颅、鼻窦及颈椎X线摄片、CT或MRI等检查,以助明确诊断。

通过横向挖掘,常与头痛组合的症对主要有头痛、恶寒发热;头痛、身重;头痛、眩晕;头痛、面红目赤;头痛、呕吐;头痛、项强;头痛、失眠;头痛、烦躁易怒;头痛、抑郁;头痛、胸闷等。

二、机制分析

头痛的病因及机制分外感与内伤两大类。

1. 外感头痛　因六淫、疫毒之邪外感,上犯颠顶,阻滞清阳,经气不利,气血逆乱,清窍被蒙而致头痛,有风寒、风热、风湿、疫毒之分。

2. **内伤头痛** 与肝、脾、肾三脏关系密切。因于肝者,情志失调,肝气失疏,气机郁滞,经气不通;或郁而化火,上扰清空;或火盛伤阴,肾水不足,水不涵木,肝失濡养,导致肝肾阴亏于下,肝阳亢扰于上;或禀赋肝阳偏旺之体,肝阳上亢,扰乱清窍而致头痛。因于脾者,劳倦过度,纳食过少;或病后体虚,脾胃虚弱,化生不足,营血亏少,不能上荣于脑;饮食不节,嗜酒肥甘,脾失健运,痰湿内生,上蒙清窍,阻遏清阳而致头痛。因于肾者,由于先天禀赋不足,肾精亏虚;或年老肾精耗损,脑髓空虚而致头痛。

其他尚有外伤跌仆,久病入络,使血行瘀滞,脉络瘀阻,不通而痛;或脑络受损,络破血溢,津液外渗,化生痰瘀水湿停聚于脑髓,阻滞不通而痛;或颅内癌瘤压迫脑髓而致头痛;或眼、耳、齿等五官疾病及项痹等,使颅脑经气受阻而致头痛。

三、分证论治

头痛病位在脑,与心、肝、脾、肾密切相关,病性多属风、寒、热、湿、疫毒、阳亢、气虚、血虚、阴虚、髓亏、痰(浊)、气滞、血瘀。治法分别有疏风、散寒、清热、解毒、祛湿、益气、补血、滋阴、益髓、平肝、潜阳、疏肝、理气、化痰、化瘀、通络、暖肝、止痛等。

1. **风寒犯头证**

证候:头痛时作,痛连项背,伴恶风寒,口不渴,苔薄白,脉浮紧。

证素:病位为头,病性为风、寒。

治法:疏风散寒止痛。

主方:川芎茶调散(川芎、荆芥穗、薄荷、羌活、细辛、白芷、防风、甘草)。

加减举例:遇寒痛甚,加熟附片、麻黄;颠顶痛,加吴茱萸、生姜;兼咳嗽、痰稀白,加杏仁、前胡、紫苏叶。

2. **风热犯头证**

证候:头痛而胀,伴发热恶风,面红目赤,口微渴,舌边尖红,苔薄黄,脉浮数。

证素:病位为头,病性为风热。

治法:疏风清热止痛。

主方:芎芷石膏汤(川芎、白芷、羌活、藁本、菊花、石膏)。

加减举例:发热口渴,加葛根、知母、天花粉;咳嗽不爽、痰黄质稠,加川贝母、瓜蒌仁、沙参;便秘,配服黄连上清丸;兼暑湿,加香薷、黄连、金银花;兼燥热,加桑叶、杏仁、梨皮。

3. **风湿犯头证**

证候:头痛如裹,伴肢体困重,纳呆胸闷,大便或溏,苔白腻,脉濡。

证素:病位为头,病性为风、湿。

治法:疏风祛湿止痛。

主方:羌活胜湿汤(羌活、独活、防风、蔓荆子、藁本、川芎、甘草)。

加减举例:伴呕吐,加姜半夏、竹茹;烦闷、口苦、苔黄腻,加黄芩、黄连、制半夏;腹胀、便溏,加苍术、厚朴、枳壳。

4. **疫毒侵袭证**

证候:头痛剧烈,伴壮热口渴,烦躁不宁,恶心呕吐,斑疹隐隐或显露,面红目赤,或神昏谵语,或抽搐,舌红或绛,脉数。

证素：病位为头,病性为疫毒。

治法：清热解毒凉血。

主方：清瘟败毒散(生石膏、生地黄、水牛角尖、黄连、栀子、桔梗、黄芩、知母、赤芍、玄参、连翘、竹叶、甘草、牡丹皮)。

加减举例：由于疫毒的性质有所不同,可据症加减。

5. 气血两虚证

证候：头痛而晕,伴心悸不宁,神疲乏力,食少腹胀,面色淡白,舌质淡,苔薄白,脉弱。

证素：病位为头,病性为气虚、血虚。

治法：补气生血。

主方：八珍汤(人参、白术、茯苓、甘草、当归、白芍、川芎、熟地黄)。

加减举例：气短、脘腹坠胀,加黄芪、升麻;血虚甚,加阿胶、鸡血藤、何首乌;失眠、健忘,加酸枣仁、远志、益智仁。

6. 肝肾阴虚证

证候：头痛,伴眩晕,耳鸣,心烦少寐,目干涩,腰痛酸软,神疲乏力,遗精,舌红,少苔,脉细数无力。

证素：病位为肝、肾,病性为阴虚。

治法：滋补肝肾。

主方：杞菊地黄丸(熟地黄、山药、山茱萸、茯苓、泽泻、牡丹皮、枸杞子、菊花)。

加减举例：可去茯苓、泽泻;烦热、盗汗者,加知母、地骨皮、五味子;心悸、失眠者,加酸枣仁、龙骨、珍珠母。

7. 肾虚髓亏证

证候：头痛眩晕,伴耳鸣健忘,或神识痴呆,腰膝酸软,男子精少不育,女子不孕,舌淡,脉弱。

证素：病位为肾,病性为髓亏。

治法：补益精髓。

主方：大补元煎(山茱萸、炙甘草、山药、杜仲、当归、枸杞子、熟地黄、人参)。

加减举例：头部空痛,加紫河车;腰膝酸冷,加附子、肉桂、怀牛膝、巴戟天。

8. 肝气郁结证

证候：头痛,伴情志抑郁,喜叹息,胸胁或少腹胀闷窜痛,妇女乳房胀痛,月经不调,脉弦。

证素：病位为肝,病性为气滞。

治法：疏肝理气。

主方：柴胡疏肝散(柴胡、香附、枳壳、川芎、甘草、白芍)。

加减举例：颠顶痛、呕吐,加吴茱萸、生姜。

9. 肝阳上亢证

证候：头胀而痛,伴眩晕,心烦,急躁易怒,夜寐不宁,口苦,面赤,舌红,苔薄黄,脉弦有力。

证素：病位为肝,病性为阴虚、阳亢。

治法：平肝潜阳。

主方：天麻钩藤饮(石决明、钩藤、杜仲、天麻、黄芩、川牛膝、栀子、益母草、夜交藤、茯神)。

加减举例：心烦、失眠者,加酸枣仁、龙齿;腰酸、耳鸣者,加何首乌、枸杞子、熟地黄;头痛欲裂者,加山羊角、龟甲、白芍、牡丹皮。

10. 肝火犯头证

证候：头痛剧烈，伴目睛胀痛，面红气粗，烦躁易怒，耳鸣如潮，口苦，口渴欲饮，小便短黄，大便秘结，舌干红，苔黄，脉弦数。

证素：病位为肝，病性为火。

治法：清肝泻火。

主方：栀子清肝汤（栀子、牡丹皮、柴胡、白芍、川芎、当归、石膏、黄连、牛蒡子、甘草）。

加减举例：面赤、烦躁者，加郁金、黄柏；大便秘结者，加大黄、芒硝（冲服）。

11. 寒滞肝脉证

证候：头部冷痛，颠顶痛甚，得温则缓，伴口淡不渴，恶心吐涎沫，四肢不温，舌质暗，苔白，脉沉紧。

证素：病位为肝，病性为寒。

治法：暖肝散寒止痛。

主方：吴茱萸汤（吴茱萸、人参、生姜、大枣）。

加减举例：头部冷痛，加白芷、防风、荆芥穗；四肢不温，加当归、肉桂。

12. 痰浊上犯清窍证

证候：头痛昏蒙，伴胸脘满闷，呕吐白色涎沫，纳呆，耳鸣失聪，舌淡，苔白腻，脉濡滑或弦滑。

证素：病位为清窍，病性为痰。

治法：祛痰化浊止痛。

主方：半夏白术天麻汤（制半夏、白术、天麻、陈皮、茯苓、甘草、生姜、大枣）。

加减举例：头痛昏蒙，加藿香、柴胡、石菖蒲；胸闷、痰多，加枳壳、瓜蒌壳；纳呆，加山楂、神曲。

13. 痰热内扰证

证候：头目胀痛，伴胸闷，恶心呕吐，咳吐黄痰，心烦失眠，口苦，大便不畅，舌红，苔黄腻，脉滑数。

证素：病位为头，病性为痰热。

治法：清热涤痰。

主方：竹沥达痰丸（礞石、黄芩、沉香、大黄、制半夏、陈皮、茯苓、甘草、姜汁、竹沥、人参）。

加减举例：体壮者，宜去人参；口苦、胁胀，加柴胡、牡丹皮；胸闷、吐黄痰，加枳实、栀子；口苦，加茵陈。

14. 瘀血犯头证

证候：头痛经久不愈，痛处固定不移，痛如锥刺，昼轻夜重，或有头部外伤史，舌质紫，苔薄白，脉弦细或细涩。

证素：病位为头、络，病性为瘀血。

治法：活血化瘀通络。

主方：通窍活血汤（赤芍、川芎、桃仁、红花、老葱、生姜、红枣、麝香、黄酒）。

四、辨病施治

（一）辨病思路

1. 根据头痛的主要部位以辨病位与病种

（1）前额痛多属阳明经病变，多见于眼、鼻疾病及血劳等。

（2）侧头痛多属少阳经病变，多见于耳病及偏头风[痛]、面风痛等。

（3）后头痛多属太阳经病变，多见于项痹、风眩、脑瘤等。

（4）颠顶痛多属厥阴经病变，多见于神郁(神经症)。

（5）眉棱部及目眶疼痛，可见于眉棱骨痛、疫斑热等。

（6）头痛部位固定、持久者，可见于脑瘤、颅脑痈。

（7）全头痛或痛位不定者，多见于头脑外伤、神劳、虚眩等。

2. 根据头痛的新久缓急及时间等辨病

（1）新起头痛多属外感，如感冒、时行感冒、春温[瘟]等。

（2）经常头痛多为内伤杂病，如各种虚劳类疾患等。

（3）突起剧痛可见于厥[真]头痛、面风痛、偏头风[痛]、雷头风、出血性中风等病。

（4）下午或晚间头痛甚者，常为眼部疾病。清晨或上午痛甚者，常为鼻科疾病。

（5）持续痛且进行性加剧者，为脑部癌瘤、颅脑痈。

3. 根据伴随症状、体格检查、实验室检查等辨病

（1）头痛伴恶心呕吐，并有发热，外周血白细胞和中性粒细胞增高等表现者，可为邪毒犯脑，如时行感冒、春温[瘟]、暑温[瘟]、脑瘘、温毒发斑、疫斑热、颅脑癌等。

（2）头痛不伴发热者，可为头部外伤及内伤、厥[真]头痛、出血性中风、脑部癌瘤等，结合血常规、脑脊液检查、头颅CT可协助明确诊断。

（3）头痛伴有头晕、失眠、健忘等症，与精神情绪密切相关，而体格检查及实验室检查无阳性发现者，常见于神劳、神郁等病。

（4）头痛头晕而血压高者，多为风眩；血压低者，为虚眩。

（5）后头痛，伴头晕，项背部胀痛、麻木，连及肩、上肢、颈部者，多为项痹。X线、CT可见阳性特征。

（6）头痛伴盗汗、潮热等症，常见于脑痨。

（7）头痛伴头晕心悸、面白舌淡、血红细胞减少、血红蛋白降低等症者，可诊为血劳。

（8）疟疾发作时，见寒战、发热而头痛剧烈，休作有时，末梢血涂片或骨髓片或可找到疟原虫。

（9）头目胀痛、视物昏蒙，有眼压增高或瞳神散大等症者，常见于青风内障、绿风内障、黑风内障等病。

4. 根据病因、发病特点等辨病

（1）因头部外伤所致者，为外伤头痛。

（2）暑季在炎热下劳作，出现头痛，恶心欲呕，无汗或汗多，烦躁等症者，可能是中暑或伤暑。

（3）因遇风、寒冷等刺激而诱发，一侧头面部呈阵发性、电击样、短促而剧烈的疼痛，剧痛发作时可伴病侧面部抽动者，为面风痛。

（4）短时间内进入高原地区，出现头痛、胸闷痛、气喘、心悸等症者，为高原胸痹。

（5）老年人头痛，常伴头晕、情志改变，或有肢体麻痹、震颤等者，常见于脑络痹。

（6）痫病则于发作后常有头痛。

5. 妇女特发疾病

（1）经行期出现头痛，称经行头痛。

（2）单侧头痛，呈掣痛、胀痛、跳痛，多在上午间歇发作，与月经有关者，常为偏头风[痛]。

（3）妊娠期间出现偏头痛者,称妊娠偏头痛。

（4）妊娠期间出现头痛,头晕目眩,视物模糊,血压升高者,为子眩。

（二）按病论治

1. 偏头风[痛]

（1）头痛舒煎汤(孟澍江经验方:生石膏、细辛、炙全蝎、白僵蚕、生白附子、石决明、制南星、红花、天麻、甘草、川芎、吴茱萸)。

（2）加味散偏汤(杜雨茂经验方:川芎、白芍、白芥子、香附、白芷、郁李仁、柴胡、细辛、蔓荆子、炙甘草)。

（3）中成药、单方验方 ① 新正天丸,每次 6 g,每日 3 次,连服 30 天。② 白芍 30 ~ 60 g、丹参 30 g、生牡蛎 30 g、甘草 10 g,水煎服,每日 1 剂。

（4）西药治疗 ① 发作时用麦角胺咖啡因,每次 1 片,每日 3 次,每周不超过 12 片。或服布洛芬、去痛片、颅痛定等。② 可服用苯巴比妥钠或苯巴比妥,以减少发作。③ 先兆症状出现时,可服烟酸 50 ~ 100 mg,或口腔喷洒硝酸甘油气雾剂,或吸入亚硝酸异戊酯 0.2 mg。

2. 厥[真]头痛

（1）清肝潜阳息风 丹栀逍遥散加减(牡丹皮、栀子、当归、白芍、菊花、桑寄生、女贞子、陈皮、竹茹、炙甘草)。

（2）化瘀潜阳息风 二丹饮(丹参、牡丹皮、川芎、赤芍、红花、夏枯草、川牛膝、钩藤、豨莶草、珍珠母)加减。

（3）中成药 ① 龙胆泻肝丸,每次 6 g,每日 3 次,口服。② 强力天麻杜仲胶囊,每次 2 ~ 3 粒,每日 3 次,口服。③ 牛黄降压丸,每次 2 丸,每日 3 次,口服。

（4）西药治疗 ① 降血压,可选用氯苯甲噻二嗪 200 ~ 300 mg,快速静注;硝普钠 30 ~ 100 mg加入 5% 葡萄糖 500 mL 静脉滴注;利血平 1 mg,肌肉注射;25% 硫酸镁 10 mL 肌肉注射或静脉推注。② 抗惊厥,可选用安定 10 mg,或苯巴比妥钠 100 mg,肌肉注射;10% 水合氯醛 15 ~ 30 mL,灌肠。③ 有脑水肿者,20% 甘露醇 1 ~ 1.5 g/kg,在 20 ~ 30 分钟静脉滴完,必要时 4 ~ 6 小时重复使用,可与速尿或双氢克尿噻交替应用。

（5）针刺疗法 取曲池、足三里、合谷、水沟、神门等穴,强刺激。

3. 外伤或内伤头痛

（1）益气化瘀 益气化瘀汤(黄芪、当归、赤芍、红花、地鳖虫、川芎、丹参)加减。

（2）镇肝潜阳息风 震消汤(制何首乌、制龟甲、煅磁石、女贞子、草决明、白芍、龙骨、牡蛎、菊花、苦丁茶、白蒺藜、牛膝、石斛、珍珠母粉)加减。

（3）西药治疗 有脑水肿者,20% 甘露醇 1 ~ 1.5 g/kg,在 20 ~ 30 分钟静脉滴完,必要时 4 ~ 6 小时重复使用。亦可用高渗糖水、速尿进行脱水治疗。

（4）中成药 ① 山海丹,每次 4 ~ 5 粒,每日 3 次,口服。② 复方丹参注射液,每次 2 ~ 4 mL,每日 1 次,肌肉注射。

4. 脑瘤

（1）脑肿瘤方(段凤舞经验方:龙胆草、清半夏、茯苓、陈皮、磁石、蜈蚣、海浮石、乌梢蛇、天麻、钩藤、夏枯草、昆布、海藻、丝瓜络、浙贝母、焦三仙、黄芪、枸杞子)。

（2）清热攻毒,祛痰化瘀 抗脑瘤汤(夏枯草、海藻、石见穿、野菊花、生牡蛎、昆布、赤芍、桃仁、白芷、生南星、蜈蚣、王不留行、露蜂房、全蝎、地龙)。

(3) 中成药   ① 化瘀散,每次 3 g,每日 3 次,口服。② 鸦胆子注射液,每次 10 ~ 40 mL,加入 5% 葡萄糖注射液 500 mL 中静脉滴注,每日 1 次。

(4) 西医药治疗   ① 化疗。② 放射治疗。③ 手术治疗。④ 微温或射频电流等热能治疗。

5. 风眩

(1) 平肝潜阳,清火息风   天麻钩藤饮(天麻、钩藤、石决明、牛膝、杜仲、栀子、黄芩、益母草、茯神、桑寄生、夜交藤)。

(2) 育阴潜阳,平肝息风   潜息宁合剂(珍珠母、天麻、钩藤、菊花、桑椹)加草决明、夏枯草、白芍等。

(3) 中成药   ① 长生降压液,每次 1 支,每日 2 次,口服。② 强力天麻杜仲胶囊,每次 2 ~ 3 粒,每日 3 次,口服。③ 牛黄降压丸,每次 2 丸,每日 3 次,口服。④ 松龄血脉康,每次 3 粒,每日 3 次,口服。

(4) 西药治疗   ① 钙拮抗剂,可选尼群地平 10 ~ 20 mg,每日 3 次,口服。② β 受体阻滞剂,可用阿替洛尔 50 ~ 200 mg,每日 2 次,口服。③ 血管紧张素转化酶抑制剂,可用卡托普利 12.5 mg,渐增至 25 mg,每日 2 ~ 3 次,口服。④ 血管扩张剂,选用哌唑嗪 1 mg,每日 3 次,口服。

6. 五风内障

(1) 青光眼丸(当归、白芍、夏枯草、黄连、黄芩、香附、陈皮、菊花、柴胡、茯苓、白术、车前子、远志、炒酸枣仁、枸杞子、红花、薄荷、珍珠母、山药、龙胆草)。或绿风羚羊饮(玄参、防风、茯苓、知母、黄芩、细辛、桔梗、羚羊角、车前子、大黄)。

(2) 空青丸去细辛加寒水石(空青石、石决明、知母、生地黄、车前子、防风、五味子、寒水石)。

(3) 点眼疗法   ① 滴用缩瞳剂:如用 1% ~ 2% 毛果芸香碱液、1% 丁公藤液、1% ~ 2% 槟榔碱液滴眼,滴药次数根据病情而定。② 滴用降眼压药:如 0.075% 噻吗心安眼液、贝他根、普罗品眼液等。

(4) 全身使用高渗脱水剂   常用 20% 甘露醇 250 ~ 500 mL 静脉滴注,20 ~ 30 分钟滴完;或 50% 葡萄糖 40 ~ 60 mL,1 次静脉注入;或口服 50% 甘油 100 mL,顿服。

(5) 口服碳酸苷酶抑制剂减少房水生成,降低眼压   如醋唑磺胺首次口服 500 mg,以后 250 mg,每日 2 ~ 3 次;同时服 10% 氯化钾 10 mL,每日 3 次。

(6) 针刺治疗   常选用睛明、攒竹、瞳子髎、阳白、四白、太阳、风池、翳明、合谷、外关等,恶心呕吐时可配内关、足三里,每次局部取 2 穴,远端取 2 穴。也可耳针耳尖、目、眼等耳穴。

(7) 手术治疗   待眼压下降并稳定后,及时选择适当的手术治疗,如选施虹膜周边切除术,或小梁切除术及其他滤过性手术等。

7. 春温、暑温等

(1) 清热解毒   白虎汤加味(石膏、知母、甘草、粳米、金银花、连翘、黄连、生地黄、栀子、牡丹皮)加减。

(2) 清热凉营解毒   清营汤(水牛角尖、生地黄、牡丹皮、玄参、竹叶心、黄连、金银花、连翘)加减。

(3) 中成药   ① 安宫牛黄丸,每次 1 丸,每日 2 次,口服。② 玉枢丹,每次 1 g,每日 2 次,温开水送服。③ 牛黄清心丸,每次 1 粒,每日 2 次,口服。④ 复方大青叶合剂,每次 10 mL,每日 2 ~ 3 次,口服。⑤ 清开灵注射液,每日 2 ~ 4 mL,肌肉注射,或每日 20 ~ 40 mL,以 10% 葡萄糖注射液 200 mL 或生理盐水注射液 100 mL 稀释后静脉滴注。

（4）西医药治疗　① 春温可选用磺胺嘧啶，成人首剂 2 g，之后每次 1 g，每 6 小时 1 次，儿童首剂 50 mg/kg，尔后 100 ~ 200 mg/（kg·d），连用 5 ~ 7 日。尚可选用青霉素 G、氨苄青霉素等。② 抗惊厥，可选用安定、水合氯醛、异戊巴比妥钠等。③ 有脑水肿者，20% 甘露醇 1 ~ 1.5 g/kg，在 20 ~ 30 分钟内静脉滴完，必要时 4 ~ 6 小时重复使用。④ 使用糖皮质激素，改善微循环，改善呼吸，抗休克等。

8. 脑痨

（1）益气养阴，豁痰开窍　益气养阴豁痰开窍汤（党参、沙参、麦冬、胆南星、郁金、石菖蒲、鹿衔草、蒲公英）加生地黄、白僵蚕、全蝎等。

（2）中成药　① 安宫牛黄丸，每次 1 丸，每日 1 ~ 3 次，口服。② 清开灵注射液，每日 2 ~ 4 mL，肌肉注射，或每日 20 ~ 40 mL，以 10% 葡萄糖注射液 200 mL 或生理盐水注射液 100 mL 稀释后静脉滴注。

（3）西药治疗　可选用异烟肼、对氨基水杨酸钠、利福平、乙胺丁醇等，2 ~ 3 种联合使用。

9. 颅脑痈

（1）清热解毒消痈　仙方活命饮合大黄牡丹汤（穿山甲、白芷、天花粉、皂角刺、当归尾、甘草、赤芍、乳香、没药、防风、贝母、陈皮、金银花、大黄、牡丹皮、桃仁、冬瓜子、芒硝）加减。

（2）中成药　① 清开灵注射液，每日 20 ~ 40 mL，以 10% 葡萄糖注射液 200 mL 或生理盐水注射液 100 mL 稀释后静脉滴注。② 复方大青叶合剂，每次 10 mL，每日 2 ~ 3 次，口服。③ 牛黄清心丸，每次 1 粒，每日 2 次，口服。④ 安宫牛黄丸，每次 1 丸，每日 2 次，口服。

（3）西药治疗　① 抗生素可用青霉素、氨苄青霉素，剂量、疗程要足。② 降颅内压用 20% 甘露醇 1 ~ 1.5 g/kg，在 20 ~ 30 分钟内静脉滴完，必要时 4 ~ 6 小时重复使用。③ 脓肿形成，可穿刺抽脓或脓肿切开引流。

10. 神劳

（1）养心潜阳安神　丹参枣仁汤（丹参、生龙骨、生牡蛎、夜交藤、合欢皮、炒酸枣仁、柏子仁）加女贞子、旱莲草、白芍、桑椹等。

（2）平肝息风　平肝息风汤（生石决明、白芍、桑椹、菊花、炒栀子、地骨皮、酸枣仁、川芎、天麻、当归、蔓荆子、竹茹）加减。

（3）中成药　① 舒神灵，每次 4 ~ 6 粒，每日 2 ~ 3 次，口服，孕妇忌服。② 神衰果素片，每次 1 ~ 2 片，每日 3 次，口服。

（4）西药治疗　① 舒乐安定 1 mg；硝基安定 1 ~ 2 mg；安定 2.5 mg，每日 3 次，口服。还可用氯羟安定、氟安定、太息定等。② 三溴合剂 10 ~ 20 mL，每日 3 次，口服。③ 导眠能 0.25 ~ 0.5 g，安眠酮 0.1 ~ 0.2 g，或速可眠 0.1 g，晚睡前 30 分钟服。④ 衰弱者加用谷氨酸、咖啡因，焦虑者加用谷维素，兴奋者可用奋乃静 2 mg，每日 3 次，口服。

11. 脑络痹

（1）滋阴养肝，活络息风　首乌延寿丹（何首乌、生地黄、菟丝子、女贞子、旱莲草、杜仲、黑芝麻、牛膝、桑叶、豨莶草、忍冬藤、桑椹子、金樱子）加减。

（2）补肾健脑片（刘惠民经验方：旱莲草、桑叶、当归、怀牛膝、天麻、豨莶草、黑芝麻、金银花、何首乌、金樱子、酸枣仁、菊花、黄芪、菟丝子）。

（3）行气活血通络　丹黄活血汤（丹参、蒲黄、川芎、益母草、山楂）加地龙等。

（4）中成药　① 复方丹参注射液,每次 2~4 mL,每日 1 次,肌肉注射。② 脉络宁注射液,每次 10~20 mL,加入 5% 或 10% 葡萄糖注射液或 0.9% 氯化钠注射液 250 mL 中静脉滴注。③ 强力天麻杜仲胶囊,每次 2~3 粒,每日 2 次,口服。④ 脑得生,每次 2 片,每日 3 次,口服。⑤ 山海丹,每次 4~5 粒,每日 3 次,口服。

（5）西药治疗　① 抗血小板凝聚药,潘生丁 50 mg,每日 3 次,口服;阿司匹林 50 mg,每日 2 次,口服。② 扩血管药,培他啶 10 mg,每日 3 次,口服;维脑路通 100 mg,每日 3 次,口服。③ 降血脂药,安妥明 0.725 g,每日 2 次,口服;烟酸肌醇脂 0.4 g,每日 3 次,口服。④ 脑细胞活化剂,脑活素口服液 10 mL,每日 3 次,口服;脑复康 0.8 g,每日 3 次,口服;或脑活素 20 mL,或胞二磷胆碱 1000 mg,加入葡萄糖溶液中静脉滴注,每日 1 次,15 次为 1 个疗程。

五、对症处理

1. **疼痛剧烈者**　可酌情选用颅痛定、去痛片、安痛定等。

2. **单方验方**

（1）黄芪、川芎,按 2:1 分量,泡服,治气虚型头痛。

（2）夏枯草 10~15 g,菊花 10 g,泡服,治肝阳上亢头痛。

（3）鹅不食草 30 g、白芷 15 g、冰片 1.5 g,研细末,用棉签点药粉,送入鼻腔,治偏头痛。

3. **敷贴疗法**　白附子、葱白捣烂,取豆大颗粒敷贴太阳穴,治太阳头痛。

4. **熏蒸疗法**　川芎 15 g、蚕沙 30 g、白僵蚕 20~30 个、白芷 15 g,密闭煎至有药味,然后按痛处大小,在药盖中间开一小孔,进行熏蒸。

5. **针灸疗法**

（1）体针疗法　主穴常用百会、太阳、风府、大椎、攒竹、瞳子髎等,配穴根据头痛部位不同而循经取穴。

（2）七星针疗　扣刺常规刺激区,并重叩太阳、印堂及头痛局部出血,或叩太阳加拔火罐。

6. **推拿疗法**　外感取头维、风池、大椎、合谷、太阳、肩井;痰郁取膻中、中脘、中府、丰隆、脾俞、三阴交;气虚取膻中、中脘、气海、胃俞、足三里、三阴交;血虚取头维、神门、膈俞、肝俞、脾俞、心俞。用推、拿、按、摩、抹、揉、搓手法。

7. **常用止头痛中药**　川芎、白芷、蔓荆子、菊花、天麻、细辛、藁本等,可在辨病、辨证基础上选用。

8. **常用中成药**　川芎茶调丸、正天丸、太极通天口服液、步长脑心通、强力天麻杜仲胶囊、全蝎天麻胶囊、杞菊地黄丸等。

第二节　头　晕

头晕是自觉头部晕旋的症状,轻者闭目即止,重者视物旋转,不能站立。风眩(高血压病)、脑络痹(脑动脉硬化症)、虚眩(体质性低血压)、耳眩晕(梅尼埃病)、子眩(妊娠高血压综合征)、子痫(先兆子痫、子痫)、产后血晕(产后休克)、晕动病、脑萎(弥漫性大脑萎缩症、脑叶萎缩症)、神劳(神经衰弱症)等疾病,头部内伤、项痹、某些药物中毒、脑瘤(颅内良性或恶性肿瘤)及眼耳鼻等五官疾病,皆可出现头晕的症状。

临床应对头晕进行纵向和横向挖掘,进一步明确头晕的病种与证型,确立治则治法,若对导致头晕的病种尚不能确定时,可暂以"头晕待查"作为初步诊断,并进行辨证论治及对症处理。

一、 主症的纵向和横向挖掘

(一) 纵向挖掘

头晕的纵向挖掘应注意询问其程度、缓急、诱因、加重及缓解因素、病史等。

1. **程度、缓急**　凡头晕轻,反复发作,遇劳即发,多属虚证,由脾虚气陷或气血两虚或肝肾阴精不足所致。凡头晕重,或突然发作,视物旋转,多属实证,因痰浊或痰火犯头所致。

2. **诱因及加重、缓解因素**　因体位变化引发者,多属痰湿或痰浊所致;突然站立诱发,坐卧消失者,多属气血两虚。每因烦闷或恼怒而头晕加剧,气畅后缓解者,多属肝气郁滞或肝阳上亢;头晕,动则加剧,劳累即发,休息缓解者,多属气血两虚或脾虚气陷。

3. **病史**　病史方面应注意询问有无心脑血管疾病、血劳、消渴、肥胖、肿瘤、项痹、五官疾病、外伤、中毒等病史。有高血压者,多属肝阳上亢;有血劳者,多属气血两虚或脾虚气陷;肥胖者多属痰浊或痰火犯头;有项痹或颅内肿瘤者,多属痰湿或瘀阻;有耳疾者,多属痰浊或痰火为犯。

4. **存续状态**　头晕偶然发作,可自行缓解消失,时作时止,持续时间短者,多病轻;发作频率高,持续时间长者,多病重。

(二) 横向挖掘

结合中医望、闻、问、切四诊方法和体格检查、理化检查进行横向挖掘,完善病情资料。

1. **中医四诊**

(1) 望诊

望神、望面色、望形体:若伴面色潮红,头重脚轻者,多属肝阳上亢;若伴面色晦暗,精神委靡,多属肾精不足或肾阳不足;若伴面白少华,唇甲色淡,发色不泽,多属脾虚气陷或气血两虚。

望舌象:舌质紫黯,有瘀斑,多属瘀阻脑络;舌质红,少苔或无苔,多属肝肾阴虚;舌淡苔白,多属脾虚气陷或气血两虚。

(2) 闻诊　若伴呕吐痰涎,多属痰浊犯头;若伴恶心呕吐,咯黄痰或喉中痰鸣,言语謇涩,多属痰火上扰。

(3) 问诊　若伴心烦失眠,胸胁及少腹胀痛,妇女乳房胀痛,月经不调,多属肝郁气滞;若伴头胀痛,耳鸣,急躁易怒,少寐多梦,口苦,多属肝阳上亢;若伴胸闷恶心,食少多寐,多属痰浊犯头;若伴半身不遂,口舌歪斜,偏身麻木,腹胀,大便秘结,多属痰火上扰;若伴头痛如刺或固定不移,多属瘀阻脑络;若伴气短神疲,脘腹坠胀,食少便溏,多属脾虚气陷;若伴心悸少寐,神疲乏力,气短懒言,饮食减少,多属气血两虚;若伴五心烦热,少寐多梦,口苦,腰膝酸软,遗精,多属肝肾阴虚;若有外伤史,尤其受伤时有恶心或者一过性记忆缺失的,多属血瘀。

(4) 切诊　若伴四肢不温,形寒肢冷,多属肾阳不足。此外还应结合脉象变化进行诊断。

2. **体格检查**　测血压,做前庭功能检查、听力测定,必要时行神经系统专科检查。

3. **理化检查**　行血常规,头颅、颈椎 CT 或 MRI,心电图、颅内多普勒等检查,必要时结合脑电图、眼电图、脑血管造影,或根据病情需要,做有关血液生化等检查,以助明确诊断。

通过横向挖掘,常与头晕组合的症对主要有头晕、目眩;头晕、耳鸣;头晕、头痛;头晕、面色潮红;头晕、面色少华;头晕、恶心呕吐;头晕、烦躁易怒;头晕、抑郁;头晕、失眠;头晕、心悸;头晕、胸闷;头晕、腰膝酸软;头晕、乏力等。

二、 机制分析

1. **正气亏虚** 多为年老体弱,久病体虚;或因劳倦过度,伤气耗精;或因脾胃不健,脾不升清;或因饮食不足,化源亏虚;或因各种失血,气血耗损;或肝肾阴虚,水不涵木,气血营精不能上荣,髓海空虚,则发为头晕。

2. **风阳上扰** 禀赋肝阳上亢之体,或因忧郁恼怒,肝气郁结,气郁化火;或久病累及肝肾,使肝肾阴液暗耗,不能制阳,风阳升动,上扰清窍,发为头晕。

3. **痰湿内蕴** 嗜食肥甘酒醴,形体肥胖;或饥饱劳倦,损伤脾胃,水谷运化失常,聚湿生痰,痰湿中阻,则清阳不升,浊阴不降,发为头晕。

4. **瘀血阻滞** 头颅外伤,脉络瘀阻;或因项痹、癌瘤等压迫,脉络不通,头颅清窍供血不足;或中风之后,血溢脑络,阻滞清阳,皆可发生头晕。

5. **毒物损伤** 因药毒、食毒、煤气中毒等,浊毒之邪损伤元神,发为头晕。

6. **其他** 如眼、耳、鼻部疾患,累及头颅,清窍被扰,发为头晕。

三、 分证论治

头晕病位在脑,与肝、脾、肾密切相关,病性多属阳亢、髓亏、气虚、血虚、阴虚、阳虚、痰(浊)、气滞、血瘀。治法分别有益气、补血、益髓、温阳、滋阴、清热、平肝、潜阳、疏肝、理气、化痰、化瘀、通络、止眩等。

1. 肝郁气滞证

证候:头晕,伴情志抑郁,疲乏,心烦失眠,胸胁及少腹胀痛,妇女乳房胀痛,月经不调,苔薄白,脉弦。

证素:病位为肝,病性为气滞。

治法:疏肝解郁。

主方:逍遥散(当归、白芍、柴胡、茯苓、白术、甘草、生姜、薄荷)。

加减举例:精神抑郁,常加合欢皮、玫瑰花;失眠、多梦,加酸枣仁、远志。

2. 肝阳上亢证

证候:头晕,伴耳鸣,头痛且胀,头重脚轻,每因烦劳或恼怒而头晕、头痛加剧,面色潮红,急躁易怒,少寐多梦,口苦,舌质红,苔黄,脉弦。

证素:病位为肝,病性为阴虚、阳亢。

治法:平肝潜阳。

主方:天麻钩藤饮(石决明、钩藤、杜仲、天麻、黄芩、川牛膝、栀子、益母草、夜交藤、茯神)。

加减举例:阴虚明显,加生地黄、麦冬、玄参、白芍;阳热亢盛,加黄柏、栀子、牡丹皮、龙胆草;便秘,加大黄、芒硝;呕恶、肢体震颤,加珍珠母、龙骨、牡蛎、山羊角;胁痛且胀,加柴胡、郁金。

3. 痰蒙清窍证

证候:头晕,伴头重如蒙,胸闷恶心,呕吐痰涎,食少多寐,体多肥胖,舌淡胖,苔白腻,脉濡滑。

证素:病位为脑,病性为痰。

治法:祛痰化浊。

主方：半夏白术天麻汤(制半夏、白术、天麻、陈皮、茯苓、甘草、生姜、大枣)。

加减举例：呕吐,加代赭石、竹茹;脘痞不食,加白蔻仁、砂仁;肢体沉重、苔腻,加藿香、佩兰、石菖蒲;耳鸣重听,加葱白、郁金、石菖蒲;心烦、口苦、苔黄腻,加黄连、竹茹;腹胀、苔白腻,加干姜、煨肉豆蔻、枳壳;形体肥胖,加苍术、泽泻、木通;胸闷、心悸,加瓜蒌、制半夏、酸枣仁、朱砂。

4. 痰火上扰证

证候：头晕目眩,伴胸闷、恶心呕吐,咯黄痰或喉中痰鸣,半身不遂,口舌歪斜,言语謇涩,偏身麻木,腹胀,大便秘结,舌红,苔黄腻,脉滑数。

证素：病位为头,病性为痰火。

治法：清热化痰通腑。

主方：竹沥达痰丸(礞石、黄芩、沉香、姜汁、竹沥、人参)。

加减举例：体壮者,宜去人参;胸闷、吐痰、喉中痰鸣,加枳实、瓜蒌、胆南星。

5. 瘀阻脑络证

证候：头晕,伴头痛如刺或固定不移,面色晦暗,舌有瘀斑,脉弦涩。

证素：病位为脑络,病性为血瘀。

治法：活血化瘀通络。

主方：通窍活血汤(赤芍、川芎、桃仁、红花、老葱、生姜、红枣、麝香、黄酒)。

加减举例：肢体不遂,加黄芪、地龙;失眠、健忘,加五味子、远志、酸枣仁。

6. 脾虚气陷证

证候：时时头晕,遇劳即发,伴气短神疲,脘腹下坠感,食少便溏,面白少华,舌淡,脉缓弱。

证素：病位为脾,病性为气陷。

治法：补气升阳。

主方：补中益气汤(黄芪、人参、白术、当归、陈皮、升麻、柴胡、甘草)。

加减举例：食少、便溏,加山药、扁豆;面白少华,加何首乌、阿胶、熟地黄。

7. 气血两虚证

证候：头晕,动则加剧,劳累即发,伴面色淡白,唇甲色淡,发枯不泽,心悸少寐,神疲乏力,气短懒言,饮食减少,舌质淡,脉弱。

证素：病位为脑,病性为气虚、血虚。

治法：补益气血。

主方：十全大补汤(熟地黄、白芍、当归、川芎、人参、白术、茯苓、炙甘草、黄芪、肉桂)。

加减举例：一般宜去肉桂,加阿胶;心悸、少寐,加远志、朱砂、夜交藤;饮食减少,加陈皮、山楂、神曲;心烦、咽干,加麦冬、玄参、五味子;自汗、恶风,加防风、浮小麦;腹泻或便溏,加薏苡仁、泽泻、炒扁豆;形寒肢冷,加桂枝、干姜。

8. 肝肾阴虚证

证候：头晕,伴耳鸣,头痛且胀,面色潮红,五心烦热,少寐多梦,口苦,腰膝酸软,遗精,舌质红,少苔或无苔,脉弦细数。

证素：病位为肝、肾,病性为阴虚。

治法：滋补肝肾。

主方：大定风珠(干地黄、白芍、麦冬、五味子、甘草、麻仁、生龟甲、生牡蛎、生鳖甲、阿胶、鸡子黄)。

加减举例：耳鸣、头胀痛,加柴胡、蔓荆子、杜仲、枸杞子;五心烦热、少寐多梦,加黄柏、秦艽、胡黄连;腰酸、遗精,加熟地黄、枸杞子、菟丝子。

9. 肾精不足证

证候:头晕,伴精神委靡,少寐多梦,健忘,腰膝酸软,遗精,耳鸣,偏于阴虚者,五心烦热,舌红,脉弦细数;偏于阳虚者,四肢不温,形寒肢冷,舌淡,脉弱。

证素:病位为肾,病性为精亏。

治法:补肾填精。

主方:左归丸(熟地黄、山药、山茱萸、枸杞子、菟丝子、鹿角胶、龟甲胶、川牛膝)。

加减举例:五心烦热,加鳖甲、知母、黄柏、牡丹皮;盗汗、颧红,加五味子、地骨皮、浮小麦;少寐、多梦,加夜交藤、酸枣仁、柏子仁;气短而喘,加人参、胡桃肉、蛤蚧。

10. 肾阳不足证

证候:头晕,伴精神委靡,少寐多梦,健忘,腰膝酸软,遗精,耳鸣,四肢不温,形寒怯冷,舌质淡,苔白,脉沉迟无力。

证素:病位为肾,病性为阳虚。

治法:温补肾阳。

主方:右归丸(肉桂、附子、杜仲、山茱萸、山药、枸杞子、菟丝子、鹿角胶、当归)。

加减举例:寒象不重,去肉桂、附子,加巴戟天、淫羊藿;兼短气喘逆、汗出,加人参、胡桃仁、蛤蚧;兼下肢水肿,加桂枝、茯苓、泽泻;腹胀、便溏,加白术、茯苓。

四、辨病施治

(一)辨病思路

1. 根据病史进行诊断

(1)系乘车船而发者,为晕动病。

(2)久病体弱、年老体虚者,多为虚劳类疾病,如血劳、神劳、髓劳等。

(3)与失眠、精神因素关系密切者,多为神劳、不寐。

(4)近期用过某些有毒药物者,可能是药物中毒,如乌头类中毒等。

(5)新产之后以头晕为主症者,称为产后血晕。女子月经期间出现眩晕者,称经行眩晕。妇女围绝经期出现头晕,失眠,烘热,情绪不宁等症,属绝经前后诸症。

(6)暑季处高温环境,出现头晕、发热、口渴、疲乏等症者,可见于伤暑、中暑、暑脱、疰夏等病。

(7)因失血过多,或血液受损,清窍、脑神失血濡养,常见头晕,面白或萎黄等症,可见于黄胖病(钩虫病)、血疸(溶血性贫血)、蚕豆黄、血脱、紫癜病、妊娠贫血等病。根据病史及血象检查等,一般不难诊断。

2. 结合血压进行诊断

(1)血压高者,多为风眩、厥头痛,孕妇可为子眩、子痫。

(2)血压低者,体质多虚弱,可为虚眩及某些虚劳病。

3. 结合伴随症和实验室有关检查进行诊断

(1)头晕不能张目,伴呕吐、眼球震颤者,多为耳眩晕及某些脑内疾病。若呈持久、逐渐加重者,多为脑瘤,结合电测听、头部 CT 可协助诊断。

（2）年事较高或伴肢体麻木、震颤等症者,常为项痹、脑络痹、脑萎等病,头颈部 X 线摄片、头部 CT、脑血流图等检查常有特征性改变。

（3）眼耳鼻等五官科疾病引起者,一般有其原发病的特征性表现。

（4）脑瘤见眩晕者,多具有持久性、逐渐加重的特点。

（5）妇女产后头晕日久,伴性征萎缩、性欲减退、闭经、毛发脱落、消瘦等症者,多为血风劳。

（6）头晕伴半身不遂,口眼㖞斜,流涎、吐痰,或喉中痰鸣者,多为中风,结合 CT 检查可明确诊断。

（7）头晕仆倒,昏不知人,口吐涎沫,两目上视,四肢抽搐,移时苏醒者,常为痫病,可结合脑电图检查进行诊断。

（8）头晕伴目眩,恶心呕吐,动则尤甚,耳鸣者,多为耳眩晕。

（9）头晕伴鼻塞、嗅觉减退等症,鼻流浊涕量多者,多为鼻渊;鼻流蛋清样涕者,多为鼻窦痰包。

（二）按病论治

1. 风眩

（1）平肝潜阳,清火息风　天麻钩藤饮(天麻、钩藤、石决明、牛膝、杜仲、栀子、黄芩、益母草、茯神、桑寄生、夜交藤)。

（2）育阴潜阳,平肝息风　潜息宁合剂(珍珠母、天麻、钩藤、菊花、桑椹)加草决明、夏枯草、白芍等。

（3）中成药　① 长生降压液,每次 1 支,每日 2 次,口服。② 强力天麻杜仲胶囊,每次 2～3 粒,每日 3 次,口服。③ 牛黄降压丸,每次 2 丸,每日 3 次,口服。④ 松龄血脉康,每次 3 粒,每日 3 次,口服。

（4）西药治疗　① 钙拮抗剂,可选尼群地平 10～20 mg,每日 3 次,口服。② β 受体阻滞剂,可用阿替洛尔 50～200 mg,每日 2 次,口服。③ 血管紧张素转化酶抑制剂,可用卡托普利 12.5 mg,渐增至 25 mg,每日 2～3 次,口服。④ 血管扩张剂,选用哌唑嗪 1 mg,每日 3 次,口服。

2. 虚眩

（1）补中益气汤加减(郭维一经验方:炙黄芪、炙甘草、泽泻、党参、当归、陈皮、菊花、钩藤、天麻、升麻、柴胡、焦白术)。

（2）右归饮加减(印会河经验方:熟地黄、沙苑子、鹿角霜、枸杞子、酸枣皮、紫河车、菟丝子、五味子)。

（3）中成药　① 参附强心丸,每次 6 g,每日 2～3 次,口服。② 补心气口服液,每次 10 mL,每日 3 次,口服。③ 静脉滴注参麦注射液、参附注射液等。

（4）西药　可用多巴胺、间羟胺等升压。

3. 耳眩晕

（1）蒺藜泽泻汤(朱宗云经验方:白蒺藜、泽泻、二至丸、炙远志、制何首乌、制黄精、山药、茯苓、脱力草、桑寄生、生甘草、煅龙骨、煅牡蛎)。

（2）五苓散加减(李斯炽经验方:桂枝、茯苓、白术、猪苓、泽泻、厚朴、藿香、甘草)。

（3）中成药　① 晕复静片,每次 1～3 片,每日 3 次,口服。② 抑眩宁胶囊,每次 4～6 粒,每日 3 次,口服。③ 晕可平糖浆,每次 20～30 mL,每日 3 次,口服。

（4）西药治疗　发作时可用：① 镇静药：安定 2.5 mg，或利眠宁 10 mg，或盐酸异丙嗪 25 mg，每日 3 次，口服。② 镇吐药：苯海拉明 50 mg，每日 3 次，口服。③ 利尿脱水药：氯噻酮 50 mg，每日 2 次，口服。④ 血管扩张药：山莨菪碱 10 mg，每日 2 次，肌肉注射；血管舒缓素 10 U，每日 3 次，口服或肌肉注射。⑤ 眩晕停 25 mg，每日 3 次，口服。⑥ 低分子右旋糖酐 500 mL，静脉滴注。

4. **脑萎**

（1）滋阴养血，活络息风　首乌延寿丹（何首乌、生地黄、菟丝子、女贞子、旱莲草、杜仲、黑芝麻、牛膝、桑叶、豨莶草、忍冬藤、桑椹、金樱子）加减。

（2）中成药　① 强力天麻杜仲胶囊，每次 2～3 粒，每日 2 次，口服。② 脑得生，每次 2 片，每日 3 次，口服。

（3）西药可用脑细胞活化剂　① 脑活素口服液 10 mL，每日 3 次，口服。② 脑复康 0.8 g，每日 3 次，口服。③ 脑活素 20 mL，或胞二磷胆碱 1000 mg，加入葡萄糖溶液中静脉滴注，每日 1 次，15 次为 1 个疗程。

5. **脑络痹**　参"头痛—按病论治—脑络痹"。

6. **神劳**　参"头痛—按病论治—神劳"。

五、对症处理

1. **单方验方**

（1）桑寄生 15 g，每日 1 剂，水煎代茶饮，用于阴虚阳亢性头晕。

（2）苦丁茶 10 g，夏枯草 30 g，野菊花 15 g，每日 1 剂，水煎代茶饮，用于肝阳化火性头晕。

（3）芹菜根 30 g，龙葵 60 g，每日 1 剂，水煎代茶饮，用于风痰上扰性头晕。

（4）干菊花 30 g，水煎代茶饮，用于肝阳上亢性头晕。

（5）何首乌末，每日早晨开水冲服 15 g，用于肝肾亏虚性头晕。

2. **针灸疗法**

（1）体针疗法　常用穴位有风池、百会、合谷、阳陵泉、三阴交、足三里等，透针用内关透外关、曲池透少海，实证用泻法，虚证用补法。隔日针 1 次，7 日为 1 个疗程。

（2）耳针疗法　常用穴有肾、内耳、降压沟、脑、枕、内分泌、皮质下、神门、心等。每日或隔日针 1 次，每次 1～2 穴，留针 20～30 分钟，间歇捻转，7～10 日为 1 个疗程。亦可用埋针法或王不留行籽代替埋针，每日按压 2～3 次。

（3）七星针疗法　用梅花针轻叩头部、脊柱两侧，每次 15 分钟，每日或隔日 1 次，7～10 次为 1 个疗程。

（4）头针疗法　双侧晕听区、双侧感觉区，沿皮刺入，间断捻转，每日 1 次，7 日为 1 个疗程。

3. **推拿疗法**　取百会、风池、风府、太阳、印堂、肺俞、心俞、肾俞。用推、拿、抹、按、搓手法，并可配合磁疗、激光照射等治疗。

4. **常用止头晕中药**　天麻、钩藤、菊花、白蒺藜等，可在辨病、辨证基础上选用。

5. **常用中成药**　杞菊地黄丸、天麻首乌片、刺五加片、脑心舒、强力脑心康、天麻丸、步长脑心通、天麻注射液等。

6. **西药**　可酌情选用降压药、西比灵、定眩宁、眩晕停、晕海宁、安定、眠尔通等。

第三节　口眼㖞斜

口眼㖞斜是指口眼歪向一侧的症状。可见于口僻(面神经麻痹)、中风(脑血管意外)、脓耳口眼㖞斜(耳源性面瘫)等病。

临床应对口眼㖞斜进行纵向和横向挖掘,进一步明确口眼㖞斜的病种与证型,确立治则治法,若对导致口眼㖞斜的病种尚不能确定时,可暂以"口眼㖞斜待查"作为初步诊断,并进行辨证论治及对症处理。

一、主症的纵向和横向挖掘

(一)纵向挖掘

口眼㖞斜的纵向挖掘应注意询问其部位、病程、程度、病史等。

1. **部位**　口眼㖞斜表现为口眼歪向一侧,患侧前额皱纹消失,眼裂扩大,鼻唇沟平坦,口角下垂,面部牵向健侧。若仅口眼㖞斜,为局部性病症,多属口僻、脓耳口眼㖞斜;若兼见躯体不遂,为全身性病症,多属中风。

2. **病程**　起病急、病程短者,多为风寒或风热袭络;久病者,多属气虚血瘀或痰瘀阻络。

3. **程度**　口眼㖞斜,神志清晰,病情较轻者,多属口僻、脓耳口眼㖞斜;神志不清,半身不遂,病情较重,危及性命者,多属中风。

4. **病史**　既往有头晕、头痛、心悸、肥胖等病史者,多属中风;既往有脓耳病史者,多属脓耳口眼㖞斜;有感受外风病史者,多属口僻;有头面外伤病史者多属气滞血瘀。

(二)横向挖掘

结合中医望、问、切诊法和体格检查、理化检查进行横向挖掘,完善病情资料。

1. **中医四诊**

(1)望诊　望面目、望形体:若伴半身不遂,多属中风,常见于风痰阻络证或气虚血瘀证;若面红目赤,多属肝阳上亢;若面色晦暗,多属风痰阻络。

此外还应结合舌象变化进行诊断。

(2)问诊　若伴恶寒无汗,多属风寒袭络;若伴发热,微恶寒,口干,多属风热中络;若伴头晕目眩,恶心呕吐,胸闷脘痞者,多属风痰阻络;若伴神疲乏力,气短懒言,语言謇涩,头晕头痛,多属气虚血瘀。

(3)切诊　切按面部肌肉、肢体肌肉紧张程度、皮肤的感觉、肌力等情况。此外还应结合脉象变化进行诊断。

2. **体格检查**　重点检查面部的感觉、运动障碍情况,患侧面部有无其他异常改变,口、眼、耳、鼻等有无病灶,肢体有无感觉、运动障碍等。

3. **理化检查**　可做血常规,颅脑 CT 或 MRI 检查,必要时可做血液流变、电测听、声阻抗、味觉试验、流泪试验等检查。

通过横向挖掘,常与口眼㖞斜组合的症对主要有口眼㖞斜、恶寒发热;口眼㖞斜、面部麻木不仁;口眼㖞斜、半身不遂;口眼㖞斜、眩晕;口眼㖞斜、耳痛。

二、 机制分析

《诸病源候论·风病诸候》认为"风口喝候"是"风邪入于足阳明、手太阳之经,遇寒则筋急引颊,故使口喝僻,言语不利,而目不能平视"。口眼喝斜多因正气不足,脉络空虚,卫外不固,风邪乘虚入中面部经络;或因中风、癥瘤、脑络痹等颅内病变,痰浊瘀血内阻,脉络不通;或耳周及耳内疾病影响,面部经脉阻滞,筋脉失养为基本病机。

三、 分证论治

口眼喝斜病位多属表、经络,病性多属风、寒、热、痰、气虚、血瘀。治法分别有疏风、散寒、清热、息风、化痰、益气、化瘀、通络等。

1. 风寒袭络证

证候:突然口眼喝斜,前额皱纹消失,患侧面部麻木不仁,伴恶寒无汗,舌苔薄白,脉浮紧。

证素:病位为表、络,病性为风、寒。

治法:疏风散寒,解表通络。

主方:小续命汤(麻黄、杏仁、桂心、生姜、防风、防己、黄芩、川芎、芍药、附子、人参、甘草)。

加减举例:体壮者,去人参、附子;面部抽搐,加荆芥、全蝎、白附子。

2. 风热中络证

证候:突然口眼喝斜,面部表情动作消失,患侧面部麻木不仁,伴发热,微恶寒,口干,舌红,苔薄黄,脉浮数。

证素:病位为表、络,病性为风热。

治法:疏风清热通络。

主方:大秦艽汤(秦艽、防风、羌活、独活、白芷、细辛、黄芩、石膏、生地黄、熟地黄、白芍、当归、川芎、白术、茯苓、甘草)。

加减举例:一般宜去细辛;火毒炽盛,加龙胆草、大黄。

3. 风痰阻络证

证候:口眼喝斜,伴半身不遂,舌强语謇,肢体麻木或手足拘急,头晕目眩,舌苔腻,脉弦滑。

证素:病位为络,病性为风痰。

治法:化痰息风通络。

主方:导痰汤(制半夏、陈皮、枳实、茯苓、甘草、制南星)合牵正散(白附子、白僵蚕、全蝎)。

加减举例:苔黄腻,脉滑数,加天竺黄、竹茹;言语謇涩,加远志、石菖蒲、木蝴蝶。

4. 气虚血瘀证

证候:口眼喝斜,伴半身不遂,肢体麻木或痿软,神疲乏力,气短懒言,语言謇涩,头晕头痛,舌淡嫩,脉弱而涩。

证素:病位为络,病性为气虚、血瘀。

治法:补气化瘀。

主方:补阳还五汤(黄芪、当归尾、赤芍、桃仁、地龙、川芎、红花)。

加减举例:可选加石菖蒲、鸡血藤、白附子、白僵蚕等;口角流涎,加制半夏、石菖蒲、远志。

四、辨病施治

(一)辨病思路

1. 中老年人素有眩晕等症,若突然昏仆,头痛,失语,偏瘫者,为出血性中风;睡后起床发现半侧肢体感觉、运动障碍,口舌㖞斜者,为缺血性中风。

2. 突发面部麻木僵硬,面颊动作不灵,口眼㖞斜为主要表现,无肢体活动不利者,一般为口僻。

3. 有耳内流脓病史,渐进性出现口眼㖞斜者,多为脓耳口眼㖞斜。

(二)按病论治

1. 口僻

(1)牵正散(白附子、白僵蚕、全蝎) 每次2g,每日2次,口服。

(2)单方验方 ①鳝鱼血,涂于患侧,每日1次。②生南星适量,为细末,用生姜汁调敷。

(3)西药治疗 ①维生素B_1 100 mg,维生素B_{12} 250 μg,每日1次,肌肉注射。②地巴唑20 mg,地塞米松0.75 mg或强的松10 mg,每日3次,口服。

(4)其他 病程1年左右,电生理检查神经功能不能恢复者,可做面神经管减压手术,或做面神经与副交感神经或膈神经吻合术。

2. 缺血性中风

(1)补气行瘀 补阳还五汤(黄芪、当归尾、赤芍、桃仁、地龙、川芎、红花)加石菖蒲、白附子等。

(2)中成药 ①大川芎口服液,每次1支,每日3次,口服。②华佗再造丸,每次8g,每日2~3次,口服。③豨莶通栓丸,每次1丸,每日3次,口服。④血栓心脉宁,每次2~4粒,每日3次,口服。⑤中风回春丸,每次1.7g,每日3次,口服。

(3)西药治疗 ①羟乙基淀粉代血浆500 mL加复方丹参液10 mL静脉滴注,每日1次;20%甘露醇250 mL静脉滴注,8~12小时1次。②0.9%氯化钠250 mL加蝮蛇抗栓酶0.75 U静脉滴注,每日1次;10%葡萄糖250 mL加脉络宁20 mL,或加维脑路通400 mg,或加脑活素20 mL,静脉滴注,每日1次。③低分子右旋糖酐500 mL加川芎嗪80 mg,5%碳酸氢钠250 mL静脉滴注,每日1次。④血栓通200 mL加入10%葡萄糖液500 mL中静脉滴注,每日1次。上述方法可任选1种,15日为1个疗程。⑤维生素E 100 mg,每日3次,口服;阿司匹林50 mg,每日1次,口服;鱼脂酸胶丸3~5丸,每日3次,口服。

3. 脓耳口眼㖞斜

(1)清热解毒 龙胆泻肝汤(龙胆草、栀子、黄芩、柴胡、生地黄、车前子、泽泻、木通、当归、甘草)加蒲公英、乳香、没药、皂角刺、全蝎、白僵蚕等。

(2)外敷疗法 ①鲜鳝鱼血(或加麝香少许),涂于患侧,每日4~6次,每次保留30分钟。②蓖麻子仁杵饼,厚约0.3 cm,贴于下关、颊车、地仓等穴,用纱布胶布固定,每日1次。③马钱子粉0.3~0.5g,撒于风湿止痛膏药上贴敷下关、颊车、地仓等穴,2~3日1次。

五、对症处理

可以选用针灸疗法。

（1）体针疗法　取听会、听宫、翳风、瞳子髎、颧髎、地仓、迎香等穴，每次 2～3 穴，交替使用，每日 1 次，平补平泻或用电针。

（2）七星针疗法　七星针叩击患处，每日 1 次。

（3）水针疗法　用维生素 B_1、维生素 B_{12}、丹参注射液等，取颊车、地仓、曲池、翳风、外关等穴，每次 1～2 穴，注药液 1～2 mL，间日 1 次。

（4）自我按摩相应穴位。

第四节　咽 喉 痛

咽喉痛是指咽部或喉部自觉疼痛的症状。多由六淫、疫疠之邪侵袭，火热上犯，或气血痰瘀阻滞，咽喉不利所致。常见于急喉痹（急性咽炎）、珍珠喉痹、慢喉痹（慢性咽炎）、急乳蛾（急性扁桃体炎）、慢乳蛾（慢性扁桃体炎）、烂乳蛾（急性化脓性扁桃体炎）、喉痈（咽部及颈深部脓肿）、喉癣（咽喉结核）、急喉喑（急性喉炎）、急喉风（急性喉阻塞）、白喉、咽喉菌（咽喉部恶性肿瘤）、咽菌（扁桃体癌）、喉菌（喉癌）、空咽痛（做吞咽动作时咽痛）、颈咽痛痹（颈动脉炎）、外伤、骨鲠、茎突综合征、舌咽神经痛、颈咽痛痹等病，其他疾病如麻疹、烂喉丹痧（猩红热）、时行感冒等亦可致咽喉疼痛。

临床应对咽喉痛症状进行纵向和横向挖掘，进一步明确咽喉痛的病种与证型，确立治则治法，若对导致咽喉痛的病种尚不能确定时，可以"咽喉痛待查"作为初步诊断，并进行辨证论治及对症处理。

一、主症的纵向和横向挖掘

（一）纵向挖掘

症状表现自觉咽部或喉部疼痛。问诊应询问咽喉疼痛发生的时间、诱因、部位、程度。

1. **性质**　疼痛若仅为咽喉干燥之感，多属风寒袭咽证之新病咽痛；若如针刺、撕裂、放射样疼痛，多属热毒攻喉证。

2. **程度**　若疼痛剧烈，放射至耳部，多属热毒攻喉证；若疼痛呈持续性、间歇性，或时轻时重、时有时无，或有灼热、异物不适感，多属阴虚湿热蒸喉证。

3. **诱因**　疼痛感的产生可为自发性，亦可为激发性，如吞咽或讲话时往往引起疼痛，或受冷空气刺激、进食刺激性食物、药物等，见于风寒袭咽证、风热侵咽证等各类证型中。

4. **病程、缓急**　病程短者，起病急者多属实证，如风寒袭咽证、风热侵咽证；病程长者，起病缓者多属虚证，如邪恋咽喉证、阴虚咽喉失濡证。

5. **存续状态**　咽喉痛偶尔发作，持续时间短者，多属病轻；发作频率高，持续时间长者，多属病重。

（二）横向挖掘

结合中医望、闻、问、切四诊方法和体格检查、理化检查进行横向挖掘，完善病情资料。

1. **中医四诊**

（1）望诊

望咽喉：若伴咽部黏膜色淡红或带紫色，多属风寒袭咽证；若伴咽部黏膜潮红肿胀，或有喉核红肿,多属风热侵咽证;若伴咽部显著红肿,甚则在喉核或喉底等部位有黄白分泌物黏附,喉痛红肿高突或红晕紧束,多为热毒攻喉证。

望舌象:舌苔薄白,多见于风寒袭咽证;舌质稍红,苔薄,多见于风热侵咽证;舌红,苔黄,多见于热毒攻喉证;舌红,苔黄腻,多见于湿热蒸喉证。

(2)闻诊　若伴有咳嗽,呼吸不利,气喘,病位多在气管、支气管及肺;若伴鼻音加重,多累及鼻道。

(3)问诊　若新病咽痛,吞咽时明显,伴恶寒,周身不适,多属风寒袭咽证;若新病咽痛,吞咽痛增,伴发热恶风,头痛,多属风热侵咽证;若伴咽喉痛剧,甚则痛连耳窍,吞咽困难,汤水难下,发热,口渴,多属热毒攻喉证;若伴身热困倦,胸闷、腹胀、恶心欲呕,口渴不欲饮,多属湿热蒸喉证。

此外还应结合二便、睡眠情况进行诊断。

(4)切诊　若伴颌下淋巴结肿痛,压之咽喉痛剧,甚则痛连耳窍,吞咽困难,汤水难下,咽喉痰涎壅盛,在喉核或喉底等部位有黄白分泌物黏附,多属热毒攻喉证。

此外还应结合脉象变化进行诊断。

2. **体格检查**　检查咽喉部、舌根部有无红肿、溃烂、分泌物或腐物黏附,咽喉部或颈部有无隆起、触压痛,颈部转动是否自如或僵直、偏斜而呈强迫体位征。

3. **理化检查**　必要时做外周血象检查、颈部 X 线摄片,以及其他必要的特殊检查,如咽拭子涂片等。

通过横向挖掘,常与咽喉痛组合的症对主要有咽喉痛、失音;咽喉痛、咳嗽;咽喉痛、咽痒;咽喉痛、头痛;咽喉痛、食少等。

二、机制分析

引起咽喉疼痛的病因或疾病很多,如外伤、骨鲠,外感急性咽喉病、慢性咽喉病,咽喉菌,以及温毒疫邪侵犯所致的咽喉痛等,其致病机制主要如下。

1. 跌仆损伤、锐器伤,或因骨鲠等所致者,由于局部气血瘀滞,经脉痹阻,或皮肉、肌膜破损,或合并染毒而火热之邪结聚咽喉,甚则热胜肉腐,均可出现咽喉疼痛。

2. 外感急性咽喉病所致者,可因风寒或风热侵袭,肺失宣降,或疫病、温热之邪侵袭,均可致邪壅咽喉,气血壅滞,甚则热胜肉腐,引起咽喉疼痛。

3. 反复感受外邪,热郁于肺,或饮食失调,蕴热于胃,循经上干,久滞咽喉,经脉痹阻,气血壅滞而作痛。

4. 慢性咽喉疼痛,多因脏腑失调,邪气阻痹咽喉,或咽喉失养所致。如肺脾气虚,清阳不升,咽喉失充;或肺肾阴虚,咽喉失于濡养,甚或虚火炎灼咽喉;或肾阳亏虚,咽喉失煦,均可导致咽喉疼痛。久病入络,气血瘀滞,或痰瘀互结,邪阻咽喉,脉络痹塞而发为咽喉疼痛。

三、分证论治

咽喉痛病位多在咽喉,病性多属风、寒、热、燥、阴虚、气虚、阳虚等。治法分别有疏风、散寒、清热、滋阴、补气、补阳、解毒、排脓、利咽、温经等。

1. **风寒袭咽证**

证候:新病咽痛,吞咽时明显,咽部黏膜色淡红或带紫色。伴恶寒,周身不适,舌苔薄白,脉浮紧。

证素：病位为咽喉，病性为风寒。

治法：疏风散寒利咽。

主方：六味汤（荆芥穗、防风、薄荷、桔梗、甘草、白僵蚕）。

加减举例：恶寒明显，酌加半夏、桂枝或麻黄。

2. 风热侵咽证

证候：新病咽痛，吞咽痛增，咽中痰涎多。咽部黏膜潮红肿胀，或有喉核红肿。伴发热恶风，头痛，鼻塞，舌质稍红，苔薄，脉浮数。

证素：病位为咽喉，病性为风热。

治法：疏风清热利咽。

主方：疏风清热汤（荆芥穗、防风、牛蒡子、甘草、金银花、连翘、桑白皮、赤芍、桔梗、天花粉、玄参、浙贝母、黄芩）。

加减举例：大便干结，酌加大黄；咽喉痛重，加山豆根。若为喉关痈，一侧软腭红肿散漫，触之坚硬者，加紫花地丁、蒲公英、野菊花；若为烂乳蛾，有全身淋巴结肿大者，加马勃、生牡蛎、夏枯草。

3. 热毒攻喉证

证候：咽喉痛剧，甚则痛连耳窍，吞咽困难，汤水难下，咽喉痰涎壅盛。咽部显著红肿，甚则在喉核或喉底等部位有黄白分泌物黏附，若为喉痈则红肿高突或红晕紧束，颔下淋巴结肿痛。发热，口渴，气粗，小便黄，大便干结，舌红，苔黄，脉数。

证素：病位为咽喉，病性为热、毒。

治法：清热解毒利咽。

主方：清咽利膈汤（连翘、栀子、黄芩、薄荷、牛蒡子、防风、荆芥穗、玄明粉、金银花、玄参、甘草、桔梗、黄连）。

加减举例：大便秘结，加大黄；痈肿已成脓，加皂角刺、穿山甲；痰涎多，加天竺黄、胆南星、白僵蚕。

4. 湿热蒸喉证

证候：咽喉痛甚，吞咽痛增。咽部黏膜或喉核红肿，表面或有黄白色点状渗出物。身热困倦，胸闷、腹胀、恶心欲呕，口渴不欲饮，小便短涩，舌红，苔黄腻，脉濡数。

证素：病位为咽喉，病性为湿热。

治法：清热除湿利咽。

主方：甘露消毒丹（滑石、茵陈、黄芩、石菖蒲、木通、川贝母、射干、连翘、薄荷、白豆蔻、藿香）。

加减举例：常加金银花、玄参、桔梗；若为烂乳蛾，酌加土茯苓、马勃、黄连、佩兰。

5. 邪恋咽喉证

证候：体虚年老之人，新病咽喉疼痛，吞咽困难，咽喉中有痰涎，病程5~7日以上，检查见咽部红肿隆起高突，但色偏淡或暗红，无光亮之感，或按之软，穿刺有脓。伴微发热，口干欲饮而不多，疲倦乏力，懒动少言，大便秘结，小便黄，脉数无力。

证素：病位为咽喉，病性为气虚、脓、毒。

治法：扶正排脓，解毒利咽。

主方：黄芪解毒汤（生黄芪、当归、玄参、金银花、蒲公英、赤芍、防风、白芷、皂角刺）。

加减举例：大便秘结，酌加大黄。

6. 郁热熏喉证

证候：咽喉干燥、灼热、微痛、有异物感，易作哕。咽部黏膜或喉核肥厚、暗红。口微干，小便短黄，大便干结，舌暗红，苔微黄，脉略数有力。

证素：病位为咽喉，病性为热。

治法：清热利咽。

主方：清金利咽汤（黄芩、栀子、麦冬、牛蒡子、玄参、贝母、薄荷、桔梗、甘草、木通）。

加减举例：黏膜或喉核肥厚、暗红，酌加牡丹皮、赤芍、路路通、桃仁；小瘰增生，合贝母瓜蒌散（贝母、瓜蒌、天花粉、茯苓、橘红、桔梗），或酌加海藻、夏枯草、牡蛎、陈皮之类；咽干明显，加葛根、天花粉、石斛；易恶心、呃逆，加法半夏、竹茹；大便燥结，加麻子仁、郁李仁。

7. 阴虚湿热蒸喉证

证候：咽喉微痛、作痒，或有灼热、异物不适感，咳嗽痰黄，口臭。喉核暗红或肿大，陷窝口有黄白色腐物黏附。形体消瘦，舌质红，苔黄腻，脉濡略数。

证素：病位为咽喉，病性为阴虚、湿热。

治法：养阴清热，化浊利咽。

主方：甘露饮（生地黄、熟地黄、茵陈、枳壳、黄芩、枇杷叶、石斛、天冬、麦冬、生甘草）。

加减举例：痰稠，加瓜蒌仁、浙贝母、海浮石；口渴，加天花粉、葛根、生黄芪；腹胀、纳差，加佩兰、泽泻、薏苡仁；烂乳蛾或喉核表面有腐物，加马勃、土茯苓。

8. 阴虚咽喉失濡证

证候：咽喉微痛，干燥灼热不适，咽部暗红少津，或有喉核暗红肿胀，干咳少痰，舌红，少苔，脉细数。

证素：病位为咽喉，病性为阴虚。

治法：滋阴润咽。

主方：养阴清肺汤（生地黄、麦冬、白芍、牡丹皮、贝母、玄参、薄荷、甘草）。

加减举例：喉核肥大，加牡蛎、昆布、海藻；手足心热、脉细数，加黄柏、知母；神疲乏力、少气懒言，加黄芪、党参、白术、茯苓；大便秘结，加何首乌、火麻仁；腰膝酸软、头晕耳鸣，可用百合固金汤（百合、生地黄、熟地黄、玄参、麦冬、甘草、贝母、桔梗、白芍、当归）加减。

9. 气虚咽喉失充证

证候：咽喉微痛、微干微痒、有异物梗阻感，易恶心作哕。咽肌膜色淡微肿，或有喉核肿胀。面色不华或萎黄，容易感冒，倦怠乏力，舌淡或边有齿痕，苔薄白，脉缓或弱。

证素：病位为咽喉，病性为气虚。

治法：益气利咽。

主方：补中益气汤（黄芪、人参、当归、白术、陈皮、柴胡、升麻、甘草）。

加减举例：呃逆作呕，加半夏；小瘰增生，加贝母、牡蛎、香附；咽干、舌有裂纹、苔干少津，加玄参、麦冬、五味子，柴胡改葛根；大便秘结，加枳壳；纳差、腹胀、便溏、苔腻，加茯苓、麦芽、薏苡仁、砂仁等。

10. 阳虚咽喉失照证

证候：咽喉微痛，或有微痒不适、异物感。咽肌膜或喉核微肿，色泽偏淡。面色淡白，四肢凉，腰膝以下畏冷，舌质淡胖有齿痕，苔白润，脉沉迟或虚大无力。

证素：病位为咽喉，病性为阳虚。

治法：温阳利咽。

主方：真武汤（茯苓、白术、白芍、生姜、附片）。

加减举例：喉底小瘰增生，加贝母、牡蛎、香附、白芥子；咽痒干咳少痰，舌少津有细裂纹，加玄参、白芍、麦冬、五味子；痰多、异物感明显，加半夏、陈皮。

11. 寒凝颈咽证

证候：一侧咽痛，或伴颈、肩、偏头痛，冷天易发，颈动脉沿线有压痛点，咽部无明显异常，四肢不温，舌淡，苔薄白，脉沉细缓。

证素：病位为咽，病性为寒。

治法：温经散寒止痛。

主方：当归四逆汤（当归、桂枝、白芍、细辛、炙甘草、木通、大枣）。

加减举例：酌加姜黄、附片、干姜、川芎之类。

四、辨病施治

（一）辨病思路

1. 咽喉痛发病急，以激发性疼痛为主，检查见咽部肌膜红肿，甚则在喉底红肿的肌膜表面有黄白色分泌物易去除者，多为急喉痹。

2. 青少年新病咽痛，咽喉口腔等处黏膜出现小疱疹或溃疡，表面覆盖淡黄色假膜，周围黏膜呈鲜红色，多属珍珠喉痹。

3. 咽部干燥不适感为主症，偶有少许咽喉疼痛，检查见咽部肌膜多暗红，喉底小瘰增生者，为慢喉痹。

4. 咽喉痛发病急，有自发性和激发性疼痛而痛势较重，检查见喉核红肿，甚则在陷凹口表面可见黄白色分泌物易去除者，多为急乳蛾。

5. 咽部干燥不适感为主症，偶有咽喉微痛，或有口臭，检查见喉核暗红肿大，陷凹口或有少许黄白腐物易去除者，为慢乳蛾。

6. 新病咽喉痛，发热，喉核肿烂腐溃者，为烂乳蛾。其中：

（1）检查见咽部、扁桃体或口腔黏膜溃疡如黄豆大小，边缘不齐，表面覆有灰白或灰黄色假膜，可以抹去者，多为烂乳蛾之樊尚咽峡炎。应行假膜涂片检查找到樊尚螺旋体与梭形杆菌以确诊。

（2）检查见扁桃体、咽侧索、淋巴滤泡、腺样体等广泛肿胀，尤以扁桃体特别肿大，表面出现大而深的溃疡，疡面覆盖灰绿色坏死物，触之疼痛，易出血，口臭，全身多处淋巴结无痛肿大，外周血象异常的淋巴细胞及单核细胞增多者，多属烂乳蛾之传染性单核细胞增多性咽峡炎。

（3）面呈土黄色，精神委靡，口臭，咽黏膜苍白贫血水肿状，扁桃体肿大、溃疡，边缘不齐，周围呈青紫色，触之柔软易裂，外周血象白细胞显著减少者，多属烂乳蛾之粒细胞减少性咽峡炎。

（4）口腔、咽喉黏膜苍白肿胀，有瘀点及瘀斑，一侧或双侧扁桃体肿大、疼痛，甚则整个扁桃体坏死，全身淋巴结肿大，或伴有身体某部位出血难止，骨髓象或血象呈异常白细胞显著增生者，多为烂乳蛾之急性白血病性咽峡炎。

7. 急起咽喉剧痛，一侧偏重，并有颈项强直，偏向患侧而呈强迫体位，以及吞咽困难，咽喉中痰涎壅盛，检查见喉关、喉底、喉旁、会厌等有红肿隆起者，多属喉痈。其中肿见于喉关名为喉关痛;在喉底名为里喉痈;在喉旁名为侧喉痈;在会厌名为下喉痈。

8. 以声音嘶哑为主症,在讲话时引起喉痛,有外感病史者,多为急喉喑。

9. 喉异物伤、烫伤、腐蚀伤、挫伤、喉骨骨折和黏膜撕裂伤、放疗、长期鼻饲管刺激及麻醉插管损伤形成溃疡等,均可引起咽喉疼痛。

10. 一侧咽痛、颈痛,扁桃体窝可触及坚硬条索状物,X线摄片示茎突长度超过2.5 cm者,多属茎突综合征。

11. 突发咽痛,疼痛始于喉核部位或舌根,呈烧灼样或撕裂样剧痛难忍,痛连耳窍,常因讲话或吞咽引起疼痛发作,发作时伴涎液增多者,多属舌咽神经痛。

12. 急起咽喉部红肿疼痛,迅速加重,出现痰涎塞盛,语声难出,呼吸困难者,多为急喉风。

13. 小儿咽喉疼痛,发热,咽喉部可见灰白色假膜难以剥离,强行剥离后表面或见溃烂出血,有白喉流行病史者,多属白喉。应行假膜拭子涂片检查找到白喉杆菌以确诊。

14. 小儿咽喉疼痛,发热,检查见咽喉红肿,并见软腭上有红疹斑点,皮肤丹痧,面部潮红而有"口周苍白圈",或见"杨梅舌",当地有类似病情流行者,多属烂喉痧。

15. 病程较长或发展缓慢,以吞咽痛或饮水时痛为主,可致剧痛,检查见咽喉部肌膜有溃烂,边缘不齐,有肺痨病史及其体征者,多属喉癣。

16. 久病咽喉疼痛,夜晚加重,伴口臭或痰中带血,一侧喉核肿大、溃疡,触之易出血,颈项有恶核,恶病质,多属咽菌。应行组织病理学检查以确诊。

17. 久病咽喉疼痛,夜晚加重,伴声音嘶哑、口臭、痰中带血,检查见声户有新生物,表面不平,或有溃疡、出血,病情进展较快,或有颈项恶核者,多属喉菌。应行组织病理学检查以确诊。

18. 麻疹、时行感冒所致的咽喉疼痛,其咽喉疼痛症状一般较轻,而其全身症状较重,且有传染病史。

19. 口腔疾病所致咽喉疼痛,多有口腔内疼痛、张口受限,影响吞咽等表现。

20. 咽痛一侧偏重,常为空咽痛,而进食时并无疼痛,在患侧颈动脉沿线有明显触压痛点者,多属颈咽痛痹。

(二) 按病论治

1. 急喉痹

(1)盐酸吗啉胍0.2 g,每日3次,口服;或复方金刚片1片,早上口服。合并细菌感染者,予抗生素或磺胺药。

(2)利咽煎 金银花、杭菊花、玄参各9 g,马勃、生甘草各3 g,木蝴蝶1.5 g,水煎服,每日1剂。

(3)清咽汤 金银花、野菊花、紫花地丁、玄参、牛蒡子各15 g,青蒿、牡丹皮、大黄各10 g,岗梅根30 g,水煎服,每日1剂。

(4)疏风利咽汤 薄荷、防风、桔梗、蝉蜕、荆芥、桑叶、杭菊花各6 g,金银花、连翘各12 g,生甘草4.5 g,水煎服,每日1剂。

(5)淋巴滤泡或咽侧索增生者,用碘甘油涂局部,每日2~3次。

(6)配合局部对症处理。

2. 珍珠喉痹

(1)病毒灵0.2 g,每日3次,口服;板蓝根冲剂1包,每日3次,冲服。

（2）继发感染者,予抗生素,或加用激素。

（3）银翘汤加味　金银花 12 g,连翘 10 g,桔梗 8 g,薄荷 5 g,竹叶 8 g,生甘草 4 g,荆芥穗 8 g,牛蒡子 8 g,米泔水煎汤,每日 1 剂。

（4）咽部吹药、含漱,患处涂 1% 龙胆紫或 2% 金霉素甘油。

（5）配合其他对症处理。

3. 急乳蛾

（1）给予抗生素肌肉注射,必要时予解热镇痛剂。

（2）银翘马勃散　金银花 12 g,板蓝根 30 g,连翘 10 g,柴胡 12 g,山豆根 10 g,射干、牛蒡子、马勃、白僵蚕、金果榄、桔梗各 9 g,露蜂房 6 g,热甚加石膏,烦渴加天花粉,呕吐加竹茹,便秘加大黄,尿赤加车前草。水煎服,每日 1 剂,重症日服 2 剂。

（3）消蛾汤　蝉蜕、白僵蚕、姜黄、桔梗、山豆根、黄芩、蒲黄各 10 g,生大黄 9 g[后下],玄参 15 g,恶寒加荆芥、淡豆豉;咽痛甚加牛蒡子、马勃;壮热口渴加生石膏、知母;寒热往来,口苦咽干加柴胡;咳嗽加前胡、射干;夹湿热加滑石、青黛或通草。水煎服,每日 1 剂,重症日服 2 剂。

（4）扁炎合剂　蒲公英、石膏、紫花地丁各 18 g,黄芩、葛根、金银花各 12 g,山豆根、连翘、大青叶各 10 g,甘草、薄荷、紫苏叶各 6 g,桔梗 9 g,水煎服,每日 1 剂。

（5）玄参桔梗饮　玄参、黄芩各 9 g,板蓝根 12 g,黄连、甘草各 3 g,山豆根、桔梗各 6 g。高热惊厥加钩藤、蝉蜕、白僵蚕;有白色脓点加金银花、连翘;呕吐、腹痛、便秘加陈皮、竹茹;腹痛加木香;便秘加大黄。水煎服,每日 1 剂。

（6）配合局部对症处理。

4. 喉痛

（1）抗感染　用青霉素 160 万 U,重症用 320 万 U,肌肉注射或静脉滴注,每日 3 次;或用银黄注射液 4 mL,或双黄连注射液 10 mL,加入 5% 葡萄糖注射液 250 mL 中,静脉滴注,每日 1 次。

（2）漱口方含漱,每日数次,并用冰硼散、桂林西瓜霜之类吹喉红肿处,每日 6~7 次。

（3）脓肿已经形成者,应及时穿刺抽脓或切开排脓。

5. 咽喉损伤

（1）急救处理　① 出血者,填塞或压迫止血。压迫时不阻断血管的搏动,条件不具备时可取出异物,有条件时可行血管吻合术。② 呼吸困难者,解除病因,如取出咽喉部异物,或行气管切开术。③ 休克者,除必要的治疗操作外,忌搬动、骚扰患者,注意保暖,头低位平卧休息,并尽早输液、输血。④ 化学药物灼伤者,4 日内应给予中和剂,对碱类可用稀醋酸、醋、柠檬汁、牛乳、蛋清等冲洗或内服、导吐;对酸类可用镁乳剂、氢氧化铝凝胶、肥皂水、石灰水、牛乳等冲洗或内服、导吐,但忌用苏打水内服,以免产生大量气体,导致胃穿孔。⑤ 创伤的早期处理:对外在的皮肤伤口可常规清创、缝合;对咽喉本身的外伤,不宜随意清创,首先保持呼吸道通畅;伤及舌骨、舌肌,有舌下垂者,拉出舌,予以固定,缝合咽部黏膜;喉部外伤处理时,应尽可能保留喉软骨,分层缝合。

（2）一般处理　① 支持疗法:如输液、补充能量、维持水电解质平衡等。② 开放伤,肌肉注射破伤风抗毒素 1500~3000 U,先皮试。③ 抗感染:青霉素 80 万 U,肌肉注射,强的松 10 mg,口服,每日 2 次。④ 解毒剂:灼伤后全身中毒症状明显者,根据误服毒物采用相应解毒剂。⑤ 环杓关节脱位者,应予以复位治疗:局部麻醉,在间接喉镜下,趁患者发音时,根据脱位的方向,向相反的方向用喉部探针拨动杓状软骨使其复位,如未成功,可重复拨动 1 次。

（3）其他治疗　① 机械性创伤：咽内刺伤出血不多者，可吹生大黄粉或花蕊石散止血，止血后在伤口周围吹冰硼散、珠黄散之类。② 咽喉灼伤的初期或病情轻者，可于患处吹生大黄粉、冰硼散、锡类散，在烫伤处可涂龙胆紫、麻油或吞服少量麻油润滑保护黏膜，或用漱口方含漱。

6. 舌咽神经痛

（1）苯妥英钠 0.1 g，每日 3 次，口服。

（2）维生素 B_2 1000 μg，每周 2 次，肌肉注射。

（3）1% 地卡因涂抹或喷患侧咽部或喉核区，有暂时止痛之效。

（4）体针疗法：取合谷、巨髎、颊车、下关，强刺激，不留针，每日 1 次。

（5）手术治疗。

7. 茎突综合征　手术切除过长的茎突。

8. 颈咽痛

（1）伤湿止痛膏、代温灸膏，贴颈侧压痛点。

（2）醋酸氢化可的松 1 mL（25 mg），颈动脉鞘周围注射，每周 1 次。

（3）旋磁机磁疗。

（4）柴胡、黄芩、防风、乳香、没药、路路通各 10 g，当归 12 g，丹参 20 g，大蜈蚣 1 条，细辛 3 g，薏苡仁 30 g，水煎服，每日 1 剂。

9. 慢喉痹

（1）淋巴滤油或咽侧索增生者，用碘甘油涂局部，每日 2～3 次；或用络合碘消毒，再于局部注入（不可过深）复方丹参液，每次 1 mL，每周 3 次，连续 2 个月；或地塞米松，每次 5 mg，每周 2 次。

（2）配合噙化法、疏导法等，急性发作时亦可配合超声雾化吸入法。

10. 慢乳蛾

（1）清洁法　冲洗或吸引扁桃体陷窝，以清除隐窝内积存物，减少细菌繁殖机会。

（2）局部注射　用 5% 酒精普鲁卡因液，或 10%～30% 硫代硫酸钠，或消痔灵注射液注入扁桃体的不同部位，每次 2 mL。

（3）喉核烙法　用于慢乳蛾喉核肥大者。可用电烙法或微波烧灼法。

（4）手术　手术摘除病灶性扁桃体。

（5）其他　配合含漱法、噙化法等。

五、对症处理

1. **清热利咽止痛中药**　射干、山豆根、薄荷、牛蒡子、桔梗、马勃、土牛膝等。凡有咽喉疼痛者，均可适当选用。

2. **中成药**

（1）六神丸、喉症丸、上清丸、牛黄解毒丸、一清胶囊之类，含服或口服，用于热证。

（2）银黄注射液、板蓝根注射液、双黄连注射液之类，肌肉注射，用于热证。

3. **含漱疗法**　用于喉痹、乳蛾、喉痛等。以复方硼砂液，或 1:5000 呋喃西林液含漱，或漱口方，或醋，不时漱口或吹药前漱口。

4. **吹药疗法**　风热邪毒侵袭所致咽喉疼痛，用冰硼散或生大黄粉；有溃烂或腐物者，用珠黄散、锡类散；久病咽喉微痛者，用清凉散。用喷粉器吹咽部红肿处，每日 2～4 次。

5. **噙化疗法**　喉痹、乳蛾,用健民咽喉片、草珊瑚含片、桂林西瓜霜、溶菌酶片、含碘喉片、薄荷喉片之类含服。

6. **暗示疗法**　用于咽部有异物感者。

7. **针灸疗法**

(1) 体针疗法　实热证,主穴合谷、内庭、颊车,配穴少泽、鱼际、少商、关冲、陷谷,每次取3~4穴,泻法,每日1次。慢喉痹、慢乳蛾之类,取太溪、鱼际、三阴交、足三里,平补平泻,留针20~30分钟,每日1次。

(2) 耳针疗法　实热证,取扁桃体、咽喉、肺、胃、肾上腺,强刺激,留针10~20分钟,每日1次。慢喉痹、慢乳蛾之类,取咽喉、扁桃体、肾上腺,埋针,或用王不留行籽贴压。

(3) 放血疗法　耳垂放血,或耳轮、耳背放血,亦可少商、商阳放血。用于实热证。

第五节　耳　鸣

耳鸣是指自觉耳内鸣响的症状。耳鸣可因阴血亏虚、肾精不足、中气下陷、风阳痰火上扰、风邪乘袭、药物中毒等所致。可见于外耳道、中耳、内耳的多种疾病,亦可见于多种全身性疾病,特别是慢性疾病。如咽鼓管异常开放、鼓膜张肌镫骨肌阵挛、颞下颌关节病变、颈静脉球体瘤、耵耳异物入耳、耳胀(急性卡他性中耳炎)、耳闭(慢性卡他性中耳炎)、慢性脓耳(慢性化脓性中耳乳突炎)、暴聋(突发性聋)、血劳(缺铁性贫血)、髓劳(再生障碍性贫血)、风眩(高血压病)、虚眩(体质性低血压)、脑痨(结核性脑膜炎)、脑瘤(听神经瘤)、神劳(神经衰弱症)、气[郁]厥(神经症)、雷头风(原发性急性闭角型青光眼急性发作期之重症)、暑温(流行性乙型脑炎)、春温(流行性脑脊髓膜炎)、麻疹、烂喉丹痧(猩红热)、百日咳、痄腮(流行性腮腺炎)、时行感冒(流行性感冒)、风疹、水痘、耳部带状疱疹、肺热病(急性肺部炎性病变)、湿温(肠伤寒及副伤寒)等。

临床应对耳鸣进行纵向和横向挖掘,进一步明确耳鸣的病种与证型,确立治则治法,若对以耳鸣为主症的病种尚不能确定时,可暂以"耳鸣待查"作为初步诊断,并进行辨证处理。

一、主症的纵向和横向挖掘

(一)纵向挖掘

应注意挖掘引起耳鸣的诱因或病因,包括耳病史与全身急慢性疾病史,耳鸣发生状态(突发、渐发、间歇性、持续性、时轻时重或日轻夜重等变化)、病程的长短、程度的轻重变化、鸣声粗宏(低沉)或尖细(高亢),以及有何伴随症等。

1. **性质**　耳内鸣响声如蛙鸣,或如潮声者,多属实证;声音细小,如闻蝉鸣者,多属虚证。

2. **程度**　若耳鸣突作,鸣声洪而粗,伴耳内闭塞感,多属肝火燔耳证;耳鸣暴作,鸣声多洪而粗,持续不歇,多属痰火闭耳证;耳鸣时轻时重,多属气虚耳窍失充证。

3. **诱因**　耳鸣突作,多因郁怒而发,多属肝火燔耳证;耳鸣暴作,多因饮酒或过食炙煿厚味诱发,多属痰火闭耳证;耳鸣因外伤所致,多属血瘀耳窍证。

4. **缓解、加重因素**　若久病耳鸣,鸣声细弱,入夜明显,多属阳虚耳窍失煦证;若耳鸣每于蹲位起立时突然加重,头部或耳内空虚发凉感,劳后加重,多属血虚耳窍失养证;耳鸣时轻时重,休息暂减,烦劳则重,多属气虚耳窍失充证;耳鸣鸣声尖细,入夜尤甚,听力渐减,房劳则重,多属阴虚耳窍失濡证。

5. **病程、缓急** 新起耳鸣,病程短者,起病急者多属实证,如风寒闭耳证、风热犯耳证;耳鸣渐起,病程长者,多属虚证,如阴虚耳窍失濡证、气虚耳窍失充证。

6. **存续状态** 耳鸣偶尔发作,时作时止,持续时间短者,多属病轻;发作频率高,持续时间长者,多属病重。

（二）横向挖掘

结合中医望、闻、问、切四诊方法和体格检查、理化检查进行横向挖掘,完善病情资料。

1. 中医四诊

（1）望诊

望面色:若伴有两颧潮红,多属阴虚耳窍失濡证;若伴面色不华,多属气虚耳窍失充证;面色萎黄,多属血虚耳窍失养证;面色淡白,多属阳虚耳窍失煦证。

望舌象:舌淡红,苔薄白,多属风寒闭耳证;舌质偏红,苔薄黄,多属风热犯耳证;舌质淡胖,边有齿痕,苔薄,多属痰湿犯耳证;舌质红胖,苔黄腻,多属痰火闭耳证;舌质暗或有斑点,多属血瘀耳窍证;舌质偏红,少苔,多属阴虚耳窍失濡证。

（2）闻诊 新病耳鸣,若伴耳内胀闷闭塞不适感,鸣声增强,可见于风寒闭耳证、风热犯耳证;耳鸣耳内胀闷闭塞不适感,鸣声增强,多属痰湿犯耳证。

（3）问诊 耳鸣突作,多因郁怒而发,鸣声洪而粗,耳内闭塞感,头痛头晕,烦躁易怒,夜寐不宁,口苦咽干,多属肝火燔耳证;耳鸣暴作,多因饮酒或过食炙煿厚味诱发,鸣声多洪而粗,持续不歇,头晕头重,胸闷,或有恶心,多属痰火闭耳证;耳鸣鸣声尖细,入夜尤甚,听力渐减,房劳则重,头晕脑鸣,眼花,腰膝酸软,多属阴虚耳窍失濡证;耳鸣时轻时重,休息暂减,烦劳则重,倦怠乏力,食欲不振,多属气虚耳窍失充证;耳鸣每于蹲位起立时突然加重,头部或耳内空虚发凉感,劳后加重,倦怠少力,失眠多梦,心悸不宁,多属血虚耳窍失养证。

（4）切诊 若突发耳鸣,按之鸣声不减者,多属实证;若渐觉耳鸣,按之鸣声减轻或暂止者,多属虚证。

此外还应结合脉象变化进行诊断。

2. 体格检查
耳科检查,注意观察外耳道有无异物或耵聍栓塞,耳膜有无内陷、充血、肿胀、穿孔,有无鼓室积液征、蓝鼓膜征,多数情况下应进一步做鼻腔、鼻咽部检查及耳咽管功能一般检查,以明确耳病的诊断。

3. 理化检查
如有可能,对耳鸣患者应进行耳鸣频率与响度匹配试验。

通过横向挖掘,常与耳鸣组合的症对主要有耳鸣、头晕;耳鸣、头痛;耳鸣、齿摇;耳鸣、耳聋;耳鸣、耳流脓;耳鸣、耳痛等。

二、机制分析

1. **物堵耳窍** 耳内有异物或耵聍阻塞,由于外耳气窍不通,声音传入受阻,可产生耳鸣。

2. **耳膜破损** 耳受掌击或跌仆,或因雷鸣、炮震,损伤耳膜,或使耳窍受震,脉络痹阻,气血不畅,发生耳鸣。

3. **邪壅耳窍** 六淫、时疫之邪侵袭,皮毛受邪,内舍于肺,宣降失司,清窍痞塞;或邪传肝胆,少阳经气不利,邪壅于耳,甚则邪毒久延,缠绵不已,气血瘀滞,以致耳鸣。

4. **脏腑失调**　禀赋不足、年老体弱、久病失养、瘟疫病后、饮食不节、长期噪声等,致脏腑失调,实则为肝火亢盛、痰火内郁,上扰清窍,或气血瘀阻,窍络不畅或闭塞,致耳鸣;虚则为肝肾阴虚、精血不足,肺脾气虚、清阳不升,心脾气血两虚,心肾不交、阴阳失调,肾阳虚衰等,以致窍失所养,功能失司而耳鸣。

三、 分证论治

耳鸣病位多在耳、脑、肾、少阳、肝,病性多属风、寒、热、痰、湿、火、血瘀、阴虚、气虚、血虚、阳虚等,组合病性多为风寒、风热、痰湿、痰火等。治法分别有疏风、散寒、清热、祛痰、化浊、清肝、化瘀、滋阴、益气、补血、温阳等。

1. **风寒闭耳证**

证候:新病耳鸣,或有耳内胀闷闭塞不适感,鸣声增强,头痛,鼻塞,周身不适,舌淡红,苔薄白,脉浮。

证素:病位为耳,病性为风寒。

治法:疏风散寒通耳。

主方:三拗汤(麻黄、杏仁、甘草)。

加减举例:头痛、鼻塞重,加防风、石菖蒲;鼻塞声重,加白芷、辛夷;中耳积液,加葶苈子、车前子、石菖蒲。

2. **风热犯耳证**

证候:新病见耳鸣,或有耳内胀闷闭塞不适感,鸣声增强,头痛,鼻塞,周身不适,或有咽痛,口微干渴,舌质偏红,苔薄黄,脉浮数。

证素:病位为耳,病性为风热。

治法:疏风清热通耳。

主方:银翘散(金银花、连翘、桔梗、薄荷、淡竹叶、甘草、荆芥、淡豆豉、牛蒡子、芦根)。

加减举例:鼻塞,加白芷、辛夷;眩晕,加牡蛎;恶心呕吐,加代赭石;因温邪所致,加板蓝根、大青叶;咳嗽,加前胡、杏仁;有鼓室积液征,加车前子、木通;若伴烦躁、口苦、脉浮弦者,用小柴胡汤(柴胡、黄芩、法半夏、党参、甘草)合通气散(香附、川芎、柴胡)。

3. **痰湿犯耳证**

证候:耳鸣耳内胀闷闭塞不适感,鸣声增强。鼓室积液,耳膜呈橘黄色,有积液线如发丝,或见有气泡,穿刺可抽出淡黄色清液。舌质淡胖,边有齿痕,苔薄,脉缓或濡。

证素:病位为耳,病性为痰、湿。

治法:祛痰化浊利耳。

主方:参苓白术散(人参、白术、茯苓、甘草、山药、扁豆、莲子肉、薏苡仁、砂仁、桔梗)。

加减举例:一般可加石菖蒲、柴胡、车前子;舌淡、脉弱,或病久难愈者,加淫羊藿、巴戟天。

4. **肝火燔耳证**

证候:耳鸣突作,多因郁怒而发,鸣声洪而粗,耳内闭塞感,头痛头晕,面红目赤,烦躁易怒,夜寐不宁,口苦咽干,大便秘结,小便黄,舌红,苔黄,脉弦数有力。

证素:病位为耳、肝,病性为火。

治法:泻肝清耳。

主方:龙胆泻肝汤(龙胆草、栀子、黄芩、泽泻、木通、车前子、当归、柴胡、生地黄、甘草)。

加减举例：情志抑郁,加香附、郁金、石菖蒲;大便秘结,加大黄;眩晕,加牡蛎、磁石。

5. **痰火闭耳证**

证候：耳鸣暴作,多因饮酒或过食炙煿厚味诱发,鸣声多洪而粗,持续不歇,头晕头重,胸闷,或有恶心,大便不爽,小便黄,舌质红胖,苔黄腻,脉滑或弦滑。

证素：病位为耳,病性为痰、火。

治法：清热祛痰通耳。

主方：加味二陈汤(法半夏、陈皮、茯苓、甘草、黄芩、黄连、薄荷、生姜)。

加减举例：一般可加枳壳、郁金、石菖蒲、路路通。

6. **血瘀耳窍证**

证候：耳鸣因外伤所致,或突发耳鸣,鸣声持续不已,外无表证,内无里证,舌质暗或有斑点。

证素：病位为耳,病性为血瘀。

治法：化瘀通耳。

主方：通窍活血汤(赤芍、川芎、桃仁、红枣、红花、老葱、鲜姜、麝香)。

加减举例：外伤所致,加柴胡、香附、石菖蒲;病程久,加地龙、丹参;根据所兼气虚、血虚、阳虚、阴虚等证,酌加益气、养血、温阳、滋阴之品。

7. **阴虚耳窍失濡证**

证候：耳鸣,鸣声尖细,入夜尤甚,听力渐减,房劳则重,头晕脑鸣,眼花,腰膝酸软,舌质偏红,少苔,脉弦细或细数无力。

证素：病位为耳,病性为阴虚。

治法：滋阴濡耳。

主方：耳聋左慈丸(熟地黄、山药、山茱萸、牡丹皮、泽泻、茯苓、磁石、石菖蒲、五味子)。

加减举例：头晕、眼花,加枸杞子、菊花、白芍;腰膝酸软,加牛膝、杜仲;午后潮热、舌根苔黄,加知母、黄柏;失眠、多梦,加黄连、柏子仁、酸枣仁、炙远志。

8. **气虚耳窍失充证**

证候：耳鸣,时轻时重,休息暂减,烦劳则重,倦怠乏力,少气懒言,面色不华,食欲不振,舌质淡,脉细缓无力。

证素：病位为耳,病性为气虚。

治法：益气通耳。

主方：补中益气汤(黄芪、炙甘草、人参、陈皮、柴胡、升麻、当归、白术)。

加减举例：一般可加黄精、茯苓;食少、腹胀,加神曲、麦芽或山药、薏苡仁。

9. **血虚耳窍失养证**

证候：耳鸣,每于蹲位起立时突然加重,头部或耳内空虚发凉感,劳后加重,面色萎黄,倦怠少力,失眠多梦,心悸不宁,舌淡,脉细或弦细。

证素：病位为耳,病性为血虚。

治法：补血养耳。

主方：归脾汤(白术、茯苓、黄芪、炙甘草、龙眼肉、酸枣仁、木香、人参、当归、远志)。

加减举例：酌加黄精、何首乌、丹参、石菖蒲、磁石之类。

10. **阳虚耳窍失煦证**

证候：久病耳鸣,鸣声细弱,入夜明显,或有头晕脑鸣,腰痛或腰膝酸软,面色淡白,畏冷肢凉,小便清长或余沥,夜尿多,舌淡嫩,脉弱。

证素:病位为耳,病性为阳虚。

治法:温阳聪耳。

主方:补骨脂丸(磁石、熟地黄、当归、川芎、肉桂、菟丝子、川椒、白芷、白蒺藜、胡芦巴、杜仲、石菖蒲、补骨脂)。

加减举例:纳差、便溏,加黄芪、白术、山药、茯苓;大便溏,去磁石。

四、 辨病施治

(一)辨病思路

1. **他觉性耳鸣** 患者耳鸣,且可为他人所闻及者,属他觉性耳鸣。此类耳鸣有真正的声源存在。常见于以下疾病。

(1)体质虚弱患者,呼气时耳内胀闷、轰轰作响,鸣声增强,劳累后症状加重,捏鼻深呼吸时可见鼓膜随呼吸扑动,以听诊管从患者耳道可听到深吸气的呼吸声(耳鸣声),多属咽鼓管异常开放。

(2)耳内鸣响,多呈咯嗒声或搏动声,阵发性发作,他人亦可闻及,可能为鼓膜张肌、镫骨肌阵挛,腭帆肌、咽鼓管肌、翼外肌痉挛等所产生的声音。

(3)当颞下颌关节运动时一侧或双侧耳内鸣响,颞下颌关节运动停止时耳鸣消失,多属颞颌关节病变所致。

(4)他觉性耳鸣,往往在劳累后加重,伴面白、舌淡、血红蛋白低,多属血劳所致。

(5)一侧耳内鸣响与脉搏一致,压迫患侧颈静脉后耳鸣减小或消失,松开后耳鸣复现,检查见鼓膜后有红色肿块阴影,用鼓气耳镜行外耳道加压时,可见鼓膜随红色肿块呈脉搏样搏动,多属颈静脉球体瘤。

2. **外耳、中耳病引起的耳鸣** 多有相应的外耳或中耳病史,并伴有相应的病变体征,常见疾病如下。

(1)耳鸣渐发或突发,检查见外耳道有耵聍栓塞或异物阻塞,取出后症状立即消失者,为耵耳、异物入耳。

(2)耳鸣因损伤所致者,有耳部或头部损伤史;若为耳膜损伤者,检查可见耳膜穿孔。

(3)耳鸣声粗,鸣声增强,近期有外感病史,检查见耳膜或有充血、内陷、鼓室积液征,多为耳胀。

(4)耳鸣已久,或有反复发作病史,检查见耳膜内陷、混浊、钙斑、粘连等改变,多为耳闭。

(5)久病耳鸣,并见耳膜穿孔,耳内时有脓液流出,多为慢性脓耳。

3. **内耳、听神经传导通路病变所致的耳鸣** 其耳鸣可为突发或渐发,程度或轻或重,或出现于大病、热性病之后。常见者如下。

(1)突发一侧或双侧耳鸣,伴旋转性眩晕、恶心呕吐,在数分钟至数小时内听力损失达到极限,或伴有轻微外感症,甘油试验阴性者,多属暴聋耳鸣。

(2)感音神经性耳鸣,有使用耳毒性药物病史,如链霉素、庆大霉素、卡那霉素、新霉素,以及速尿、利尿酸、水杨酸盐、磺胺药等,以及接触重金属盐、一氧化碳中毒、酒精中毒等病史者。

(3)感音神经性耳鸣,有长期高噪声接触史者。

（4）外感温热病中期或后期（如暑温、春温、麻疹、烂喉丹痧、百日咳、痄腮、时行感冒、风疹、水痘、耳部带状疱疹、肺热病、湿温等），出现感音神经性耳鸣。

4. 全身慢性疾病所致的耳鸣 其耳鸣可突发或渐发，病程或新或久，并伴有全身慢性疾病的病史和相应的症状与体征，有时可伴有脑鸣。常见的如下。

（1）久病耳鸣，时轻时重，伴体质虚弱，多个脏腑功能减退者，多属虚劳。

（2）久病耳鸣，时轻时重，伴眩晕、血压低者，多属虚眩。

（3）久病耳鸣，时轻时重，伴体质虚弱，血液检查见贫血者，多属血劳。

（4）久病耳鸣，时轻时重，伴体质虚弱，骨髓检查见造血功能障碍者，多属髓劳。

（5）中青年人，劳心过度，劳则耳鸣加重，伴失眠、多梦，脑力易疲劳等症者，多属神劳。

（6）耳鸣突发或时发时止、时轻时重，伴头眩脑晕，检查见血压高者，多属风眩。

（7）中度或重度耳鸣，若伴盗汗、头痛，检查见肺痨、脑脊液异常改变等，多属脑痨。

5. 突发或渐发一侧耳鸣 若伴走路摇晃等症，同侧内耳道照片有扩大者，多属脑瘤（听神经瘤）。

6. 气[郁]厥性耳鸣 突发耳鸣，多为双侧性，病发于情志所伤之后，或见忧郁、焦虑、烦躁、喜叹息等症者，多属气[郁]厥。

7. 雷头风性耳鸣 骤起头痛如劈，两耳若雷鸣，伴恶寒壮热、恶心呕吐者，为雷头风。

（二）按病论治

1. 外耳道异物、耵耳

（1）取出异物、耵聍。

（2）耳道红肿疼痛者，按耳疮处理。

2. 耳胀

（1）口服抗生素、地塞米松。

（2）鼓膜按摩法、咽鼓管吹张法，可配合应用耳部红外线或超短波治疗，每日1次。

（3）鼓室有积液者，行鼓膜穿刺抽液，必要时可定期反复进行，或行鼓膜切开置管术进行引流。

3. 耳闭

（1）鼓膜按摩法、咽鼓管吹张法。

（2）有鼓室黏稠积液者，可行鼓膜穿刺，并用50%尿素、α-糜蛋白酶、透明质酸酶等注入鼓室以稀释积液，便于从咽鼓管排出。

（3）鼓室积液黏稠如胶，可行鼓膜大切口，用强力吸痰器吸出，并置管以保持引流通畅，一般经过半年咽鼓管功能恢复正常后方取出。

4. 咽鼓管异常开放

（1）吹药法 用1:4水杨酸粉与硼酸粉合剂经导管吹入病侧咽鼓管，可致咽鼓管咽口处充血肿胀以减轻症状。或吹入瓜蒂散（瓜蒂、赤小豆、丁香各适量，研粉）、如意金黄散。3天吹1次，5次为1个疗程。

（2）烧灼法 用30%莞花酊或10%～20%硝酸银、2%～10%三氯醋酸，涂咽鼓管咽口，使产生瘢痕，缩小管口，每周1次，3周后无好转可再重复1次。

（3）局部注射法 用特长注射针在窥鼻镜下经前鼻孔于咽鼓管隆突前区注入自家血清或

50% 葡萄糖,或聚四氯乙烯糊剂、硅橡胶,以局部稍隆起为度,使咽鼓管开口处变狭窄,必要时于 1~2 周后重复 1 次。

（4）腭帆张肌移位术　经保守治疗无效者,可采用该术。

五、对症处理

1. **常用聪耳、止鸣中药**　如磁石、蝉蜕、石菖蒲、远志、响铃草等。可酌情选用。肺脾气虚证,不宜用磁石。

2. **耳膜穿孔**　鼓室内尚有脓或潮湿不干者,按耳流脓处理。若鼓室已经干燥,咽鼓管功能正常、听骨链正常者,可行鼓膜贴补治疗。

3. **针灸疗法**

（1）体针疗法　取耳区和少阳经穴为主。主穴：耳门、听宫、翳风、翳明;配穴：中渚、外关、曲池、阳陵泉、三阴交、足三里。每次取主穴 2~3 个,配穴 2 个,平补平泻,每日 1 次,10 次为 1 个疗程。

（2）耳针疗法　外耳、内耳、肾、肝、神门、内分泌,埋针或用针刺,每次 2 穴,中强刺激,留针 15~20 分钟,10~15 次为 1 个疗程。

（3）穴位注射疗法　选听宫、翳风、完骨等穴,常用维生素 B_1 注射液,每穴 0.2 mL,每日 1 次。

第九章 心系症状

第一节 心 悸

心悸是指自觉心跳异常,悸动不安的症状。心悸常分为惊悸、怔忡。因受惊而致心悸,或心悸易惊,谓之惊悸,时作时止,病情较轻;心跳剧烈,上至心胸,下至脐腹,悸动不安而无明显外界诱因者,谓之怔忡,病情较重。

心动悸(心律失常)、心痹(风湿性心脏病)、心瘅(心肌炎)可出现心悸;虚劳类疾病,如血劳(贫血)、瘿气(甲状腺功能亢进症);精神疾患,如神劳(神经衰弱)、神郁(神经症)等病中亦常出现心悸。

临床应对心悸进行纵向和横向挖掘,进一步明确心悸的病种与证型,确立治则治法,若对导致心悸的病种尚不能确定时,可暂以"心悸待查"作为初步诊断,并进行辨证论治及对症处理。

一、主症的纵向和横向挖掘

(一)纵向挖掘

心悸症状的纵向挖掘应注意询问发生的诱因、持续的时间、程度、缓解及加重因素、病程、存续状态等。

1. **部位** 心悸的部位一般在左侧胸部心前区,有时范围可扩大至脐腹、上冲至咽喉。

2. **程度** 自觉心中跳动,休息后可自行缓解,多属病轻;心悸气撞冲心,甚至上至咽喉,下至脐腹,发作欲死,多属奔豚病,病情较重。因剧烈活动或情绪激动、惊恐等而出现一时性自觉心跳者,一般不属病理性心悸。青少年在睡眠中出现短暂心悸,翻身可止,多不属病理状态。

3. **诱因** 劳累、情绪激动、饮酒、寒热刺激是心悸最常见的诱因。

4. **缓解、加重因素** 休息、心情平静后可缓解,劳累、情绪激动、饮酒、寒热刺激可使心悸加重。

5. **病程、缓急** 病程短者,起病急者多属实证,如心脉痹阻;病程长者,起病缓者多属虚证,如心阴虚、心血虚、心气虚。

6. **存续状态** 偶然发作,时作时止,持续时间短者,多属病轻;发作频率高,持续时间长者,多属病重。

(二)横向挖掘

结合中医望、闻、问、切四诊方法和体格检查、理化检查进行横向挖掘,完善病情资料。

1. **中医四诊**

（1）望诊

望面色：若伴有面色淡白，多属心气虚、心血虚；若伴面色苍白多属寒邪凝滞、阳气暴脱，若伴面唇色青或面色黧黑，多属血瘀；若伴面色㿠白多属心阳虚或阳虚水泛。

望舌象：舌质紫暗、舌边色青多属心血瘀证；舌质淡，苔白多属心气虚证、心血虚证。

（2）问诊   问诊应注意询问有无意识改变及其他伴随症状，既往有无心脏病变及其他疾病史。伴有胸闷气短，神疲乏力多为气虚；伴喘促、呼吸困难多为心衰；伴昏厥、面色苍白、脉微欲绝多为心阳暴脱。

（3）切诊   其脉象或数或迟，或乍疏乍数，并以结脉、代脉、促脉、涩脉尤为常见。

2. **体格检查**   重点检查有无心脏疾病的体征如心脏杂音、心脏增大及心律改变，注意血压及全身情况。

3. **理化检测**   应做心电图、血常规等检查，必要时做超声心动图、X线胸透或摄片、抗"O"、T_3、T_4等检查。

通过横向挖掘，常与心悸组合的症对主要有心悸、失眠；心悸、多梦；心悸、胸闷；心悸、胸痛。

二、机制分析

心悸之病位主要在心，病变多责之于心脉及脑神，其发病还与脾、肾、肺、肝四脏功能失调相关，病因病机有气血阴阳之虚与气滞、寒凝、痰浊、血瘀之实的不同。

1. **正虚体弱**   脾胃亏虚，气血生化匮乏；失血过多，产后未复，气血亏损；大病久病，失于调养，脏气亏虚。心阴亏损而阴虚火旺，内扰于心；心气亏虚而行血无力，心失充养；心阳不振而水气凌心，心阳被遏，心失温煦；髓亏元神失养，神失主持；营血不足而心失所养，心神不宁；禀赋不足，素体虚弱等均可发生心悸。

2. **饮食劳倦**   嗜食膏粱厚味，煎炒炙煿，蕴热化火生痰，痰火内盛；或饮食伤脾，滋生痰饮。痰浊阻于脉道，饮邪停积心包，则气机阻滞，血行不畅，心脉痹阻；或痰火扰乱心神或心气，心神不宁，心气不达，均可致心悸。房室失节，精气亏少，营亏气弱；过度劳累，伤津耗气，累及于心。

3. **情志失调**   五志过极，尤其抑郁愤怒，肝失疏泄，胆气内郁，胆气虚怯，均可影响心及心神，心气内乱，心神失主，发为心悸。

4. **邪毒侵犯**   风寒湿三气杂至，合而为痹，痹阻血脉，内舍于心，血行受阻，发为心悸；或风寒湿热之邪，由血脉内侵于心，损伤心气、心阴，亦可引起心悸。温热疫毒侵袭，热入营血，内扰脑神，神气失主，可见心悸。或因药物过量或毒性较剧，药毒损及于心，心气紊乱，引起心悸。

三、分证论治

心悸所涉及的病位证素主要为心，病性证素多属气虚、阴虚、阳虚、血虚、痰、瘀、阳脱等；主要治法分别有补气、温阳、滋阴、补血、化痰、化瘀、回阳救逆等。

1. **心气虚证**

证候：心悸，伴面色苍白，神疲乏力，少气懒言，语声低微，舌质淡，苔薄，脉弱。

证素：病位为心，病性为气虚。

治法：补益心气。

主方：五味子汤（人参、麦冬、五味子、杏仁、陈皮、生姜、大枣）。

　　加减举例：一般可加酸枣仁、茯神；疲乏、气短，加黄芪、升麻、白术；畏冷、肢凉，去麦冬，加附子、桂枝；自汗，加麻黄根、浮小麦、山茱萸、乌梅；困重、嗜睡，加茯苓、泽泻、藿香；面白、舌淡，加熟地黄、阿胶；胸闷、胁胀，加郁金、柴胡、枳壳。

　　2. **心阴虚证**

　　证候：心悸，伴失眠，多梦，健忘，潮热盗汗，手足心热，舌质红，苔少，脉细。

　　证素：病位为心，病性为阴虚。

　　治法：滋补心阴。

　　主方：天王补心丹（人参、玄参、丹参、茯苓、天冬、麦冬、生地黄、酸枣仁、远志、五味子、当归、桔梗、柏子仁）。

　　加减举例：多梦、易惊，加珍珠母、龙骨；潮热、盗汗，加地骨皮、鳖甲、青蒿、煅牡蛎；烦热、口苦，加栀子、龙胆草、牡丹皮。

　　3. **(心)阴虚火旺证**

　　证候：心悸，伴心烦，失眠多梦，五心烦热，口燥咽干，或潮热颧红，盗汗，耳鸣腰酸，舌红，苔少，脉细数。

　　证素：病位为心，病性为阴虚、火。

　　治法：滋阴降火。

　　主方：黄连阿胶汤（黄连、黄芩、白芍、鸡子黄、阿胶）。

　　加减举例：常加酸枣仁、生地黄、珍珠母、生牡蛎；盗汗，加煅牡蛎、五味子、乌梅；遗精、腰酸，加龟甲、熟地黄、知母、黄柏；心烦、不眠，加栀子、淡竹叶、黄连。

　　4. **心脾两虚证**

　　证候：心悸，动则尤甚，伴头晕，健忘，面色不华，倦怠乏力，唇、甲色淡，舌质淡红，苔薄，脉弱。

　　证素：病位为心、脾，病性为气虚、血虚。

　　治法：补益心脾气血。

　　主方：归脾汤（党参、黄芪、白术、茯神、酸枣仁、龙眼肉、木香、炙甘草、当归、远志、生姜、大枣）。

　　加减举例：汗出、肢冷、脉结代，加附片、煅牡蛎、煅龙骨；咽干、脉细数，加麦冬、生地黄、沙参；自汗、盗汗，加麻黄根、山茱萸；食少、腹胀，加陈皮、神曲、谷芽、麦芽、山楂；失眠、多梦，加合欢皮、夜交藤、五味子、柏子仁。

　　5. **心虚神怯(心胆气虚)证**

　　证候：心悸，胆怯，因惊而悸，遇恐则甚，伴坐卧不安，少寐多梦，气短自汗，神疲乏力，舌苔薄白或正常，脉虚数。

　　证素：病位为心、胆，病性为气虚。

　　治法：养心安神定志。

　　主方：安神定志丸（茯苓、茯神、远志、人参、石菖蒲、龙齿），或平补镇心丹（龙齿、朱砂、人参、山药、肉桂、五味子、天冬、生地黄、熟地黄、远志、茯神、酸枣仁、茯苓、车前子），或磁朱丸（磁石、朱砂、茯神）合酸枣仁汤（酸枣仁、川芎、茯苓、知母、甘草）。

　　6. **心阳不振证**

　　证候：心悸不安，胸闷气短，动则尤甚，面色㿠白，形寒肢冷，舌淡苔白，脉虚弱，或沉细无力。

证素：病位为心，病性为阳虚。

治法：温振心阳。

主方：桂枝甘草龙骨牡蛎汤（桂枝、炙甘草、牡蛎、龙骨）。

加减举例：大汗出者，重用人参、黄芪，加煅龙骨、煅牡蛎、山茱萸，或用独参汤煎服；心阳不足、寒象突出者，加黄芪、人参、附子益气温阳；夹有瘀血者，加丹参、赤芍、桃仁、红花等。

7. 痰阻心脉证

证候：心悸，伴胸闷，眩晕，痰多泛恶，食少纳呆，舌胖苔滑腻，脉滑。

证素：病位为心，病性为痰。

治法：祛痰宣痹。

主方：导痰汤（半夏、陈皮、枳实、茯苓、甘草、制南星）。

加减举例：常加远志、薤白；胸痛，加延胡索、乳香、没药。

8. 痰热扰心证

证候：心悸，伴心烦，眩晕，胸闷，吐痰黄稠，口干而苦，便秘尿赤，舌红，苔黄腻，脉滑数。

证素：病位为心，病性为痰热。

治法：清化热痰，安神定志。

主方：黄连温胆汤（黄连、制半夏、陈皮、茯苓、甘草、生姜、竹茹、枳实）。

加减举例：一般加栀子、黄芩、胆南星、贝母、全瓜蒌；便秘，加大黄、厚朴；心悸甚，加远志、石菖蒲、酸枣仁、生龙骨、生牡蛎、珍珠母；口渴、便结、舌干，加沙参、麦冬、玉竹、天冬、生地黄；食少、腹胀，加党参、白术、谷芽、麦芽。

9. 水气凌心证

证候：心悸怔忡，伴胸闷，喘促不能平卧，眩晕，形寒肢冷，小便短少，下肢浮肿，渴不欲饮，咳嗽，吐痰清稀，舌淡胖边有齿痕，苔白滑，脉弦滑。

证素：病位为心、肾，病性为阳虚、水。

治法：温补心肾，化气利水。

主方：苓桂术甘汤（茯苓、桂枝、白术、甘草）。

加减举例：恶心呕吐，加制半夏、陈皮、生姜皮；尿少、浮肿，加泽泻、猪苓、防己、车前子；咳嗽、气喘、吐稀痰，加前胡、桔梗、车前子、防己；唇紫、舌暗，加当归、泽兰、益母草；形寒、肢冷，加附子、干姜。

10. 心血瘀阻证

证候：心悸，伴胸闷如窒，心胸刺痛，或见唇甲青紫，舌质紫暗或有斑点，脉涩或结代。

证素：病位为心，病性为瘀。

治法：活血化瘀，宽胸散结。

主方：桃仁红花煎（桃仁、红花、延胡索、当归、生地黄、川芎、丹参、香附、青皮）。

加减举例：胸胁胀闷，加柴胡、枳壳；气短、神疲，加黄芪、党参、黄精；面白、唇淡，加何首乌、枸杞子、熟地黄；咽干、口燥，加麦冬、玉竹、女贞子；畏冷、肢凉，加附子、肉桂、淫羊藿；胸部窒闷，加沉香、檀香、降香；吐痰、苔腻，加瓜蒌、薤白、半夏；胸痛甚，加乳香、没药、三七粉。

11. 心阳暴脱证

证候：心悸，伴气息微弱，面色苍白，四肢厥冷，冷汗淋漓，舌质淡白，脉微欲绝。

证素：病位为心，病性为阳脱。

治法：回阳固脱。

主方：参附汤(人参、附子、龙骨、牡蛎)。

加减举例：肢冷、脉微，可加干姜、肉桂；汗黏、口渴，去附子，加麦冬、五味子。

四、辨病施治

（一）辨病思路

1. 心悸为突出表现，而检查心脏无明显器质性病变时，一般可诊断为心悸病；心悸而有器质性病损者，应做出原发病的诊断。

2. 心脏的所有病变几乎都可有心悸的表现，其常见病种及其诊断如下。

（1）青少年即心悸严重者，心痹、心瘅等病的可能性较大，心脏听诊与叩诊、心电图等常可发现病理改变。

（2）中老年感心悸明显，兼胸闷心痛者，多属胸痹；心悸日久，活动劳累尤甚，兼咳喘咯痰者，肺胀、心衰较常见；兼眩晕头痛者，多见于风眩影响及心。

（3）发热、心悸为主症者，常见于心痹。心悸、心痛并见，多为胸痹、厥心痛、高原胸痹、心郁(心神经症)等病。心痛而检查证实有心包腔积液者，为支饮。

（4）有梅毒病史，而以心悸、胸痛、心区杂音及震颤等为主要表现者，为梅毒攻心。

（5）有饮食偏嗜或营养不良病史，脚腿麻木、酸软，并见心悸气喘等症者，可能是脚气冲心。维生素 B_1 试验治疗后症状可迅速改善。

3. 精神或脑神的病变，常可见心悸，举例如下。

（1）心悸与情绪、睡眠等关系密切者，常见于神劳、神郁(神经症)、卑慄等病。

（2）因触遇污秽之气，或处阴森恐怖环境，卒见怪异事物，而出现心悸、头晕等症者，多为中恶。

4. 全身其他疾病，亦可导致心悸，举例如下。

（1）因药物、食物等过敏，突然出现胸闷，心悸等表现者，应考虑风厥(过敏性休克)的可能。

（2）善饥消瘦、急躁、心悸、汗多者，常见于瘿气。嗜睡、畏冷、浮肿、脉迟者，常见于瘿劳、黑瘟等。

（3）病久体弱者，或虚劳类疾病，一般都可出现心悸的症状，如血劳、髓劳、紫癜病、妊娠贫血、血风劳、虚眩、肺衰、黄胖病、晚期蛊虫病等。

（4）有大量出血或反复出血、饥饿、剧烈呕泻、食新鲜蚕豆等病史，出现心悸、面色苍白等症者，可见于血脱、饥厥、液脱、蚕豆黄等病。

（5）温热类疾病，在高热的同时也常有心悸的表现，但一般不是主症。

（二）按病论治

1. 心悸病

（1）益气养阴宁心 炙甘草汤合生脉散(太子参、麦冬、黄芪、炙甘草、生地黄、五味子、阿胶、大枣、酸枣仁、丹参、红花)加苦参。

（2）中成药 ①参附强心丸，每次6 g，每日2～3次，口服。②补心气口服液，每次10 mL，每日3次，口服。③山海丹，每次4～5粒，每日3次，口服。

（3）西药治疗　抗心律失常药物首选维拉帕米（异搏定），首次 5 mg，稀释后静注，无效时隔 10 分钟再用 1 次，或每次 40～80 mg，每日 3 次，口服；或用普罗帕酮（心律平）70 mg 稀释后静注，或每日 300～600 mg，分 4 次口服。

2. 心痹

（1）散血通痹　风心保安汤（当归、白芍、炙麻黄、桂枝、丹参、桃仁、杏仁、远志、酸枣仁、磁石、茯苓）。

（2）中成药　① 参附强心丸，每次 6 g，每日 2～3 次，口服。② 补心气口服液，每次 10 mL，每日 3 次，口服。③ 丹参片，每次 3 片，每日 3 次，口服。④ 可静脉滴注黄芪注射液、参麦注射液等。

（3）西药治疗　① 强心剂，可用地高辛，每日 0.25 mg，口服。② 可用改善心肌细胞营养与代谢药，如肌苷 200 mg，每日 3 次，口服；维生素 B_1 10 mg，每日 3 次，口服。

（4）若二尖瓣狭窄或关闭不全比较严重　根据临床指南必要时可行手术治疗，如二尖瓣分离术、人工瓣膜置换术等。

3. 心瘅

（1）益气养阴，活血宁心　生脉散合养心汤（红参、麦冬、五味子、黄芪、当归、川芎、炙甘草、柏子仁、酸枣仁、远志）。

（2）中成药　黄芪注射液或参麦注射液 10～20 mL，加入 5% 葡萄糖溶液 500 mL 中，静脉滴注。

（3）西药治疗　① 可用改善心肌细胞营养与代谢药，如肌苷 200 mg，每日 3 次，口服；维生素 B_1 10 mg，每日 3 次，口服；辅酶 A、辅酶 Q_{10} 及 ATP 静脉滴注。② 抗病毒药，如病毒唑 10 mg/kg，肌肉注射或静脉滴注；吗啉呱 200 mg，每日 6 次，口服。③ 必要时可用强的松 10 mg，每日 3 次，口服。

4. 胸痹（心痛）

（1）理气活血，通阳宣痹　调心汤（百合、乌药、党参、柴胡、黄芩、紫苏子、川椒、甘草、大枣）。

（2）中成药　① 疼痛发作时，舌下含服速效救心丸 4～5 粒，复方丹参滴丸 10 粒；或服冠心苏合丸 2 粒，心通口服液 10 mL 等。② 平时可服地奥心血康、山海丹等。

（3）西药　可选用：① 硝酸脂制剂，如单硝酸异山梨醇 5～20 mg，每日 3 次，口服。② β 受体阻滞剂，如心得安 10～40 mg，每日 3 次，口服。③ 钙拮抗剂，如硝苯地平 10～20 mg，每日 3 次，口服。④ 冠状动脉扩张剂，如脉导敏 1～2 mg，或心可定 30～60 mg，每日 3 次，口服。

5. 血劳

（1）滋补肝肾，益气养血　补肾生血汤（红参、磁石、黄芪、阿胶、鹿角胶、龟甲胶、陈皮、何首乌、枸杞子、紫河车、白术、当归、白芍、熟地黄、炙甘草）。

（2）健脾益气补血　归脾汤加减（黄芪、当归、白术、人参、何首乌、鸡血藤、川芎、龙眼肉、生地黄、山药、砂仁、炙甘草）。

（3）中成药　① 红桃 K 生血剂，每次 1 片或 1 支，每日 2 次，口服。② 益血生，每次 4 粒，每日 3 次，口服。③ 血宝，每次 2～4 粒，每日 3 次，口服。

（4）西药治疗　硫酸亚铁 0.3～0.6 g，每日 3 次，饭后服。富马酸亚铁 0.4 g，每日 3 次。口服铁同时，给予维生素 C 200 mg，每日 3 次。

（5）严重时可考虑输血治疗。

五、对症处理

1. **针灸治疗**

（1）体针疗法　取穴内关、间使、心俞、膻中、神门、巨阙、三阴交、太溪等，可采用针刺、温针、艾灸等。

（2）耳针疗法　取心、皮质下、交感、神门，每次2～3穴，捻转轻刺激，留针15分钟。

2. **常用中成药**　天王补心丹、宁心宝胶囊等。

3. **常用平悸中药**　琥珀、朱砂、酸枣仁、远志、龙眼肉等，可在辨病、辨证的基础上选用。

4. **西医治疗**　可用抗心律失常类药物，如心得安、异搏定等。

第二节　心　痛

心痛是指膻中部位以及左胸内疼痛的症状。心痛可归属于广义的胸痛范畴。多因痰浊瘀血内阻，阳虚寒凝，气滞不通或阴血亏虚等所致。

心痛常见于心系疾病，如胸痹心痛（冠心病）、厥心痛（心肌梗死）、心痹（风湿性心脏病）、心瘅（病毒性心肌炎）、心郁（心脏神经症），亦可见于肺系疾病，如支饮（胸腔积液）等。

临床应对心痛进行纵向和横向挖掘，进一步明确心痛的病种与证型，确立治则治法，若对导致心痛的病种难以确诊时，可暂以"心痛待查"作为初步诊断，并进行辨证论治及对症处理。

一、主症的纵向和横向挖掘

（一）纵向挖掘

1. **部位**　症状表现左侧胸部或膻中部位憋闷而痛。胸痛可包括心痛，但心痛的位置应是胸腔内，即胸骨下端后方、心脏所在处。其疼痛常窜及左肩、左臂内侧，达中指和小指，或心痛彻背。

2. **性质**　辨疼痛性质是辨别胸痹心痛的寒热虚实，在气在血的主要参考，临证时再结合其他症状、脉象而做出准确判断。属寒者，疼痛如绞，遇寒则发，或得冷加剧；属热者，胸闷、灼痛，得热痛甚；属虚者，痛势较缓，其痛绵绵或隐隐作痛，喜揉喜按；属实者，痛势较剧，其痛如刺、如绞；属气滞者，闷重而痛轻；属血瘀者，痛如针刺，痛有定处。

3. **程度**　若疼痛剧烈，持续时间长，达30分钟以上，含化硝酸甘油片后难以缓解，可见汗出肢冷，面色苍白，唇甲青紫，手足青冷至肘膝关节处，甚至旦发夕死、夕发旦死，多为厥心痛。

4. **时间**　突然发病，时作时止，反复发作。持续时间短暂，一般几秒至数十分钟，经休息或服药后可迅速缓解。

5. **诱因**　常因情志波动，气候变化，多饮暴食，劳累过度等而诱发。亦有无明显诱因或安静时发病者。因剧烈活动而感胸闷及心痛，休息后随即缓解者，一般不属病态。

6. **缓解、加重因素**　含化硝酸甘油片、速效救心丸可缓解，休息、温暖环境可缓解。

7. **存续状态**　心痛偶然发作，时作时止，持续时间短者，多属病轻；发作频率高，持续时间长者，多属病重。

（二）横向挖掘

1. 中医四诊

（1）望诊

望面色：急性发作时，面色苍白，表情痛苦，谨防真心痛；面色晦暗多为心血瘀阻。

望形体：形体肥胖，痰多，多为痰浊闭阻；形体消瘦，多属阴虚；患者常在心痛发作时停止正在进行的工作，并用手捂胸口。

望舌象：舌质暗红，或紫暗，有瘀斑多为血瘀；苔白腻或白滑多为痰浊。

（2）问诊　问诊应注意询问发病年龄、诱因，疼痛的性质、放射的部位、持续时间的长短，有无反复发作史及眩晕等病史，平素饮食、烟、酒、起居等生活习性，有何其他症状等。可伴有心悸、胸闷、气短、神疲、自汗，痛剧者可有气下坠感、呼吸困难、口唇青紫、面色苍白、冷汗淋漓等症。要与非心源性疼痛鉴别。非心源性疼痛一般为锐痛，且为持续性，与呼吸、咳嗽等有关。

（3）切诊　若为心源性疼痛，患者脉象多有明显异常，或数，或迟，或结，或代，或脉微欲绝等。

2. 体格检查

应注意精神意识状态、血压、脉搏、呼吸的变化，注意检查心浊音界、心音、心率、心律、心脏杂音及毛细血管搏动征、水冲脉的有无。

3. 理化检查

心电图应作为常规检查。根据病情可选作超声心动图、胸部 X 线摄片、血常规、红细胞沉降率、抗"O"、C -反应蛋白、心肌酶学等检查。

通过横向挖掘，常与心痛组合的症对主要有心痛、心悸；心痛、胸闷；心痛、气短。

二、机制分析

1. 寒凝心脉　感受寒邪，或用药过于苦寒，或素禀阳虚，年老阳气虚衰，寒自内生，导致体内阴寒内盛，寒凝心脉，心脉拘急，痹阻不通而成心痛。

2. 痰浊闭阻　饮食不节，嗜食膏粱厚味，或烟酒成癖，致脾胃运化失健，聚湿生痰，或情志内伤，郁怒伤肝，忧思气结，肝失疏泄，津液不布，聚而生痰，痰浊内停，阻闭心脉而致心痛。

3. 气机阻滞　沈金鳌《杂病源流犀烛·心病源流》认为七情除"喜之气能散外，余皆足令心气郁结而为痛也"。由于肝气通于心气，肝气滞则心气涩。

4. 瘀阻心脉　因久病，复感外邪，内舍于心，痹阻心脉，心之气血运行不畅，血瘀气滞，心脉瘀阻，心阳被遏，心失所养。

5. 脏气虚衰　年老气虚，久病脏损，造成脏腑气机减退，或为心气不足，心阴亏虚；或为肾阴亏损，水不济火；或为肾阳虚衰，命火不足，相火不生，君火失充，心脉失煦，均可造成心脉失养，心脉拘急，心脏失荣而心痛。

综上所述，心痛的病机主要为心脉痹阻及心脉失养，其病位以心为主，其发病多与肝、脾、肾三脏功能失调有关，病性有实有虚，临床以虚实夹杂为多见。常因劳累、饮食不当、情志失调、感寒等而诱发，发作期以标实表现为主，并以血瘀为突出；缓解期主要为心、脾、肾之气血阴阳亏虚，并以心气虚常见。

三、分证论治

心痛所涉及的病位证素主要为心，病性证素多属痰、寒、瘀、阳虚、阴虚、亡阳等；治法分别有化痰、散寒、化瘀、温阳、滋阴、回阳救逆等。

1. 痰凝心脉证

证候：心痛，胸闷，伴泛恶，吐痰清稀，食少纳呆，舌质淡胖，苔白腻，脉滑。

证素：病位为心，病性为痰。

治法：祛痰宣痹止痛。

主方：瓜蒌薤白半夏汤（瓜蒌、薤白、制半夏、白酒）。

加减举例：胸闷，加郁金、枳实、厚朴；痰多质清稀，可加桔梗、陈皮、茯苓。

2. 寒凝心脉证

证候：心痛，遇寒痛甚，得温痛减，痛引肩背，伴畏冷肢凉，口淡不渴，舌质淡，苔白，脉沉迟。

证素：病位为心，病性为寒。

治法：温阳散寒宣痹。

主方：宽胸丸（荜茇、高良姜、檀香、海带、昆布、制半夏、贝母、陈皮、青皮、连翘、独活、川芎、甘草），或乌头赤石脂丸（乌头、附子、干姜、赤石脂、蜀椒）。

加减举例：心痛甚，加乳香、没药、三七；畏寒、肢冷，加桂枝。

3. 瘀阻心脉证

证候：心痛如针刺，痛处固定不移，伴面色晦暗，舌质紫暗或有斑点，脉涩。

证素：病位为心，病性为瘀。

治法：活血化瘀，宣痹止痛。

主方：血府逐瘀汤（桃仁、红花、当归、生地黄、牛膝、川芎、桔梗、赤芍、枳壳、甘草、柴胡）。

加减举例：常加乳香、没药、三七。

4. 痰热结胸证

证候：心胸胀闷疼痛，伴心烦不眠，舌质红，苔黄腻，脉滑数。

证素：病位为心，病性为痰热。

治法：清热化痰宽胸。

主方：黄连温胆汤（黄连、竹茹、枳实、半夏、橘红、甘草、生姜、茯苓）。

加减举例：胸闷、痰多，加瓜蒌壳、郁金；心烦、不眠，加黄芩、陈皮、合欢皮；大便干结，加大黄、厚朴。

5. 气滞心胸证

证候：心胸满闷不适，隐痛阵发，痛无定处，时欲太息，遇情志不遂时容易诱发或加重，或兼有脘腹胀闷，得嗳气或矢气则舒，苔薄或薄腻，脉细弦。

证素：病位为心、肝，病性为气滞。

治法：疏调气机，和血舒脉。

主方：柴胡疏肝散（陈皮、柴胡、川芎、香附、枳壳、芍药、甘草）。

加减举例：若兼有脘胀、嗳气、纳少等脾虚气滞的表现，可用逍遥散疏肝行气，理脾和血。若气郁日久化热，心烦易怒，口干，便秘，舌红苔黄，脉数者，用丹栀逍遥散疏肝清热。若胸闷心痛明显，为气滞血瘀之象，可合用失笑散，以增强活血行瘀、散结止痛之作用。

6. 心阳虚证

证候：心痛，伴畏寒肢冷，神疲乏力，少气懒言，甚则下肢水肿，小便短少，舌质淡，苔白，脉沉迟无力。

证素：病位为心，病性为阳虚。

治法：温阳止痛。

主方：保元汤（黄芪、人参、甘草、肉桂、生姜）。

加减举例：畏寒、肢冷、面色黧黑，加附子、干姜；少气懒言，加白术、茯苓、黄精；水肿、少尿，加茯苓、泽泻、木通。

7. 心阴虚证

证候：心痛如灼，伴失眠多梦，头晕健忘，五心烦热，潮热盗汗，两颧潮红，大便秘结，小便短黄，舌质红绛，苔少，脉细数。

证素：病位为心，病性为阴虚。

治法：滋补心阴。

主方：天王补心丹（人参、玄参、地黄、酸枣仁、远志、五味子、当归、桔梗、柏子仁）。

加减举例：失眠、多梦，加合欢皮、夜交藤、珍珠母；烦热、盗汗，加地骨皮、胡黄连、山茱萸；大便秘结，加大黄、火麻仁；烦躁、口苦，加龙胆草、栀子、牡丹皮。

8. 心阳暴脱证

证候：心痛，伴四肢厥逆，冷汗淋漓，神志模糊，面色苍白，舌质淡，脉弱或结代无力。

证素：病位为心，病性为阳脱。

治法：回阳固脱。

主方：参附龙牡汤（人参、附子、龙骨、牡蛎）。

加减举例：心痛甚，加丹参、延胡索、三七、苏合香；肢冷、脉微，可加干姜、肉桂；汗黏、口渴，去附子，加麦冬、五味子。

四、 辨病施治

（一）辨病思路

1. 50 岁以上成年人，活动后或因情绪激动而出现心痛、气促、心悸症状，持续时间较短（一般 5 分钟以内），休息或含服硝酸甘油缓解，心电图检查有 ST－T 改变者，为胸痹（心痛）。

2. 突发剧烈心痛，持续不解，伴肢冷、汗出、面唇青紫者，应首先考虑为厥[真]心痛。心电图检查有坏死型 Q 波，ST 段弓背向上抬高并形成单相曲线，T 波倒置，心电图呈演变过程，并有心肌酶学指标动态变化。

3. 心痛与情绪变化密切相关，伴心悸、失眠，易受暗示而减轻或加重，各种检查无脏器形质改变者，应考虑心郁（心神经症）。

4. 外感后，发热与心痛、心悸、气促等症并见，多为心瘅。心电图、心肌酶学指标检查等有助诊断。

5. 心痛伴心脏听诊杂音明显，心脏 B 超检查有瓣膜狭窄及（或）关闭不全者，为心痹。

6. 心痛与气促、心悸、浮肿症状并见，心率增快，心界扩大，第一心音低钝，或闻及舒张期奔马律，应考虑为心痹并心衰。心脏 B 超检查提示全心扩大可以确诊。

7. 生活在高原地区，出现胸闷、心痛、气喘者，需考虑为高原胸痹。心脏 B 超检查发现心肌肥厚或心腔扩大可确定诊断。

（二）按病论治

1. 胸痹（心痛）

参"心悸—辨病论治—胸痹（心痛）"。

2. 厥［真］心痛

（1）益气行气，活血化瘀　愈梗通脉汤（人参、丹参、当归、延胡索、川芎、藿香、佩兰、陈皮、半夏、生大黄）。

（2）中成药　① 速效救心丸，每次5粒，每日3次，口服。② 复方丹参气雾剂，每次喷3~5下，每日3次。③ 麝香保心丸，每次1~2粒，每日3次，口服。

（3）疼痛剧烈时　可用：① 硝酸甘油0.3~0.6 mg，舌下含化。② 硝酸甘油气雾剂，瓶口对口腔按压3~5次。③ 杜冷丁50~100 mg肌肉注射，亦可用吗啡5~10 mg皮下注射，或2~3 mg静脉注射。

3. 心痹

参"心悸—辨病论治—心痹"。

4. 心郁

（1）养心安神　安神补心汤（丹参、五味子、石菖蒲、合欢皮、旱莲草、女贞子、夜交藤、生地黄、珍珠母）。

（2）神衰果素片　每次1~2片，每日3次，口服。

（3）西药　可选用谷维素20 mg，每日3次，口服；心得安10~20 mg，每日3次，口服；安定2.5~5.0 mg，每日3次，口服。

五、对症处理

1. 急救处理　患者应立即停止活动，同时可用硝酸盐制剂，如舌下含化硝酸甘油、硝酸甘油气雾剂、单硝酸异山梨酯等。

2. 针灸治疗

（1）体针疗法　取心俞、厥阴俞、关元、神门等为主穴，配穴为内关、膻中、通里、间使、足三里等。

（2）耳针疗法　常用主穴为心、皮质下、神门、交感，配穴为内分泌、肾、胃等。

3. 常用中成药　速效救心丹、丹参片、复方丹参片、毛冬青片剂、复方丹参注射液、复方丹参滴丸、心可舒片、康尔心胶囊、冠心苏合丸、地奥心血康胶囊、冠脉灵、心宝丸、活心丹、麝香保心丸等。

4. 常用止痛中药　延胡索、三七、乳香、没药、苏合香、丹参、檀香、冰片、麝香等，可在辨病、辨证的基础上选用。

第十章　肺系症状

第一节　咳　嗽

咳嗽是指肺气上逆经喉发出"咳、咳"有声的症状。除肺咳以咳嗽为主症外,几乎所有肺系疾病均可见到咳嗽,它脏疾病亦可影响到肺而伴见咳嗽。咳嗽多见于暴咳(急性气管—支气管炎)、肺咳(气管—支气管炎)、久咳(慢性气管—支气管炎)、百日咳、肺热病(急性肺部炎性病变)、哮病(支气管哮喘)、肺痿(肺不张)、肺胀(慢性阻塞性肺气肿)、肺络张(支气管扩张和变形)、肺痨(肺结核)、肺癌(原发性支气管肺癌)、尘肺(矽肺)、肺衰(呼吸衰竭)、肺厥(肺性脑病)、肺水(肺水肿)、悬饮(胸腔积液)、气胸、肺虫病(肺吸虫病)、心衰、食管癌、慢性喉痹(慢性咽炎)、急性喉痹(急性咽炎)、喉喑(喉炎)、喉痨(咽喉结核)、喉癌、喉咳(喉源性咳嗽)、喉部息肉、鼻渊(化脓性鼻窦炎)、急性蛊虫病(急性血吸虫病)等。

临床应对咳嗽进行纵向和横向挖掘,首辨外感与内伤,次辨寒热虚实,进一步明确咳嗽的病种与证型,确立治则治法,若对以咳嗽为主症的病种尚未确定时,可暂以"咳嗽待查"作为初步诊断,并进行辨证论治及对症处理。

一、主症的纵向和横向挖掘

(一)纵向挖掘

应注意挖掘咳嗽发生的原因及诱因,咳嗽的性质、节律,发生的时间,体位改变对咳嗽的影响,有无咯痰及痰的量、色、气味及性质等。

1. **部位**　若咽痒而咳,多属风寒或咽疾,多由外感而起;若咳而胸痛、胸闷,多属肺疾,多责之于内伤。

2. **性质**　急性刺激性咳嗽,多见于急性喉痹、暴咳及吸入刺激性物质等;咳声嘶哑,见于久咳、喉喑、喉痨、喉癌等;咳嗽呈阵发连声,且咳后有鸡鸣样回声,为百日咳。

咳嗽常与咯痰相伴,其性状的辨识见后。

3. **程度**　咳嗽剧烈者多属实证,若伴咳时面赤,咯痰难出,多属肝火犯肺证;咳嗽日久,伴咳声低微,少气喘息者多属虚证,如肺气虚证。另外,咳嗽的严重程度一般还与病情轻重相关。

4. **诱因**　每至干燥气候则发者,多属燥邪犯肺证;情急诱发,气逆咳嗽阵作,咳时面赤者,多属肝火犯肺证;受寒冷刺激易诱发者,多属寒饮停肺证;吸入刺激性气体、灰尘、烟雾、过敏物质等,亦可引起呛咳。

5. **缓解、加重因素** 晨起或食后咳甚痰多,伴胸闷脘痞者,多属痰湿蕴肺证;遇寒易发,伴咳嗽,胸闷,气喘,或有哮鸣音者,多属寒饮停肺证。

6. **病程、缓急** 病程短,起病急者多属外感而发,如风寒束肺证、风热犯肺证;病程长,起病缓者多属内伤所致,或宿疾加外感,如痰湿蕴肺证、寒饮停肺证、肺阴虚证等。

7. **存续状态** 咳嗽突发、偶发,可见于饮食刺激或吸入刺激性气体;咳嗽持续时间短者,多属病轻;发作频率高,持续时间长者,多属病重。

(二)横向挖掘

结合中医望、闻、问、切四诊方法和体格检查、理化检查进行横向挖掘,完善病情资料。

1. **中医四诊**

(1)望诊

望排出物:咯痰稀白者,多属寒证,如风寒束肺证、寒饮停肺证;痰黄,多属热证;痰多而黄稠,咯吐不爽,或痰气腥臭,或吐脓血痰,多属痰热壅肺证;痰多易咯、质黏稠、色白或灰者,多属痰湿蕴肺证;咯痰不爽者,多属风痰恋肺证;痰液较少或无,或痰中带血丝者,多属燥邪犯肺证,或肺阴虚证;痰多易咯、质黏稠、色白或灰者,多属痰湿蕴肺证。

望面色:若伴有颧红,多属肺阴虚证;若伴面色无华,多属肺气虚证;面赤,伴发热,多属痰热壅肺证,或肺热炽盛证。

望舌象:舌淡红,苔白腻,多属风痰恋肺证;舌尖红,苔薄黄干而少津,多属燥邪犯肺证;舌质红,苔黄腻,多属痰热壅肺证;舌淡苔白滑,多属寒饮停肺证;舌边红,苔薄黄,多属肝火犯肺证;舌红少苔,多属肺阴虚证。

望局部:咳嗽伴咽喉红肿热甚者,多为实热证,如风热犯肺证、肺热炽盛证、痰热壅肺证;咳嗽望咽喉红肿不甚,或色稍嫩红者,多属虚证,如肺气虚证、肺阴虚证。特殊情况下还可查看胸廓、口唇,胸廓起伏较剧,口唇发红或紫绀者,多属实证,如肺热炽盛证、痰热壅肺证等。

(2)闻诊 咳声洪亮有力者,多属实证,如痰热壅肺证;咳声轻微短促,气怯声低,多属虚证,如肺阴虚证。声音的高低也可能是病情轻重的不同反映。

(3)问诊 若恶寒重发热轻,胸闷,无汗,多属风寒束肺证;若发热,微恶风寒,口渴,咽痛喉痒,多属风热犯肺证;微恶风寒,头痛,胸闷者,多属风痰恋肺证;若伴喉痒,咽喉干痛,唇鼻干燥,多属燥邪犯肺证;若伴晨起或食后咳甚痰多,胸闷脘痞,呕恶食少,体倦嗜卧,多属痰湿蕴肺证。咳嗽若伴咽喉长期干痒不适,可为咽疾引起。

此外还应结合二便情况、睡眠情况进行诊断。

(4)切诊 脉浮紧,多见于风寒束肺证;脉浮数,多见于风热犯肺证;脉浮涩,多见于燥邪犯肺证;脉滑数,多见于痰热壅肺证;脉弦紧或弦滑,多见于寒饮停肺证;脉弦数,多见于肝火犯肺证;脉细数,多见于肺阴虚证。

2. **体格检查** 应重点检查颈部气管的位置,胸壁有无按压痛,肺部叩诊有无浊音及发生的部位,听诊有无啰音。

3. **理化检查** 一般应做血常规,胸部X线透视与摄片检查。必要时作痰培养,肺功能检查,过敏原及有关血清学检查,支气管镜检,肺部CT,肺活组织检查,P结核菌素试验等。

通过横向挖掘,常与咳嗽组合的症对主要有咳嗽、气喘;咳嗽、咯痰;咳嗽、胸闷;咳嗽、胸痛;咳嗽、发热;咳嗽、咽喉痛;咳嗽、咽痒等。

二、 机制分析

咳嗽与外邪袭肺咽鼻及脏腑功能失调有关,一般有外感与内伤之分,病机均为肺失宣肃,肺气上逆。外感咳嗽病位多在肺,多属邪实;内伤咳嗽则不仅因于肺,且与肝、脾、肾有关,多为虚实夹杂。

1. **外邪袭肺** 六淫外邪,从口鼻或皮毛而入,或有害气体吸入肺内,肺失宣发肃降,肺气壅遏,气道不畅而为咳嗽。

2. **情志失调** 情志刺激,肝失调达,气郁化火,气火循经上逆犯肺,肺失肃降可发生咳嗽。

3. **痰浊停肺** 饮食不当,嗜食烟酒、辛辣助火之品,熏灼肺胃,或伤及咽喉,灼津生痰;过食肥甘厚味,脾失健运,痰浊内生,停聚于肺,阻塞气道,可使肺气上逆而作咳。

4. **正虚肺弱** 咳嗽日久,必然耗伤气阴。或脏腑久病,气阴亏虚,影响及肺,肺气亏虚,宣发无力;或病久延及于肾,肾失摄纳之权;阴液亏损,虚火偏旺,肺失濡养,均可发为咳嗽。

三、 分证论治

咳嗽病位多在肺、胸、膈、咽喉,病性多属气逆、风、寒、热、痰、燥、湿、饮。治法分别有宣肺、疏风、散寒、清热、化痰、润燥、平喘、补气、润肺等。

1. **风寒束肺证**

证候:咳嗽声重,胸闷,气喘,咯痰稀白,伴恶寒重发热轻,无汗,苔薄白,脉浮紧。

证素:病位为肺,病性为风、寒。

治法:疏风散寒,宣肺止咳。

主方:杏苏散(杏仁、紫苏叶、橘红、制半夏、桔梗、枳壳、前胡、茯苓、甘草、大枣、生姜)合金沸草散(金沸草、前胡、半夏、荆芥穗、麻黄、赤芍、甘草、生姜、大枣)。

加减举例:咳甚,加矮地茶;咽痒,加牛蒡子、蝉蜕;鼻塞、声重,加辛夷花、苍耳子;里有郁热,加石膏、桑白皮、黄芩。

2. **风热犯肺证**

证候:咳嗽不爽,气喘,痰黄,伴发热,微恶风寒,口渴,咽痛喉痒,舌尖红,苔薄黄,脉浮数。

证素:病位为肺,病性为风热。

治法:疏风清热,宣肺止咳。

主方:桑菊饮(桑叶、菊花、连翘、薄荷、桔梗、杏仁、芦根、甘草)。

加减举例:咳甚,加前胡、枇杷叶、浙贝母;肺热内盛,加黄芩、知母;咽痛、声哑,加射干、山豆根;鼻衄或痰中带血,加白茅根、藕节、生地黄;夏令夹暑,加六一散、鲜荷叶。

3. **风痰恋肺证**

证候:咳嗽,咯痰不爽,或伴微恶风寒,头痛,胸闷,舌淡红,苔白腻,脉滑数。

证素:病位为肺,病性为风痰。

治法:疏风化痰,宣肺止咳。

主方:止嗽散(紫菀、百部、白前、陈皮、桔梗、荆芥穗、甘草、生姜)。

加减举例:咳甚,加杏仁、矮地茶;胸闷、咯痰不爽,加枳壳、制半夏。

4. **燥邪犯肺证**

证候：干咳，喉痒，咽喉干痛，伴唇鼻干燥，无痰或少痰，不易咯出，或痰中带血，口干，舌尖红，苔薄黄干而少津，脉浮涩。

证素：病位为肺，病性为燥。

治法：润燥止咳。

主方：桑杏汤(桑叶、杏仁、沙参、浙贝母、豆豉、栀子、梨皮)。

加减举例：津伤较甚，加麦冬、玉竹、生地黄；热重，加石膏、知母、黄芩；痰中夹血丝，加生地黄、白茅根；恶寒，加紫苏叶、前胡、荆芥穗。

5. **肺热炽盛证**

证候：咳嗽，气喘息粗，甚则鼻翼扇动，气息灼热，胸痛，咽喉红肿疼痛，伴壮热，口渴，小便短黄，大便秘结，舌红苔黄，脉洪数。

证素：病位为肺，病性为热。

治法：清肺泻热，止咳平喘。

主方：麻杏石甘汤(麻黄、杏仁、石膏、甘草)。

加减举例：咳而气逆者，加金沸草、紫苏子、枇杷叶；伴痰黏难咯者，加瓜蒌皮、川贝母。

6. **痰热壅肺证**

证候：咳嗽，气息粗促，或喉中有痰声，痰多而黄稠，咯吐不爽，或痰气腥臭，或吐脓血痰，胸闷胸胀，伴面赤，发热，口干欲饮，舌质红，苔黄腻，脉滑数。

证素：病位为肺，病性为痰、热。

治法：清热化痰，宣肺止咳。

主方：清金化痰丸(瓜蒌仁、贝母、橘红、茯苓、桔梗、桑白皮、黄芩、栀子、麦冬、知母、甘草)。

加减举例：痰黄如脓、气腥者，加鱼腥草、金荞麦根、浙贝母、冬瓜仁；胸闷、便秘者，加大黄、葶苈子；口渴、舌红少津者，加沙参、天冬、天花粉。

7. **痰湿蕴肺证**

证候：咳嗽反复发作，咳声重浊，痰多易咯、质黏稠、色白或灰，晨起或食后咳甚痰多，伴胸闷脘痞，呕恶食少，体倦嗜卧，大便溏薄，舌苔白腻，脉濡或滑。

证素：病位为肺，病性为痰、湿。

治法：燥湿化痰，宣肺止咳。

主方：苍白二陈汤(制半夏、陈皮、茯苓、甘草、苍术、白术)合三子养亲汤(紫苏子、白芥子、莱菔子)。

加减举例：背冷、痰黏白者，加细辛、干姜；食少、神疲者，加党参、黄芪；胸闷、呕恶者，加生姜、砂仁、枳壳；体倦、嗜卧者，加藿香、佩兰、石菖蒲。

8. **寒饮停肺证**

证候：咳嗽，胸闷，气喘，或有哮鸣音，痰稀白或为涎沫，伴恶寒，头身痛，舌淡苔白滑，脉弦紧或弦滑。

证素：病位为肺，病性为寒、饮。

治法：温肺散寒，化饮止咳。

主方：小青龙汤(麻黄、白芍、甘草、细辛、干姜、桂枝、五味子、制半夏)。

加减举例：咳甚者，加杏仁、前胡；胸闷、喘甚者，加枳壳、陈皮；恶寒、头身痛者，加荆芥穗、防风、紫苏叶。

9. 肝火犯肺证

证候：气逆咳嗽阵作，咳时面赤，咯痰难出、量少色黄质黏，伴胸胁胀痛，咳时掣痛，口干苦，急躁易怒，舌边红，苔薄黄，脉弦数。

证素：病位为肺、肝，病性为火。

治法：清肝泻肺止咳。

主方：黛蛤散(青黛、蛤粉)合泻白散(桑白皮、地骨皮、甘草、粳米)。

加减举例：发热、面赤者，加牡丹皮、栀子；阵作咳甚者，加杏仁、前胡、桔梗；胸闷气逆者，加葶苈子、瓜蒌；胸痛者，加郁金、丝瓜络、白芍；痰稠难咯者，加浮海石、贝母、冬瓜仁；咽干、口渴者，加沙参、百合、麦冬。咯血者，加栀子、白茅根、白及、仙鹤草、藕节等。

10. 肺气虚证

证候：咳嗽日久，咳声低微，少气喘息，痰多稀薄，伴神疲乏力，面色无华，语音低微，纳差，恶风自汗，舌淡，脉弱。

证素：病位为肺，病性为气虚。

治法：补气益肺止咳。

主方：补肺汤(人参、黄芪、熟地黄、五味子、紫菀、桑白皮)。

加减举例：气喘者，加前胡、杏仁；痰多稀薄者，加陈皮、茯苓；恶风、自汗者，加防风、浮小麦。

11. 肺阴虚证

证候：干咳，咳声短促，痰少而黏难咯，或痰中夹血，或声音嘶哑，口干咽燥，伴午后潮热，颧红，手足心热，盗汗，形体消瘦，舌红少苔，脉细数。

证素：病位为肺，病性为阴虚。

治法：养阴润肺止咳。

主方：沙参麦冬汤(沙参、玉竹、天花粉、麦冬、生扁豆、冬桑叶、甘草)。

加减举例：咳剧者，加川贝母、杏仁、百部；咳而气促者，加五味子、诃子；低热者，加十大功劳叶、银柴胡、青蒿、地骨皮；盗汗者，加糯稻根、浮小麦；咯吐黄痰者，加海蛤粉、知母、黄芩；痰中带血者，加牡丹皮、栀子、藕节。

四、辨病施治

(一) 辨病思路

1. 以咳嗽为突出表现，而检查未发现特异性病理改变，或仅肺部有呼吸音增粗、散在干湿啰音，X线仅见肺纹理增粗者，一般为肺咳。新起、病程短者，为暴咳；时日已久，或反复发作者，为久咳。咳嗽若伴咽喉长期干痒不适，可为咽疾引起。

2. 除肺咳以外，临床以咳嗽为主症的病变，尚有肺热病、哮病、肺痿、肺胀、肺络张、肺痨、肺癌、百日咳、尘肺、肺衰、肺厥、肺水、悬饮、气胸、肺虫病等。应根据咳嗽的伴随症状，以及检查的不同，而做出鉴别，举例如下。

(1) 哮鸣有声，喘甚于咳者，为哮病。

(2) 伴骤起发热、烦渴者，多见于肺热病，小儿见之多为肺炎喘嗽；伴胸痛，咯腥臭脓血痰者，可为肺痈。

（3）咳久而咯痰，气喘、胸中胀闷者，常见于肺胀，亦可见于尘肺等病。

（4）伴咯吐大量黏痰或脓痰，或间断咯血者，可能为肺络张。

（5）咳吐浊唾涎沫为主者，一般为肺痿。

（6）伴低热、盗汗，或咯血者，多为肺痨。

（7）百日咳以咳嗽呈阵发连声，且咳后有鸡鸣样回声为特点；咳声如犬吠，伴有声音嘶哑，吸气困难，咽喉白色假膜不易剥脱者，多见于白喉。

（8）年龄较大而咳嗽咯血，逐渐加重，体质迅速恶化者，应考虑肺癌之可能。

（9）咳嗽，呼吸困难，面青唇紫者，可为肺心病、肺水、肺衰、肺厥、心衰、支饮等病。

（10）悬饮以胸胁饱满、胸痛为主症，咳嗽为次要表现；以胸胁刺痛为主，并有干咳，有胸膜摩擦音者，多为干胁痛。

（11）妇女妊娠期间出现咳嗽经久难愈者，为子嗽。

（12）高原地区见之，咳嗽并有胸闷痛、头痛、气喘、心悸等症者，可能是高原胸痹。

3. 根据咳嗽的特点，进行辨病思考。举例如下。

（1）一般身体状况尚好的咳嗽，多见于慢性喉痹、肺络张等。进行性消瘦的慢性咳嗽，多见于肺痨、肺癌等。

（2）晨间咳嗽，见于久咳及吸烟者；夜间咳嗽见于肺痨、百日咳等；熟睡中突发喘息样咳嗽，见于心衰所致肺水、哮病等。

（3）发作性咳嗽，见于哮病、百日咳、肺系异物、肺癌等；急性刺激性咳嗽，多见于急性喉痹、暴咳或吸入刺激性物质等。经常咳嗽，多见于久咳、肺痨、肺络张等；慢性干咳，多见于慢性喉痹、喉痨、喉癌、久咳、肺痨等。

（4）平卧时咳嗽、咳痰加重，多见于肺胀、哮病、心衰；体位改变时引起咳嗽和痰量增多，见于肺痈、肺络张等。

（5）咳脓痰、咯血多见于肺络张、肺痈、空洞性肺痨等。

（6）咳声嘶哑，见于久咳、喉喑、喉痨、喉癌、食管癌等。

（7）咽喉长期干痒不适，引发咳嗽，多见于喉咳。

4. 咽喉其他病变如喉喑、喉痨、喉部息肉或肿瘤、鼻渊等，亦可导致咳嗽，应做五官科检查以明确诊断。

5. 感冒、麻疹、风疹、寄生虫等病过程中，亦有见咳嗽者。

（1）新起恶寒发热，头身疼痛，并见咳嗽者，可能为感冒。

（2）小儿冬春季见发热，咳嗽，皮肤出疹者，可能为麻疹或风疹等病，前者先见喷嚏、畏光流泪、流涕等症；后者有耳后及枕后瘰核肿大。

（3）有食生或半生蟹类史，咳嗽而有胸痛、咯铁锈色痰等症者，应考虑肺虫病的可能。有新近接触蛊虫疫水史，出现咳嗽咯痰、局部皮肤起红疹瘙痒者，可能是急性蛊虫病。

6. 吸入刺激性气体、灰尘、烟雾、过敏物质等，亦可引起咳嗽。

（二）按病论治

1. 暴咳

（1）解表宣肺，化痰止咳　宣降止咳汤（荆芥、桑叶、桔梗、杏仁、半夏、枇杷叶、蜜麻黄、莱菔子、厚朴、甘草）加减。

（2）中成药　① 川贝枇杷口服液，每次 1 支，每日 3 次，口服。② 解热清肺糖浆，每次 15 mL，每日 3 次，口服。③ 止咳橘红口服液，每次 1 支，每日 2～3 次，口服。

（3）西药止咳　① 咳必清 25 mg，每日 3 次，口服，用于咳痰少者。② 咳好快（二苯哌丙烷），20 mg，每日 3 次，口服。③ 痰多不易咯出者，必嗽平 8～16 mg，每日 3 次；或半胱氨酸 0.5 g，每日 3 次，口服。

（4）西药抗生素　① 阿莫西林，每次 0.5 g，每日 4 次，口服。② 罗红霉素，每次 150 mg，每日 2 次，口服。③ 复方新诺明，每次 2 片，每日 2 次，口服。

2. 久咳

（1）宣肺化痰，止咳平喘　咳喘十三味汤（麻黄、杏仁、茯苓、半夏、陈皮、炙甘草、紫苏子、白芥子、莱菔子、板蓝根、瓜蒌皮、北沙参、生姜）加减。

（2）宣肺清热，化痰止咳　定嗽汤（紫苏、半夏、杏仁、黄芩、乌梅、五味子、桑白皮、当归、罂粟壳、炙甘草）加减。

（3）中成药　① 通宣理肺口服液，每次 2 支，每日 2～3 次，口服。② 止咳宝片，每次 2 片，每日 3 次，口服。③ 杏仁止咳口服液，每次 15～20 mL，每日 3 次。④ 止咳青果合剂，每次 20 mL，每日 3 次，口服。

（4）西药治疗　① 控制感染，可选用青霉素，或用红霉素、麦迪霉素、螺旋霉素、氨苄青霉素等。② 祛痰止咳选用氯化铵、必嗽平、羟甲基半胱氨酸等。③ 缓解期可采用免疫治疗，核酪注射液 2～4 mL，肌肉注射，每周 1～2 次，3～6 个月为 1 个疗程；或用左旋咪唑 50 mg，每日 3 次，每 1～2 周连服 3 天。

3. 百日咳

（1）清热泻肺，化痰止咳　桑白皮汤（桑白皮、黄芩、川贝母、杏仁、半夏、黄连、栀子）加减。用于初起有热者。

（2）养阴润肺，清热止咳　沙参麦冬汤（沙参、麦冬、玉竹、天花粉、生扁豆、杏仁、桂枝、甘草）加减。用于咳久阴虚者。

（3）中成药、单方　① 清热解毒口服液，每次 10～20 mL，每日 3 次，口服。② 风热清口服液，每次 10～20 mL，每日 3～4 次，口服。③ 利肺片，每次 4～6 片，每日 3 次，口服。④ 紫皮大蒜制成50%糖浆，每次 5～10 mL（大于 5 岁酌加量），每日 3 次，口服，疗程 7 日。⑤ 蜈蚣、生甘草为细末，蜜水调服，每次 1～2 g，每日 3 次，连服 7 日。

（4）西药治疗　① 咳嗽甚，口服冬眠灵、非那根，并用或单用安定、扑尔敏、赛庚啶等。② 抗菌治疗，首选红霉素 30～50 mg/(kg·d)，分 4 次口服，连用 7～10 日。③ 百日咳免疫球蛋白 1.25 mL，肌肉注射，隔日 1 次，共 3 次。④ 肾上腺皮质激素，如强的松等，常规给药 7 日。

（5）针灸治疗　少商、商阳、耳垂放血，每日 1 次。

4. 肺热病

（1）清热解毒，化痰宣肺　痰热咳喘方（金银花、荆芥、薄荷、黄芩、陈皮、枳壳、桔梗、前胡、鱼腥草、白茅根、甘草）加减。

（2）清热化痰，理气和胃　黄连温胆汤加味（黄连、陈皮、茯苓、半夏、枳实、竹茹、金银花、蒲公英、败酱草、甘草）。

（3）中成药　① 双黄连口服液，每次 2 支（20 mL），每日 3 次。② 川贝枇杷口服液，每次 1 支，每日 3 次。③ 止咳橘红口服液，每次 1 支，每日 3 次。④ 清肺消炎丸，每次 1 包，每日 3 次，口服。⑤止咳定喘口服液,每次1支(10 mL),每日2~3次,口服。

(4) 西药治疗　①抗生素,可选青霉素、红霉素、林可霉素、头孢唑林等。病毒性者,可用病毒唑、吗啉呱等。②对症治疗:高热者可采用物理或药物降温;发绀气急者应吸氧;咳嗽、咯痰不易者,可给必嗽平8~16 mg,每日3次,口服。

5. **肺痨**

(1) 滋阴解毒杀虫　养阴固肺汤(百部、白及、百合、黄芩、栀子、麦冬、北沙参、玉竹、山药、生地黄、玄参、丹参、牡丹皮、酒大黄、花蕊石、三七)加减。

(2) 复方蜈蚣散　蜈蚣600条,参三七100 g,白及、紫河车各200 g,百部、猫爪草各2000 g。前4味制成胶囊服用,后2味水煎,以上为1个疗程(100天)剂量。

(3) 西药治疗　①可选用异烟肼、雷米封、对氨基水杨酸钠、利福平、乙胺丁醇等,2~3种联合使用。②咯血者选用止血剂:安络血100 mg,或维生素K₃8 mg,或止血敏0.25 g,肌肉注射,每日2次;卡络磺钠20 mg,肌肉注射,每日两次;出血量大者,垂体后叶素0.4 U/min×24 h,静脉滴注。

6. **喉咳**

(1) 疏风润喉止咳　喉咳合剂(黄芩、葛根、山豆根、金银花、连翘、薄荷、桔梗、玄参、胖大海、甘草)加减。

(2) 含服法　健民咽喉片、草珊瑚含片、桂林西瓜霜、杜灭芬喉片、溶菌酶片、含碘喉片、薄荷喉片之类含服。

(3) 情绪不稳或失眠者　酌情应用谷维素、镇静剂,或配合脑乐静、天王补心丹、柏子养心丸之类。

(4) 喉底小瘰注射法　局部用碘甘油外涂,每日2~3次。再用络合碘小消毒,再于局部(不可过深)注入复方丹参液1 mL,每周3次,连续2月;或地塞米松5 mg,每周2次。

五、对症处理

1. **单方验方**

(1) 萝卜汁、梨汁、姜汁各1匙,加蜜半盏,调服,每日1次。

(2) 乌梅8枚,红枣2枚,杏仁7粒,共捣烂后用黄酒20 mL,加水适量煎服,每日2次。

(3) 紫菀15 g,百部6 g,研为细末,每服0.3~0.6 g,每日2~3次。

(4) 白蜜(微炼)100 g,川贝母(研末)50 g,调匀,分10次服,每日3次。

(5) 川贝母10 g,茶叶3 g,冰糖15 g,共为细末,开水冲服,每日1剂。

(6) 川贝母3 g,梨2个,冰糖适量,水煎服。

2. **针灸治疗**　主穴为肺俞、天突、定喘、合谷、列缺等,配穴丰隆、膏肓、内关、膻中。每次选主、配穴各1~2个,一般平补平泻,必要时可配用灸法。

3. **常用中成药**　橘红丸、通宣理肺丸、痰咳净、虎耳草素片、咳特灵、康尔止咳剂、麻杏止咳糖浆、川贝止咳糖浆、蛇胆川贝液、罗汉果止咳冲剂、枇杷止咳冲剂、蜜炼枇杷膏、克咳胶囊等。

4. **常用止咳中药**　桔梗、半夏、紫菀、贝母、枇杷叶、杏仁、马兜铃、罂粟壳等,可在辨病、辨证基础上选用。

第二节　气　喘

气喘是指呼吸困难,气息急促的症状。除肺、心疾病常见气喘外,咽喉或胸廓的病变、温热类疾病、腹内肿瘤或积水等挤压、虚劳类、脱病类疾病等亦可见气喘,临床常见于哮病(支气管哮喘)、肺胀(慢性阻塞性肺气肿)、肺热病(急性肺部炎性病变)、肺痈(肺脓肿)、肺水(肺水肿)、肺衰(呼吸衰竭)、气胸、暴咳(急性气管—支气管炎)、久咳(慢性气管—支气管炎)、肺络张(支气管扩张和变形)、肺痨(肺结核)、肺痿(肺不张)、肺癌(原发性支气管肺癌)、尘肺(矽肺)、急喉风(急性喉阻塞)、异物梗喉、白喉、喉癌、悬饮(胸腔积液)、气胸、肺热病(急性肺部炎性病变)、初生儿喘促(新生儿肺炎)、高原胸痹、支饮(渗出性心包炎)、胸腹腔癌瘤、肥气(巨脾症)、晚期蛊虫病(晚期血吸虫病)、鼓胀(肝硬变腹水)、脚气冲心(脚气病性心脏病)、痰厥(痰阻性晕厥)、酒厥(急性酒精中毒)、肾厥(尿毒症昏迷)、消渴厥(糖尿病昏厥)、出血中风(出血性脑血管病)、春温(流行性脑脊髓膜炎)、暑厥(高热昏迷)等。

临床应对气喘进行纵向和横向挖掘,进一步明确气喘的病种与证型,确立治则治法,若对以气喘为主症的病种尚不能确定时,可暂以"气喘待查"作为初步诊断,并进行辨证论治及对症处理。

一、 主症的纵向和横向挖掘

(一)纵向挖掘

气喘症状的纵向挖掘应注意询问气喘发生的性质、诱因、特点、程度、久暂,缓解或加重因素,喜恶及与外界环境的关系等。

1. **性质**　症见呼吸短促难续,深吸为快,反复发作者,多为虚喘;症见呼吸深长有余,呼出为快者,多为实喘。

2. **诱因**　实喘多因于外感,因于内伤者外无表证;虚喘常反复发作,遇劳则发。

3. **缓解、加重因素**　肺虚者操劳后则喘,肾虚者静息时亦可见气息喘促,动则尤甚,若心气虚衰,可见喘息持续不已。

4. **病程、缓急**　病程短者,起病急者多属实证,如风寒束肺、痰热壅肺;病程长者,起病缓者多属虚证,如肺气虚、肺肾气虚。

5. **存续状态**　气喘偶然发作,时作时止,持续时间短者,多属病轻;发作频率高,持续时间长者,多属病重。

(二)横向挖掘

结合中医望、闻、问、切四诊方法和体格检查、理化检查进行横向挖掘,完善病情资料。

1. **中医四诊**

(1)望诊

望排出物:若伴痰稀色白,多属风寒束肺证;若伴痰液清稀多泡沫,多属寒饮停肺证;若伴痰多黏稠色黄或夹血丝,多属痰热壅肺证。

望舌象:若伴舌苔薄白,多属风寒束肺证;若伴舌淡,苔白滑,多属寒饮停肺证;若伴舌质红,苔黄腻,多属痰热壅肺证。

(2)闻诊 若伴气喘或伴咳嗽,声音重浊,息粗,气喘,多属实证,如风寒束肺证、痰热壅肺证;若伴喘促短气,声低懒言,咳声低微,多属虚证,如肺气虚证、肺肾气虚证。

(3)问诊 若伴喘咳日久,动则更甚,呼多吸少,气不得续,多属肺肾气虚证;若伴五心烦热,口干咽燥,潮热盗汗,多属肺肾阴虚证;若每遇情志刺激而诱发,发时突然呼吸短促,胸闷胸痛,咽中如窒,多属气郁伤肺证;若伴头身疼痛,恶寒或有发热,鼻塞,多属风寒束肺证。

(4)切诊 脉浮紧,多见于风寒束肺证;脉弦,多见于寒饮停肺证、气郁伤肺证;脉滑数,多见于痰热壅肺证;脉细数,多见于肺肾阴虚证。

2. **体格检查** 应明确气喘累及的脏器,胸部有无隆起或塌陷,肋间有无积液,呼吸有无障碍,有无病理性呼吸音等。

3. **理化检查** 一般应做胸部X线检查、血常规检查。必要时做心电图、血气分析、CO_2CP(二氧化碳结合力)、血电解质测定等检查。

通过横向挖掘,常与气喘组合的症对主要有气喘、咳嗽;气喘、胸痛;气喘、胸闷;气喘、心悸;气喘、咯痰等。

二、机制分析

1. **外邪犯肺** 外感风寒或风热之邪,未能及时表散,邪蕴于肺,壅阻肺气,肺气被遏,甚则聚液成痰,宣降清肃失司,以致肺气上逆作喘。

2. **痰浊内蕴** 急慢性疾患影响于肺,肺气受阻,津气失布,凝津生痰;或饮食不当,脾失健运,痰浊内生,上干于肺,阻遏气道,气机不利,肃降失司而致气喘。

3. **情志失调** 情志不遂,忧思气结,肝失调达,气失疏泄,肺气闭阻;或郁怒伤肝,肝气上逆乘犯于肺,肺气不得肃降、气逆而喘。

4. **久病劳倦** 劳倦太过,久病体虚,或肺阴不足,或肾不纳气等均可致气喘。

综上所述,气喘之病因有外感与内伤之别,有邪者多实,无邪者多虚。病机主要与气机升降失常有关,肺气上逆,宣降失职,或气无所主,肾失摄纳。病位主要在肺与肾。本症严重者,肺肾俱虚,在孤阳欲脱之时,常可累及于心,心之阳气衰惫,鼓动血脉无力,可致亡阴、亡阳,则病情危笃。

三、分证论治

气喘病位多在肺、心、咽喉、膈、胸胁,病性多属风寒、痰饮、气滞、热、气虚、阴虚等。治法分别有疏风、散寒、化痰、化饮、宣肺、平喘、温肺、清热、降气、补气、纳气、滋阴、润肺、利水等。

1. **风寒束肺证**

证候:咳嗽气喘,胸部胀闷,痰稀色白,伴头身疼痛,恶寒或有发热,鼻塞,口不渴,无汗,苔薄白,脉浮紧。

证素:病位为肺,病性为风、寒。

治法:疏风散寒,宣肺平喘。

主方:华盖散(麻黄、杏仁、炙甘草、陈皮、桑白皮、紫苏子、赤苓)。

加减举例:咳喘甚,加前胡、桔梗、制半夏;痰稀白量多,加细辛、生姜;头痛甚,加柴胡、藁本;里有郁热,加黄芩、石膏。

2. 寒饮停肺证

证候：气喘咳嗽，或喉中哮鸣，痰液清稀多泡沫，胸部胀闷，伴恶寒怕冷，舌淡，苔白滑，脉弦。

证素：病位为肺，病性为寒、饮。

治法：温肺散寒，化饮平喘。

主方：小青龙汤(麻黄、芍药、甘草、细辛、干姜、桂枝、五味子、制半夏)。

加减举例：痰多、胸部胀闷，加陈皮、青皮、茯苓；咳甚，加桔梗、杏仁、前胡。

3. 表寒肺热证

证候：气喘，咳嗽，胸部胀闷，息粗，鼻扇，咳而不爽，痰黄质稠，伴恶寒发热，头痛身痛，有汗或无汗，口渴，苔薄白或黄，脉浮数。

证素：病位为肺、表，病性为寒、热。

治法：疏风散寒，清肺平喘。

主方：麻杏石甘汤(麻黄、杏仁、甘草、石膏)。

加减举例：无汗，加荆芥穗、紫苏叶、生姜；发热甚，加知母、黄芩、连翘；气喘甚，加款冬花、枇杷叶；咳嗽甚，加桔梗、前胡；胸闷、息粗，加枳实、厚朴。

4. 痰热壅肺证

证候：气喘息促，咳嗽，胸部胀闷，痰多黏稠色黄或夹血丝，伴胸中烦热，身热，有汗，渴喜冷饮，面红，咽干，小便短黄，大便秘结，苔黄腻，脉滑数。

证素：病位为肺，病性为热、痰。

治法：清热化痰平喘。

主方：桑白皮汤(贝母、制半夏、紫苏子、杏仁、桑皮、黄芩、黄连、栀子、生姜)。

加减举例：痰多黏稠，加瓜蒌、海蛤粉；痰壅、便秘，加葶苈子、大黄；痰气腥臭，加鱼腥草、金荞麦根、蒲公英、冬瓜仁；发热甚，加生石膏、知母。

5. 痰气互结证

证候：咳嗽痰多，气喘息急，伴胸闷，喉间痰鸣，舌淡或稍暗，苔白腻，脉弦紧。

证素：病位为肺，病性为痰、气滞。

治法：化痰降气平喘。

主方：苏子降气汤(紫苏子、半夏、前胡、厚朴、肉桂、当归、炙甘草、生姜、大枣、紫苏叶)。

加减举例：咳嗽痰多，加杏仁、桔梗、款冬花；胸闷胀痛，加枳实、厚朴。

6. 气郁伤肺证

证候：每遇情志刺激而诱发，发时突然呼吸短促，胸闷胸痛，咽中如窒，苔薄，脉弦。

证素：病位为肺，病性为气滞。

治法：宣肺解郁，下气平喘。

主方：五磨饮子(沉香、木香、槟榔、乌药、枳实、白酒)。

加减举例：胁胀、叹息，加郁金、柴胡。

7. 肺气虚证

证候：喘促短气，声低懒言，咳声低微，神疲肢倦，面色少华，自汗畏风，舌淡，脉弱。

证素：病位为肺，病性为气虚。

治法：补气益肺平喘。

主方：补肺汤(人参、黄芪、熟地黄、五味子、紫菀、桑白皮)。

加减举例:咳嗽吐痰,加杏仁、前胡;胸闷、胁胀,加枳壳、郁金、陈皮;畏冷、肢凉,加干姜、桂枝;面色少华,加当归、何首乌;自汗、畏风,加白术、防风、五味子、浮小麦。

8. **肺肾气虚证**

证候:喘咳日久,动则更甚,呼多吸少,气不得续,神疲,自汗,肢冷,或有浮肿,面青唇紫,舌淡,苔白或黑润,脉沉细。

证素:病位为肺、肾,病性为气虚。

治法:补肾益肺,纳气平喘。

主方:平喘固本汤(人参、五味子、冬虫夏草、胡桃肉、沉香、磁石、坎炁、紫苏子、款冬花、法半夏、橘红)。

加减举例:下肢浮肿,加茯苓、泽泻、桂枝;自汗,加黄芪、浮小麦;肢冷、唇紫,加附子、肉桂、干姜、川芎。

9. **肺肾阴虚证**

证候:咳嗽气喘,痰少质黏,面色潮红,五心烦热,口干咽燥,舌红少津,少苔或剥苔,脉细数。

证素:病位为肺、肾,病性为阴虚。

治法:滋补肾阴,润肺平喘。

主方:七味都气丸(熟地黄、山茱萸、山药、茯苓、牡丹皮、泽泻、五味子)。

加减举例:气短而喘,加冬虫夏草、人参、五味子;潮热、颧红,加地骨皮、银柴胡、鳖甲;口干、咽燥,去茯苓、泽泻,加麦冬、沙参、玉竹、女贞子。

10. **水气凌心证**

证候:气喘息促,痰多呈泡沫状,胸满不能平卧,肢体浮肿,心悸怔忡,畏冷肢凉,尿少,舌淡胖,苔白滑,脉弱而数。

证素:病位为肺、心、肾,病性为水。

治法:温补心肾,化气利水。

主方:真武汤(炮附子、白术、茯苓、白芍、生姜)合葶苈大枣泻肺汤(大枣、葶苈子)。

加减举例:口唇青、水肿,加泽兰、益母草、桂枝;痰多、胸闷,加陈皮、制半夏、枳壳;浮肿、尿少,加泽泻、木通、车前子。

四、辨病施治

(一)辨病思路

1. **病性有实有虚**　实者病势急骤,声高息粗;虚者病势徐缓,气短息弱。

2. **气喘为肺系疾病的常见症状**

(1)哮病、肺胀、肺热病、肺痈、肺水、肺衰、气胸等病,气喘常是其主症之一。

(2)暴咳、久咳、肺络张、肺痨、肺痿、肺癌、尘肺等病,均可有气喘症状。

(3)吸气费力,吸气时间延长,吸气时有喘鸣、频繁咳嗽、三凹征者,为吸气性呼吸困难,多由肺系疾病所致,常见于急喉风、异物梗喉、喉痈、白喉、喉癌等病。

(4)呼气费力,呼气时间延长,辅助肌参与呼吸动作者,多由肺脏病变所致,常见于暴咳、哮病、肺胀、尘肺等病。

(5)呼吸加快,呼气吸气均困难者,常见于肺胀、悬饮、气胸、肺热病、肺水等。

3. 根据肺、心疾病的病情表现进行诊断

（1）发作性气喘，常见于哮病，必伴哮鸣。

（2）劳作时发作或加重，或平卧时加重，并有咳嗽、心悸等症者，常见于肺胀，或由肺心病、心衰等所致。

（3）气喘属吸气性困难者，多为上呼吸道阻塞性病变。气喘属呼气性困难者，多为肺胀、肺痿、哮病、尘肺等。

（4）高热患者，一般都有呼吸迫促、息急气粗的表现。伴咳嗽、烦渴者，多见于肺热病，小儿见之多为肺炎喘嗽；伴胸痛，咯腥臭脓血痰者，可为肺痈。

（5）新生儿喘憋、发绀，或有口吐白沫、不乳不哭等表现者，其病称初生儿喘促。

（6）因过快或大量输液等，然后出现严重气喘、不能平卧，胸闷痛，咳吐大量泡沫痰者，为肺水。

（7）有长期肺病史或暴邪伤肺史，出现喘息抬肩，或气促而息微，唇紫，肢凉，咳逆痰壅者，为肺衰。检查见氧分压低、二氧化碳分压高。

（8）气喘、心悸、胸痛，检查发现心包积液征者，为支饮。

（9）高原地区见气喘，并有咳嗽、胸闷痛、头痛、心悸等症者，可能是高原胸痹。

4. 肺、心以外疾病诊断

（1）胸腹内肿瘤等挤压而致气喘者，可有胸腹腔癌、瘤，气胸、悬饮、肥气、晚期蛊虫病、鼓胀等病的病史与症状。

（2）某些中毒，如钩吻、杏仁等药物中毒，煤气中毒、化学毒物中毒等，均可有呼吸困难而见气喘的症状。

（3）咽喉病变或窒息时，可见吸气性呼吸困难，应有咽喉部病变指征，或喉间痰鸣等症。

（4）本有下肢麻木、软弱、枯萎或肿胀，而后出现气喘、心悸、面唇青紫、神志恍惚、恶心呕吐者，为脚气冲心。

（5）呼吸深而快，有规则，伴有鼾音或喉中痰鸣者，常见于痰厥、酒厥、肾厥、消渴厥、出血中风等。

（6）周期性呼吸困难，呈潮式呼吸者，多见于脑部疾患、颅内压增高等；呈间歇呼吸者，多见于春温、暑厥等病。

（二）按病论治

1. 哮病

（1）脱敏平喘　脱敏平喘汤（麻黄、钩藤、仙鹤草、葶苈子、乌梅、甘草）。痰白，加细辛、干姜、川椒；有表证，加荆芥、防风；痰黄，加薏苡仁、鱼腥草、虎杖；发热，加石膏、栀子；阴虚，加玉竹、北沙参、麦冬。

（2）中成药、单方验方　① 桂龙咳喘宁胶囊，每次 5 粒，每日 3 次，口服。② 银黄平喘气雾剂，每日 3 次，每次喷 2～3 下，喷入口腔。③ 止喘灵注射液，每次 1 支，每日 2～3 次，肌肉注射。④ 洋参保肺口服液，每次 10 mL，每日 2～3 次，口服。⑤ 海螵蛸 500 g 研粉，加入红糖 1000 g 调匀，每次15 g，每日 2～3 次，口服。⑥ 冬病夏治方（白芥子30 g，延胡索、甘遂、细辛、丁香、白芷各10 g，研粉备用），临用时以辣椒水调糊，涂纱布上，撒适量肉桂粉，贴天突、膏肓、膻中、肾俞、大椎、肺俞，每周 1 次，或于初伏、中伏、末伏天各贴 1 次，每次敷 4～8 小时。

（3）西药治疗 ① 支气管解痉剂,可选用：氨茶碱 0.1～0.2 g,每日 3 次,口服;羟甲异丁肾上腺素(舒喘灵)2～4 mg,每日 3～4 次;邻氯异丙肾上腺素(喘通、氯喘)5～10 mg,每日 3 次;舒喘灵气雾剂 0.1～0.2 mL 喷雾吸入,必要时每 4 小时 1 次。② 糖皮质激素：强的松 5～15 mg,每日或隔日晨间顿服 1 次;或用二丙酸氯地米松气雾剂,每次吸入 0.1 mg,每日 3～4 次。③ 咳嗽者,必嗽平 8～16 mg,每日 3 次,口服。④ 喘促持续状态时,氨茶碱 0.25～0.5 g 加入 10%～25% 葡萄糖注射液 20～40 mL 中缓慢静脉滴注,或加入 5% 葡萄糖注射液 500 mL 中静脉滴注,并用氢化可的松200 mg,或地塞米松 10 mg 加入 10% 葡萄糖注射液 500 mL 中静脉滴注。⑤ 缓解期,息斯敏 10 mg,每日 1 次,口服;核酪注射液 2 mL,每周 2 次,皮下注射,连续 3～6 个月。

（4）针灸治疗 主穴取肺俞、定喘、肾俞、膻中、胸 1～5 夹脊,每次取主穴 1～2 个,咳嗽配天突,痰多配丰隆、内关,体虚配足三里,发热配曲池。平补平泻,必要时用灸法,每日 1 次。

2. 肺胀

（1）化痰除饮,止咳平喘 孟澍江喘咳定煎剂(麻黄、杏仁、甘草、法半夏、陈皮、茯苓、当归、熟地黄)加减。

（2）温补脾肾,化痰纳气平喘 纳气定喘汤(紫河车、淫羊藿、紫石英、沉香、党参、白术、茯苓、炙甘草、法半夏、陈皮、莱菔子、白芥子、紫苏子)加减。

（3）中成药 ① 参蛤补肺胶囊,每次 4～5 粒,每日 3 次,口服。② 胎盘片,每次 4～6 片,每日 3 次,口服。

（4）西药治疗 ① 解痉平喘,选用氨茶碱 100～200 mg,每日 3 次,口服,或 250～500 mg,每日 1 次,静脉滴注;喘定 100～200 mg,每日 3 次口服,或 1000～2000 mg 加入液体中静脉滴注,每日 1 次;舒喘定 2～4 mg,每日 3 次,口服;0.25% 异丙基肾上腺素气雾剂,必要时吸入。② 化痰排痰,可选用棕色合剂 10～15 mL,每日 3 次,口服;必嗽平 16 mg,每日 3 次,口服;氯化铵 300～600 mg,每日 3 次,口服。③ 合理选用抗生素,如复方新诺明、麦迪霉素、乙酰螺旋霉素、氨苄青霉素、头孢氨苄等。

3. 肺热病、肺炎喘嗽

参“咳嗽—按病论治—肺热病”。

4. 肺衰

（1）温阳化饮,补肾宣肺 葶苈五味汤(葶苈子、五味子、附子、干姜、白术、茯苓、益母草)加人参、黄芪。

（2）中成药 ① 参附注射液,或生脉注射液,10～20 mL,用 5%～10% 葡萄糖注射液稀释后静脉推注,或 100～200 mL 加入液体中静脉滴注。② 清开灵注射液 40～60 mL,或醒脑静注射液 10～20 mL,加入生理盐水 500 mL 中静脉滴注,每日 1～2 次。③ 蟾酥粉,每次 10 mg,每日 4 次,口服。

（3）西药治疗 ① 呼吸兴奋药,可用尼可刹米 0.25～0.5 g,皮下、肌肉或静脉注射。② 可用支气管解痉剂,如舒喘灵、博利康尼、氨茶碱等。

（4）其他治疗 ① 低浓度持续供氧。② 纠正水电解质及酸碱失衡。③ 应用脱水利尿、强心剂、肾上腺糖皮质激素。

5. 尘肺

（1）益气化瘀,养阴润肺 止咳化矽糖浆(党参、沙参、百合、白及、夜交藤、金荞麦、白花蛇舌草、金钱草、合欢皮、石韦、甘草)加减。

（2）健脾益气，宣肺化痰　参牡汤（党参、牡蛎、乌梅、瓜蒌、马齿苋、禹余粮、薤白、茯苓、桔梗、杏仁、枳壳、生姜）加减。

（3）中成药　①百合固金口服液，每次1支，每日3次。②矽肺宁片，每次4片，每日3次，口服，连用1年为1个疗程。

（4）西药治疗　①克矽平，4%溶液，雾化吸入6 mL，每周6次；肌肉注射4 mL，每周6次，3个月为1个疗程。②磷酸羟基哌喹，每周服2次，首次4片，以后每次2片，6个月为1个疗程。

五、对症处理

1. **针灸疗法**　可考虑采用割治疗法、敷贴疗法、针灸疗法、穴位注射疗法等。

2. **常用中成药**　海珠喘息定、止喘灵注射液、牡荆丸、金叶青兰片、艾叶油气雾剂、蛤蚧定喘丸、参蛤补肺胶囊、固本咳喘片、人参气雾剂等。

3. **常用平喘中药**　实喘用白果、麻黄、紫苏子、杏仁、葶苈子、旋覆花、桑皮等，虚喘用蛤蚧、人参、黄芪、胡桃肉等，可在辨病、辨证基础上选用。

4. **西药治疗**　氨茶碱、喘定等，常配合青霉素、头孢拉定，或红霉素、氯霉素联用。

第三节　咯　血

咯血是指血来自肺或气管，血随咳嗽而出的症状。多种肺脏疾病如肺痨（肺结核）、肺热病（肺部感染）、肺痈（肺脓肿）、肺水（肺水肿）、肺癌（原发性支气管肺癌）、肺络张（支气管扩张）等，以及血溢病（血友病）、髓劳（再生障碍性贫血）、疫斑热（流行性出血热）、稻瘟病（钩端螺旋体病）、心痹（风湿性心脏病）、心衰（心力衰竭）、胸部外伤（肋骨骨折）等皆可引起咯血。

临床应对咯血进行纵向和横向挖掘，进一步明确咯血的病种与证型，确立治则治法，若对导致咯血的病种尚不能确定时，可暂以"咯血待查"作为初步诊断，并进行辨证论治及对症处理。

一、主症的纵向和横向挖掘

（一）纵向挖掘

咯血症状的纵向挖掘应注意询问咯血的次数，咯血的量、色、质，以及可能引起咳血的既往相关病史等。

1. **部位**　咯血病位在肺，血从肺经咳而出，应与咽喉、口腔以及齿龈等部位出血以及呕血相鉴别。

2. **性质**　咯血鲜红量多多属热证，如肝火犯肺证、肺热炽盛证；咯粉红色泡沫痰多属心阳虚，水气凌心；咯脓血痰，多属痰热壅肺；干咳，痰中带血丝，多属肺阴虚证、燥邪犯肺证；咯暗红色血痰夹小血块多属肺络瘀阻证。

3. **咯血次数**　初次咯血多见于肺热病、肺痈等；反复多次咯血常见于肺痨、肺络张、肺癌、心衰等。

4. **咯血量**　每日咯血量在100 mL以下者为小量咯血，100～500 mL者为中等量咯血，在500 mL以上者为大量咯血。少量咯血或痰中带血见于肺痨、尘肺、肺热病；大量咯血见于重症肺痨、肺络张、肺癌等。

5. **颜色** 咯血的颜色对临床疾病诊断有辅助意义。粉红色泡沫样痰提示心衰;肺络张咯血为鲜红色;风温咯血一般为铁锈色;肺栓塞时咳黏稠的暗红色血痰;而二尖瓣狭窄合并肺淤血时咯血一般为暗红色。

6. **病因** 咯血可由多个系统的疾病所引起,肺部疾病:肺痨、尘肺、肺热病、肺癌、肺痈、肺络张等;心血管疾病:心痹、肺瘀血、肺水等;恶性肿瘤的肺转移;全身性疾病及其他原因:疫斑热、血液病(血溢病、髓劳、紫癜病)、系统性红斑狼疮(蝶疮流注)、肺出血—肾炎综合征、外伤(暴力、锐器、器械检查、手术及其他损伤)。

(二)横向挖掘

结合中医望、闻、问、切四诊方法和体格检查、理化检查进行横向挖掘,完善病情资料。

1. **中医四诊**

(1)望诊

望面色:若伴有面赤多属肝火犯胃;若伴有两颧潮红多属阴虚火旺证;若伴有面白无华,唇甲色淡多属气不摄血证。

望排出物:若见咯血鲜红、量多,痰黄稠多属肺热炽盛证;若见痰少难咯,痰中带血多属阴虚火旺证;咯血暗红夹血块多属瘀血内阻证。

望舌象:若见舌红,苔黄常见于风热犯肺证、燥邪犯肺证、肝火犯肺证、肺热炽盛证;舌质红,苔少而干多属阴虚火旺证;舌暗紫有瘀斑、瘀点多属瘀血内阻证。

(2)问诊 注意询问年龄、职业,既往是否患麻疹、百日咳,有无外伤史,咯血与月经周期的关系等。青壮年咳嗽咯血伴有低热者应考虑肺痨,中年以上的人,尤其是男性吸烟者应注意肺癌的可能性;须细致询问和观察咯血量色泽,有无带痰,询问个人史时须注意结核病接触史,多年的吸烟史、月经史、职业性粉尘接触史等。

若伴发热,微恶风寒,汗出,头痛多属风热犯肺证;若伴口干鼻燥,或有身热多属燥邪犯肺证;若伴胸胁胀痛,烦躁易怒,口苦多属肝火犯肺证;若伴身壮热,胸闷心烦,口渴引饮,大便干结,小便短黄多属肺热炽盛证;若伴口干咽燥,潮热盗汗多属阴虚火旺证;若伴神疲乏力,畏冷,自汗多属气不摄血证;若伴胸部刺痛,固定不移,夜间为甚,口干但欲漱水不欲咽多属瘀血内阻证。

(3)切诊 若触觉皮肤温度升高,常见于风热犯肺证、肺热炽盛证。

此外还应结合脉象变化进行诊断。

2. **体格检查** 注意肺部望、触、叩、听及心脏听诊,检查有无紫癜及其他部位的出血。

3. **理化检查** 一般应做胸部X线检查、白细胞计数与分类。必要时可做红细胞沉降率、痰细菌培养、痰检查抗酸杆菌及脱落细胞、纤维镜检查、支气管造影、心电图等检查,以助诊断的确定与鉴别。

通过横向挖掘,常与咯血组成症对的主要有咯血、发热;咯血、胸痛;咯血、咯痰;咯血、皮肤黏膜出血;咯血、黄疸等。

二、机制分析

咯血的病机,多系实热积痰、壅遏伤肺;或因嗜酒无节,过食辛辣煎炙之品,痰热内生,上熏于肺,肺络损伤而出血;此外,还见于抑郁恼怒,血随肝火上升,而致咯血;也可见于虚劳、瘀血损伤而致咯血。

1. **邪热侵袭**　肺为娇脏,外界风热燥邪犯肺,灼伤肺络,血液离经,随咳而上逆于外,发为咯血。

2. **肝火炽盛**　忧思恼怒过度,肝气郁结化火,肝火上逆犯肺,肺失肃降,灼伤肺络,迫血妄行,血随气逆而咯血。

3. **损伤肺络**　暴咳、外力所伤,肺络受损,血溢络外而致咯血。

4. **气阴亏虚**　素体虚弱,久病体虚,或脾气亏虚,心气虚衰,气不能统摄血液,血液外溢而咯血;或久病或热病使阴津耗伤,以致阴虚火旺,迫血妄行而致咯血。

三、 分证论治

咯血病位多在肺、肝;单一病性多属热(火)、痰、风、燥、血瘀、阴虚、气虚,组合病性多属风热。治法分别有疏风、清热、止咳、生津、止血、清肝、泻肺、滋阴、降火、清肺、益气等。

1. **风热犯肺证**

证候:咳嗽,痰中夹血,喉痒,伴发热,微恶风寒,汗出,头痛,舌红,苔薄黄,脉浮数。

证素:病位为肺,病性为风热。

治法:疏风清热止咳。

主方:桑菊饮(桑叶、菊花、连翘、薄荷、桔梗、杏仁、芦根、甘草)。

加减举例:咯血量多者,加栀子、藕节、白茅根、仙鹤草等。

2. **燥邪犯肺证**

证候:咳嗽,痰中带血,喉痒,伴口干鼻燥,或有身热,舌红,少津,苔薄黄,脉数。

证素:病位为肺,病性为燥。

治法:生津润肺,止咳止血。

主方:桑杏汤(桑叶、杏仁、沙参、浙贝母、豆豉、栀子、梨皮)。

加减举例:咯血量多者,加生地黄、藕节、白茅根、白及;咳嗽痰多者,加桔梗、陈皮、制半夏。

3. **肝火犯肺证**

证候:咳嗽阵作,痰中带血或咯血鲜红,伴胸胁胀痛,烦躁易怒,口苦,面赤,舌质红,苔薄黄,脉弦数。

证素:病位为肝、肺,病性为热(火)。

治法:清肝泻肺止血。

主方:黛蛤散(青黛、蛤粉)合泻白散(桑白皮、地骨皮、甘草、粳米)。

加减举例:咯血量多者,加侧柏叶、白茅根、茜草根、白芍;胸胁胀痛者,加柴胡、郁金、枳壳、栀子;便秘者,加大黄。

4. **肺热炽盛证**

证候:咯血鲜红,量多,痰黄稠,伴身壮热,胸闷心烦,口渴引饮,大便干结,小便短黄,舌红,苔黄干,脉洪数。

证素:病位为肺,病性为热(火)。

治法:清热泻肺止血。

主方:黄连解毒汤(黄连、黄芩、黄柏、栀子)。

加减举例:咯痰量多者,加陈皮、制半夏、胆南星、天竺黄;口渴引饮者,加生地黄、天花粉、葛根;便秘者,加麻子仁、大黄、枳实、厚朴。

5. **阴虚火旺证**

证候：咳嗽，痰少难咯，痰中带血或反复咯血，血色鲜红，伴口干咽燥，颧红，潮热盗汗，舌质红，苔少而干，脉细数。

证素：病位为肺，病性为阴虚、热（火）。

治法：滋阴降火，清肺止血。

主方：百合固金汤（生地黄、熟地黄、麦冬、贝母、百合、当归、赤芍、甘草、玄参、桔梗）。

加减举例：咯血量多者，加白及、仙鹤草、侧柏叶、地榆炭。

6. **气不摄血证**

证候：咳嗽，痰中带血，伴气短懒言，神疲乏力，畏冷，自汗，面白无华，唇甲色淡，舌淡，脉弱。

证素：病位为肺，病性为气虚。

治法：益气摄血。

主方：拯阳理劳汤（人参、黄芪、白术、甘草、陈皮、肉桂、当归、五味子、生姜、大枣）。

加减举例：咯血量多者，加仙鹤草、侧柏叶、白茅根；自汗者，加五味子、乌梅、浮小麦。

四、辨病施治

（一）辨病思路

1. **排除鼻、咽、口腔的出血** 首先应排除鼻、咽、口腔的出血，并肯定属于咯血（血随咳嗽而出，血中常夹气泡、痰液，血液为碱性），当与呕血（来自上消化道，常夹食物残渣，血液为酸性，多伴有黑便）相鉴别。

2. **根据病情进行诊断**

（1）反复咳嗽多年，或大口咯血，全身情况较好者，多属肺络张；全身情况较差，出现消瘦，全身乏力等症状，且经痰培养查出有痰结核杆菌者，可确诊为肺痨。

（2）咯血而伴咯脓痰者，多为肺热病、肺痈、肺络张等病。

（3）持续小量咯血或痰中带血丝，尤其是40岁以上，长期吸烟之男性，应警惕肺癌。

（4）有心脏病史及体征者，咯血可能与心脏病有关。

（5）急性发病，有高热而咯血者，多属肺热病、疫斑热、稻瘟病等温热性疾病及白血病等。

（6）咯血难以控制，并伴全身其他出血者，应考虑全身出血病的可能，如血溢病、髓劳等。

（7）百日咳为阵发顿咳，咳嗽剧烈时偶可引起咯血。

（8）妇女在行经期间出现周期性鼻衄或咯血，称经行吐衄。

（9）外伤损及肺络引起咯血，有明显的外伤史。

（10）有食生或半生蟹类史，咳嗽，咯铁锈色痰，或痰中带血，胸痛者，应考虑肺（吸）虫病的可能。

（11）咳嗽咯痰，痰中带血，胸闷气喘，有粉尘吸入史者，可能是尘肺。

（12）鼠疫流行期间，骤起高热、咯血，应考虑鼠疫的可能。

（二）按病论治

1. **肺痨** 参"咳嗽—按病论治—肺痨"。

2. **肺癌**

（1）养阴润肺 肺复方（百合、熟地黄、生地黄、玄参、当归、麦冬、白芍、沙参、桑白皮、黄芩、臭牡丹、蚤休、白花蛇舌草)。

（2）中成药　①平消胶囊,每次4～8粒,每日3次,口服。②犀黄丸,每次6g,每日3次,口服。

（3）西医治疗　①止血剂,可选安络血10mg或维生素$K_3$8mg,或止血敏0.25g,肌肉注射,每日2次;止血芳酸0.4g静脉滴注。②手术治疗,放射治疗,化疗。③免疫治疗:如干扰素、短小棒状杆菌、左旋咪唑等。

3. 肺络张

（1）清热祛痰,理气化瘀　白桔三黄韦茎汤(白及粉、桑白皮、桔梗、黄芩、黄连、生大黄、韦茎)加减。

（2）清肺柔肝,化痰止咳　四二汤(桑白皮、地骨皮、白芍、白及、百合、百部、紫苏子、五味子)加减。

（3）中成药、单方　①牛黄蛇胆川贝液,每次1支,每日3次,口服。②白芍、阿胶各10g,三七、蒲黄各6g,鲜小蓟30g,水煎服。③百合、白芍各10g,沙参6g,百部6g,水煎服。

（4）西药治疗　①控制感染,可选用青霉素、头孢拉定、罗红霉素等。②祛痰剂,可选用必嗽平、氯化铵或碘化钾、羧甲半胱氨酸等。③咯血可用脑垂体后叶素、止血芳酸、对羧基苄胺、6-氨基己酸等。

4. 血溢病

（1）补气摄血　归脾汤(党参、黄芪、白术、茯神、酸枣仁、龙眼肉、木香、炙甘草、当归、远志、生姜、大枣)加三七、茜草等。

（2）滋阴清热止血　茜根散(茜草根、黄芩、阿胶、侧柏叶、生地黄、甘草)加味。

（3）单方　①三七粉6g,白及粉3g,荆芥炭10g煎水送服。②花生米连衣100～200g,水煎服。

（4）中成药、单方　①紫地宁血散,每次8g,每日3～4次,口服。②阿胶补血冲剂,每次1包,每日3次,开水冲服。③生地黄炭、茅根炭各30g,水煎,三七粉6g(冲),口服,每日1剂。

（5）西医药治疗　①凝血因子补充疗法,可输全血、血浆、抗血友病球蛋白浓缩剂。②抗纤溶药,常用6-氨基己酸、止血芳酸、止血环酸等。③肾上腺皮质激素,可用强的松30～60mg,每日2次,口服。④女性避孕药,复方炔诺酮1mg,每日2次,口服。⑤抗纤溶药,常用6-氨基己酸、安络血、卡络磺钠等。

（6）替代疗法　据病情输全血或血浆,或用抗血友病球蛋白浓缩剂。

5. 疫斑热

（1）清热解毒,凉血止血　清瘟败毒饮加减(金银花、连翘、板蓝根、竹叶、栀子、桔梗、黄芩、玄参、知母、芦根、鲜荷叶、水牛角尖、甘草、藕节、小蓟、白茅根、菊花)。

（2）中成药　①六神丸,每次10粒,每日2次,口服。②丹参注射液40～60mL,或板蓝根注射液60～100mL加入5%～10%葡萄糖注射液中,分2次静脉滴注,5日为1个疗程。③神昏者,安宫牛黄丸1粒,化服。④普济回春丸,每次2丸,每日2次,口服。

（3）西药治疗　①高热汗多、呕吐,林格氏液1000～1500mL,静脉滴注。②止血剂,可给维生素K_3、维生素K_4、安络血、止血敏、6-氨基己酸、卡络磺钠等。③抗病毒:病毒唑0.5～1.0g加入10%葡萄糖注射液250～500mL,静脉滴注,每日1次。④少尿期,应限制入水量,运用利尿合剂利尿,用甘露醇粉导泻。⑤多尿期,应补充液体,可给双氢克尿噻或去氧皮质酮。

⑥ 抗DIC(弥漫性血管内凝血),肝素 25～50 mg 加入 10% 葡萄糖注射液 250 mL,静脉滴注,每日 2 次。

6. 稻瘟病

(1) 清热解毒,通利三焦　三石汤含通关丸加减(生石膏、寒水石、滑石、金银花、黄芩、杏仁、竹茹、黄柏、知母、通草、白茅根)。

(2) 单方、中成药　① 发热可用柴胡注射液,每次 4 mL,每日 2 次,肌肉注射;穿心莲片,每次 6 片,每日 3 次,口服。② 神昏谵语,安宫牛黄丸 1 粒,化服或鼻饲。③ 出血用白及粉 15 g,或三七粉 3 g,或云南白药 0.3 g,每日 3 次,口服。

(3) 西药治疗　① 抗菌用青霉素、头孢拉定、咪唑酸酯、甲唑醇、氯霉素、罗红霉素、强力霉素。② 解毒用氢化可的松 200～300 mg 加入 5% 葡萄糖注射液 200 mL 中,静脉滴注,每日 1～2 次。③ 止血药可用维生素 K_3、维生素 K_4、安络血、6 -氨基己酸、止血芳酸、止血环酸等。④ 镇静剂,用氯丙嗪 25 mg 或异丙嗪 50 mg,肌肉注射。⑤ 抗 DIC,肝素 25～50 mg,10% 葡萄糖注射液 250 mL,静脉滴注,每日 2 次。

7. 经行吐衄

(1) 清肝泻火,降逆止血　丹栀逍遥散(柴胡、白芍、当归、白术、炙甘草、茯苓、牡丹皮、栀子)加减。

(2) 中成药　① 复方丹参片,每次 3 片,每日 3 次,口服。② 三七皂苷片,每次 4 片,每日 3 次,口服。

(3) 西药治疗　① 丹那唑 100 mg,每日 1 次,口服,3 个月为 1 个疗程。② 止血剂,可用止血敏、安络血、卡络磺钠等。

五、对症处理

1. 单方验方

(1) 白及粉,每次 5 g,每日 3 次,口服。

(2) 三七粉,每次 0.5～1 g,每日 3 次,口服。

(3) 十灰散(丸)10 g,顿服。

2. 常用止血西药　维生素 K_3、维生素 K_4、安络血、6 -氨基己酸、卡络磺钠、止血敏等。

3. 输血等急救　反复咯血不止,可行小量(50～100 mL)多次输血;量多者(1 次咯血超过 300 mL),可用脑垂体后叶素 10 U 稀释于 5% 葡萄糖注射液或生理盐水 10～20 mL 内,缓慢静脉注射;或试用人工气腹。如有手术指征者,可手术处理。咯血有窒息可能者,应迅速做气管插管或气管镜吸引,以清除血块。

4. 常用止血中药　白茅根、藕节、仙鹤草、花蕊石、侧柏炭、大蓟、小蓟、紫珠、蒲黄、白及粉等,可在辨病、辨证基础上选用。

5. 体针疗法　膈俞、孔最为主穴。风热加尺泽、合谷、曲池,用泻法;肝火泻内关、太冲;阴虚补复溜、太渊。

第十一章 脾系症状

第一节 呕 吐

呕吐指胃内容物从口中吐出的症状,仅患者自觉想呕而并无实物吐出者为恶心。除胃本身的各种疾病,如胃瘅(急性胃炎)、胃疡(胃及十二指肠溃疡)、胃反(幽门痉挛)、胃缓(胃下垂)、胃饮(胃肠积液)、食管瘅(贲门失弛缓症)、食管癌等均可导致呕吐以外,肝、胆、胰、肠的病变,如肝痈(肝脓肿)、肝瘟(慢性病毒性肝炎)、肝胀(肝炎)、胆胀(慢性胆囊炎)、胆瘅(急性胆囊炎)、肠结(机械性肠梗阻)、胰瘅(急性胰腺炎)、胰胀(慢性胰腺炎)、胰痈(胰腺脓肿)、肠痹(功能性肠梗阻)、肠痈(急性阑尾炎)、蛔厥(胆道蛔虫病)、食痕(十二指肠壅滞症)、食管瘅(反流性食管炎),其他如妊娠恶阻、头部内伤、颅内病变、某些药物中毒、中暑、伤食(消化不良)、脑痨(结核性脑膜炎)、春温[瘟](流行性脑脊髓膜炎)、暑温[瘟](流行性乙型脑炎)、脑瘤(颅内良性或恶性肿瘤)、脑癌(结核性脑膜炎)、颅脑痈(脑脓肿)、厥心痛(急性心肌梗死)、耳眩晕(梅尼埃病)、暴咳(急性气管—支气管炎)、百日咳、石淋(尿路结石)、肾瘅(急性肾盂肾炎)、肾痈(肾积脓,肾周化脓性炎症)、肾著(慢性肾盂肾炎)、霍乱、厥头痛(高血压脑病)、雷头风(原发性急性闭角型青光眼)、绿风内障(急性闭角型青光眼)、膈疝(食管裂孔疝)、肾衰(肾衰竭)、晕动病(晕车症)、中风(脑卒中)、积滞(消化不良)、脚气冲心(脚气性心脏病)、酒厥(酒精中毒)等皆可出现呕吐。

临床应对呕吐进行纵向和横向挖掘,进一步明确呕吐的病种与证型,确立治则治法,若对导致呕吐的病种尚不能确定时,可暂以"呕吐待查"作为初步诊断,并进行辨证论治及对症处理。

一、主症的纵向和横向挖掘

(一)纵向挖掘

呕吐症状的纵向挖掘应注意询问呕吐发生的原因或诱因,呕吐的时间,以及呕吐物的量、颜色、气味,病程长短等。

1. **原因/诱因** 注意询问呕吐是否与进食、饮酒有关,是否有服用药物史,坐车船史,有无头部外伤等情况,女性需询问停经史等以鉴别呕吐是否因妊娠所引起。

饮食所伤者多属食滞胃肠证;受凉所致者多属寒邪犯胃证;情志抑郁所致者多属肝胃不和证;饮酒过度所致者多属酒毒内蕴证;外伤所致者多属瘀阻脑络证。

2. **性质** 呕势较猛,声音壮厉,呕吐黏稠黄水,多属实热证,如胃热炽盛证;呕吐呈喷射状,多为头颅外伤,常见于热闭心神证和瘀阻脑络证;饮入即吐者多属寒饮停胃证;呕吐时作时止,吐出物不多,酸臭气味不甚,多为久病虚证。如出现共同进餐者多人发生吐泻,多为食物中毒;朝食暮吐、暮食朝吐者,多属脾胃阳虚证。

3. **呕吐物** 呕吐物清稀无酸臭味者多属寒呕;呕吐物秽浊酸臭多属热呕;呕吐清水痰涎,胃有振水音,多属寒饮停胃证;呕吐未消化食物,酸腐量多,气味难闻多属食滞胃肠证;呕吐黄绿苦水、酸水多属肝胆湿热证;吐血色暗红或紫暗有块,夹有食物残渣者,属胃有积热,或肝火犯胃,或胃腑血瘀;呕吐脓血而腥臭者多为内有痈疡;泛吐黏液量少多属胃阴不足证;恶心呕吐,甚则吐出胆汁或蛔虫,多属虫扰胆腑证。

4. **病史** 应注意询问以往是否患有胃肠道疾病、肝胆类疾病等。

5. **病程、缓急** 病情急促且病程较短者,多为实证;病情平缓,病程较长,反复发作者,多为虚证。

6. **存续状态** 呕吐偶然发作,持续时间短,多属病轻;发作频率高,持续时间长者,多属病重。

(二)横向挖掘

结合中医望、闻、问、切四诊方法和体格检查、理化检查进行横向挖掘,完善病情资料。

1. **中医四诊**

(1)望诊

望色:若伴面色无华或淡白,多属脾胃气虚证或脾胃阳虚证;若伴皮肤巩膜黄染,多属湿热蕴脾证;若伴面唇青紫多属瘀阻脑络证。

望形体:若伴神疲肢倦,少气懒言多属脾胃气虚证;若伴夏季见疲乏嗜睡,多属暑湿内蕴证;若伴舌强言謇,口眼㖞斜多属瘀阻脑络证。

望舌象:舌苔厚腻而浊多属食滞胃肠证;舌质红,苔黄干多属胃热炽盛证;舌红津少多属胃阴虚证;舌红,苔黄腻多属湿热蕴脾证、肝胆湿热证;舌质紫暗或有斑点多属瘀阻脑络证。

(2)闻诊

闻声音:嗳气频繁多属肝胃不和证;呕吐无力声轻多属脾胃气虚证;腹中有振水声多属寒饮停胃证。

嗅气味:呕吐物有酸腐味和(或)大便秽臭多属食滞胃肠证;口气臭秽多属胃热炽盛证。

(3)问诊 若伴恶寒发热,头身疼痛多属寒邪犯胃证;若伴头眩心悸,口干不欲饮,或饮水则吐多属寒饮停胃证;若伴胸胁满闷,嘈杂多属肝胃不和证;若伴口干而不欲饮,畏冷、肢凉,脘腹隐痛多属脾胃阳虚证;若伴胃脘嘈杂,似饥而不欲食多属胃阴虚证。

此外还应结合二便情况,睡眠情况进行诊断。

(4)切诊 如按腹部时觉指下如蚯蚓蠢动,腹壁凹凸不平,按之起伏聚散,往来不定属虫扰胆腑证。

此外还应结合脉象变化进行诊断。

2. **体格检查** 注意血压,腹部有无压痛、反跳痛、胃肠蠕动波与肠型、腹块、肠鸣音、振水音等。

3. **理化检查** 有指征时,做腹部 X 线透视或平片、胃肠钡餐造影、纤维胃十二指肠镜、心电图、腹部或脑部 B 型超声、CT 或磁共振、脑血管造影等。

通过横向挖掘,常与呕吐组合的症对主要有呕吐、胸脘满闷;呕吐、腹痛;呕吐、腹泻;呕吐、头痛;呕吐、眩晕;呕吐、发热。

二、机制分析

呕吐的总病机为胃失和降,胃气上逆。新起恶心呕吐多为实证,经常恶心呕吐则多虚实夹杂证或虚证。

1. **六淫浊毒,侵袭于胃** 由于感受风寒暑湿火热之邪,或触疫疠秽浊之气,使胃气壅滞,失于和降,产生恶心之感,胃内容物随气上逆,则发为呕吐。

2. **饮食毒物,壅滞胃肠** 由于饮食不节,温凉失调,或恣食生冷鱼腥、肥甘厚味,食滞胃腑,胃失和降,浊气不能下行,上逆而为恶心,甚或呕吐;误食酸腐霉变或有毒食品,胃气上逆以抗邪外出,发为恶心呕吐;暴饮暴食、酗酒过度,胃肠腐熟传导功能失司,湿热内蕴,实热内积,可出现恶心呕吐;吞食黏有虫卵的食物,日久孵化成虫,虫体窜扰,逆于胃胆,气机上逆而为呕吐或恶心。

3. **情志失调,肝气犯胃** 忧思伤脾,中焦气结,脾失健运,脾胃不和而致呕吐;情志怫逆,木郁不达,以致木郁土壅;或盛怒之极,肝气过旺,横逆乘脾犯胃,胃失和降而为恶心呕吐。

4. **脾胃虚弱,运化失常** 大病之后或脾胃素虚,中阳不振,胃失温煦;或津亏胃阴不足,阴虚火旺,胃络胃膜失于濡养,可引起胃气上逆而为恶心呕吐。

5. **邪毒瘀浊犯脑** 外感邪热内侵,逆传心包;或久患肾病、严重肝病、消渴致厥等,脏气衰败,浊毒邪气内蕴,蒙蔽脑神;或头颅外伤、中风出血,或患脑瘤、脑癌、脑痨等病,瘀阻脑络,脑神受损,均可引起胃之气机紊乱,而致恶心呕吐。

三、分证论治

呕吐病位多在胃、肠、肝、胆、脾、脑(心神)、半表半里,单一病性多属湿、热、寒、痰、毒、气虚、气滞、阳虚、食积、虫积,组合病性多属湿热、寒饮。治法分别有温胃、清胃、和胃、益胃、散寒、清热、消食、化饮、疏肝、补脾、滋阴、利湿、安蛔、止痛、止呕、化瘀、解毒。

1. **寒邪犯胃证**

证候:恶心呕吐,可伴恶寒发热,头身疼痛,胸脘满闷,或有肠鸣泄泻,舌淡红,苔白,脉浮紧。

证素:病位为胃,病性为寒。

治法:温胃散寒。

主方:藿香正气散(大腹皮、白芷、紫苏、茯苓、半夏、白术、陈皮、厚朴、桔梗、藿香、生姜、大枣、炙甘草)。

加减举例:恶寒、无汗者,加荆芥穗、防风;热重寒轻者,加金银花、连翘、竹茹;暑湿犯胃者,加香薷、扁豆、厚朴、金银花;浊气犯胃而呕剧者,可吞服玉枢丹;嗳腐吞酸者,去白术、甘草,加神曲、莱菔子、鸡内金。

2. **食滞胃肠证**

证候:恶心,呕吐酸腐,伴脘腹胀满,嗳气吞酸,厌食,吐后反快,大便秽臭,舌苔厚腻而浊,脉滑或沉实。

证素:病位为胃、肠,病性为食积。

治法:消食导滞。

主方:保和丸(山楂、神曲、半夏、茯苓、陈皮、连翘、莱菔子、麦芽)。

加减举例:腹胀、便秘者,加大黄、枳实、厚朴;口臭、口渴者,加竹茹、黄连、栀子。

3. **胃热炽盛证**

证候：食入即吐，伴口臭而渴，汗出，大便秘结，小便短黄，舌质红，苔黄干，脉洪数。

证素：病位为胃，病性为热。

治法：清胃泻热。

主方：竹茹汤（竹茹、枇杷叶、半夏、陈皮、生姜、栀子、甘草、大枣）。

加减举例：发热、口臭者，加黄连、石膏、知母、牡丹皮；大便秘结者，加大黄、枳实、厚朴。

4. **寒饮停胃证**

证候：呕吐多为清水痰涎，伴脘闷，腹胀，腹中有振水声，头眩心悸，口干不欲饮，或饮水则吐，苔白滑，脉沉弦。

证素：病位为胃，病性为寒、饮。

治法：温胃化饮。

主方：苓桂术甘汤（茯苓、桂枝、白术、甘草）合小半夏加茯苓汤（制半夏、生姜、茯苓）。

加减举例：腹胀、腹痛者，加厚朴、枳壳、青皮；脘痞、不欲食者，加砂仁、白豆蔻、苍术；烦闷、口苦者，加黄连、竹茹；腹中振水声者，加泽泻、车前子、甘遂。

5. **肝胃不和证**

证候：恶心或呕吐吞酸，伴嗳气频繁，胸胁满闷，嘈杂，舌边红，苔薄黄，脉弦。

证素：病位为肝、胃，病性为气滞。

治法：疏肝和胃。

主方：柴胡疏肝散（柴胡、白芍、川芎、香附、枳壳、甘草、陈皮）。

加减举例：心烦、口苦者，加黄连、吴茱萸；呕吐频繁者，加制半夏、生姜、砂仁；抑郁、胁胀者，加郁金、瓜蒌壳；胃脘嘈杂者，加沙参、麦冬、栀子；腹胀、便秘者，加大黄、厚朴；脘胁刺痛、舌暗红者，加桃仁、丹参。

6. **脾胃气虚证**

证候：呕吐无力，恶心食少，伴神疲肢倦，少气懒言，面色无华，舌质淡，脉弱。

证素：病位为脾、胃，病性为气虚。

治法：补脾益胃。

主方：香砂六君子汤（木香、砂仁、陈皮、制半夏、党参、白术、茯苓、甘草）。

加减举例：畏冷、肢凉者，加附子、干姜；脘痞、干噫者，加旋覆花、代赭石、生姜；气短、懒言者，加黄芪；食少、纳呆者，加山楂、神曲、谷芽、麦芽。

7. **脾胃阳虚证**

证候：恶心呕吐时作，伴倦怠乏力，口干而不欲饮，畏冷、肢凉，脘腹隐痛，喜暖喜按，大便溏薄，面色淡白，舌淡，苔白，脉弱。

证素：病位为脾、胃，病性为阳虚。

治法：温补脾胃。

主方：丁萸理中汤（党参、干姜、白术、甘草、丁香、吴茱萸、大枣）。

加减举例：呕吐频繁者，加砂仁、制半夏；畏冷、肢凉者，加附子、肉桂；腹泻便溏者，加茯苓、山药。

8. **胃阴虚证**

证候：呕吐反复发作，或时作干呕，伴口燥咽干，胃脘嘈杂，似饥而不欲食，大便干结，舌红津少,脉细数。

证素:病位为胃,病性为阴虚。

治法:滋阴和胃。

主方:益胃汤(沙参、麦冬、生地黄、玉竹、冰糖)。

加减举例:干呕时作者,加枇杷叶、竹茹、陈皮;五心烦热者,加石斛、天花粉、知母;大便秘结者,加火麻仁、瓜蒌仁、白蜜。

9. 湿热蕴脾证

证候:恶心呕吐,伴食少腹胀,厌油腻,口渴不欲饮,尿少而黄,或皮肤巩膜黄染,舌红,苔黄腻,脉濡数。

证素:病位为脾,病性为湿热。

治法:清热利湿。

主方:三仁汤(杏仁、薏苡仁、白豆蔻、厚朴、制半夏、通草、滑石、竹叶)。

加减举例:皮肤、巩膜发黄者,加茵陈、大黄、栀子;头身困重、身热、汗出热不解者,加藿香、芦根。

10. 暑湿内蕴证

证候:暑季呕吐或恶心,伴胸脘痞闷,纳呆不饥,头身困重,疲乏嗜睡,微恶寒发热,无汗或少汗,舌苔白腻,脉缓。

证素:病位为脾、胃,病性为暑湿。

治法:清暑利湿。

主方:藿朴夏苓汤(藿香、杏仁、厚朴、制半夏、猪苓、泽泻、赤茯苓、豆豉、薏苡仁、白豆蔻)。

加减举例:恶寒微发热者,去猪苓、泽泻,加荆芥穗、防风;发热、口渴者,加金银花、连翘;腹胀、便溏者,加苍术、陈皮。

11. 虫扰胆膈证

证候:恶心呕吐,甚则吐出胆汁或蛔虫,伴上腹钻顶样绞痛,舌淡红,苔薄黄,脉弦。

证素:病位为胆、膈,病性为虫积。

治法:安蛔定痛止呕。

主方:乌梅丸(乌梅、细辛、附子、桂枝、人参、黄柏、干姜、黄连、当归、川椒)。

加减举例:疼痛甚者,加槟榔、延胡索、木香;发热、黄疸者,加大黄、茵陈、苦楝根皮。

12. 肝胆湿热证

证候:呕吐吞酸,或呕吐苦水,伴纳呆,厌油腻,胸胁满痛,烦闷不舒,或胁下有痞块、身目发黄,发热,舌红,苔黄腻,脉滑数。

证素:病位为肝、胆,病性为湿热。

治法:清利肝胆(湿热)。

主方:茵陈四苓散(茵陈、茯苓、猪苓、白术、泽泻)合左金丸(黄连、吴茱萸)。

加减举例:发热者,加黄芩、龙胆草、栀子;胁胀作痛者,加郁金、柴胡、枳壳;便秘者,加大黄、枳实。

13. 热闭心神证

证候:呕吐呈喷射状,伴高热烦躁,头项强痛,神识昏蒙,舌红绛,少苔,脉弦数。

证素:病位为脑(心神),病性为热。

治法：清心开窍。

主方：清营汤(水牛角尖、玄参、黄连、麦冬、丹参、竹叶心、生地黄、连翘、金银花)，送服安宫牛黄丸。

加减举例：苔黄腻者，加石菖蒲、郁金、玉枢丹、竹沥，送服至宝丹；苔白腐或腻者，灌服苏合香丸。

14. **瘀阻脑络证**

证候：呕吐如喷，伴头晕目眩，头痛欲裂或昏迷，面唇青紫，或肢麻，舌强言謇，口眼㖞斜，舌质紫暗或有斑点，脉弦或涩。

证素：病位为脑(心神)，病性为瘀。

治法：化瘀通脑。

主方：通窍活血汤(赤芍、川芎、桃仁、红花、老葱、生姜、红枣、麝香、黄酒)。

加减举例：气短、息弱者，加人参、黄芪；呕吐恶心甚者，加法半夏、吴茱萸；神昏者，加石菖蒲、郁金。

15. **酒毒内蕴证**

证候：恶心，呕吐痰涎，有饮酒过量史，头痛，心烦，胸脘痞塞，手足震颤，或见神识昏蒙，胡言乱语，舌红，苔腻，脉弦滑。

证素：病位为胃、脑(心神)，病性为酒毒。

治法：醒酒解毒。

主方：葛花解醒汤(葛花、砂仁、白豆蔻、神曲、干姜、茯苓、猪苓、泽泻、白术、人参、木香、青皮、陈皮)。

四、辨病施治

(一)辨病思路

1. **根据呕吐的特点诊断**

(1) 餐后立即呕吐者，可见于类霍乱、伤食等。

(2) 餐后片刻而呕吐，吐出之食物残渣无酸味者，可见于食管痹、胃郁。

(3) 餐后时间较长再呕吐者，多为胃反。

(4) 喷射性呕吐伴头痛剧烈，或有神昏、烦躁、偏瘫、抽搐等症者，多见于脑瘤、春温[瘟]、暑温[瘟]、脑瘤、脑癌、颅脑痈、头部内伤、黄耳伤寒等病。

(5) 闻油腻食物味而恶心呕吐者，可能是妊娠恶阻、胆瘅、肝热病、肝瘟等。

(6) 呕吐水液，并有脘腹痞胀、腹中水声辘辘者，为胃饮。

2. **根据呕吐及恶心的伴随症状诊断**

(1) 吐出物呈酸馊腐臭味者，多见于伤食、胃反、食痕。

(2) 呕吐物有粪臭，腹部扪及条索状包块，无矢气者，多为肠结、肠痹。

(3) 呕吐且有发热者，多为食管瘅、胆瘅、胃瘅、胰瘅、胰痈、肠痈、孕痈、肝痈等病。

(4) 恶心呕吐，心前区疼痛剧烈，伴汗出、肢冷者，应考虑厥心痛。

(5) 呕吐而伴脘腹疼痛者，多见于胆瘅、蛔厥、胃瘅；且伴黄疸、大便灰白者，多为胆石。

(6) 呕后胃脘部痛胀缓解者，多为胃疡、胃反、胃缓。

（7）呕吐蛔虫，并有腹痛者，为蛔虫病。

（8）呕吐伴有吞咽困难、形瘦，多在餐后片刻发生者，多为食管痹、食管癌。

（9）经常性呕吐，有时甚至呕吐少量咖啡色液体，且常伴食少消瘦、胃脘部痞硬或有包块者，应考虑胃癌、胃反、食管癌等病，应做胃镜、肿块病理切片以确诊。

（10）呕吐量不多，进食正常，伴忧郁、焦虑、失眠等症，多为胃郁。

（11）呕吐伴眼球震颤、耳鸣，张目则症状加重者，多为耳眩晕。

（12）小儿咳嗽频繁，呕吐痰涎者，可见于暴咳、百日咳。

（13）呕吐伴腰痛、尿频、尿急、尿痛者，多为石淋、肾瘅、肾痈、肾著。

（14）骤起剧烈呕吐米泔水样物，并有腹泻，目眶凹陷，小腿转筋，无腹痛、里急后重等症者，应考虑霍乱的可能。

（15）突发腹痛，呕吐，腹泻为主要表现，有饮食不节、寒温失调等诱因者，多为类霍乱；无腹泻者，多为伤食、胃瘅。

（16）突起剧烈头痛，恶心呕吐，检查血压显著增高者，多为厥头痛；伴耳中雷鸣，目胀欲脱，视力下降者，多为雷头风；头目胀痛，恶心呕吐，瞳孔散大，视力骤降，眼压升高者，多为绿风内障等。

（17）以胸骨后、胃脘部痞胀疼痛，呕吐为主要表现，多因弯腰、蹲下、饱食等而诱发或加重者，可能是膈疝。X线检查有助明确诊断。

（18）湿温、痢疾等病，常有呕吐症状，尤其是噤口痢，恶心呕吐、饮食不能入是其最主要的表现。

（19）突发心慌、软弱、恶心欲呕、冷汗等症，常于饥饿等情况下发生者，可能是饥厥。进食或饮糖水后可迅速缓解。

（20）突起腹部阵发性绞痛，常伴呕吐，可自行缓解，移时又发，检查无特殊发现者，可能是气腹痛；X线检查发现结石阴影，或小便中红细胞多者，多为石淋。

3. 根据病史、病因或诱因而考虑病种

（1）有明显的饮食原因可查，餐后片刻骤起呕吐者，多为食物中毒。呕吐物中可查出中毒食物种类和病菌。

（2）由药毒所致者，有明显的服药史。

（3）有外伤史而出现恶心呕吐者，为头部内伤。

（4）有暴饮暴食、酗酒史，呕吐频繁，寒战高热，腹痛不因呕吐而缓解，血、尿淀粉酶增高，B超检查示胰腺充血者，可见于胰瘅等病。

（5）女性患者，有停经史，伴呕吐厌食，甚则食入即吐，应考虑妊娠恶阻。早孕、假孕、异位妊娠，亦有呕吐的症状。

（6）夏季长期高温作业，突起恶心呕吐、汗出者，多为伤暑、中暑；妇女产褥期见之，为产褥中暑。

（7）有明显季节性、流行性，小儿多见，脑膜刺激征阳性，脑脊液检查多为炎性改变者，为春温［瘟］、暑温［瘟］等病。

（8）呕吐因乘车船而发，离车船即止者，为晕动病。

（9）有肾水、石水等病史，伴浮肿明显，小便量少，夜尿多，呕吐频繁，精神委靡者，多为肾衰。

（10）有风眩病史，突然出现呕吐者，多为厥头痛；或有仆倒、半身不遂者，多为中风。

（11）夏秋季骤起剧烈呕吐米泔水样物,并有腹泻,但无腹痛者,应高度警惕霍乱之可能。

（12）婴儿哺乳后呕吐乳食,甚至形体消瘦者,为初生儿呕吐。

（13）婴幼儿因乳食不节,出现呕吐、腹胀腹痛、腹泻或便秘者,为食积。

（14）伴有腿脚麻木、酸软,或挛急、肿胀,出现心悸气喘、恶心呕吐等症者,可能是脚气冲心。

（15）饮酒过量而呕吐,甚至烦躁、昏厥者,为酒厥。

（二）按病论治

1. 伤食、积滞

（1）消食导滞　保和丸（神曲、山楂、茯苓、法半夏、陈皮、连翘、莱菔子、麦芽）加减。

（2）中成药、单方验方　① 保和丸,每次 1 包,口服。② 山楂肉 200 g,水煎至熟,连汤服之。③ 鸡内金 200 g,微焙后研细末,每次服 1.5 g。④ 陈皮 200 g,微焙后研末,水煎代茶饮。

2. 胃反

（1）降逆和胃　竹茹汤（竹茹、枇杷叶、半夏、陈皮、生姜、栀子、甘草、大枣）加减。

（2）温阳化饮　苓桂术甘汤合导痰汤（茯苓、桂枝、白术、甘草、陈皮、半夏、枳实、制南星）加减。

（3）中成药、单方　① 香连丸,每次 10 g,每日 3 次,口服。② 生姜汁和附子末为丸,大黄为衣,温水送服,每次 6 g。③ 大雪梨 1 个,以丁香 15 粒刺入梨内,湿纸包四五层,煨熟食之。

（4）体针疗法　取上脘、中脘、巨阙为主穴,配合谷、内关、足三里等穴,平补平泻。

（5）其他治疗　① 输液纠正水与电解质紊乱。② 胃肠减压 3 ~ 5 日,至患者能恢复饮食。③ 必要时行手术治疗。

3. 胆瘅

（1）清热解毒,疏肝利胆　二金公茵胆汁汤（金银花、鸡内金、蒲公英、茵陈、连翘、赤芍、柴胡、黄芩、半夏、大黄、甘草、猪胆汁）加减。

（2）清热利湿,疏肝通下　大柴胡汤（柴胡、黄芪、栀子、大黄、虎杖、金钱草、蒲公英、郁金、枳实、法半夏、赤芍、白芍、甘草）加减。

（3）中成药　① 益胆片,每次 3 片,每日 2 次,口服。② 消炎利胆片,每次 6 片,每日 3 次,口服。③ 龙胆泻肝汤口服液,每次 1 支,每日 3 次,口服。

（4）西药治疗　① 解痉、镇痛药,可选阿托品 0.5 ~ 1 mg,肌肉注射;异丙嗪 25 mg,肌肉注射;杜冷丁 50 ~ 100 mg,肌肉注射。② 抗生素,可选用青霉素、氨苄青霉素、丁胺卡那霉素等。③ 利胆药,可用 33% 硫酸镁 10 mL,或鹅去氧胆酸 0.5 g,每日 3 次,口服。

（5）必要时可行胆囊切除术。

4. 类霍乱、霍乱

（1）清热利湿解毒　葛根芩连汤加味（葛根、黄芩、黄连、金银花、茯苓、车前子、木通、甘草）。

（2）芳香化湿,散寒和中　藿香正气散加减（藿香、紫苏叶、大腹皮、白术、厚朴、半夏、白芷、茯苓、桔梗、生姜、大枣）。

（3）中成药　① 香连丸,每次 3 ~ 6 g,每日 2 ~ 3 次,小儿酌减,口服。② 藿香正气水,每次 1 支,每日 2 ~ 3 次,口服。③ 保济丸,每次 70 粒,每日 3 次,口服。

（4）西药治疗　① 口服或注射东莨菪碱。② 大剂量青霉素。③ 抗毒素血清 5 万 ~ 10 万 U 静脉及肌肉各半量注射。④ 输液、纠正水、电解质和酸碱平衡。

5. **晕动病**

（1）祛痰化浊　半夏白术天麻汤（半夏、天麻、白术、茯苓、橘红、甘草、生姜、大枣）加减。

（2）生姜片敷贴　乘车船前，将生姜切片放置内关或神阙穴，外用纱布盖贴。

（3）西药　可服晕海宁、晕动片、苯海拉明、扑尔敏等。

6. **耳眩晕**

（1）蒺藜泽泻汤（朱宗云经验方：白蒺藜、泽泻、二至丸、炙远志、制何首乌、制黄精、山药、茯苓、脱力草、桑寄生、生甘草、煅龙骨、煅牡蛎）。

（2）五苓散加减（李斯炽经验方：桂枝、茯苓、白术、猪苓、泽泻、厚朴、藿香、甘草）。

（3）中成药　① 晕复静片，每次 1 ~ 3 片，每日 3 次，口服。② 抑眩宁胶囊，每次 4 ~ 6 粒，每日 3 次，口服。③ 晕可平糖浆，每次 20 ~ 30 mL，每日 3 次，口服。

（4）西药治疗　发作时可用：① 镇静药：安定 2.5 mg，或利眠宁 10 mg，或盐酸异丙嗪 25 mg，每日 3 次，口服。② 镇吐药：苯海拉明 50 mg，每日 3 次，口服。③ 利尿脱水药：氯噻酮 50 mg，每日 2 次，口服。④ 血管扩张药：山莨菪碱 10 mg，每日 2 次，肌肉注射；血管舒缓素 10 U，每日 3 次，口服或肌肉注射。⑤ 眩晕停 25 mg，每日 3 次，口服。⑥ 低分子右旋糖酐 500 mL，静脉滴注。

7. **食物中毒**

（1）清热利湿　燃照汤（滑石、豆豉、厚朴、省头草、白蔻仁、栀子、黄芩、制半夏）加紫苏、藿香、蚕沙。

（2）中成药　① 玉枢丹 0.3 ~ 0.6 g，加生姜汁 5 ~ 7 滴，开水调服。② 纯阳正气丸 3 g 或红灵丹 0.3 ~ 0.6 g，口服。③ 藿香正气水，每次 1 支，每日 3 次。

（3）西药治疗　① 纠正水、电解质及酸碱平衡失调。② 抗生素可选用氟哌酸、复方新诺明、氨苄青霉素、丁胺卡那霉素等。③ 解痉止痛剂，如颠茄合剂、阿托品等。

8. **头部内伤**

（1）针刺水沟、十宣、涌泉等穴，强刺激。

（2）用甘露醇或高渗糖水、速尿或糖皮质激素脱水。

（3）必要时行钻颅探查术、骨瓣开颅术和颅内血肿清除术等。

五、对症处理

1. **常用降逆止呕中药**　半夏、竹茹、藿香、公丁香、生姜、吴茱萸、陈皮、紫苏叶、黄连、白豆蔻等，可在辨证、辨病的基础上选用。

2. **常用中成药**　藿香正气丸、十滴水、保济丸、理中丸、玉枢丹、安宫牛黄丸、至宝丹、苏合香丸等，可辨证选用。

3. **针灸疗法**　主穴内关、中脘，配穴足三里、公孙、丰隆、阳陵泉、肝俞、脾俞、隐白。实证先针主穴，中等强度刺激手法，宜留针，如食滞呕吐加针足三里、公孙；痰多刺丰隆；肝逆犯胃刺肝俞、脾俞、阳陵泉；脾胃虚寒宜灸隐白、脾俞。

4. **单方验方**

（1）芦根 60 g，治胃热呕吐。

（2）生姜、白豆蔻各 1.5 g，治风寒恶心呕吐。

（3）母丁香 3 枚，陈皮 1 片，治胃寒恶心呕吐。

（4）西药治疗以选择胃肠动力药及止吐药对症处理为主，如甲氧氯普氨、多潘立酮、西沙必利、枢复宁等。

第二节 腹　痛

　　腹痛是指胃脘与季肋以下,耻骨毛际以上的腹部发生疼痛的症状。脾、胰、肠道、肝、胆、胃、脂膜、胞宫、膀胱等腹内脏器的病变,均可产生腹痛。如气腹痛(胃肠痉挛)、胃冲痛(胃穿孔)、胃痞(慢性萎缩性胃炎)、胃疡(胃、十二指肠溃疡)、类霍乱(细菌性食物中毒、急性胃肠炎)、湿温(伤寒、副伤寒)、痢疾(细菌性痢疾)、肠痈(急性阑尾炎、阑尾周围脓肿)、肠癌(结肠癌、直肠癌)、肠结(机械性肠梗阻)、肠痹(麻痹性肠梗阻、功能性肠梗阻)、暴泻(急性肠炎)、久泄(慢性肠炎)、蛔虫病、蛔厥(胆道蛔虫病)、肠痨(肠结核)、膜瘴(腹膜炎)、脂膜痨(肠系膜、腹膜结核)、胆瘅(急性胆囊炎)、胆胀(慢性胆囊炎)、胆石(胆结石)、胰瘅(急性胰腺炎)、胰胀(慢性胰腺炎)、小肠瘅(急性出血性坏死性小肠炎)、肠郁(肠道神经症,肠功能紊乱,肠易激综合征)、大瘕泄(慢性非特异性溃疡性结肠炎)、伏梁(克罗恩病、节段性肠炎、肉芽肿性肠炎)、肥气(巨脾症、门脉高压症)、石瘕(子宫肌瘤)、食瘕(低血糖症,倾倒综合征)、脾痿(吸收不良综合征)、淋证(急慢性尿路感染)、石淋(尿路结石)、热淋(下尿路急性感染)、肾瘅(急性肾盂肾炎)、痨淋(膀胱结核)、癃闭(尿潴留)、肝著(慢性肝炎)、肝积(肝硬化)、盆腔炎、痛经、异位妊娠、胞阻(妊娠期宫缩痛)、转胞(妊娠合并尿潴留)、精癃(前列腺肥大及增生症)、精浊(慢性前列腺炎)、蓄血病(血紫质病)、中暑、脏器穿孔、内脏出血、癌病(肠癌、胰癌、肝癌、胆癌、胃癌、膀胱癌、肾细胞癌等)等病均可导致。

　　临床应对腹痛进行纵向和横向挖掘,进一步明确腹痛的病种与证型,确立治则治法,若对导致腹痛的病种尚不能确定时,可暂以“腹痛待查”作为初步诊断,并进行辨证论治及对症处理。

一、 主症的纵向和横向挖掘

(一) 纵向挖掘

　　腹痛症状的纵向挖掘应注意询问腹痛发生的诱因,疼痛的确切部位或痛点,疼痛的性质、时间、程度,是否与体位相关,以及加重缓解因素等。

　　1. **部位** 腹部范围包括胃脘以下,耻骨毛际以上。腹痛一般可分为大腹(胸部与脐之间)、脐腹痛(脐周围痛)、小腹痛(脐以下中间部位痛)、少腹痛(脐以下、小腹两侧部位痛)。腹痛部位不同提示病种也不一样,因此问清腹痛部位对于诊断具有重要意义,多与腹腔内脏器病变所在的部位一致。胁腹、两侧少腹多属肝经病证;大腹疼痛,多为脾胃病证;脐腹疼痛,多为大小肠病证;脐以下少腹疼痛,多属肾、膀胱、胞宫病证;剑突下绞痛多属胆道蛔虫病;全腹痛者,常见于腹部脏器穿孔。腹痛应与胃脘痛及妇科腹痛等相鉴别。

　　2. **性质** 腹痛急暴,剧烈拘急,得温痛减,遇冷尤甚,多属寒滞胃肠证。腹部胀满,疼痛拒按,多属食滞胃肠证。腹胀疼痛,攻窜不定,得嗳气或矢气则疼痛减轻,多属肠道气滞证。腹痛拒按,痛如针刺,痛处固定不移,入夜尤甚,多属瘀滞胃肠证。腹痛绵绵,时作时止,喜热恶冷,痛时喜按,饥饿劳累后更甚,得食或休息后稍减,多属脾胃虚寒证。

　　3. **时间规律** 明确腹痛发作的时间对诊断有很重要的作用,腹痛出现在餐后,多与胆囊与胰腺方面疾病有关,如胰瘅、胰胀、胆瘅、胆胀等;腹痛具有周期节律性,多与溃疡性疾病有关,如胃疡等。发作频率高,持续时间长者,多属病重;偶然发作,持续时间短,多属病轻。

4. **与体位的关系**　疼痛时辗转不安常见于气腹痛;膝胸或俯卧位痛减轻可考虑食瘕;前屈位痛明显、直立位时减轻常见于食管瘅;仰卧位痛明显、前倾或俯卧位时减轻可考虑胰癌。

5. **程度**　腹痛程度与病情虚实、轻重有关。疼痛剧烈者多属实证,如肠热腑实证;腹痛绵绵者多属虚证,如脾胃虚寒证。

6. **诱因**　注意询问是否有进食油腻或不干净食物,酗酒或暴饮暴食史以及是否遭受过外部暴力。外感寒邪所致者多属寒滞胃肠证;进食过多所致者多属食积胃肠证;情志失调所致者多属肠道气滞证。

7. **缓解、加重因素**　腹部胀满,疼痛拒按,或痛而欲泻,泻后痛减多属食积胃肠证;腹胀疼痛,得嗳气或矢气则疼痛减轻多属肠道气滞证;腹痛拒按,入夜尤甚多属瘀滞胃肠证;腹痛绵绵,喜热恶冷,痛时喜按,饥饿劳累后更甚,得食或休息后稍减多属脾胃虚寒证。

8. **病程、缓急**　病程短者,起病急者多属实证;病程长者,起病缓者多属虚证。

（二）横向挖掘

结合中医望、闻、问、切四诊方法和体格检查、理化检查进行横向挖掘,完善病情资料。

1. **中医四诊**

（1）望诊

望形体:腹痛且伴恶寒而身体蜷缩,多属寒滞胃肠证;若伴神疲乏力,少气懒言多属脾胃虚寒证。

望局部:主要以腹部为主,如见腹式呼吸消失常见于急性腹膜炎;全腹膨胀常见于肠痹、鼓胀等,甚则状如蛙腹,但应注意由肥胖引起的假象。局部膨胀常见于肠结、肿瘤、内脏肿大;中上腹膨胀可见于食瘕;脐周有肠型或"潮水样"蠕动波多见于肠痹、肠结。

望舌象:舌质红,苔白燥多属肠热腑实证;舌质红,苔黄腻多属湿热中阻证;舌苔浊或腻多属食积胃肠证;舌质青多属瘀滞胃肠证。舌淡、苔白多属脾胃虚寒证。

（2）闻诊　若伴口气臭秽多属肠热腑实证;若伴嗳腐或矢气臭如败卵多属食积胃肠证;若伴有肠鸣多属肠道气滞证。

（3）问诊　注意询问寒热、恶心呕吐、二便、腹胀、腹泻、女性的月经等情况。

若伴手足逆冷,身体疼痛多属寒滞肝脉证;若伴身热汗出,口渴引饮,口苦口臭,大便秘结,小便短赤多属肠热腑实证;若伴胸闷不舒,身热口苦,肢体困重,纳呆恶心多属湿热中阻证;若伴疼痛攻窜不定,肠鸣有声,得嗳气或矢气则疼痛减轻,多属肠道气滞证;若伴纳呆恶食,嗳腐吞酸,或痛而欲泻,泻后痛减多属食积胃肠证;若伴胃脘嘈杂,或嗜食、吐涎多属虫积肠道证;若伴痛时喜按,饥饿劳累后更甚,大便溏薄,神疲乏力,畏冷肢凉,多属脾胃虚寒证。

（4）切诊　应注意腹部的温度、软硬、胀满程度、肿块是否有形,是否可移动、压痛、脏器大小等情况。

腹痛拒按,按之有块多属肠热腑实证、瘀滞胃肠证或瘀热内郁证;按之腹软,或可触及条索状虫团多属虫积肠道证。

此外还应结合脉象变化进行诊断。

2. **体格检查**　应检查全身情况,如体温、脉象、呼吸、神情与体态变化;检查腹部的外形、板状腹、反跳痛、肠鸣音等。

3. **理化检查**　可做血、大便及小便常规检查,根据情况可选做胸、腹部 X 线透视及摄片、CT、B 超、心电图、经皮肝穿、胆道造影、胃肠内镜检、血淀粉酶、尿淀粉酶、血糖、肝功能、腹腔穿刺等检查。

通过横向挖掘,常与腹痛组合的主要症对有腹痛、呕吐;腹痛、腹胀;腹痛、发热;腹痛、血尿/尿痛/尿频/尿急;腹痛、黄疸。

二、机制分析

腹痛的病因不外感受寒热暑湿之邪,饮食不节,情志失调,瘀血内停及阳气亏虚。以脏腑气机不利,经脉失养,"不通则痛"和"不荣则痛"为其基本病机。病情有寒热之分,虚实之别,常可错杂或夹杂为病。

1. **感受时邪**　风寒暑湿等六淫之邪,侵入腹中,导致脏腑气机不利,不通则痛。

2. **饮食不节**　暴饮暴食,或恣食肥甘、辛热,或误食馊腐不洁之物,或过食生冷寒凉之品,脾胃肠道受伤,腑气迫降不利而致腹痛。

3. **情志失调**　情志抑郁或恼怒,肝失条达,气机郁滞,肝气横逆,脏腑失和而致腹痛。

4. **瘀血内停**　气滞日久,血行不畅,血瘀于内,或跌仆损伤,脉络瘀阻,或腹部手术之后,血络受损,瘀血内停,血瘀腹痛。

5. **内脏虚寒**　素体阳虚,或病后体虚、阳气不足、寒湿内侵,或脾阳不振,脏腑失煦,而为腹部疼痛。

三、分证论治

腹痛病位多在肝、胆、脾、胃、大肠、小肠、膀胱、胞宫,单一病性多属热、湿、寒、气滞、血瘀、食积、虫积、气虚、阳虚,组合病性多属湿热、瘀热。治法分别有温中、散寒、理气、止痛、暖肝、清热、泻火、攻下、化湿、行滞、消食、活血、化瘀、通络、安蛔等。

1. **寒滞胃肠证**

证候:腹痛急暴,剧烈拘急,得温痛减,遇冷尤甚,伴恶寒身蜷,手足不温,口淡不渴,小便清利,或有泄泻,苔白润,脉沉紧。

证素:病位为胃、肠,病性为寒。

治法:温中散寒,理气止痛。

主方:良附丸(高良姜、香附)合厚朴温中汤(厚朴、陈皮、干姜、茯苓、木香、甘草、草豆蔻)。

加减举例:腹痛拘急、大便不通者,加大黄、附子、芒硝;恶寒、身痛者,加紫苏叶、荆芥穗、防风。

2. **寒滞肝脉证**

证候:少腹冷痛拘急,阴部牵扯,拘急,疼痛,伴口淡不渴,或手足逆冷,身体疼痛,舌质淡或紫暗,苔白,脉弦紧。

证素:病位为肝,病性为寒。

治法:暖肝散寒,理气止痛。

主方:暖肝煎(当归、枸杞子、肉桂、沉香、茯苓、小茴香、乌药)。

加减举例:便秘者加大黄、附子。

3. **肠热腑实证**

证候:腹痛拒按,按之有块,伴腹胀痞满,身热汗出,口渴引饮,口苦口臭,大便秘结,小便短赤,舌质红,苔黄燥,脉沉实而数。

证素:病位为大肠,病性为热。

治法:清热泻火,攻下里实。

主方:大承气汤(大黄、厚朴、枳实、芒硝)。

加减举例:壮热、口渴者,加石膏、知母、黄连;苔腻、大便不爽者,去芒硝,加栀子、黄芩、黄柏;两胁胀痛者,加柴胡、川楝子、白芍。

4. 湿热中阻证

证候:腹痛不适,伴胸闷不舒,身热口苦,肢体困重,纳呆恶心,大便秘结或溏滞不爽,小便短赤,舌质红,苔黄腻,脉濡数。

证素:病位为脾、胃,病性为湿热。

治法:清热化湿行滞。

主方:枳实导滞丸(神曲、枳实、槟榔、大黄、黄连、黄芩、木香、白术、茯苓、泽泻)。

加减举例:纳呆、恶心者,加生姜、制半夏、白豆蔻;发热无汗、身痛胸闷者,加藿香、鲜荷叶、香薷。

5. 食积胃肠证

证候:腹部胀满,疼痛拒按,伴纳呆恶食,嗳腐吞酸,或痛而欲泻,泻后痛减,矢气臭如败卵,或大便秘结,舌苔浊或腻,脉沉滑有力。

证素:病位为胃、肠,病性为食积。

治法:消食导滞。

主方:保和丸(山楂、神曲、制半夏、茯苓、陈皮、连翘、莱菔子、麦芽)。

加减举例:腹胀痛拒按者,加木香、槟榔;时患食积,食谷不化者,加白术、鸡内金。

6. 肠道气滞证

证候:腹胀疼痛,攻窜不定,伴肠鸣有声,得嗳气或矢气则疼痛减轻,苔薄白,脉弦。

证素:病位为大肠,病性为气滞。

治法:理气止痛。

主方:天台乌药散(乌药、木香、小茴香、青皮、高良姜、巴豆、槟榔、川楝子)。

加减举例:胁腹疼痛者,加延胡索、郁金;畏寒、肢冷者,加桂枝、干姜、吴茱萸;痛引少腹、睾丸者,加橘核、荔枝核。

7. 瘀滞胃肠证

证候:腹痛拒按,痛如针刺,痛处固定不移,入夜尤甚,或可触及包块,舌质青,脉涩。

证素:病位为胃、肠,病性为血瘀。

治法:活血化瘀,通络止痛。

主方:少腹逐瘀汤(小茴香、干姜、延胡索、没药、川芎、官桂、赤芍、五灵脂、蒲黄、当归)。

加减举例:腹胀、便秘者,加大黄、芒硝、枳实、厚朴;胁肋胀痛者,加川楝子、郁金;痛引少腹、阴部者,加橘核、荔枝核、川楝子;腹部术后作痛者,加泽兰、红花;因跌仆损伤所致者,加丹参、王不留行或吞服三七粉。

8. 瘀热内郁证

证候:腹痛剧烈,起初多为中上腹或脐周疼痛,数小时后腹痛转移并固定于右下腹腹皮拘急,压痛明显而拒按,或可触及包块,口渴喜冷饮,大便秘结,小便短黄,舌红苔黄,脉数。

证素：病位为大肠，病性为血瘀、热。

治法：化瘀清热止痛。

主方：大黄牡丹皮汤（大黄、牡丹皮、桃仁、瓜子、芒硝）。

加减举例：腹胀疼痛者，加枳实、厚朴；发热、口渴者，加黄芩、黄连、蒲公英。

9. **虫积肠道证**

证候：绕脐腹痛，时作时止，按之腹软，或可触及条索状虫团，胃脘嘈杂，或嗜食异物、吐涎，脉洪或乍大乍小。

证素：病位为大肠，病性为虫积。

治法：安蛔止痛。

主方：乌梅丸（乌梅、细辛、附子、桂枝、人参、黄柏、干姜、黄连、当归、川椒）。

加减举例：胃脘嘈杂者，去附子、桂枝、干姜，加沙参、麦冬；腹部冷痛者，去黄连、黄柏，加吴茱萸、高良姜。

10. **脾胃虚寒证**

证候：腹痛绵绵，时作时止，喜热恶冷，痛时喜按，饥饿劳累后更甚，得食或休息后稍减，大便溏薄，神疲乏力，畏冷肢凉，舌淡，苔白，脉沉细无力。

证素：病位为脾、胃，病性为气虚、阳虚。

治法：温补脾胃。

主方：理中汤（人参、白术、甘草、干姜），或黄芪建中汤（桂枝、芍药、生姜、炙甘草、大枣、饴糖、黄芪）。

加减举例：腹胀作痛者，加厚朴、枳实；畏冷、肢凉者，加炮附子。

四、辨病施治

（一）辨病思路

1. **腹痛诊断的一般思路**

（1）脾、胰、肠道的病变，以及肝、胆、胃、脂膜、胞宫、膀胱等腹内脏器的病变，均可产生腹痛。应仔细辨别腹痛的部位，以考虑其所属脏器而鉴别病位。

（2）一般最早出现的腹痛位置，或压痛最明显的部位，大多为病变所在处。

（3）整个腹部都疼痛，多为脾、小肠、大肠等受病；疼痛以脐腹部为主者，多为胰、小肠、胃下脘部等的病变，虫积、气滞、寒凝、湿热、阳虚等皆可导致；右胁下腹痛，多为肝胆的病变；左胁下腹痛，多为大肠病变，或内有癥积；少腹痛多为大肠、女子冲任的病变，右少腹痛可见于肠痈，左少腹痛可见于肠癌等病；小腹痛多为膀胱、胞宫的病变。

2. **根据腹痛的性状及伴随症辨别病种**

（1）突发剧痛多见于石淋、气腹痛、胃冲痛（胃穿孔）、胆瘅、胰瘅、蛔厥、肠结等。

（2）腹痛伴发热者，多为痢疾、暴泻、内脏的痈病、肠痈、胰瘅、热淋、类霍乱、湿温［瘟］之类。

（3）骤然腹痛，阵发加剧，时或稍减，伴呕吐、腹胀者，多为石淋、蛔厥、胆石等病，肠结、肠痹则尚有肛门无矢气。

（4）腹痛而见面色苍白、冷汗、血压下降等症者，多为脏器穿孔、内脏出血、异位妊娠破裂、胰瘅等急重病变。

（5）腹痛如绞,常连及阴部、大腿内侧者,多为石淋。

（6）腹痛伴血尿,多为肾系疾病,如石淋、热淋、肾瘅、肾癌等。

（7）突起腹痛且呕泻明显者,常见于暴泻、类霍乱等病。

（8）腹痛伴便血者,应考虑肠癌、肠结、小肠瘅、痢疾之类疾病。

（9）腹痛伴腹泻,多与情志等因素的刺激有关,常反复发作者,可见于肠郁、大瘕泄等病。

（10）肠结、肠痹在腹痛同时,可见腹部有肠形或肠蠕动波,或触及包块,无矢气。

（11）腹痛而触及固定之包块者,一般应考虑肠结、肠痹、伏梁、癌病(肠癌、胰癌、肝癌、胆癌、胃癌、膀胱癌等)、肥气、石瘕之类。

（12）经常腹部隐痛,伴腹胀、消化不良、慢性腹泻者,可见于胃痞、久泄、脾痿、胰胀、胆胀等病。

（13）腹壁按之如板状者,可为脂膜瘅、胃冲痛、胰瘅、肠痈等病。

（14）腹痛伴盗汗、潮热等症,或有痨病史者,多为肠痨、脂膜痨、痨淋等病。

（15）急起腹痛,伴发热、斑疹、神志如狂者,可能为蓄血病。

（16）小腹胀痛,小便不通,膀胱充盈者,为癃闭。

（17）小儿夜间发腹痛,触之有条索包块,可能是蛔虫病。粪便检查有较多蛔虫卵。

（18）右上腹或右胁内疼痛,反复发作,形体较胖,厌油者,常见于胆石、胆胀;疼痛较剧,伴发热者,可能是胆瘅、肝痈;见黄疸、发热,疼痛不突出者,可能是肝热病、肝瘟;长期隐痛、痞胀不舒者,可能是胆胀、肝著、肝积。

（19）新起右侧少腹疼痛,伴发热等症者,可能是肠痈,孕妇可能为孕痈。

（20）腹痛,腹泻,大便较多而呈暗红色果酱样者,可能是奇恒痢。

3. **根据发病特点、原因等进行辨病**

（1）育龄妇女小腹或少腹疼痛拒按或坠胀,引及腰骶,带下增多者,多为盆腔炎。

（2）妇女月经期间小腹疼痛明显者,为痛经。

（3）育龄期妇女,停经后突然少腹痛持续,腹壁如板状,腹部有移动性浊音,可能为异位妊娠。

（4）妊娠期间,腰腹酸痛,下腹坠胀,或伴少量阴道出血者,为胎动不安;妊娠期间,小腹隐隐疼痛,时作时止者,称为胞阻,妊娠期间小腹胀急作痛,小便不能自解者,为转胞。堕胎、小产、早产,宫外孕,也都有小腹疼痛的症状,有阴道出血和胚胎或胎儿排出。

（5）妇女新产后小腹阵阵作痛难忍者,为产后腹痛;并见恶露不下或量甚少者,为(产后)恶露不下;产后大便难,可见便秘而腹痛;产后小便不通,可引起小腹胀痛。

（6）中老年患者,既往有胸痹病史,突发上腹部疼痛、恶心、呕吐,应考虑厥[真]心痛变证,可做心电图、血清心肌酶学检查,以资鉴别。

（7）食物不洁,或有食生菱角、荸荠、生肉、生鱼虾等病史,或有蛊虫疫水接触史等,出现腹痛腹泻等症者,应考虑赤虫病、寸白虫病、蛔虫病、鞭虫病、肝虫病、蛊虫等等的可能。

（8）进食过饱或不慎后,出现腹痛、腹胀、腹泻,或有呕吐酸馊等症者,多为伤食、积滞。见于腹部手术等之后,进食之后出现腹胀腹痛者,可能为食瘕。

（9）因受寒、淋雨下水等之后,突起剧烈腹痛者,多为气腹痛;伴有自觉阴器内缩者,为缩阴病。

（10）暑季在高温下劳作等,突然出现腹痛、呕吐恶心等症者,可能为中暑。

（11）有明显的外力损伤原因，腹痛先局部后扩散至全腹，尖锐疼痛持续不已，腹壁如板状者，多为脏腑破裂所致。

（12）食物中毒、杏仁中毒、雷公藤中毒等，有食物不洁或服药病史可查。

（13）长期腹泻为主症，并有腹部隐痛者，多为久泄。经常多日不大便，便干结而排出困难，腹胀隐痛者，可能是脾约。

（14）老年男性小腹疼痛连及会阴部，排尿不畅者，可能是精癃、精浊。

（二）按病论治

1. 气腹痛

（1）行气止痛　正气天香散（乌药、香附、干姜、紫苏、陈皮）加小茴香。

（2）中成药、单方　① 胡椒 5 g，桂心 10 g，水煎服，治寒性气腹痛。② 鲜姜 15 g，红糖 50 g，水煎服，治虚寒气腹痛。③ 官桂 10 g，莱菔子 15 g，水煎服，治气滞腹痛。④ 九气拈痛丸，每次 10 g，口服。

（3）针灸疗法　① 体针疗法：取内关、中脘、足三里、天枢、太冲等，均用泻法。② 耳针疗法：取胃、肝、脾、大肠、交感、皮质下、肾上腺等，留针 30 分钟。③ 膈姜灸神阙、气海等穴，用于寒性气腹痛。

（4）西药治疗　可用解痉剂，如阿托品 0.3～0.6 mg，口服，或 0.5～2 mg 皮注、肌注、静注；普鲁本辛 15～30 mg，口服；东莨菪碱 5～10 mg，肌注或静注。

2. 肠痈

（1）清肠解毒　阑尾清化汤（金银花、蒲公英、牡丹皮、生大黄、川楝子、赤芍、桃仁、甘草）加败酱草、红藤、紫花地丁等。

（2）中成药　① 锦红片，每次 5 片，每日 3 次，口服。② 巴黄丸，每次 2 粒，每日 2 次，口服。③ 双黄连针剂，600 mg 加入 5% 葡萄糖注射液中静脉滴注；或双黄连口服液，每次 2 支，每日 3 次，口服。

（3）西药抗生素　① 喹诺酮类，可选诺氟沙星、氧氟沙星、环丙沙星等。② 青霉素类，可选青霉素 G 钠、氨苄青霉素、氧哌嗪青霉素、羟氨苄青霉素等。③ 头孢菌素类，可选头孢氨苄、头孢哌酮、头孢他啶、头孢噻肟钠等。

（4）必要时手术治疗。

3. 胰瘅

（1）清热解毒，行气通下　清膜汤（大黄、柴胡、胡黄连、延胡索、乌药、黄芩、木香、芒硝）加减。

（2）中成药　① 清膜利胆冲剂，每次 10 g，每日 3 次，口服。② 清开灵注射液，40～60 mL 加入 5% 葡萄糖注射液 500 mL 中静脉滴注，每日 2 次。③ 大黄醇提片 3 g，每日 3 次，口服。

（3）西药治疗　① 抑制胃腺分泌，可选用西咪替丁、雷尼替丁、法莫替丁，或质子泵抑制剂，如奥美拉唑等。② 抑制胃蛋白酶，可选用抑肽酶，每日 20 万～30 万 U，静脉滴注；叶绿素 A 5～20 mg，溶于 5% 葡萄糖盐水 200～500 mL 中静脉滴注。③ 镇痛解痉，度冷丁 50～100 g，肌肉注射，或用阿托品、山莨菪碱、普鲁本辛、消炎痛。④ 抗感染选用广谱抗生素。⑤ 病重者可用肾上腺皮质激素，如氢化可的松 0.5～1 g，或地塞米松 10～20 mg 加入液体中静脉滴注，连用 2～3 日。

（4）必要时手术治疗。

4. 胆瘅、胆石

（1）清热解毒,疏肝利胆　二金公茵胆汁汤（金银花、鸡内金、蒲公英、茵陈、连翘、赤芍、柴胡、黄芩、半夏、大黄、甘草、猪胆汁）加金钱草、海金沙等。

（2）疏肝利胆,清热排石　疏肝利胆汤（柴胡、枳实、白芍、木香、郁金、黄芩、芒硝、鸡内金、厚朴、甘草、制大黄、黄连）加金钱草等。

（3）中成药　① 消炎利胆片,每次6片,每日3次,口服。② 胆石清片,每次5~8片,每日3次,口服。③ 利胆排石片,每次6~10片,每日2次,口服。④ 利胆排石颗粒剂,每次1包,每日2次,开水冲服。

（4）西药治疗　① 解痉、镇痛药,可选阿托品0.5~1 mg,肌肉注射;异丙嗪25 mg,肌肉注射;杜冷丁50~100 mg,肌肉注射。② 抗生素,可选用青霉素、氨苄青霉素、丁胺卡那霉素等。③ 利胆药,可用33%硫酸镁10 mL,或鹅去氧胆酸0.5 g,每日3次,口服。

（5）其他　必要时可行手术治疗。胆石尚可行体外冲击波碎石;内镜取石。

5. 石淋

（1）清利下焦湿热　石韦散（石韦、瞿麦、木通、车前子、滑石、灯心、大黄、栀子、甘草）加金钱草、海金沙。

（2）利水通淋排石　三金硝石汤（金钱草、海金沙、鸡内金、冬葵子、火硝、滑石、甘草、车前子）

（3）中成药、单方　① 排石冲剂,每次1袋,每日3次,开水冲服。② 泌石通胶囊,每次2粒,每日3次,口服,连服1个月为1个疗程。③ 肾石通冲剂,每次1袋,每日3次,温开水冲服。

（4）西药治疗　① 绞痛时,肌肉注射杜冷丁50 mg和阿托品0.5 mg,必要时4~6小时重复应用。或心痛定10 mg,舌下含化。② 利尿合剂：10%葡萄糖注射液500 mL,普鲁卡因0.9 g,维生素C 1.0 g,氨茶碱0.25 g,罂粟碱30 mg。

（5）体外震波碎石。

（6）手术取石。

6. 暴泻

（1）清热利湿解毒　葛根芩连汤加减（葛根、黄芩、黄连、金银花、茯苓、车前子、木通、甘草）。

（2）芳香化湿,散寒和中　藿香正气散加减（藿香、紫苏叶、大腹皮、白术、厚朴、半夏、白芷、茯苓、桔梗、生姜、大枣）。

（3）中成药　① 香连丸,每次3~6 g,每日2~3次,小儿酌减,口服。② 藿香正气水,每次1支,每日2~3次,口服。③ 保济丸,每次70粒,每日3次,口服。④ 香连胶囊,每次0.3~0.6 g,每日2次,口服。

（4）西药酌情选用抗生素治疗　① 喹诺酮类,可选诺氟沙星、氧氟沙星、环丙沙星等。② 青霉素类,可选青霉素G钠、氨苄青霉素、氧哌嗪青霉素、羟氨苄青霉素等。③ 头孢菌素类,可选头孢氨苄、头孢哌酮、头孢他啶、头孢噻肟钠等。

7. 久泻

（1）温中化湿　胃苓汤（苍术、厚朴、陈皮、甘草、生姜、大枣、肉桂、白术、泽泻、茯苓、猪苓）加减。

（2）补脾健胃　参苓白术散（人参、白术、茯苓、扁豆、山药、莲子肉、砂仁、薏苡仁、桔梗、甘草、大枣）加减。

（3）中成药、单方　① 泻痢固肠丸,每次6 g,每日3次,口服。② 久痢丸,每次1袋,每日3

次,口服。③ 理中丸,每次 10 g,每日 3 次,口服。④ 车前子炒研末,每次 6 g,泡服。⑤ 罂粟壳(蜜炙)、厚朴(姜制)各 120 g,研粉,每次 3~5 g,米汤送服。

（4）针灸、按摩疗法 ① 体针或温灸疗法:常用足三里、上巨虚、下巨虚、内关、合谷、支沟、中脘、照海、巨阙、气海、关元、天枢、神阙等穴。② 耳针疗法:取交感、神门、胃、脾、大肠、小肠、皮质下,每次 2~3 穴,留针 30 分钟。③ 按摩疗法:取丹田、气海、归来、八髎等穴,用按、摩、点、擦手法。

（5）西药治疗 ① 根据大便培养及原发病性质,选用相应抗生素。② 止泻剂,可用次碳酸铋 1~2 g,或碳酸钙 2~4 g,或氢氧化铝凝胶 10~20 g,每日 3~4 次,口服。

8. 类霍乱

（1）清热利湿解毒 葛根芩连汤加味(葛根、黄芩、黄连、金银花、茯苓、车前子、木通、甘草)。

（2）芳香化湿,散寒和中 藿香正气散加减(藿香、紫苏叶、大腹皮、白术、厚朴、半夏、白芷、茯苓、桔梗、生姜、大枣)。

（3）中成药 ① 香连丸,每次 3~6 g,每日 2~3 次,小儿酌减,口服。② 藿香正气水,每次 1 支,每日 2~3 次,口服。③ 保济丸,每次 70 粒,每日 3 次,口服。

（4）西药治疗 ① 口服或注射山莨菪碱。② 大剂量青霉素。③ 抗毒素血清,5 万~10 万 U 静脉及肌肉各半量注射。

9. 食物、药物中毒

（1）清利湿热 燃照汤(滑石、豆豉、厚朴、省头草、白蔻仁、栀子、黄芩、制半夏)或蚕矢汤(蚕沙、木瓜、薏苡仁、大豆卷、通草、栀子、黄连、黄芩、半夏、吴茱萸)加减。

（2）洗胃 用 1:5000 高锰酸钾溶液或生理盐水反复洗胃,洗毕灌入硫酸镁导泻。

（3）对症处理 ① 神志不清、呼吸不规则,予输氧,酌用尼可刹米、洛贝林等。② 血压下降或休克者,补充有效血容量,纠正酸中毒,酌用升压药及肾上腺皮质激素。③ 补充大剂量 B 族维生素、维生素 C 及细胞活性药物。

（4）解毒药 ① 亚硝酸盐中毒,可用美蓝静脉滴注。② 杏仁中毒,可用高铁血红蛋白形成剂与供硫剂联合应用。③ 中草药中毒,可用绿豆、白糖适量,煎汤服;生黄豆 120 g,生绿豆 60 g,共捣烂,加入米泔水服下。

10. 缩阴病

（1）暖肝散寒 暖肝煎(当归、枸杞子、肉桂、沉香、茯苓、小茴香、乌药)加延胡索、荔枝核、吴茱萸。

（2）针灸疗法 取关元、三阴交、大敦等穴,针灸并施。

（3）单方、中成药 ① 食盐 500~1000 g,炒热后布包,熨少腹部。② 雄黄 30 g,矾石 60 g,生甘草 20 g,煎水熏洗阴部。③ 九气拈痛丸,每次 10 g,口服。

（4）西药治疗 ① 杜冷丁 50 mg 和阿托品 0.5 mg 肌肉注射;或心痛定舌下含化。② 镇静剂,可用安定 2.5~5 mg,或舒乐安定 1~2 mg,口服。

11. 痛经

（1）暖宫散寒止痛 温经汤(当归、赤芍、川芎、牡丹皮、莪术、牛膝、桂心、人参、甘草)加乌药、苍术、茯苓。

（2）中成药、单方 ① 延胡止痛片,每次 5 片,每日 3 次,口服。② 益母草 30 g,红糖适量,水煎服。③ 艾叶 12 g,香附 12 g,红糖 30 g,生姜 3 片,水煎服。④ 七制香附丸,每次 9 g,每日 2 次,口服。⑤ 麝香痛经膏,于痛经时或经前 3 日贴于气海、子宫、三阴交或腹部痛点。

（3）西医药治疗　① 可用消炎痛、复方阿司匹林、氟灭酸、甲灭酸等。② 雌-孕激素序贯疗法、口服避孕药。③ 酌用解痉止痛药，如阿托品、颠茄片、去痛片等。④ 原发性者，可扩张宫口，纠正子宫位置。

（4）针灸疗法　① 取关元、三阴交、地机、归来，实证用泻，虚证用补，寒证加温灸。② 耳针疗法：取子宫、交感、内分泌、屏间、脑、腰腹区，中强刺激，留针 15～30 分钟。

12. 产后腹痛

（1）补血益气　肠宁汤（人参、山药、甘草、当归、熟地黄、阿胶、麦冬、续断、肉桂）加减。

（2）活血祛瘀　生化汤（当归、川芎、桃仁、干姜、甘草）加益母草。

（3）中成药　① 益母草膏，每次 10 mL，每日 3 次，口服。② 生山楂 30 g，红糖 30 g，生姜 3 片，水煎服，每日 1 剂。③ 艾叶 6～9 g，益母草 30，红糖 30 g，水煎服，每日 1 剂，连服 3 日。

（4）西药治疗　可用去痛片、消炎痛等。

13. 盆腔炎、蓄血病

（1）化瘀理气　少腹逐瘀汤（小茴香、干姜、延胡索、没药、川芎、官桂、赤芍、五灵脂、蒲黄、当归）去干姜、官桂，加桃仁、大黄等。

（2）清热解毒　银翘红酱解毒汤（金银花、连翘、红藤、败酱草、薏苡仁、牡丹皮、栀子、赤芍、桃仁、乳香、没药、延胡索、川楝子）加减。

（3）中成药　① 妇科千金片，每次 4 片，每日 3 次，口服。② 金鸡片，每次 4 片，每日 3 次，口服。③ 盆腔炎冲剂，每次 1 包，每日 3 次，口服。④ 清开灵注射液 40～60 mL，加入 5% 葡萄糖注射液 500 mL 中，静脉滴注，每日 2 次。

（4）西药治疗　根据细菌培养及药敏试验选用抗生素，如青霉素、氨苄青霉素、哌拉西林、头孢哌酮等。

14. 小肠瘅

（1）清热解毒，利湿化浊　解毒化浊汤（葛根、黄芩、黄连、槐花、滑石、车前子、木香、甘草、马齿苋）加减。

（2）清热解毒，凉血止血　甘露消毒丹加减（黄芩、黄连、黄柏、牡丹皮、赤芍、茵陈、滑石、藿梗、厚朴、石菖蒲、栀子、凤尾草）。

（3）西药治疗　① 静脉输液，维持水电解质及酸碱平衡，补充多种维生素。② 可选用广谱抗生素、肾上腺皮质激素、抗休克药、止痛药等。③ 便血可用止血剂，如止血敏、抗血纤溶芳酸、维生素 K、对羧基苄胺、止血环酸等，视情况进行静脉滴注、缓慢推注或肌肉注射。

（4）胃肠减压　必要时选择适应证行手术治疗。

15. 脂膜痨、肠痨

（1）滋阴解毒杀虫　养阴固肺汤（百部、白及、百合、黄芩、栀子、麦冬、北沙参、玉竹、山药、生地黄、玄参、丹参、牡丹皮、酒大黄、花蕊石、三七）加减。

（2）复方蜈蚣散　蜈蚣 600 条，三七 100 g，白及、紫河车各 200 g，百部、猫爪草各 200 g。前 4 味制成胶囊服用，后 2 味水煎，以上为 1 个疗程（100 天）剂量。

（3）西药治疗　可选用异烟肼、链霉素、对氨基水杨酸钠、利福平、乙胺丁醇等，2～3 种联合使用。

16. 肠结

（1）行气攻下解毒　大承气汤（大黄、芒硝、枳实、厚朴）加金银花、蒲公英、败酱草等。

（2）胃肠减压　放置胃管,抽吸肠管逆流到胃内的液体与气体,并注入中药。

（3）通肠疗法　① 用2%温盐水500 mL;或肥皂水500 mL;或复方大承气汤煎液300~500 mL;皂角50 g,细辛15 g,煎液200~300 mL,保留灌肠。② 胃肠减压后,注入加温的生豆油、菜油或石蜡油60~100 mL。

（4）其他治疗　① 纠正水电解质及酸碱失衡。② 据病情选用手法复位、氧气驱虫、乙状结肠镜插入等法。③ 防治感染和毒血症,据情可选用广谱抗生素。④ 必要时手术治疗。

17. 伏梁

（1）清利肠道湿热　葛根芩连汤(葛根、黄芩、黄连、甘草)加味。

（2）行气化瘀通络　少腹逐瘀汤(小茴香、干姜、延胡索、没药、川芎、官桂、赤芍、五灵脂、蒲黄、当归)加减。

（3）疏肝健脾,化瘀止痛　痛泻要方合桃核承气汤(白术、白芍、防风、陈皮、桃仁、芒硝、大黄、桂枝、甘草)加减。

（4）穴位埋线疗法　选天枢、足三里、胃俞透脾俞、中脘透上脘等。

（5）西药治疗　① 腹痛可用解痉药,如服止宁10 g,每日3次,口服;或用阿托品、普鲁本辛等。② 腹泻可用复方苯乙哌啶1~2片,每日3次,口服;或用消胆胺2 g,每日4次,口服;或用钙剂、白陶土等。③ 可选用水杨酸偶氮磺胺吡啶0.5 g,每日4次,口服。④ 肾上腺皮质激素(强的松等)。⑤ 免疫抑制剂(硫唑嘌呤、6-巯基嘌呤)。⑥ 放射治疗等。

（6）必要时选择适应证行手术治疗。

18. 大瘕泄

（1）清利肠道湿热　白头翁汤(白头翁、黄连、黄柏、秦皮)加马齿苋、败酱草、槟榔、木香。

（2）行气化瘀　少腹逐瘀汤(小茴香、干姜、延胡索、没药、川芎、官桂、赤芍、五灵脂、蒲黄、当归)加减。

（3）灌肠疗法　① 马齿苋、青黛、白头翁、黄柏、牡丹皮等煎液,保留灌肠。② 锡类散、生肌散、云南白药各5 g,混合,溶于40 mL生理盐水与1%~2%普鲁卡因20 mL液体中,保留灌肠。

（4）西药治疗　① 水杨酸偶氮磺胶类药物,如柳氨磺胺吡啶1~1.5 g,每日4次,口服。② 解痉剂,如阿托品、颠茄合剂等。③ 必要时使用肾上腺皮质激素(泼尼松、地塞米松)、免疫抑制剂(硫唑嘌呤、6-巯基嘌呤)、抗生素、灭滴灵等。

19. 中暑

（1）清暑益气生津　王氏清暑益气汤(西洋参、石斛、麦冬、黄连、竹叶、知母、荷梗、甘草、西瓜翠衣、粳米)加减。

（2）中成药　① 十滴水,每次1支,口服。② 保济丸,每次70粒,每日3次,口服。③ 人丹,每次10~20丸,口服。④ 清暑益气冲剂,每次15 g,每日3次,含服或温开水冲服。

（3）刮痧疗法　在患者胸、腹、颈、项、背及手足弯曲处,用屈指扭捻,或用羹匙边缘刮皮肤,使皮下出现青紫色出血斑。

（4）西药治疗　① 静脉输液,纠正失水、失盐。② 高热者采用物理降温,或用冬眠Ⅰ号(氯丙嗪、异丙嗪、杜冷丁)等降温。

20. 胰癌、肠癌、胆癌、肾癌

（1）活血化瘀为主　通幽汤(桃仁、红花、生地黄、当归、甘草)加三七、丹参、枳壳、瓜蒌、半枝莲。

（2）扶正抗癌　扶正抗癌方（党参、黄芪、白术、茯苓、薏苡仁、制半夏、土茯苓、半枝莲、仙鹤草）加蚤休、丹参、鳖甲等。

（3）中成药　①复方天仙胶囊，每次2～3粒，每日3次，口服。②六神丸，每次20粒，每日3次，口服。③征癌片，每次4～6片，每日3次，口服。④平消胶囊，每次0.84～1.68 g，每日3次，口服。⑤鸦胆子乳注射液，5～10 mL注入5%葡萄糖注射液或生理盐水500 mL中静脉滴注，1个月为1个疗程。⑥鳖甲煎丸，每次6～9 g，每日2次，口服。

（4）其他疗法　手术治疗，放疗，化疗，介入治疗。

五、对症处理

1. **常用止痛中药**　木香、香附、延胡索、高良姜、乌药、白芍等，可在辨病、辨证的基础上选用。

2. **常用中成药**　藿香正气丸、九气拈痛丸、十香止痛丸、香附丸、胃肠安丸、延胡止痛片、良附丸等，可辨证选用。

3. **针灸疗法**

（1）体针或温灸疗法　常用足三里、上巨虚、下巨虚、内关、合谷、支沟、中脘、照海、巨阙、气海、关元、天枢、神阙等穴。

（2）耳针疗法　取交感、神门、胃、脾、大肠、小肠、皮质下，每次2～3穴，留针30分钟。

4. **按摩疗法**　取丹田、气海、归来、八髎等穴，用按、摩、点、擦手法。

5. **药［热］熨疗法**　用于寒邪内中，或阳虚失煦而腹部冷痛者。

6. **西药治疗**　腹痛未明确诊断之前，不宜用强效止痛剂。对于痉挛性腹痛，可用阿托品、山莨菪碱等口服或注射。

第三节　泄　泻

泄泻又称腹泻，是指以大便次数增多，粪质稀薄为特征的症状。胃、大肠、小肠、肝、胆、胰的病变常有泄泻的症状。如胃痞（慢性萎缩性胃炎）、胃胀（慢性肥厚性胃炎）、伤食（消化不良）、脾瘘（吸收不良综合征）、大瘕泄（溃疡性结肠炎）、肠痨（肠结核）、暴泄（急性肠炎）、久泄（慢性肠炎）、霍乱、小肠瘅（急性出血性坏死性小肠炎）、肠癌（结肠癌、直肠癌）、肠郁（肠道神经症，肠功能紊乱，肠易激综合征）、肠瘤（胃肠息肉）、奇恒痢（阿米巴痢疾）、痢疾（细菌性痢疾）、湿温［瘟］（肠伤寒及副伤寒）、胆胀（慢性胆囊炎）、胰胀（慢性胰腺炎）、胰癌（胰腺癌）、伏梁（克罗恩病）、客忤（神经精神性昏厥）、食物中毒、赤虫病、寸白虫病蚴虫病、鞭虫病、蛔虫、蛊虫病等病均可导致。

临床应对泄泻进行纵向和横向挖掘，进一步明确泄泻的病种与证型，确立治则治法，若对导致泄泻的病种尚不能确定时，可暂以"泄泻待查"作为初步诊断，并进行辨证论治及对症处理。

一、主症的纵向和横向挖掘

（一）纵向挖掘

泄泻症状的纵向挖掘应注意询问泄泻发生的原因，泄泻的特点、程度，泄泻的新久缓急等。

1. **病因**　应注意询问平时饮食习惯、最近情绪状况,以及身体素质如何等。若患者有食用不洁食物的病史,且同食者有多数人发病,即可初步判断为食物中毒。

因饮食过量停滞胃肠所致者多属食滞胃肠证;因多食肥甘厚味所致者多属肠道湿热证;因情志失调所致者多属肝郁脾虚证;因长期饮食失调,或久病体虚所致者多属脾胃气虚证。

2. **部位**　病变位于直肠和(或)乙状结肠的患者多有里急后重,每次排便量少,有时只排出少量气体和黏液,粪色较深,多呈黏冻状,可混有血液。小肠病变的腹泻无里急后重,粪便不成形,可成液状,色较淡,量较多。

3. **便质、便次、便感、便色**　注意询问患者便质,常见质地有水样、黄糜、脓血状,或先干后稀,或时干时稀;还需询问患者大便的次数以及排便感,是否有肛门灼热、里急后重、大便不爽等感觉。粪便中可见油滴,多泡沫,含食物残渣,有恶臭,多为胰胀。腹泻呈米泔水样者,多见于霍乱。血吸虫病、慢性痢疾、直肠癌、大瘕泄等病引起的腹泻,粪便常带脓血。泄泻清稀,甚至如水样者多属寒湿犯表证或寒湿困脾证;泻下粪便臭如败卵,伴有不消化之物,多属食滞胃肠证;粪便呈黄糜状,常见于湿热蕴脾证;大便时溏时稀多属脾胃气虚证;粪便呈黄褐色,多属肠道湿热证。

4. **病程、缓急**　腹泻起病急骤,每天排便可达5～10次以上者,多为急性泄泻(暴泄),常见于实证,如食滞胃肠证;病程在两个月以上的腹泻或间歇期在2～4周内的复发性腹泻,病程迁延,多属慢性泄泻(久泄),常见于虚证,如脾肾阳虚证。

5. **加重、缓解因素**　泻下粪便臭如败卵,泻后痛减多属食滞胃肠证;每因抑郁恼怒或情绪紧张时发生腹痛泄泻或者加重,多属肝郁脾虚证;稍进油腻之物则大便次数增多,多属脾胃气虚证;泄泻多在黎明之前,肠鸣即泻,泄后则安多属脾肾阳虚证。

(二)横向挖掘

结合中医望、闻、问、切四诊方法和体格检查、理化检查进行横向挖掘,完善病情资料。

1. **中医四诊**

(1)望诊

望形体:若伴肢倦乏力,多见于寒湿困脾证或脾胃气虚证。

望舌象:苔薄白或白腻多属寒湿犯表证;舌质红,苔黄腻多属肠道湿热证或湿热蕴脾证;舌苔垢浊或厚腻多属食滞胃肠证;舌质淡,苔白多属脾胃气虚证或脾肾阳虚证。

(2)闻诊

闻声音:泄泻若伴有肠鸣,可见于寒湿犯表证、寒湿困脾证、食滞胃肠证、脾肾阳虚证,若见腹中雷鸣者常见于肝郁脾虚证。

闻气味:若闻粪便臭秽难闻,多见于肠道湿热证或湿热蕴脾证。

(3)问诊　应注意询问有无发热、腹痛、恶心呕吐、里急后重、黏液脓血便等伴随症状。

若伴恶寒发热,鼻塞头痛,肢体酸痛多属寒湿犯表证;若伴肢体困重,倦怠少气,口淡不渴多属寒湿困脾证;若伴身热困重,头目昏蒙,呕恶纳呆,口渴口苦,小便色黄多属湿热蕴脾证;若伴腹痛肠鸣,脘腹痞满,嗳腐酸臭,厌食,多属食滞胃肠证;若伴腹中雷鸣,攻撑作痛,食少腹胀,大便溏薄,矢气多,多属肝郁脾虚证;若伴食少腹胀,脘闷不舒,面色萎黄,肢倦乏力,多属脾胃气虚证;若伴肠鸣即泻,泄后则安,形寒肢冷,腰膝酸软多属脾肾阳虚证。

(4)切诊　注意胸腹及四肢的温度以及腹部压痛、胀满情况。如伴四肢不温者多属脾肾阳虚证;腹痛拒按者多属实证;腹痛喜按者多属虚证。

此外还应结合脉象变化进行诊断。

2. **体格检查**　除进行基本的四测外,还应注意患者神情面容、体位、体形以及皮肤黏膜有无发绀、有无出血点、有无浮肿,全身淋巴结有无肿大等情况。

3. **理化检查**　可常规检查血、小便、大便常规,尤其应注意粪便的各种检查,包括镜检、涂片染色、致病菌的培养分离等,必要时反复检查。根据情况可选做腹部 X 线检查(透视、平片、钡餐)、消化道纤维内镜、B 超、CT、肝功能、甲胎蛋白、胰腺功能、胆汁分析、肛门指诊等检查。

通过横向挖掘,常与泄泻组合的症对主要有泄泻、呕吐;泄泻、发热;泄泻、腹痛;泄泻、腹胀;泄泻、便血;泄泻、黏液便;泄泻、脓血便;泄泻、里急后重;泄泻、肛门灼热。

二、 机制分析

脾虚、湿胜为泄泻之主要病机,临床有寒热虚实之辨。

1. **感受外邪六淫**　外感均可导致泄泻,但以寒、湿、暑、热以及疫毒之邪为常见,尤其是湿邪为犯最易致泻。湿困脾土,运化失常,清浊相干,水谷混杂而下,发为腹泻。

2. **饮食所伤**　饮食过量,宿食内停,滞而不化,或进食生冷瓜果,或肥甘酒酪海膻,或误食不洁馊腐之物,损伤脾胃,肠道传导失职,升降失常,而致腹泻。

3. **情志失调**　忧思恼怒,精神紧张,以致肝气郁结,横逆犯脾,脾失健运,或脾气本虚,再加情志不遂,肝脾不利,升降失常,导致腹泻。

4. **体虚**　病久劳倦内伤,久病影响脾肾,或脾胃虚弱,不能化湿行浊;素体阳虚,或久病重病体虚,或年老体衰,阳气不足,以致脾肾阳虚,命火失煦,湿浊不化,皆可成为泄泻。

三、 分证论治

泄泻病位多在脾、胃、肾、大肠、小肠,单一病性多属湿、热、寒、气虚、阳虚、食积,组合病性多属湿热、寒湿。治法分别有散寒、解表、祛湿、温中、止泻、清热、消食、疏肝、理气、健脾、涩肠、温肾。

1. **寒湿犯表证**

证候:泄泻清稀,甚至如水样,伴腹痛肠鸣,脘闷食少,恶寒发热,鼻塞头痛,肢体酸痛,苔薄白或白腻,脉浮。

证素:病位为表,病性为寒湿。

治法:散寒解表祛湿。

主方:藿香正气散(大腹皮、白芷、紫苏、茯苓、半夏曲、白术、陈皮、厚朴、桔梗、藿香、生姜、大枣、炙甘草)。

加减举例:寒热身痛者,加防风、荆芥穗。

2. **寒湿困脾证**

证候:泄泻清稀,伴腹部冷痛,腹胀肠鸣,肢体困重,倦怠少气,口淡不渴,舌质淡白,苔白腻而滑,脉迟缓。

证素:病位为脾,病性为寒湿。

治法:温中散寒,化湿止泻。

主方:胃苓汤(苍术、厚朴、陈皮、甘草、生姜、大枣、肉桂、白术、泽泻、茯苓、猪苓)。

加减举例:腹部冷痛者,加附子、干姜;肢体困重者,加藿香、薏苡仁;神疲乏力者,加党参、黄芪。

3. 肠道湿热证

证候：泄泻急迫，或泻而不爽，粪色黄褐而臭，伴腹痛，肛门灼热，烦热口渴，小便短黄，舌质红，苔黄腻，脉濡数或滑数。

证素：病位为大肠，病性为湿热。

治法：清利肠道湿热。

主方：葛根芩连汤（葛根、黄芩、黄连、甘草）。

加减举例：湿重者，加薏苡仁、厚朴；高热、口渴者，加栀子、知母、石膏、生地黄；夹食积者，加神曲、山楂、麦芽；有恶寒、发热、头痛者，加金银花、连翘、薄荷；发于暑季者，加香薷、滑石；泻而不爽者，加枳壳、厚朴。

4. 湿热蕴脾证

证候：泄泻不爽，大便臭秽，或如黄糜，伴身热困重，头目昏蒙，腹胀，呕恶纳呆，口渴口苦，小便色黄，舌质红，苔黄腻，脉滑数。

证素：病位为脾，病性为湿热。

治法：清利脾胃湿热。

主方：黄芩滑石汤（白豆蔻、大腹皮、茯苓皮、猪苓、通草、滑石、黄芩）。

加减举例：大便臭秽不爽者，加栀子、大黄；身热、困重者，加龙胆草、薏苡仁；腹胀、纳呆者，加藿香、厚朴、神曲。

5. 食滞胃肠证

证候：泻下粪便臭如败卵，泻后痛减，伴有不消化之物，伴腹痛肠鸣，脘腹痞满，嗳腐酸臭，厌食，舌苔垢浊或厚腻，脉滑或数。

证素：病位为胃、大肠、小肠，病性为食积。

治法：消食导滞。

主方：保和丸（山楂、神曲、制半夏、茯苓、陈皮、连翘、莱菔子、麦芽）。

加减举例：腹胀痛甚、便下不爽者，加大黄、枳实、厚朴；脘腹痞满者，加木香、槟榔。

6. 肝郁脾虚证

证候：每因抑郁恼怒或情绪紧张时发生腹痛泄泻，伴胸胁胀闷，嗳气食少，或大便溏薄，伴腹中雷鸣，攻撑作痛，食少腹胀，矢气多，舌质淡红，脉弦。

证素：病位为肝、脾，病性为气滞、气虚。

治法：疏肝解郁，理气健脾。

主方：痛泻要方（陈皮、芍药、防风、白术）。

加减举例：胸胁脘腹胀闷明显者，加柴胡、郁金、香附；食少、腹胀、便溏为主者，加黄芪、党参、扁豆；久泻不止者，加乌梅、诃子。

7. 脾胃气虚证

证候：大便时溏时稀，稍进油腻之物则大便次数增多，伴食少腹胀，脘闷不舒，面色萎黄，肢倦乏力，舌质淡，苔白，脉弱。

证素：病位为脾、胃，病性为气虚。

治法：补脾益胃，涩肠止泻。

主方：参苓白术散（人参、茯苓、白术、甘草、山药、莲子肉、桔梗、砂仁、薏苡仁、扁豆、大枣）。

加减举例：腹胀、脘闷者，加香附、枳壳、厚朴；气短、气坠者，加黄芪、升麻；化食不良者，加山楂、神曲、鸡内金;脘腹冷痛、畏冷、肢凉者,加干姜、附子。

8. **脾肾阳虚证**

证候:泄泻多在黎明之前,肠鸣即泻,泄后则安,伴腹部作痛,形寒肢冷,腰膝酸软,舌质淡,苔白,脉沉细。

证素:病位为脾、肾,病性为阳虚。

治法:温补脾肾,涩肠止泄。

主方:附子理中汤(附子、人参、白术、炮姜、甘草)合四神丸(肉豆蔻、补骨脂、五味子、吴茱萸、大枣、生姜)。

加减举例:腹部冷痛者,加干姜、附子、细辛;久痢不止者,加乌梅、诃子。

四、辨病施治

(一)辨病思路

1. **泄泻病变的一般区分**

(1)急起腹痛泄泻,粪便稀甚至如水样者,为暴泄。其诊断应排除其他急性病变所致的泄泻。

(2)泄泻持续或反复超过 2 个月者,为久泄,其诊断应排除其他慢性病变所致的泄泻。

(3)小肠病变之泄泻,多伴脐周或右下腹痛,一般无里急后重,便后不缓解。

(4)大肠病变之泄泻,常伴左下腹或腹周痛,一般便后可解,可有里急后重。

(5)肝、胆、胃、胰的病变所致之泄泻,多伴有食少、厌油、腹胀、食谷不化,右胁痛或脐上腹痛等表现。

(6)新生儿出现泄泻者,称新生儿泄泻。妇女经期或行经前后,周期性出现大便泄泻者,为经行泄泻。

(7)小儿纳少、腹胀、消瘦,时有泄泻者,可能是疳积。

(8)暑季见疲乏、嗜睡、纳少、泄泻者,可能是疰夏,多雨潮湿季节,出现疲乏、嗜睡、恶心、泄泻者,多为湿阻。

(9)进食不洁食物,或有食生菱角、荸荠、生肉、生鱼虾等病史,或有蛊虫疫水接触史等,出现泄泻、腹痛等症者,应考虑赤虫病、寸白虫病、蛔虫病、鞭虫病、肝虫病、蛊虫病等的可能。

(10)夏秋季因饮食不洁,突起剧烈呕泻米泔水样物,目眶凹陷,小腿转筋,而无腹痛者,应高度警惕霍乱的可能。

2. **根据泄泻的特征及伴随症等进行辨病**

(1)泄泻伴有发热者,可见于暴泻、小肠瘅、痢疾、湿温[瘟]等病。

(2)泄泻因饮食不慎所致者,应考虑类霍乱、食物中毒、伤食、积滞;呈慢性反复发作者,可为脾痿、胃痞、胃胀及胆胀、胰胀等病,应注意既往病史的了解。

(3)泄泻与便秘交替出现者,可见于肠痨、大瘕泄、伏梁、肠郁等。

(4)泄泻伴便血,可见于肠癌、大瘕泄、痢疾、奇恒痢等病。

(5)泄泻并有明显消瘦者,应考虑肠癌、肠痨、脾痿、胃痞等病。

(6)突发剧烈泄泻,呕泻交作,呕泻物如米泔水样,有疫水接触史者,多为霍乱。

(7)腹痛泄泻,里急后重,大便中有脓血者,常见于痢疾、大瘕泄、奇恒痢等病。

（8）泄泻与情绪关系密切而检查无脏器形质异常者,多为肠郁。

（9）有蛊虫疫水接触史或居住流行区内,而出现慢性泄泻者,应疑及慢性蛊虫病,大便镜检或孵化见蛊虫卵或毛蚴,则可确诊。

（10）腹痛泄泻,右下腹触及包块者,可能为伏梁、肠痈;左下腹触及包块,年龄较大者,应疑为肠癌的可能;脐腹部有包块者,小儿多为蛔虫病,老人有可能为胰癌等病。

（11）泄泻常出现于清晨,并有盗汗、潮热、消瘦、疲乏等症,或有肺痨等痨病史者,可能是肠痨。

（12）胃痞、胆胀、胰胀、肝胀、肠瘤等病也可见便溏不成形、慢性泄泻等表现。长期泄泻,是形成脾痿、脾水等病的重要原因。

（13）小儿暴受惊恐等患病,是为客忤,亦可表现为泄泻。

（二）按病论治

1. **暴泻** 参"腹痛—按病论治—暴泻"。

2. **久泻** 参"腹痛—按病论治—久泻"。

3. **痢疾**

（1）清热解毒,凉血止痢 白头翁汤（白头翁、黄柏、黄连、秦皮）加葛根、马齿苋、赤芍、木香等。

（2）清热化湿,和血调气 加味芍药汤（黄连、芍药、当归、槟榔、木香、甘草、大黄、黄芩、官桂）加减。

（3）中成药、单方 ① 葛根芩连冲剂,成人每次3 g,小儿每次1 g,每日3次,口服。② 止痢灵,每次6 g,每日3次,口服。③ 黄连解毒丸,每次10 g,每日2次,口服。④ 香连丸,每次3～6 g,小儿酌减,每日2～3次,口服。⑤ 黄连素片,每次4片,每日3次,口服。⑥ 穿心莲片,每次5片,每日3次,口服。⑦ 鲜马齿苋洗净,加入适量大蒜,共捣取汁服,每日2～3次。⑧ 紫皮蒜30 g,捣汁兑水少许服。⑨ 地锦草,水煎代茶饮。

（4）西药治疗 ① 诺氟沙星（氟哌酸）200～300 mg,每日2～3次,口服;或培氟沙星（甲氟哌酸）200～400 mg,每日2次,口服;环丙沙星200 mg,加入5%葡萄糖注射液或生理盐水50～100 mL中,于30～60分钟滴完,每日2次。② 复方新诺明,成人每次2片,首剂加倍,儿童酌减。③ 抗生素可选阿米卡星（丁胺卡那霉素）、氨苄青霉素、庆大霉素等。

（5）针刺疗法 取足三里、天枢、上巨虚、内庭、曲池等穴。用泻法。

4. **大瘕泄** 参"腹痛—按病论治—大瘕泄"。

5. **伤食、积滞** 参"呕吐（及恶心）—按病论治—伤食、积滞"。

6. **类霍乱、霍乱** 参"呕吐（及恶心）—按病论治—类霍乱、霍乱"。

7. **肠痨** 参"腹痛—按病论治—脂膜痨、肠痨"。

8. **慢性蛊虫病**

（1）燥湿行滞 藿朴夏苓汤（藿香、厚朴、杏仁、制半夏、猪苓、泽泻、赤茯苓、豆豉、薏苡仁、白豆蔻）加减。

（2）疏肝化瘀 柴胡疏肝散合桃红四物杨（柴胡、白芍、枳壳、当归、川芎、香附、陈皮、甘草、桃仁、红花、赤芍、地黄）加减。

（3）单方 ① 南瓜子粉,每次50 g,每日2次,连服30日。② 赤小豆、黄豆、黑大豆各100 g,

槟榔 30 g,水煎服,每日 1 剂。

(4)西药治疗　①吡喹酮 10 mg/kg,每日 2 次,连服 2 日。②血防 846 片,80 mg/(kg·d),1 次服,10 日为 1 个疗程。

五、对症处理

1. 一般治疗

(1)泄泻较甚者,应卧床休息,饮食以清淡无刺激的流质或半流质为宜,病情好转后改为易消化的软食。

(2)有脱水表现或呕吐不能进食者,可用 5% 葡萄糖盐水或生理盐水静脉滴注。

(3)有酸中毒者,酌情使用 5% 碳酸氢钠溶液,以保持水电解质平衡。

(4)婴幼儿失水占体重的 5%～10% 以内,可用口服补液,每 1000 mL 水含葡萄糖 20 g、氧化钠 3.5 g、碳酸氢钠 2.5 g、氧化钾 1.5 g。

(5)对痉挛性腹痛,或大便次数过多而无明显腹胀者,可用阿托品口服或肌肉注射。

2. 常用止泻中药
五味子、乌梅、诃子、赤石脂、禹余粮、罂粟壳、芡实、莲子、肉豆蔻等,可在辨病、辨证的基础上选用。

3. 常用中成药
香连丸、时疫救急丸、葛根芩连片、四神丸、消炎止痢丸、卓丹止泻灵等,可根据病情性质选用。

4. 针灸疗法

(1)体针疗法　刺足三里、三阴交、上脘、中脘、下脘、天枢、关元、气海等穴。

(2)艾灸疗法　隔姜、隔盐等温灸神阙、中极、关元等穴。

(3)耳针疗法　取大肠、小肠、脾、胃、交感、肝、肾、神门,每日 1～2 次,每次 3～4 穴,中强刺激,留针 20～30 分钟,也可配合贴敷王不留行籽。

(4)拔罐疗法　取神阙、气海、天枢、大肠俞等穴,适用于虚寒证。

5. 按摩疗法
取中脘、气海、天枢、脾俞、肾俞、长强、足三里等穴,用推、擦、按、拿手法。

6. 西药治疗
黄连素、氟哌酸、呋喃唑酮等为常用药物,土霉素、四环素、氯霉素、强力霉素、庆大霉素以及氨苄西林、羟氨苄西林、喹诺酮类如氧氟沙星等为常选抗菌消炎类药。

第四节　便　秘

便秘又称便闭,是指大便秘结不通,排便时间延长,或时间虽不延长但排便困难的症状。便秘除常见于肠道病变、肛门部的病变、肠外肿块压迫、温热病过程中、过服止泻药或温燥之品、腹部手术之后、全身衰惫状态等均可出现便秘。如脾约(习惯性便秘)、肠痹(麻痹性肠梗阻、功能性肠梗阻)、肠结(机械性肠梗阻)、肠癌(结肠癌、直肠癌)、肠瘤(胃肠息肉)、大瘕泄(慢性非特异性溃疡性结肠炎)、肠痨(肠结核)、伏梁(克罗恩病)、小儿积滞(小儿消化不良)、肠郁(肠易激综合征)、肛裂、痔疮、肌痿(重症肌无力)、风痱(中风后遗症)等病均可导致。

临床应对便秘进行纵向和横向挖掘,进一步明确便秘的病种与证型,确立治则治法,若对导致便秘的病种尚不能确定时,可暂以"便秘待查"作为初步诊断,并进行辨证论治及对症处理。

一、 主症的纵向和横向挖掘

（一）纵向挖掘

便秘症状的纵向挖掘应注意询问便秘发生的原因,有关病史,排便次数和感觉、加重缓解因素等。

1. **原因**　应注意询问是否有饮水量少,饮食荤素不均衡,运动量少,发热,精神紧张,工作压力,饮食及生活习惯改变等。

2. **问大便**　注意询问患者大便的次数,质地,排便感等。

3. **新久缓急**　注意区别便秘属于急性还是慢性。既往无明显便秘史而近期突然出现者,可考虑是否由一些急性病如肠痹、肠结等导致的急性便秘,除便秘外,主要表现为原发病的症状、体征。慢性便秘表现为排便次数减少、粪便干硬和(或)排便困难,患者每周排便少于 3 次,排便费力、排出困难或有排便不尽感,病程至少 6 个月。

4. **病史**　包括患者既往的健康状况和过去曾经患过的疾病、外伤手术,特别是与所患疾病有密切关系的情况,如有无痔核、肛瘘及肛裂史。

5. **缓解、加重因素**　如为功能性便秘,可因饮食、生活习惯的改变或情绪压力得到缓解而得到改善。若因情志因素而使便秘加重者多属肠道气滞证;因感受寒凉而便秘加重,得温则缓解者多属寒滞肠道证。

（二）横向挖掘

结合中医望、闻、问、切四诊方法和体格检查、理化检查进行横向挖掘,完善病情资料。

1. **中医四诊**

（1）望诊

望面色:若伴有面色无华,唇、甲色淡多属血虚肠燥证;若伴两颧潮红,多属阴虚肠燥证;若伴面色苍白,多属脾肾阳虚证;若伴面色淡白,多属肺脾气虚证。

望便质:大便干燥坚硬多属肠热腑实证;粪便燥如羊屎多属阴虚肠燥证;大便并不干硬,或初硬后溏多属脾肺气虚证。

望舌象:舌质红,苔黄燥多属肠热腑实证;舌质红,苔少而干多属阴虚肠燥证;舌淡嫩,苔薄多属脾肺气虚证;舌淡胖,苔白润多属脾肾阳虚证。

（2）闻诊　若伴口气臭秽多属肠热腑实证;若伴嗳气肠鸣多属肠道气滞证。

（3）问诊　注意询问便秘为持续性或间歇发作,大便的频率、量、性状,以及排便是否费力等排便感,是否伴有呕吐、腹痛、腹泻、肠鸣等伴随症状。

若伴高热,或日晡潮热,脐腹胀满硬痛、拒按,大便秘结,或热结旁流,大便恶臭,小便短黄多属肠热腑实证;若伴便而不爽,腹中胀痛,嗳气肠鸣,胸胁满闷,多属肠道气滞证;若伴四肢不温,喜热怕冷,腹中冷痛,多属寒滞肠道证;若伴头晕耳鸣,口干咽燥,潮热颧红,五心烦热,多属阴虚肠燥证;若伴头晕目眩,失眠多梦,多属血虚肠燥证;若伴临厕努挣乏力,挣则汗出短气,便后疲乏,神疲气怯,多属脾肺气虚证;若伴时作眩晕,心悸,少腹冷痛,小便清长,畏冷肢凉,多属脾肾阳虚证。

（4）切诊　注意腹部及四肢的温度,腹部有无胀满、包块。若按肌表身热者,多属肠热腑实证;若按四肢不温,腹部发凉者多属寒滞肠道证或脾肾阳虚证。

此外还应结合脉象变化进行诊断。

2. 体格检查 便秘时一般无明显的体征发现,痉挛性便秘时可摸到痉挛的肠曲形成条索状肿块,易误诊为肿瘤,但大小有变化,时显时消,可与器质性肿块相鉴别。直肠便秘时,左下腹可扪及肿块,系积滞的粪便,排便后消失。直肠指检应作为便秘的常规检查。

3. 理化检查 可做血、小便、大便常规,根据情况选做肠道纤维内镜检查,腹部 B 超、X 线钡餐全程检查,直肠造影等。肠道本身病变所致者,有时可见到肠道的特殊病理改变。

通过横向挖掘,常与便秘组合的症对主要有便秘、嗳气;便秘、腹胀;便秘、腹痛;便秘、便血;便秘、发热。

二、机制分析

便秘多属肠道病变,系肠道传导失司,有虚实之辨,寒热之分。实证多辨为热秘、冷秘和气秘,虚证多辨属气虚、血虚、阴虚和阳虚。

1. 肠胃积热 素体阳盛,或恣食辛辣酒浆,肠胃积热,或热病后期,余热留恋,热伤阴津,或肺热下移大肠,均可致肠胃积热,灼伤津液,肠道干涩失去濡养而成热秘。

2. 气机郁滞 情志不舒,忧思恼怒,肝郁气滞,或久坐少动,气机不利,以致腑气不通,传导不行而成气秘。

3. 阴寒凝滞 外感寒邪,或食生饮冷,过服寒凉,均可致阴寒内结,凝滞胃肠,传导失司,而成冷秘。

4. 气虚阳衰 素体不健,或病后调养不当,脾胃气虚,或年老体弱,或劳倦过度,或久病、产后等,均可致气虚阳衰,气虚则肠道传送无力,阳虚则肠道失煦,阴寒内生,寒凝气结,而成气虚便秘或阳虚便秘。

5. 血虚阴亏 素体阴虚,津血亏少,高年体衰、久病正虚、产后体亏,阴血不足,肠道失去濡润,大便干结,而成血虚便秘或阴虚便秘。

三、分证论治

便秘病位多在脾、肾、大肠、小肠,病性多属热、气滞、津亏、血虚、阴虚、阳虚。治法分别有清热、攻下、行气、宽肠、泻结、温里、散寒、润肠、滋阴、养血、益气。

1. 肠热腑实证

证候:大便秘结,伴小便短赤,面红身热,腹胀腹痛,口干口臭,舌质红,苔黄燥,脉沉数有力。

证素:病位为大肠,病性为热。

治法:清热攻下。

主方:大承气汤(大黄、厚朴、枳实、芒硝)。

加减举例:发热、口臭者,加生地黄、黄芩、黄连、知母;口干、舌燥者,加生地黄、玄参、天花粉、葛根。

2. 肠道气滞证

证候:大便秘结,欲便不得,或便而不爽,伴腹中胀痛,嗳气肠鸣,胸胁满闷,苔薄腻,脉弦。

证素:病位为大肠,病性为气滞。

治法:行气宽肠,泻结行滞。

主方：六磨汤（槟榔、沉香、木香、乌药、大黄、枳壳）。

加减举例：口苦、心烦者，加黄芩、栀子、龙胆草；气逆呕吐者，加制半夏、旋覆花、代赭石；抑郁、胁胀者，加郁金、柴胡、白芍、合欢皮；因于损伤或手术之后者，加桃仁、鸡血藤、红花、赤芍；大便干结者，加玄参、火麻仁、柏子仁、蜂蜜、生地黄。

3. 寒滞肠道证

证候：大便秘结，排出困难，伴小便清长，面色淡白，四肢不温，喜热怕冷，腹中冷痛，舌淡苔白，脉沉迟。

证素：病位为大肠，病性为寒。

治法：温里散寒，攻下冷积。

主方：温脾汤（大黄、附子、干姜、人参、甘草）。

加减举例：腹胀、矢气多者，加枳实、厚朴、木香、小茴香；伴恶寒、身痛者，加荆芥穗、防风、细辛。

4. 阴虚肠燥证

证候：大便难下，粪便燥如羊屎，伴形体消瘦，头晕耳鸣，口干咽燥，潮热颧红，五心烦热，小便短黄，舌质红，苔少而干，脉细数。

证素：病位为大肠，病性为阴虚。

治法：增液润肠，滋阴通便。

主方：增液汤（玄参、麦冬、生地黄）合麻子仁丸（麻子仁、杏仁、厚朴、芍药、枳实、大黄）。

加减举例：口干、咽燥者，加沙参、玉竹、瓜蒌仁；五心烦热者，加莲子心、知母、栀子、龟甲。

5. 血虚肠燥证

证候：大便干结，伴面色无华，头晕目眩，失眠多梦，心悸，唇、甲色淡，舌质淡白，苔薄，脉弱。

证素：病位为大肠，病性为血虚。

治法：养血润肠通便。

主方：润肠丸（火麻仁、桃仁、当归、生地黄、枳壳）。

加减举例：低热、心烦者，加何首乌、玉竹、知母、胡黄连；大便燥结者，加柏子仁、郁李仁、瓜蒌仁。

6. 脾肺气虚证

证候：虽有便意，临厕努挣乏力，挣则汗出短气，大便并不干硬，或初硬后溏，伴便后疲乏，面色淡白，神疲气怯，舌淡嫩，苔薄，脉虚。

证素：病位为脾、肺，病性为气虚。

治法：益气通便。

主方：黄芪汤（黄芪、火麻仁、陈皮、白蜜）。

加减举例：气虚甚者，加人参、白术；气坠脱肛者，加人参、升麻、柴胡、枳壳；气短息弱者，加黄精、五味子、西洋参。

7. 脾肾阳虚证

证候：大便秘结，伴面色苍白，时作眩晕，心悸，少腹冷痛，小便清长，畏冷肢凉，舌淡胖，苔白润，脉沉迟。

证素：病位为脾、肾，病性为阳虚。

治法：温补脾肾。

主方：附子理中汤（附子、人参、白术、炮姜、甘草）。

加减举例:便秘、腹胀痛者,加大黄、枳实;气短、疲乏者,加黄芪、黄精;腹部冷痛者,加肉桂、小茴香、肉苁蓉。

四、 辨病施治

(一)辨病思路

1. 根据便秘的新久缓急,大便性状,腹部征象及全身症状进行诊断

(1)新产失血、久病、年老、体弱者之便秘,多为气血亏虚所致。

(2)急性热病之中或之后多有便秘,为热盛和阴津耗损,腑气不利的便秘。

2. 根据病情等进行辨病

(1)经常便秘而不甚痛苦者,多为脾约。

(2)手术之后便秘,多为肠痹。

(3)便秘伴呕吐、腹痛肠鸣,或腹胀痛甚而无矢气者,多为肠结,或为肠痹。

(4)新产后大便艰涩,数日不解或难以排出,腹胀口燥者,为产后大便难。

(5)婴儿出生后24小时无胎粪,而后腹胀、呕吐粪水者,为初生大便不通。

(6)肌痿、瘫痪所致者,有其原发病的典型表现。

(7)痔疮、肛裂、肛门挛急、肛门狭窄、悬珠痔、锁肛痔所致者,可发现肛门局部病变。

(8)若便秘而伴粪便形状变细,或有便血或黑便,或腹部扪及包块者,应考虑肠癌的可能。

(9)有长期铅接触史而便秘者,可能系铅中毒。

(10)便秘时轻时重,反复发作,与情绪因素关系密切者,可能为肠郁。

(11)若便秘与腹泻交替,可见于肠癌、肠瘤、大瘕泄、肠痨、伏梁等病。

(12)长期服用碳酸钙、氢氧化铝、次碳酸铋、硫酸钡等,均可导致便秘。

(13)小儿积滞,偶可有便秘者。

(14)胃反患者,由于经常呕吐,故大便少而时有便秘。

(15)经常食用奶制品、甜食、肉制品、快餐等食物者,均容易导致便秘。

此外,西医学认为便秘还可见于结肠无力症,多见于伤残患者,尤其是长期卧床者,结肠对促进排空的普通刺激不起反应,或缺乏由摄食和体力活动正常提供的辅助刺激,致使粪便堆积难行;亦可发生于在经常缺乏排便冲动,或者长期依赖泻剂或灌肠者,致使直肠对粪块存在敏感性降低的患者。

(二)按病论治

1. 脾约

(1)润肠通便 麻子仁丸(麻子仁、杏仁、厚朴、芍药、枳实、大黄)加减。

(2)单方、中成药 ① 生大黄6 g,或番泻叶3~6 g,开水泡服。② 蜂蜜30 g,凉开水冲服。③ 草决明子,炒研末,每次5~10 g,开水送服。④ 五仁润肠丸,每次9 g,每日2次,口服。⑤ 通便灵,每次2粒,每日2次,口服。

(3)其他治疗 ① 甘油、石蜡油20 mL,每日2次,口服。② 琼脂15~30 mL,每日1~2次,口服。③ 大黄苏打片1~3片,每日2次,口服。④ 温生理盐水、甘油或肥皂水灌肠。⑤ 开塞露注入肛内。

2. **肠结**　参"腹痛—按病论治—肠结"。

3. **产后大便难**

(1) 养血润肠　圣愈汤(当归、川芎、熟地黄、白芍、党参、黄芪)加生何首乌、火麻仁、枳实、瓜蒌仁。

(2) 单方　① 番泻叶3～6 g,泡水代茶饮。② 蜂蜜50 mL,凉开水冲服。③ 黑芝麻10 g,紫苏子10 g,粳米100 g,煮粥服用。④ 五仁润肠丸,每次9 g,每日2次,口服。⑤ 通便灵,每次2粒,每日2次,口服。

(3) 西药治疗　① 可酌用轻泻剂,如果导片、双醋酚酊等。② 开塞露注入肛内。

4. **初生大便不通**

(1) 清热通腑　一捻金(大黄、槟榔、牵牛、朱砂、党参、金箔)。

(2) 单方　人参煎汤,蜂蜜调服。

(3) 推拿疗法　① 胎热者,清大肠,退六腑,摩腹,揉按足三里,推下七节骨,揉天枢等。② 体弱者,补脾经,推三关,捏脊,按揉足三里等。

(4) 手术治疗　先天性肛门闭锁者,行手术治疗。

5. **肛门狭窄**

(1) 行气祛瘀　活血散瘀汤(当归、川芎、赤芍、桃仁、槟榔、牡丹皮、枳壳、瓜蒌仁)加减。

(2) 扩肛疗法　用示指或肛门镜或扩肛器扩张,每日1～2次,连续2～3周。

(3) 手术治疗

6. **痔疮**

(1) 活血行瘀,清肠止血　凉血地黄汤(生地黄、赤芍、当归尾、地榆炭、槐角、黄连、黄芩、天花粉、升麻、荆芥、枳壳、甘草)加桃仁等。

(2) 外治法　① 肛泰1片,贴于脐部,每日1次。② 熏洗法:以五倍子汤(五倍子、苦参、桑寄生、莲房、荆芥)或苦参汤(苦参、蛇床子、白芷、金银花、菊花、黄柏、地肤子、石菖蒲)煎水,先熏后洗。③ 敷贴法:选用马应龙麝香痔疮膏、金黄膏、九华膏、黄连膏等敷贴患处。④ 插入[枯痔钉]疗法:将枯痔钉插入痔核内,使痔块缩小。⑤ 枯痔硬化疗法:将消痔灵注射液或复方诃子注射液注入痔黏膜下层之内,曲张静脉之外,使痔核硬化萎缩。⑥ 结扎疗法:用丝线或药线结扎痔核根部,阻断痔核血流,造成缺血性坏死脱落。⑦ 手术治疗。

(3) 中成药　① 化痔丸,每次3 g,每日3次,口服。② 痔宁片,每次6片,每日3次,口服。③ 五仁润肠丸,每次10 g,每日3次,口服。

7. **肌痿**

(1) 补脾益气,升阳强肌　健脾益气强肌汤(人参、黄芪、千斤拔、牛大力、白术、淫羊藿、升麻、柴胡、炙甘草、制马钱子)加山药、砂仁、薏苡仁等。

(2) 清热化湿通络　加味二妙散(黄柏、苍术、牛膝、防己、萆薢、当归、龟甲)加薏苡仁、鸡血藤、木瓜、豨莶草。

(3) 中成药　① 补中益气丸,每次10 g,每日3次,口服。② 昆明山海棠片,每次4片,每日3次,口服。③ 胎盘片,每次4片,每日3次,口服。

(4) 西药治疗　① 胆碱酯酶抑制剂:如吡啶斯的明60 mg,每日3次,口服;或新斯的明15～45 mg,每日4次,口服。② 皮质类固醇:如强的松10～20 mg,每日清晨1次口服,每周渐增剂量至70～100 mg,隔日顿服。③ 免疫抑制剂:如硫唑嘌呤,每日50～150 mg,口服;或环磷酰胺,每日 200 mg，口服或静脉注射。

（5）其他治疗　① 胸腺摘除。② 放射治疗（^{60}Co 深部放射）。③ 血浆置换法。

8. 风[喑]痱

（1）益气活血　补阳还五汤（黄芪、当归尾、地龙、川芎、赤芍、桃仁、红花）加水蛭、丹参、三七。

（2）祛风化痰　神仙解语汤（胆南星、白附子、全蝎、石菖蒲、远志、天麻、羌活、木香、甘草）加减。

（3）针灸疗法　① 体针疗法：失语针哑门、上廉泉、翳风等穴；偏瘫针夹脊、肩三针、曲池、内关、合谷、阳陵泉、足三里、解溪、昆仑、太冲等穴。② 耳针疗法：取皮质下、脑、心、肝、肾、神门及瘫痪相应部位，每次 3~5 穴，中等刺激，每次 15~30 分钟。③ 头针疗法：取对侧运动区为主。

（4）中成药　① 灯盏花注射液，每次 2~4 mL，每日 2 次，肌肉注射；或每次 6~12 mL 加入 5% 或 10% 葡萄糖注射液 500 mL 中静脉滴注，每日 1 次。② 黄芪注射液，每次 10~20 mL，加入 5% 或 10% 葡萄糖注射液 500 mL 中静脉滴注，每日 1 次。③ 灯盏花素片，每次 4 片，每日 3 次，口服。④ 华佗再造丸，每次 1 丸，每日 2 次，口服。

（5）西药治疗　可选用脑活素、ATP、维生素 C、B 族维生素、细胞色素 C 等。

五、对症处理

1. 灌肠疗法　肥皂水 800 mL 灌肠。开塞露 30 mL，肛门灌注。

2. 常用通便中药　大黄、芒硝、番泻叶、火麻仁、郁李仁、蜂蜜等，可在辨病、辨证的基础上选用。

3. 常用中成药　当归龙荟丸、更衣丸、通便灵、清宁丸、麻仁丸、五仁润肠丸、半硫丸等，可辨证选用。

4. 单方验方

（1）当归 15 g，火麻仁 15 g，水煎服。

（2）黑芝麻、胡桃肉、松子仁等份，研细，少加白蜜冲服。

（3）番泻叶 10 g，开水泡服，早晚各 1 次。

（4）蜂蜜 10 mL，口服，或开水冲服，可常服。

（5）大黄 10 g，开水泡服，早晚各 1 次。

（6）生何首乌 30~60 g，水煎服。

（7）决明子炒研末，每次 5~10 g，开水冲服。

5. 针灸疗法

（1）针刺或温针或艾灸疗法　取大肠俞、天枢、支沟、气海、长强、足三里、上巨虚等穴。

（2）耳针疗法　取直肠下段、大肠、皮质下，用中强刺激，留针 10~20 分钟。

6. 西药治疗　石蜡油每次 15~30 mL，睡前服；大黄苏打片、甘油栓、开塞露、硫酸镁、氧化镁等，可根据病情适当选用。

第五节　呕　血

呕血又名吐血，是指血由胃或食管等上消化道而来，经口呕出或吐出的症状。呕血的常见病种有胃瘅(急性胃炎)、胃疡(胃及十二指肠溃疡)、胃癌(原发性胃癌)、食管癌、鼓胀(肝硬化腹水、腹内癌肿、结核等之腹水)、肝癌(原发性肝癌)、肝著(慢性肝炎)、肝积(肝硬化)、肝瘟(急性病毒性重症肝炎)、血溢病(血友病)、紫癜病(血小板减少性紫癜、过敏性紫癜)、髓劳(再生障碍性贫血)、肾衰(肾衰竭)、蛊虫(血吸虫病)、疫斑热(流行性出血热)、血癌(急性白血病)等。

临床应对呕血进行纵向和横向挖掘,进一步明确呕血的病种与证型,确立治则治法,若对导致呕血的病种尚不能确定时,可暂以"呕血待查"作为初步诊断,并进行辨证论治及对症处理。

一、主症的纵向和横向挖掘

(一)纵向挖掘

呕血症状的纵向挖掘应注意询问出血的部位、诱因,呕血的性质、特点、病程、缓急等。

1. **部位** 呕血病位在胃,发生时可闻见呕吐声,应与咽喉、口腔、鼻腔以及齿龈等部位出血以及咯血、咽喉部手术后吞下的血液再呕出相鉴别。

2. **原因、诱因** 平素多食辛辣食物所致者多属胃热炽盛证;嗜食肥甘厚味所致者多属湿热中阻证;情志抑郁所致者多属肝火犯胃证;劳倦过度或平素体弱多病所致者多属气不摄血证、脾胃虚寒证、气血虚脱证。

3. **性质** 应注意询问呕血量、色泽、夹杂物。呕血的颜色可帮助推测出血的部位和速度,如食管病变出血或出血量大、出血速度快者多为鲜红或暗红色;胃内病变或出血量小、出血速度慢者多呈咖啡色样。

呕血量多、色红或紫黯,常夹有食物残渣多属胃热炽盛证;吐血量多色鲜红多属血热动血证;呕血缠绵不止,血色暗淡多属气不摄血证或脾胃虚寒证。

4. **病程、缓急** 实证者一般多为症状初起且病程较短;虚证者一般为久病且病程较长。

(二)横向挖掘

结合中医望、闻、问、切四诊方法和体格检查、理化检查进行横向挖掘,完善病情资料。

1. **中医四诊**

(1)望诊

望面色:若伴目赤、面红多属血热动血证;若伴面色黧黑,肌肤甲错;若伴两颧潮红,多属阴虚火旺证;若伴面色苍白多属气不摄血证或气血虚脱证。

望舌象:舌质紫暗、舌边色青多属肝胆血瘀证;舌质红,苔黄腻多属肝胆湿热证;舌质红,苔少多属肝阴虚证。

(2)闻诊 若吐血中伴食物残渣,气味臭秽,患者有口臭者,多属胃热炽盛证;伴吐物清稀无明显气味,患者口淡,多属气不摄血证。

(3)问诊 注意详细询问病史,如有无暴饮暴食,大量饮酒,特殊药物摄入史。既往病史中有无规律性胃脘痛、服药及饮酒史、手术史、肝病史等。呕血前有无慢性规律性上腹隐痛、反酸史,出血前有情绪紧张、过度劳累、饮食失调等诱因。

若伴脘腹胀闷、便秘或大便色黑多属胃热炽盛证;若伴口苦胁痛,嘈杂泛酸,心烦易怒,尿黄,便结多属肝火犯胃证;胸闷泛恶,身热不扬,头身困重,不欲饮食多属湿热中阻证;身热不退,甚则头胀目赤,面红气粗多属血热动血证;若伴胃脘疼痛如刺、固定不移,或胁下有痞块多属瘀阻胃络证;若伴体表多有外伤疼痛多属外伤络损证;神疲乏力,四肢厥冷,汗出身凉多属气血虚脱证。

(4)切诊 注意检查有无腹胀如鼓,腹部有无青筋显露,腹部是否扪及痞块。

若触及皮肤身热不扬多属湿热中阻证;若触及胁下有痞块多属瘀阻胃络证;若触及四肢、脘腹发冷多属脾胃虚寒证或气血虚脱证。

此外还应结合脉象变化进行诊断。

2. 体格检查 观察体温、脉搏、神志、血压,吐血量多少、颜色等变化。观察皮肤、白睛是否发黄,牙龈、皮下是否有出血点等。

3. 理化检查 除做血、小便、大便三大常规、大便隐血试验外,有条件时做纤维内镜检查,以寻找出血部位,必要时采取止血措施。胃肠 X 线钡镜检查虽可能发现病位,但一般宜在出血停止,病情稳定后进行,以免诱发再次出血。必要时做肝功能,甲胎蛋白测定,癌胚抗原及胆、胰、肝、脾 B 超,骨髓涂片等检查,以助明确诊断。

通过横向挖掘,常与呕血组成症对的主要有呕血、上腹痛;呕血、黄疸;呕血、发热;呕血、皮肤黏膜出血等。

二、 机制分析

呕血的病因病机主要有火、热、虚、瘀诸端,导致胃络受损,血溢脉外,血随气逆而致呕血。

1. 药食所伤 服食非甾体类抗炎药或嗜食辛酸炙煿之品,致热毒蕴结于胃,胃火内炽,扰动血络而外溢;或因嗜食肥甘,饮酒过多,或暴饮暴食,以致食滞胃腑,湿热郁结,久郁化火,灼伤胃络,血随胃气上逆而发生呕血。

2. 情志化火犯胃 郁怒伤肝,或长期情志抑郁,气郁化火,肝火横逆犯胃,灼伤胃络;或素有胃热,复因忧思恼怒,郁而化火,助长胃热之势,火扰血动,气逆血升以致呕血。

3. 邪热损伤血络 湿热或暑湿疫毒之邪蕴于肌腠,窜入经脉;或直犯中焦肝胆,暑湿化火,迫血妄行;或经虱、蚤叮咬侵入血脉,疫毒浸淫,深入营血,血随胃气上逆而致呕血。

4. 脏腑功能衰败 久患心、肝、肾等脏病变,脏气受损,气血失和,甚至五脏元气衰竭,气无力摄血,血溢脉外,蓄于胃腑,随胃气上逆而致呕血。血溢病、紫癜病、髓劳等,多因先天禀赋不足,致肝失藏血、肾不能生髓化血、脾失统血,血溢脉外而呕血。突遇颅脑损伤、水火烫伤、血脱、液脱等危重病症,津液气血大量急剧耗失,血脉空虚,气随血脱,气不摄血,溢出胃腑,上逆则呕血;血瘀胃脘腹内藏积已久,致气血瘀滞胃脘,血行不畅,血不循经,复因气机阻滞,胃气上逆,瘀血随上逆之气上溢而致吐血;瘀胀络薄,易为辛辣、生硬食物所伤,络破血溢而发生呕血。

三、 分证论治

呕血病位多在肝、胃、血分,单一病性多属热(火)、湿、血热、气滞、血瘀、阴虚、动血、气虚、阳虚,组合病性多属湿热、血热动血、气血亏缺。治法分别有清胃、泄火、凉血、止血、泻肝、清热、化湿、和络、解毒、活血、化瘀、滋阴、健脾、温脾、益气、固脱。

1. 胃热炽盛证

证候:吐血量多、色红或紫黯,常夹有食物残渣,伴脘腹胀闷,甚则作痛,便秘或大便色黑,口臭,舌红,苔黄腻,脉滑数。

证素:病位为胃,病性为热(火)。

治法：清胃泄火，凉血止血。

主方：泻心汤(大黄、黄连、黄芩)合十灰散(大蓟、小蓟、荷叶、侧柏叶、白茅根、茜草根、栀子、大黄、牡丹皮、棕榈皮)。

加减举例：脘腹胀痛者，加枳实、厚朴；夹有血块者，加丹参、三七等。

2. 肝火犯胃证

证候：吐血色红或紫暗，伴口苦胁痛，嘈杂泛酸，心烦易怒，尿黄，便结，舌质红绛，苔黄，脉弦数。

证素：病位为肝、胃，病性为热(火)。

治法：泻肝清胃，凉血止血。

主方：丹栀逍遥散(柴胡、当归、白术、茯苓、白芍、甘草、薄荷、生姜、牡丹皮、栀子)。

加减举例：口苦、苔黄腻者，加龙胆草、黄芩。

3. 湿热中阻证

证候：吐血，伴胸闷泛恶，身热不扬，头身困重，不欲饮食，大便秘结或溏，小便短少，舌质红，苔黄腻，脉濡滑。

证素：病位为脾、胃，病性为湿热。

治法：清热化湿，和络止血。

主方：枳实导滞丸(神曲、枳实、槟榔、大黄、黄连、黄芩、木香、白术、茯苓、泽泻)合四生丸(生荷叶、生艾叶、生侧柏叶、生地黄)。

加减举例：胸闷、泛恶、体困者，加藿香、佩兰。

4. 血热动血证

证候：吐血量多色鲜红，伴身热不退，甚则头胀目赤，面红气粗，大便秘结，小便短赤，舌红绛，苔黄干，脉滑数。

证素：病位为血分，病性为血热、动血。

治法：清热解毒，凉血止血。

主方：犀角地黄汤(水牛角尖、生地黄、牡丹皮、赤芍)。

加减举例：身热、面红、气粗者，加黄芩、栀子；大便秘结者，加大黄、枳实、厚朴。

5. 瘀阻胃络证

证候：吐血色暗红，或夹有食物残渣，伴胃脘疼痛如刺、固定不移，或胁下有痞块，面色黧黑，肌肤甲错，舌质暗紫或边有斑点，脉涩。

证素：病位为胃，病性为血瘀。

治法：活血化瘀，和络止血。

主方：膈下逐瘀汤(五灵脂、川芎、牡丹皮、赤芍、乌药、延胡索、甘草、桃仁、红花、香附、枳壳)。

加减举例：脘腹胀痛者，加枳实、厚朴。

6. 阴虚火旺证

证候：吐血色红或暗，伴胃脘灼痛，入夜为甚，手足心热，潮热颧红，舌质红，苔少而干，脉细数。

证素：病位为胃，病性为阴虚。

治法：滋阴降火，凉血止血。

主方：玉女煎(石膏、熟地黄、麦冬、知母、牛膝)。

加减举例：胃脘灼痛者,加生地黄、栀子、黄芩。

7. 外伤络损证

证候：刀枪或跌坠等伤腹,卒然吐血,色多鲜红,或血成块色紫,体表多有外伤疼痛,舌质暗淡,苔薄白,脉弦。

证素：病位为络,病性为血瘀。

治法：和络止血,活血化瘀。

主方：泽兰汤(泽兰、当归、牡丹皮、赤芍、木香、红花、桃仁)合黄酒调服七厘散(血竭、麝香、冰片、乳香、没药、红花、朱砂、儿茶)。

加减举例：大便秘结者,加大黄、枳实、厚朴。

8. 气不摄血证

证候：吐血缠绵不止,时轻时重,血色暗淡,伴胃脘隐痛喜按,神疲乏力,心悸气短,面色苍白,舌质淡,脉弱。

证素：病位为脾、胃,病性为气虚。

治法：补脾摄血。

主方：归脾汤(党参、黄芪、白术、茯神、酸枣仁、龙眼肉、木香、炙甘草、当归、远志、生姜、大枣)。

加减举例：胃脘疼痛者,加延胡索、郁金。

9. 脾胃虚寒证

证候：吐血色暗,伴面色无华,畏寒肢冷,脘腹冷痛,口淡不渴,大便溏薄,舌淡胖,苔白,脉沉迟无力。

证素：病位为脾、胃,病性为阳虚。

治法：温补脾胃。

主方：黄土汤(灶心土、阿胶、干地黄、白术、炮附子、黄芩、甘草)。

加减举例：畏寒、肢冷者,去黄芩,加干姜炭、肉桂;大便溏薄者,加怀山药、党参、茯苓。

10. 气血虚脱证

证候：吐血量多,面色苍白,神疲乏力,四肢厥冷,汗出身凉,脉微欲绝。

证素：病位为胃,病性为气虚、血虚、亡阳。

治法：益气固脱。

主方：独参汤(人参)。

加减举例：肢厥、身凉者,加附子、肉桂。

四、辨病施治

(一)辨病思路

1. 有肝著、肝积、肝癌、蛊虫病等病史,因进食粗糙食物、负重用力而诱发,大量呕血,血色鲜红,查体腹胀如鼓,腹部青筋显露,肝掌,蜘蛛痣者,多为鼓胀等病所致血管破裂。

2. 年龄较大,少量持续呕血或黑便,伴有上腹疼痛,消瘦逐渐加重,应考虑胃癌、食管癌之可能,X线钡餐或内镜有助于发现病灶,活体组织学检查有助于确诊。

3. 既往有节律性空腹痛或夜间痛,因休息、进食、服用制酸药而缓解,呕血后疼痛反而缓解者,多为胃疡。

4. 摄入非甾体类抗炎药等药物,或颅脑损伤、血脱、液脱等危重症出现呕血,多为胃络暴伤所致,常见于胃瘅。

5. 呕血、发热,或伴神昏谵语、黄疸,而无胃脘痛者,多属全身温热病所致,如疫斑热、肝瘟等。

6. 呕血同时伴有其他部位出血,而不伴胃脘痛者,多为血溢病、紫癜病、髓劳、血癌、肝瘟等所致,血常规及骨髓穿刺检查异常有助于确诊。

7. 呕血而伴胃脘痛、发热者,多为胃瘅等病。

8. 腹部内伤见呕血者,有明显的腹部外伤史。

(二)按病论治

1. 胃疡

(1)清胃凉血止血 泻心汤合十灰散(黄连、黄芩、大黄、大蓟、小蓟、荷叶、侧柏叶、白茅根、茜草根、栀子、牡丹皮、棕榈皮)加减。

(2)中成药 ① 三七粉 3 g,每日 3 次,口服。② 云南白药 1 g,每日 3 次,口服。③ 紫地合剂 50 mL,每日 4 次,口服。④ 大黄醇提片(粉),每次 3 g,每日 3 次,口服。

(3)西药治疗 ① 止血可用去甲肾上腺素 5~10 mg,加入盐水 100 mL 中,口服,或 1~2 mg,静脉注射。立止血 1~2 kU,静脉或肌肉注射。② 质子泵抑制剂,如奥美拉唑 20 mg;胃必治 1~2 片,每日 3 次,饭后服。

(4)必要时手术治疗。

2. 肝积

(1)清肝凉血止血 龙胆泻肝汤合犀角地黄汤加减(龙胆草、栀子、黄芩、柴胡、生地黄、当归、水牛角尖、赤芍、牡丹皮)。

(2)中成药 ① 三七粉,每次 1 g,每日 3 次,口服。② 云芝肝泰冲剂,每次 1 袋,每日 2 次,开水冲服。

(3)西药治疗 可选用血管加压素及其衍生物如垂体后叶素、生长抑素及其衍生物如奥曲肽(善得定)等。

3. 紫癜病

(1)益气摄血 归脾汤(党参、黄芪、白术、茯神、酸枣仁、龙眼肉、木香、炙甘草、当归、远志、生姜、大枣)加减。

(2)清热解毒,凉血止血 犀角地黄汤加味(水牛角尖、赤芍、牡丹皮、生地黄、紫草、玄参、栀子、生石膏)。

(3)中成药、单方 ① 紫地宁血散,每次 8 g,每日 3~4 次,口服。② 阿胶补血冲剂,每次 1 包,每日 3 次,开水冲服。③ 归脾丸,每次 6 g,每日 3 次,口服。④ 大枣 50 枚,白茅根 30 g,水煎,饮汤食枣,每日 1 剂。

(4)西药治疗 ① 肾上腺皮质激素,如强的松每日 30~60 mg,分次口服,症状缓解后以小剂量维持。② 免疫抑制剂,可用长春新碱 2 mg,静脉注射,每周 1 次;或硫唑嘌呤 50 mg,每日 2~3 次,口服。③ 免疫球蛋白,首次静脉滴注,连用 5 日,以后用维持量。④ 过敏性者,可用异丙嗪、苯海拉明、扑尔敏、息斯敏等抗组胺药。⑤ 止血剂,可用止血敏、安络血、卡络磺钠等。

（5）脾切除术 原发性血小板减少性紫癜内科治疗效差者,可考虑行脾切除术。

4. 肝癌、胃癌、食管癌

（1）止血 可选用:① 安络血 10 mg,肌肉注射,每日 2 次;或维生素 K_3 8 mg,每日 2 次,肌肉注射;或止血敏 0.25 g,每日 2 次,肌肉注射,或 0.5~2 g,静脉滴注;止血芳酸 0.4 g,静脉滴注。② 出血量大者,用冰生理盐水 100 mL 加入去甲肾上腺素 8 mg,分多次口服。③ 垂体后叶素 0.4 U/min×24 h,静脉滴注。

（2）其他 必要时采用输血、手术治疗。

五、对症处理

1. 急救处理

（1）令患者安静卧床,勿活动。

（2）暴吐血易致血脱,应注意及时发现,并予输血、输液,可选立止血、善得定、止血敏、安络血、维生素 K、对羧基苄胺、卡络磺钠等,进行静脉滴注、缓慢推注或肌肉注射。或胃镜下止血,如经治无效,可考虑行手术止血。

（3）吐血不止,伴肢冷、脉微者、可选用参麦注射液、生脉注射液、参附注射液静脉滴注。

2. 体针疗法
选用上脘、大陵、郄门、神门、胃脘穴,或中脘、内关、合谷、足三里,二组交替运用,根据虚实施补法或泻法,留针 20~30 分钟。

3. 常用中成药
紫地合剂、大黄醇提片、云南白药、三七粉、百宝丹、止血胶、阿胶补血冲剂、归脾丸等,可随证选用。

4. 常用止血中药
三七、藕节、小蓟、地榆、紫珠草、大黄、侧柏叶、生地黄、水牛角、棕榈炭、白茅根等,可在辨病、辨证的基础上选用。

5. 单方验方

（1）云南白药 1 g,每日 3 次,口服。

（2）三七粉 3 g,每日 3 次,口服。

（3）十灰散 10 g,每日 3 次,口服。

（4）大黄醇提片(粉)3 g,每日 3 次,口服。

（5）紫地合剂(紫珠草、地稔草等)50 mL,每日 4 次,口服。

（6）乌及散 6 g,每日 2~3 次,并可加入云南白药 0.5 g,吞服。

第六节 便 血

便血是指血自肛门排出,包括血随便出,或便黑如柏油状,或单纯下血的症状。肛门部的疾病,胃肠病变,以及食物中毒、药物中毒等均可见到便血症状。如胃瘅(急性胃炎)、胃癌(原发性胃癌)、胃疡(胃及十二指肠溃疡)、痢疾(细菌性痢疾)、大瘕泄(慢性非特异性溃疡性结肠炎)、小肠瘅(急性出血性坏死性小肠炎)、肠结(机械性肠梗阻)、肠癌(结肠癌、直肠癌)、肠瘤(胃肠息肉)、肠痨(肠结核)、肝瘟(慢性病毒性肝炎)、肝著(慢性肝炎)、肝积(肝硬化)、肝癌(原发性肝癌)、鼓胀(肝硬化腹水,腹内癌肿、结核等所致之腹水)、肥气(巨脾症、门脉高压征)、疫斑热(流行性出血热)、血溢病(血友病)、髓劳(再生障碍性贫血)、黄胖病(钩虫病)、蛊虫病(血吸虫病）、稻瘟病（钩端螺旋体病）、内痔、肛裂、锁肛痔等病均可导致。

临床应对便血进行纵向和横向挖掘，进一步明确便血的病种与证型，确立治则治法，若对导致便血的病种尚不能确定时，可暂以"便血待查"作为初步诊断，并进行辨证论治及对症处理。

一、主症的纵向和横向挖掘

（一）纵向挖掘

便血症状的纵向挖掘应注意询问便血的病史，便血发生的急缓、发展过程，便血量与颜色，粪便性状等。此外，尚应询问是否服用某些黑色药物或食物，以及动物血、肝等，而令大便呈暗褐色。

1. **病因** 注意询问病程中有饮食不洁、进食生冷、辛辣刺激性食物史，有否服药（特别是非甾体类抗炎药物）史，是否集体发病，是否有传染病接触史。

因平素恣食肥甘，醇酒厚味所致者多属肠道湿热证；由于素体脾胃虚弱，久病体虚所致者多为脾虚下陷证或脾胃虚寒证；因忧思恼怒，情志过极所致者多属肝胃热盛证。

2. **病史** 注意询问有无消化系统、血液系统疾病史，有无胃肠道手术史，有无药物过敏史。

3. **出血方式** 粪便附有鲜血或便后滴血，多属痔疮；排便时出血，排便结束后停止，量多少不等，一般血液不与粪便相混，多属肠瘤；出血方式为粪便表面一侧附有血迹，不与粪便相混，多属肛裂。

4. **颜色及性状** 如出血较多，血液在肠腔内贮留，排出时可呈黑色，多考虑上消化道病变；若为紫红色、暗红色或有血块；或血色鲜红，则多来自下消化道；混有黏液并有臭味，考虑有直肠恶变的可能。大便色鲜红多为血热动血证或肠风络伤证；便血暗黑多为瘀滞胃肠证；大便下血色淡多属脾虚气陷证；脓血便，色暗红或紫黑如赤豆汁多属肠道湿热证；便血紫暗，或为便黑如柏油样多属脾胃虚寒证。

5. **存续状态** 便血偶然发作，出血量少，多属病轻；发作频率高，出血量多，多属病重。

（二）横向挖掘

结合中医望、闻、问、切四诊方法和体格检查、理化检查进行横向挖掘，完善病情资料。

1. **中医四诊**

（1）望诊

望面色：面色青紫多属瘀滞胃肠证；面色暗黑多属肠道瘀滞证；面色无华多属脾胃虚寒证。

望形体：精神疲乏，少气懒言多见于虚证，如脾虚气陷证或脾胃虚寒证。

望舌象：舌质紫暗或有斑点多属瘀滞胃肠证或肠道瘀滞证；舌红，苔黄腻多属肠道湿热证；舌质淡，苔薄白腻多属脾虚气陷证或脾胃虚寒证。

（2）闻诊 若伴有口气臭秽，且闻嗳气声者多属肝胃热盛证。

（3）问诊 注意询问有无肛门下坠、里急后重、肛门疼痛、便秘、腹痛、腹泻、畏冷等伴随症状。若伴肛门灼热，身热汗出，口渴饮冷，小便短赤多属血热动血证；若伴胃脘疼痛不适，口渴口臭，急躁易怒，嗳气多属肝胃热盛证；若伴脘腹疼痛如刺，或呕紫黑血块多属瘀滞胃肠证；若伴大便脓血相杂而下，肛门灼热坠胀，里急后重，腹痛如绞多属热毒蕴肠证；若伴排便无力或便溏，自觉肛门坠胀多属脾虚气陷证；若伴腹部隐痛，喜热畏冷，四肢不温多属脾胃虚寒证。

（4）切诊 按诊：腹部刺痛、拒按,腹内或触及包块多属瘀滞胃肠证或肠道瘀滞证;若触见四肢不温多属脾胃虚寒证。

此外还应结合脉象变化进行诊断。

2. **体格检查** 全身检查应注意皮肤有无紫癜或出血点,腹部情况如腹部有无肿块、喜按拒按、可否移动,肛门部有无肛裂、痔疮等。一般应做直肠指检。

3. **理化检查** 进行必要的实验室检查,如血常规检查,大便常规、潜血试验、细菌培养,肝、肾功能等检查。伴有全身出血者,进行血小板计数、出血和凝血检查,必要时可做血液学检查和骨髓细胞检查。根据病情可选做 X 线钡剂灌肠、纤维内镜、放射性核素等检查。

通过横向挖掘,常与便血组成症对的主要有便血、肛门坠胀;便血、里急后重;便血、便秘;便血、腹痛;便血、腹泻。

二、机制分析

病机主要是胃肠之脉络受损,血溢肠道。

1. **外感湿热** 感受湿热之邪,下注肠道,肠道脉络受损,血溢脉外,或浊毒内生,肠道气机不利,气滞血瘀,形成便血。

2. **嗜食辛辣酒醴** 过食辛辣厚味,饮酒过多,胃肠积热,热伤肠道脉络,迫血妄行,形成便血。

3. **体虚气弱** 素体虚弱,或劳倦过度,劳伤心神,气血不足,脾虚血失统摄,形成气不摄血,血液不循常道而便血。

三、分证论治

便血病位多在肝、脾、胃、大肠、小肠、少腹、血分,单一病性多属湿、热(火)、毒、血热、(外)风、动血、气滞、血瘀、气陷、阳虚,组合病性多属湿热、热毒、血热动血。治法分别有清热、化湿、凉血、止血、活血、泻肝、清胃、息风、化瘀、通络、清肠、解毒、理气、宽肠、祛风、健脾、益气、摄血、温中等。

1. **血热动血证**

证候：便血鲜红,伴秘结,肛门灼热,身热汗出,口渴饮冷,小便短赤,舌红,苔黄干,脉沉数有力。

证素：病位为血分,病性为血热、动血。

治法：清热凉血止血。

主方：泻心汤(大黄、黄连、黄芩)合十灰散(大蓟、小蓟、荷叶、侧柏叶、白茅根、茜草根、栀子、大黄、牡丹皮、棕榈皮)。

加减举例：大便秘结者,加火麻仁、厚朴、杏仁;身热、口渴者,加生地黄、赤芍、石膏、知母。

2. **肝胃热盛证**

证候：便血色暗,伴两胁胀闷作痛,胃脘疼痛不适,口渴口臭,急躁易怒,嗳气,舌红,苔黄,脉弦数。

证素：病位为肝、胃,病性为热。

治法：泻肝清胃止血。

主方：丹栀逍遥散(柴胡、当归、白芍、茯苓、白术、甘草、薄荷、生姜、牡丹皮、栀子)。

加减举例：口渴、口臭者,加黄芩、黄连、生地黄;烦躁易怒者,加龙胆草、郁金、合欢皮。

3. **热毒蕴肠证**

证候：大便脓血相杂而下，伴肛门灼热坠胀，里急后重，腹痛如绞，或发热，口渴饮冷，舌质鲜红或紫暗，苔黄干燥，脉数或疾。

证素：病位为大肠，病性为热、毒。

治法：清肠解毒。

主方：约营煎（黄芩、芍药、黑芥穗、生地黄、地榆、槐花、乌梅、续断、甘草）。

加减举例：发热、口苦者，加黄连、栀子、金银花、蒲公英、大青叶。

4. **肠道湿热证**

证候：便血鲜红，或为脓血便，或色暗红或紫黑如赤豆汁，伴大便不畅或稀溏，或肛门肿痛，或有腹痛，口苦，舌红，苔黄腻，脉濡数。

证素：病位为大肠，病性为湿热。

治法：清化肠道湿热。

主方：地榆散（地榆、茜草根、黄芩、黄连、栀子、茯苓）或槐角丸（槐角、黄芩、生地黄、地榆、防风、荆芥穗、侧柏叶、当归、黄柏、黄连、川芎、枳壳、乌梅、生姜汁）。

加减举例：便夹脓血者，加蒲公英、白头翁、紫花地丁、赤芍；便秘者，加大黄、枳壳、厚朴。

5. **肠道瘀滞证**

证候：大便下血色暗红，伴腹部刺痛、拒按，腹内或触及包块，固定不移，或呕紫黑血块，口渴不欲饮，或面色暗黑，舌紫暗或有斑点，脉弦细涩。

证素：病位为大肠、小肠，病性为血瘀。

治法：活血化瘀，理气宽肠。

主方：少腹逐瘀汤（小茴香、干姜、延胡索、没药、川芎、官桂、赤芍、五灵脂、蒲黄、当归）。

加减举例：腹胀痛者，加枳壳、厚朴、木香、乳香；疲倦、消瘦者，加西洋参、黄芪；舌红、口渴者，去干姜、官桂。

6. **肠风络伤证**

证候：便下鲜血，血下如溅，或伴有发热、心烦、口渴，大便干结或为便泻，舌红，苔黄，脉弦。

证素：病位为大肠，病性为（外）风。

治法：凉血祛风止血。

主方：凉血地黄汤（生地黄、赤芍、当归尾、地榆炭、槐角、黄连、黄芩、天花粉、升麻、荆芥穗、枳壳、甘草）。

加减举例：神疲乏力、少气懒言者，加黄芪、党参、当归。

7. **脾虚气陷证**

证候：大便下血色淡，伴排便无力或便溏，自觉肛门坠胀，或有内脏下垂，精神疲乏，声低懒言，舌质淡，苔薄，脉弱。

证素：病位为脾，病性为气虚、气陷。

治法：补脾益气，摄血止血。

主方：补中益气汤（黄芪、人参、白术、当归、陈皮、升麻、柴胡）。

加减举例：内脏下垂者，加黄精、葛根；便秘，加火麻仁、枳实。

8. **脾胃虚寒证**

证候：先便后血，便血紫暗，或为便黑如柏油样，伴腹部隐痛，喜热畏冷，四肢不温，面色不华,神倦懒言,便溏,舌质淡,脉弱。

证素:病位为脾、胃,病性为阳虚。

治法:温中止血。

主方:黄土汤(灶心土、阿胶、干地黄、白术、炮附子、黄芩、甘草)。

加减举例:脘腹冷痛者,加炮姜、吴茱萸;出血多者,加花蕊石、三七;便溏不爽、腹胀作痛者,可加陈皮、厚朴、木香;食少、疲乏者,加人参、茯苓、扁豆、山楂。

四、辨病施治

(一)辨病思路

1. 区分近血与远血

(1)先血后便,或排便前后下纯血,或血黏于粪外,血鲜红或暗红者,出血部位多在肛门、直肠,古称近血,常见于内痔、肛裂、锁肛痔、肠癌等病;

(2)先便后血,或血粪相杂,血色黯褐如柏油状者,出血部位多在小肠、胃、食管,古称远血,常见于胃疡、小肠瘅、鼓胀等病。呕血者一般伴有便血或黑便。

2. 根据病情等进行诊断

(1)便中有脓血黏液,伴腹痛、里急后重者,多为痢疾(如暴痢、疫毒痢、休息痢),奇恒痢、大瘕泄,但不宜忽视肠癌。

(2)起病急,且有发热等症,便血而腹部症状不突出者,多为急性热病所致,如疫斑热、稻瘟病等。

(3)便血伴皮肤及其他部位出血,有发热者多为急性热病及急性血癌,无发热者应考虑紫斑病、血溢病、髓劳等病。

(4)急起便血而伴剧烈腹痛,便血量多,甚至出现虚脱者,应考虑胃瘅、小肠瘅、肠结等病。

(5)中老年人经常便中夹少许血液,便秘与腹泻交替,应考虑肠癌以及肠瘤(胃肠息肉)、肠痨、胃癌之可能。

(6)肝瘟、黄胖病、蛊虫病、食物中毒、药物中毒等病中,有时亦可见便血,各自可有特殊的证候和病理改变。

(7)大便色黑如柏油,平素有胃脘部规律性疼痛、嗳气、反酸等症者,可能为胃疡、胃癌。

(8)便血伴左下腹包块,可能系肠癌、大瘕泄等病。

(9)便血伴右下腹包块,可能与肠痨、肠瘤、伏梁以及蛊虫病有关。

(10)体瘦而腹胀大,甚或腹露青筋,或胁下有痞块,有慢性肝病、疟疾、蛊虫病等病史而见大便色黑,甚或有呕血者,可能系肝著、肝积、肝癌、鼓胀、晚期蛊虫病、久疟、肥气等病所致,宜作B超、肝功能等检查,并在出血停止时及时做X线钡餐、消化道内镜等检查。

(11)肛门局部发现痔核、裂口等改变,而于排便时出血者,常见于内痔、肛裂、锁肛痔等病。

(二)按病论治

1. 胃疡

(1)清胃凉血止血　泻心汤合十灰散(黄连、黄芩、大黄、大蓟、小蓟、荷叶、侧柏叶、白茅根、茜草根、栀子、牡丹皮、棕榈皮)加减。

（2）中成药　①三七粉每日3次,口服。②云南白药1g,每日3次,口服。③紫地合剂50mL,每日4次,口服。④大黄醇提片(粉)3g,每日3次,口服。

（3）西药治疗　①止血可用去甲肾上腺素5~10mg,加入生理盐水100mL中,口服,或1~2mg,静脉注射。立止血1~2kU,静脉或肌肉注射。②质子泵抑制剂,如奥美拉唑20mg,口服;胃必治1~2片,每日3次,饭后服。

2. 内痔、肛裂

（1）活血行瘀,清肠止血　凉血地黄汤(生地黄、赤芍、当归尾、地榆炭、槐角、黄连、黄芩、天花粉、升麻、荆芥、枳壳、甘草)加桃仁等。

（2）外治法　①肛泰1片,贴于脐部,每日1次。②敷贴法:选用马应龙麝香痔疮膏、金黄膏、九华膏、黄连膏等敷贴患处。③痔核结扎疗法:用丝线或药线结扎痔核根部,阻断痔核血流,造成缺血性坏死脱落。

（3）中成药　①化痔丸,每次3g,每日3次,口服。②痔宁片,每次6片,每日3次,口服。③五仁润肠丸,每次10g,每日3次,口服。

（4）西药止血　可用止血敏、维生素K、安络血等。

3. 肝积

（1）祛瘀消积,疏肝行气　膈下逐瘀汤加减(当归、牡丹皮、五灵脂、三棱、莪术、川芎、丹参、赤芍、红花、桃仁、延胡索、枳壳、鳖甲、香附、甘草)。

（2）滋肾养肝　一贯煎加减(沙参、枸杞子、麦冬、五味子、白芍、何首乌、郁金、地骨皮、牡丹皮、鳖甲、桑寄生)。

（3）中成药　①复方鳖甲软坚片,每次4片,每日3次,连服6个月为1个疗程。②复肝丸,每次3g,每日3次,饭后服。③云芝肝泰冲剂,每次1袋,每日2次,开水冲服。④大黄䗪虫丸,每次1粒,每日2~3次,饭后服。⑤疏肝理脾丸,每次9g,每日3次,口服。

（4）西药治疗　①可选用血管加压素或垂体后叶素等。②秋水仙碱0.5g,每日2次,口服,每周用药5日,疗程6个月。③肌苷,每日肌肉注射0.1g;或用三磷酸腺苷、能量合剂、蛋白同化剂等。④口服维生素B₁、维生素B₂、维生素C、维生素K、多酶片等。⑤肝泰乐0.2g,每日3次,口服;乳酶生0.6g,每日3次,口服。

4. 痢疾

（1）清热解毒,凉血止痢　白头翁汤(白头翁、黄柏、黄连、秦皮)加葛根、马齿苋、赤芍、木香等。

（2）清热化湿,和血调气　加味芍药汤(黄连、芍药、当归、槟榔、木香、甘草、大黄、黄芩、官桂)加减。

（3）中成药、单方　①葛根芩连冲剂,成人每次3g,小儿每次1g,每日3次,口服。②止痢灵,每次6g,每日3次,口服。③黄连解毒丸,每次10g,每日2次,口服。④香连丸,每次3~6g,小儿酌减,每日2~3次,口服。⑤黄连素片,每次4片,每日3次,口服。⑥穿心莲片,每次5片,每日3次,口服。⑦鲜马齿苋洗净,加入适量大蒜,共捣取汁服,每日2~3次。⑧紫皮蒜30g,捣汁兑水少许服。⑨地锦草,水煎代茶饮。

（4）西药治疗　①诺氟沙星(氟哌酸)200~300mg,每日2~3次,口服;或培氟沙星(甲氟哌酸)200~400mg,每日2次,口服;环丙沙星200mg,加入5%葡萄糖注射液或生理盐水50~100mL中,于30~60分钟滴完,每日2次。②复方新诺明,成人每次2片,首剂加倍,儿童酌减。

③ 抗生素可选阿米卡星(丁胺卡那霉素)、氨苄青霉素、庆大霉素等。

（5）针刺疗法　取足三里、天枢、上巨虚、内庭、曲池等穴。用泻法。

5. 肠癌、锁肛痔

（1）清热解毒,化痰散结　肠癌方(白头翁、马齿苋、山慈菇、黄柏、象贝母、当归、赤芍、木香、枳壳)加白花蛇舌草、地葵、败酱草等。

（2）中成药　① 复方鸦胆子注射液,每次 5 mL,肌肉注射,每日 2 次;或 10～40 mL,加入 5% 葡萄糖注射液 500 mL 中静滴,每日 1 次。② 抗癌片,每次 1 片,每日 2～3 次,口服。③ 汉防己栓剂,每次 1 支,塞入直肠内,每日 2 次。

（3）西医治疗　① 手术治疗。② 化学药物治疗,首选 5 -氟尿嘧啶,或 5 -氟脱氧尿嘧啶核苷。③ 放射治疗。④ 冷冻疗法:通过冷冻头将液态氮接触肿瘤组织制冷。

五、对症处理

1. 常用止血中药　白及、地榆、花蕊石、紫珠草、灶心土、侧柏叶、百草霜、茜草、槐花等,可在辨病、辨证的基础上选用。

2. 常用中成药　岐乐止血宝、溃疡宁胶囊、槐角丸等,可酌情选用。

3. 针灸疗法　针刺或艾灸大肠俞、血海、支沟、足三里、内关、长强等穴。

4. 西药治疗　止血敏、安络血、维生素 K、对羧基苄胺、卡络磺钠、立止血等,视情况进行静脉滴注、缓慢推注或肌肉注射。

第十二章 肝系症状

第一节 胁 痛

胁痛是指自觉一侧或两侧胁肋疼痛的症状。胁痛为肝胆、胁肋部病变的常见症状之一。肝癌、肝痈(肝脓肿)、肝热病(急性肝炎)、肝著(慢性肝炎)、肝癖(脂肪肝)、鼓胀(肝硬化腹水)、胆瘅(急性胆囊炎)、胆胀(慢性胆囊炎)、悬饮(胸腔积液)、肥气(巨脾症、门脉高压症)、干胁痛(干性胸膜炎)、胁肋痛(肋软骨炎)等病均可见胁痛。

临床应对胁痛进行纵向和横向挖掘,进一步明确胁痛的病种与证型,确立治则治法,若对导致胁痛的病种尚不能确定时,可暂以"胁痛待查"作为初步诊断,并进行辨证论治及对症处理。

一、主症的纵向和横向挖掘

(一)纵向挖掘

胁痛症状的纵向挖掘应注意询问胁痛发生的原因,疼痛的确切部位或痛点,疼痛的性质、特点、程度、持续时间,疼痛增减的条件,喜恶及与昼夜的关系等。

1. **部位** 胁指胸壁两侧,上界为腋窝,其下界为肋缘尽处。胁痛部位不同提示病种也不一样,因此问清胁痛部位对于判断病种具有重要意义。肝癌、肝痈、肝热病、肝著、鼓胀、胆瘅、胆胀多为右侧胁肋疼痛;肥气多为左侧胁肋疼痛;干胁痛、胁肋痛、悬饮则无偏左偏右的特点。胁痛还应与胸痛、胃脘痛、腹痛、肩背痛、腰痛进行区别。

2. **性质** 刺痛,痛有定处,入夜更甚,痛处拒按,多属于瘀血阻络;胀痛,走窜不定,每因情志变化而增减多属肝气郁结;灼痛多属肝胆湿热;或肝阴虚;右胁剑突下阵发性、间歇钻顶样剧烈绞痛,可向右肩背部放散,常见于虫扰胆膈。

3. **程度** 胁痛程度与病情虚实、病情轻重有关。疼痛剧烈者多属实证,如肝胆湿热证、虫扰胆膈证;疼痛剧烈者也可见于邪气阻滞较重。隐隐疼痛者多属虚证,如肝阴虚证;隐隐疼痛者也可以见于病情较轻,或对疼痛不敏感的患者。

4. **诱因** 情志所致者多属肝气郁结;饮食不节(洁)、长期酗酒、进食肥甘厚味所致者多属肝胆湿热;感受疟邪、蛊虫、外伤者多属瘀血阻络。

5. **缓解、加重因素** 胁痛喜按者多属虚证,如肝阴虚证,拒按者多属实证,如肝气郁结证、瘀血阻络证、肝胆湿热证等。

6. **病程、缓急** 起病急、病程短者多属实证，如肝胆湿热证、肝胆火盛证、饮停胸胁证；起病缓、病程长者多属虚证，如肝阴虚证。

7. **存续状态** 胁痛偶尔发作，持续时间短，时作时止者，多病轻；发作频率高，持续时间长者，多病重。

(二) 横向挖掘

结合中医望、闻、问、切四诊方法和体格检查、理化检查进行横向挖掘，完善病情资料。

1. **中医四诊**

(1) 望诊

望面色：若伴有面色青，色晦暗，多属肝胆血瘀证；若伴面黄、目黄、身黄，多属肝胆湿热证；若伴面色苍白，表情痛苦，可见于虫扰胆膈证。

望形态：若伴腹部膨隆，腹壁青筋暴露，胸背赤丝红缕，多属肝胆血瘀证；若伴胸胁膨隆，肋间隙饱满，多属饮停胸胁证。若伴坐卧不宁、弯腰捧腹、大汗淋漓，可见于虫扰胆膈证。

望舌象：舌质紫暗、舌边色青多属肝胆血瘀证；舌质红，苔黄腻多属肝胆湿热证；舌质红，苔少多属肝阴虚证。

(2) 闻诊 若疼痛呻吟声高有力，哭喊不止，多属实证，如虫扰胆膈证、肝胆血瘀证；若伴有咳嗽，呼吸不利，气喘，多属饮停胸胁证；若伴太息、嗳气，多属肝气郁结证。

(3) 问诊 若伴胸闷，头晕目眩，多属饮停胸胁证；若伴饮食减少，腹胀，恶心呕吐，厌食油腻，口苦，多属肝胆湿热证；若伴口干，两目干涩，多属肝阴虚证；若伴往来寒热，胸胁苦满，心烦，多属邪犯少阳证；若伴呕吐蛔虫，多属虫扰胆膈证。

此外还应结合二便情况，睡眠情况进行诊断。

(4) 切诊 若伴胁下包块，鼓胀，腹部波动感，多属肝胆血瘀、水液停聚证。

此外还应结合脉象变化进行诊断。

2. **体格检查** 应明确胁痛的部位，胁部有无隆起或塌陷，胁下有无包块、包块的形状、大小、质地、与周围组织粘连程度，腹部有无肌紧张，有无触痛、压痛及反跳痛等。

3. **理化检查** 一般应做血、小便、大便常规检查。根据病情需要，可做肝功能、肝胆 B 超，必要时作肝炎病原学诊断，甲胎蛋白测定，胸部及腹部 X 线摄片、CT、胆道造影等检查。

通过横向挖掘，常与胁痛组合的症对主要有胁痛、胸闷；胁痛、厌食油腻；胁痛、口苦；胁痛、目涩；胁痛、寒热往来；胁痛、呕吐蛔虫。

二、 机制分析

以气滞、血瘀、邪毒、湿热所致"不通则痛"者属实，以精血不足所致"不荣则痛"者属虚。病机转化较为复杂，既可由实转虚，又可由虚转实，或虚中夹实。

1. **湿热蕴结** 外感湿热之邪，或嗜食生冷、肥甘，饮酒过度，脾胃运化失司，化湿生热，湿热内蕴，肝脾气机阻滞，失于疏泄，而致胁痛。

2. **肝气郁结** 忧愁思虑，情志抑郁，肝失条达，疏泄不利，气机郁滞；或恼怒、暴怒而气逆，疏泄太过，脉络失和而致胁痛。

3. **瘀血阻络** 肝胆脾胃等脏腑病变，气滞日久则脉络不畅，血行瘀滞，瘀血阻塞肝络；或因跌仆闪挫，瘀血留滞胁肋，而为胁痛。

4. **邪毒侵袭** 六淫邪毒,或痨虫侵袭肺脏、胸胁,以致胸胁脉络失利,津液外渗而致水饮内停胸胁,或津气不布而胸胁燥涩失润,均可导致胁痛。

5. **阴虚失濡** 久病耗伤,劳欲过度,肝肾精血亏虚,水不涵木,血不荣络,胸胁肝脉失养,皆可发为胁痛。

6. **蛔虫窜扰** 蛔虫寄生于小肠,若人体全身及消化道功能紊乱,如高热、腹泻、饥饿、胃酸度降低、饮食不节、驱虫不当、手术刺激等,激惹蛔虫,上窜胆道,可发为胁痛。

三、分证论治

胁痛病位多在肝、胆、少阳、膈、胸胁。单一病性有气滞、血瘀、湿、热、虫积、饮、阴虚;组合病性有湿热、风寒。治法分别有理气、活血、清热、利湿、滋阴、逐水、化饮、安蛔、止痛、宽胸、疏肝、柔肝、通络、和解少阳。

1. **肝气郁滞证**

证候:胁痛以胀痛为主,走窜不定,疼痛每因情志变化而增减,伴胸闷,饮食减少,嗳气频作,舌苔薄白,脉弦。

证素:病位为肝,病性为气滞。

治法:疏肝理气。

主方:柴胡疏肝散(柴胡、白芍、川芎、香附、枳壳、甘草、陈皮)。

加减举例:胁痛甚者,加郁金、川楝子、青皮、延胡索;心烦、口苦,加栀子、黄连、龙胆草;肠鸣、腹泻,加白术、茯苓、泽泻、薏苡仁;恶心、呕吐,加制半夏、藿香、生姜。

2. **瘀血阻络证**

证候:胁肋刺痛,痛有定处,入夜更甚,痛处拒按,伴见胁下或见痞块,面色晦暗,舌质紫暗,脉弦或沉涩。

证素:病位为肝、胆、脾、膈,病性为瘀血。

治法:活血化瘀,通络止痛。

主方:膈下逐瘀汤(五灵脂、川芎、牡丹皮、赤芍、乌药、延胡索、甘草、桃仁、红花、香附、枳壳)。

加减举例:有明显外伤史者,加当归、柴胡、大黄、地龙、三七。

3. **肝胆湿热证**

证候:胁肋胀痛或灼痛,剧痛而拒按,或痛引肩背,伴口苦,恶心呕吐,纳呆,厌食油腻,腹胀,或有目黄、身黄、小便黄,舌质红,苔黄腻,脉弦滑数。

证素:病位为肝、胆,病性为湿热。

治法:清利肝胆湿热。

主方:龙胆泻肝汤(龙胆草、黄芩、栀子、生地黄、当归、炙甘草、柴胡、泽泻、木通、车前子)。

加减举例:一般可加郁金、青皮、川楝子;发热,加金银花、黄连;便秘,加大黄、芒硝;有黄疸,加茵陈、黄柏;恶心、呕吐,加制半夏、生姜。

4. **虫扰胆膈证**

证候:突发脘胁痛剧,攻撑及背,辗转不宁,弯腰捧腹,面色苍白,表情痛苦,冷汗淋漓,或见呕吐蛔虫,口苦,舌苔黄腻,脉弦。

证素:病位为胆、膈,病性为虫积。

治法：安蛔定痛。

主方：乌梅丸(乌梅、细辛、附子、桂枝、人参、黄柏、干姜、黄连、当归、蜀椒)。

加减举例：口苦、苔黄，去附子、桂枝、人参，加龙胆草、茵陈、栀子；呕吐蛔虫，加使君子、槟榔、苦楝根皮；痛剧，加延胡索、白芍。

5. 邪犯少阳证

证候：胁痛，伴往来寒热，胸胁苦满，口苦咽干，心烦欲呕，不欲饮食，舌苔薄白，脉弦。

证素：病位为少阳，病性为风寒。

治法：和解少阳。

主方：小柴胡汤(柴胡、半夏、人参、甘草、黄芩、生姜、大枣)。

加减举例：咳逆气喘、胁痛甚，加白芥子、桑白皮、杏仁；口苦、干呕，加黄连、吴茱萸；剧痛阵作、有胆石，加龙胆草、鸡内金、金钱草；发热、黄疸，加石膏、青蒿、茵陈。

6. 饮停胸胁证

证候：胸胁饱满，胸部胀闷，咳嗽引痛，伴呼吸不利，气喘不能平卧，胸腔有积液，甚或见一侧胸胁部隆起，舌苔白腻，脉沉弦或弦滑。

证素：病位为胸胁，病性为饮。

治法：逐水化饮宽胸。

主方：十枣汤(大戟、芫花、甘遂、大枣)。

加减举例：咳痰、舌苔垢腻，加杏仁、胆南星；小便短少，加薏苡仁、茯苓、木通；病久、食少、体弱，加桂枝、人参、白术、甘草。

7. 肝阴虚证

证候：胁肋灼痛或隐痛，绵绵不已，痛喜揉按，遇劳加重，伴口干咽燥，心中烦热，头晕目眩，两目干涩，舌质红，苔少，脉弦细而数。

证素：病位为肝，病性为阴虚。

治法：滋阴柔肝。

主方：一贯煎(沙参、麦冬、当归、生地黄、枸杞子、川楝子)。

加减举例：一般可加白芍、玫瑰花；目涩、视物昏花，加草决明、女贞子；头晕、目眩，加黄精、钩藤、天麻、菊花；心烦、口苦，加栀子、牡丹皮、夜交藤、知母。

四、辨病施治

(一)辨病思路

1. 肝胆病变出现胁痛

(1)右胁痛伴有急起发热、黄疸、厌油、恶心呕吐等症状，多见于肝痈、肝热病等病。

(2)急起右胁痛较剧，常伴有寒战、发热、黄疸等症，右胁下触及包块并有明显触痛者，多属于肝痈、胆石合并胆瘅、胆胀等病。

(3)右胁腹疼痛较剧，持续不已，进行性加重，腹部触及包块质硬不移者，多属肝癌、胆癌，且多已进入中晚期，应做甲胎蛋白等检查，通过B超、CT检查能发现肝胆占位性病变。

(4)右胁长期隐痛，有肝热病史，伴食少乏力、腹胀或便溏等症，胁下无明显包块触及，或包块较平滑者，多为肝著，亦可见于肝虫病等；右胁下圆滑肿块，胀、痛不显，身体肥胖者，可能是肝癖;右胁下包块较坚硬,甚至腹胀大、有腹水、颈胸有赤丝血缕者,为肝积。

(5) 有瘵病史,或有盗汗、潮热等症者,其右胁痛可能是肝痨所致。

(6) 小儿或青年突起右胁、脘腹右侧部位阵发剧痛,有钻顶感,而压痛等体征不明显,伴呕吐等症者,应考虑蛔厥之可能。

2. 非肝胆病变出现胁痛

(1) 胸胁饱满,支撑作痛,呼吸不利,检查发现胸腔有积液者,为悬饮。

(2) 胸胁刺痛,干咳,咳则痛甚,有胸膜摩擦音者,为干胁痛。

(3) 胸胁肌肤沿肋骨相引掣痛、刺痛或灼痛,身体转侧、深呼吸、咳嗽而疼痛加剧,客观检查无明显病理改变发现者,为胁肋痛。

(4) 左胁下疼痛,并有较大肿块,有疟疾、蛊虫病等病史者,为肥气。

(5) 胸胁部外伤所致胁痛,有明显的外伤史及局部青紫、压痛等症。

(二) 按病论治

1. 胆瘅

(1) 清热解毒,疏肝利胆 二金公茵胆汁汤(金银花、鸡内金、蒲公英、茵陈、连翘、赤芍、柴胡、黄芩、半夏、大黄、甘草、猪胆汁)加减。

(2) 清热利湿,疏肝通下 大柴胡汤(柴胡、黄芪、栀子、大黄、虎杖、金钱草、蒲公英、郁金、枳实、法半夏、赤芍、白芍、甘草)加减。

(3) 中成药 ① 益胆片,每次3片,每日2次,口服。② 消炎利胆片,每次6片,每日3次,口服。③ 龙胆泻肝汤口服液,每次1支,每日3次,口服。

(4) 西药治疗 ① 解痉、镇痛药,可选阿托品0.5～1 mg,肌肉注射;异丙嗪25 mg,肌肉注射;杜冷丁50～100 mg,肌肉注射。② 抗生素,可选用青霉素、氨苄青霉素、丁胺卡那霉素等。③ 利胆药,可用33%硫酸镁10 mL,或鹅去氧胆酸0.5 g,每日3次,口服。

(5) 必要时可行胆囊切除术。

2. 肝癌、胆癌

(1) 滋肝益气,化瘀解毒 补肝软坚汤(穿山甲、炙鳖甲、石斛、天冬、生牡蛎、仙鹤草、党参、半枝莲、海藻、陈葫芦、灵芝、蜈蚣、三七粉)加减。

(2) 中成药 ① 大黄蟅虫丸,每次1丸,每日3次,口服。② 葫芦素片,每次0.3～0.6 mg,每日3次,口服。③ 鳖甲煎丸,每次3～9 g,每日2次,口服。

(3) 西医药治疗 ① 手术治疗。② 经肝动脉化疗栓塞。③ 消融治疗。④ 放射治疗。⑤ 生物治疗。⑥ 靶向治疗。

3. 干胁痛

(1) 滋阴降火 清骨散(鳖甲、地骨皮、知母、银柴胡、青蒿、秦艽、胡黄连、甘草)加橘络、白芍等。

(2) 复方蜈蚣散 蜈蚣600条,三七100 g,白及、紫河车各200 g,百部、猫爪草各2000 g。前4味制成胶囊服用,后2味水煎,以上为1个疗程(100天)剂量。

(3) 西药治疗 ① 抗痨治疗:可选异烟肼、雷米封、对氨基水杨酸、利福平、乙胺丁醇、氨硫脲、卡那霉素、吡嗪酰胺等。多两类药联合应用。心痛可用去痛片1～2片,每日2次,口服;或用可待因15 mg,必要时服用1次。

4. 胁肋痛

（1）疏肝理气　柴胡疏肝散（柴胡、白芍、枳壳、香附、川芎、甘草）加减。

（2）养阴柔肝　一贯煎（沙参、麦冬、当归、生地黄、枸杞子、川楝子）加减。

（3）中成药　① 舒肝调气丸，每次 5 g，每日 3 次，口服。② 复方延胡止痛片，每次 0.3 g，每日 2 ~ 3 次，口服。③ 清肝利胆口服液，每次 10 mL，每日 3 次，口服。④ 片仔癀，每次 0.6 g，每日 2 ~ 3 次，口服。

（4）西药治疗　① 局部封闭治疗：1% 普鲁卡因 5 ~ 10 mL 做局部封闭。② 安乃近 0.25 ~ 0.5 g，每日 1 ~ 3 次，口服；氨非咖 1 ~ 2 片，每日 3 次，口服。③ 维生素 B_1 10 mg，每日 3 次，口服。

5. 肝热病

（1）清热解毒，利湿退黄　清热利湿退黄汤（茵陈、丹参、郁金、黄柏、栀子、板蓝根、连翘、藿香、佩兰、白蔻仁、车前子、泽兰叶、白茅根）加减。

（2）中成药　① 复方益肝灵片，每次 4 片，每日 3 次，口服。② 黄芪注射液，每次 2 ~ 4 mL，每日 1 ~ 2 次，肌肉注射；每次 10 ~ 20 mL，每日 1 次，静脉滴注。③ 复方丹参注射液，每次 20 mL，每日 1 次，静脉滴注，15 天为 1 个疗程。④ 垂盆草冲剂，每次 10 g，每日 2 ~ 3 次，开水冲服，3 个月为 1 个疗程。

（3）西药治疗　① 非特异性护肝药，可选用肝泰乐、维丙胺、B 族维生素、维生素 C、维生素 E、维生素 K。② 促进蛋白质合成药，可用复方氨基酸等。

6. 肝著、肝积

（1）疏肝解郁，健脾和中　逍遥散合柴芍六君子汤（柴胡、枳壳、白术、鸡内金、白芍、佛手、生麦芽、生谷芽、党参、茯苓、炙甘草）加减。

（2）祛瘀消积，疏肝行气　膈下逐瘀汤加减（当归、牡丹皮、五灵脂、三棱、莪术、川芎、丹参、赤芍、红花、桃仁、延胡索、枳壳、鳖甲、香附、甘草）。

（3）滋肾养肝　一贯煎加减（沙参、枸杞子、麦冬、五味子、白芍、何首乌、郁金、地骨皮、牡丹皮、鳖甲、桑寄生）。

（4）中成药　① 五灵丸，每次 9 g，每日 3 次，口服，1 个月为 1 个疗程。② 茵连清肝合剂，每次 50 mL，每日 2 次，口服，1 个月为 1 个疗程。③ 草仙乙肝胶囊，每次 6 粒，每日 3 次，口服，3 个月为 1 个疗程。④ 垂盆草冲剂，每次 10 mL，每日 3 次，口服，1 个月为 1 个疗程。⑤ 复方鳖甲软坚片，每次 4 片，每日 3 次，口服，连服 6 个月为 1 个疗程。

（5）西药治疗　① 减轻肝脏炎症，选用甘草甜素（甘利欣），或水飞蓟素片（益肝宁）。② 抗病毒，可选用核苷（酸）类药物或干扰素抗病毒治疗。可用阿德福韦，每日 1 次，每次 10 mg，饭前或饭后口服；α－干扰素 500 U，每周 3 次，肌肉注射，疗程不少于半年。

7. 悬饮

（1）利水逐饮　胸渗丸（大戟、甘遂、葶苈子、薤白、浙贝母、桔梗、白芥子、丹参、三七）加减。

（2）清热祛痰，逐饮宽胸　二子柴陷汤（葶苈子、白芥子、柴胡、黄芩、枳壳、桔梗、半夏、黄连、瓜蒌、生姜）加减。

（3）西药治疗　抗结核治疗，可选异烟肼、雷米封、对氨基水杨酸、利福平、乙胺丁醇、氨硫脲、卡那霉素、吡嗪酰胺等。多两类药联合应用。② 糖皮质激素治疗，可用强的松 15 ~ 30 mg/d，分 3 次服；或强的松龙 40 mg/d，分 4 次服，一般疗程为 4 ~ 6 周。

（4）其他治疗　胸腔穿刺抽液。

8. 外伤胁痛

（1）活血化瘀　复元活血汤（柴胡、瓜蒌根、当归、红花、甘草、穿山甲珠、大黄、桃仁）加减。

（2）中成药、单方　① 云南白药，每次 0.2 g，每 4 小时 1 次，口服。② 跌打丸，每次 1 丸，每日 2 次，口服。③ 三七粉，每次 3 g，每日 2 次，口服。④ 跌打万花油，或伤痛外搽灵，外搽、外敷患处。⑤ 如意金黄散 60 g，酒、蜜调敷患处。

（3）西药治疗　去痛片 1～2 片，必要时口服；消炎痛 25 mg，每日 3 次，口服。

五、对症处理

1. 常用止胁痛中药　郁金、白芍、川楝子、枳壳、柴胡、延胡索、乳香、没药等，可在辨病、辨证的基础上选用。

2. 常用中成药　香附丸、元胡止痛片、木香顺气丸、消炎利胆片、木瓜丸等，可据不同病证选用。

3. 针灸疗法

（1）体针疗法　针刺常用支沟、丘墟透照海、肝俞，用泻法。肝郁加太冲；血瘀加期门；湿热加阳陵泉、三阴交；阴虚加泻行间，补复溜、肾俞。

（2）皮肤针疗法　用皮肤针叩刺痛处，加拔火罐，适用于劳伤瘀血作痛。

4. 西药治疗　根据病情，可选用抗生素、护肝药、解痉止痛、利胆消炎、抗病毒、抗痨之类药物。

第二节　黄　疸

黄疸是指以白睛、皮肤、黏膜、小便发黄为特征的一组症状。黄疸是肝胆病变、胰的病变、溶血、寄生虫病常见症状之一。肝热病（急性肝炎）、肝瘟（急性病毒性重症肝炎）、肝著（慢性肝炎）、肝痈（肝脓疡）、肝癌、肝积（肝硬化）、肥气（巨脾症、门脉高压症）、胆石、胆癌、胆瘅（急性胆囊炎）、胆疸（胆汁淤积性黄疸）、胰瘅（急性胰腺炎）、胰癌、蛔厥（胆道蛔虫病）、蛊虫病（血吸虫病）、肝虫病（华支睾吸虫病）、疟疾、瘴疟（恶性疟疾）、稻瘟病（钩端螺旋体病）、血癌（白血病）、恶核（恶性淋巴瘤）、血疸（溶血性黄疸）、胎黄（新生儿黄疸）、蚕豆黄（溶血性黄疸）等病均可见黄疸。

临床应对黄疸进行纵向和横向挖掘，进一步明确黄疸的病种与证型，确立治则治法，若对导致黄疸的病种尚不能确定时，可暂以"黄疸待查"作为初步诊断，并进行辨证论治及对症处理。

一、主症的纵向和横向挖掘

（一）纵向挖掘

黄疸症状的纵向挖掘应注意询问黄疸发生的部位、颜色、病史、诱因、病程、缓急，小便的色泽、皮肤色泽、白睛色泽。

1. 部位　是否有白睛、皮肤黏膜、小便发黄。仅皮肤呈现萎黄乏泽者，不得称为黄疸。正常人小便一般为淡黄色，因饮水少、汗出多等尿色加深呈黄色者，但皮肤、白睛并不现黄，亦不得视为黄疸。

2. **颜色** 黄色鲜明如橘色者,称阳黄,属肝胆湿热证;晦暗如烟熏者,称阴黄,属寒湿困脾。

3. **病史** 应注意询问有无肝热病接触史、使用损害肝脏的药物史、长期肝胆病史、蛊虫病史等。

4. **诱因** 注意询问有无食蚕豆、近期输血、酗酒等诱因。

5. **病程、缓急** 起病急、病程短者多属阳黄,多由湿热、疫毒侵袭所致;起病缓、病程长,多属阴黄,多由寒湿阻滞所致。

(二)横向挖掘

结合中医望、闻、问、切四诊方法和体格检查、理化检查进行横向挖掘,完善病情资料。

1. 中医四诊

(1)望诊

望面色、望皮肤:若伴皮肤黄色鲜明如橘皮,或呈金黄色,为阳黄,多由湿热、疫毒侵袭所致;若伴黄色晦暗如烟熏,为阴黄,多由寒湿阻滞所致;若伴衄血、便血,或肌肤出现瘀斑,属热盛迫血妄行;若伴头颈胸臂等处可见红点赤缕,属肝脾血瘀。皮肤浅黄色多属肝脏疾病所致;皮肤如柠檬色多属血疸。

望形体:若伴腹部膨胀,四肢消瘦者,多属鼓胀;腹部局部膨隆,多见于腹内癥积。

望二便:尿色加深,大便色浅黄,多属肝脏疾病所致;尿如浓茶,粪色浅灰或如陶土,久之肤色黄绿、深绿或为褐色,多属胆疸;尿如酱油,粪色加深多属血疸。

望目:是否伴有白睛发黄,颜色分布均匀,无突起。

望舌象:舌质淡,苔腻属湿;舌质红绛,苔黄褐而燥,属热盛伤津;舌质红,苔黄腻属湿热内蕴;舌质暗红或有斑点属血瘀;舌淡瘦小,舌苔薄白属气血亏虚。

(2)问诊 若伴有黄疸初起,恶寒发热,属湿热兼表证;若黄色较鲜明,无发热或身热不扬,属湿重于热;若黄色鲜明,发热口渴,属热重于湿;若伴寒热往来,属胆经郁热;若伴胁下胀痛或刺痛,痛处固定不移,属肝脾血瘀;若伴神疲乏力,气短懒言,纳食日少,腹胀脘痞,大便溏薄,多属脾虚营亏。黄疸伴皮肤轻度瘙痒,多属肝脏疾病所致;有明显的皮肤瘙痒,多属胆疸;无瘙痒,伴发热、腰背痛、腹痛,多属血疸。

(3)切诊 若右胁肋或上腹部、脐腹部或可触及包块,属肝脾血瘀。

此外还应结合脉象变化进行诊断。

2. 体格检查 尤其应仔细检查皮肤黄染的程度、色泽、亮度,白睛黄染情况,腹部有无包块及其质地、压痛等,肝脾胆囊是否肿大等。

3. 理化检查

(1)进行血、小便、大便常规检查。

(2)应做血清胆红素代谢试验,包括血清胆红素(结合性、非结合性)定性与定量测定、尿胆红素和尿胆原试验、粪胆素测定,对于鉴别肝疸、胆疸、血疸具有重要意义。

(3)根据病情需要,做其他肝功能、转氨酶、甲胎蛋白测定,血液学检查、腹部 X 线(胰、胆囊、胆管造影)、超声波、CT、肝活检等检查,以资鉴别病种。

通过横向挖掘,常与黄疸组合的症对主要有黄疸、胁痛;黄疸、口苦;黄疸、鼓胀;黄疸、瘙痒;黄疸、厌食。

二、机制分析

黄疸的发生,多直接责之于肝胆,由于胆汁不循常道,或溢于肌肤,或上蒸清窍,或下注膀胱,则发为黄疸。而肝胆疏泄不利的原因则常为脾胃运化失司,湿浊蕴聚。阳黄多因湿热蕴蒸,或疫毒伤血,发黄迅速而色鲜明;阴黄多因寒湿阻遏,脾阳不振,发黄持久而色晦暗。

1. **时邪疫毒**　感受时邪疫毒、湿热,蕴结于中焦,脾胃运化失常,湿热交蒸于肝胆,肝胆疏泄不及而外溢,则见小便身目发黄。

2. **饮食所伤**　饮食不节(洁),食物污染,嗜酒过度,损伤脾胃,湿浊内生,郁而化热,熏蒸肝胆,胆汁不循常道,逆流入血,随血溢于肌肤,发为黄疸。

3. **毒袭血伤**　药毒等侵袭血脉,伤血败血,使赤色血液损坏而变为浊暗之色,泛溢肌肤等处,而为黄疸。

4. **脾虚失运**　素体脾胃虚弱,或劳倦过度,病久不复,以致脾胃运化失司,气血亏虚,肝失所养,或脾阳戕伤,寒湿困阻,胆汁失疏,发为黄疸。

5. **肝脾血瘀**　积聚、鼓胀日久,或因蛊虫阻塞脉络,导致气血阻滞,形成肝脾血瘀,肝胆疏泄失司,胆汁不循常道而外溢,成为黄疸。

三、分证论治

黄疸病位多在肝、胆、脾、表。单一病性有湿、热、毒、寒、血瘀、气虚、营亏;组合病性有湿热、寒湿。治法分别有清热(泄热)、化湿(利湿、化浊、渗湿)、解毒、凉血、开窍、温中散寒、活血化瘀、健脾益气、解表、退黄。

1. **湿热兼表证**

证候:黄疸初起,伴恶寒发热,皮肤瘙痒,肢体困重,咽喉红肿疼痛,脘痞恶心,不思饮食,舌质淡红,苔薄腻,脉濡数。

治法:清热化湿解表。

证素:病位为表、肝,病性为湿热。

主方:甘露消毒丹(滑石、茵陈、黄芩、石菖蒲、木通、川贝母、射干、连翘、薄荷、白豆蔻、藿香)。

加减举例:表证明显,去贝母、射干,加麻黄、生姜;发热明显,加栀子、金银花。

2. **湿重于热证**

证候:身目俱黄,黄色较鲜明,伴身热不扬,或无发热,头重身困,胸脘痞满,纳呆,恶心呕吐,厌食油腻,口黏不渴,腹胀,或大便溏垢,小便短黄,舌红,苔厚腻微黄,脉弦滑或濡缓。

证素:病位为肝、胆,病性为湿热。

治法:利湿化浊,泻热退黄。

主方:茵陈四苓散(茵陈、茯苓、猪苓、白术、泽泻)。

加减举例:胸脘痞满,加木香、枳实、厚朴;恶心、呕吐,加生姜、制半夏、砂仁;发热、口渴,加黄芩、葛根、连翘;口甘、便溏,加苍术、厚朴;纳呆、不欲食,加炒麦芽、鸡内金。

3. **热重于湿证**

证候:身目俱黄,黄色鲜明,伴发热口渴,腹部胀满,心烦,口苦,恶心欲吐,胁胀痛而拒按,小便短少黄赤,大便秘结,舌质红,苔黄腻,脉弦滑数。

证素：病位为肝、胆，病性为湿热。

治法：清热利湿。

主方：茵陈蒿汤(茵陈、大黄、栀子)合龙胆泻肝汤(龙胆草、黄芩、栀子、生地黄、当归、炙甘草、柴胡、泽泻、木通、车前子)。

加减举例：身目俱黄，加连翘、金钱草、田基黄；壮热、口渴，加大青叶、黄连、黄柏；腹胀、便秘，加枳实、厚朴。

4. 胆经郁热证

证候：身目黄染，伴右胁疼痛，牵引肩背，发热或寒热往来，口苦口渴，呕吐恶心，大便秘结，小便黄赤短少，舌质红，苔黄腻，脉弦数。

证素：病位为胆经，病性为热。

治法：清泻胆热。

主方：清胆汤(青蒿叶、青菊叶、薄荷梗、连翘、苦丁茶、鲜荷叶)。

加减举例：热盛者，可加柴胡、黄芩、栀子；胁痛甚，加白芍、郁金、枳壳、木香；黄疸明显，加茵陈、金钱草、田基黄；呕吐、呃逆，加炒莱菔子、制半夏；大便秘结，加大黄、芒硝。

5. 热毒炽盛证

证候：发病急骤，黄疸迅速加深，色黄如金，色泽鲜明，伴高热烦躁，口渴欲饮，呕吐频作，胁痛腹满，神昏谵语，或见衄血、便血，或肌肤出现瘀斑，或有腹水，尿少便结，舌质红绛，苔黄褐而燥，脉弦滑数或细数。

证素：病位为肝、胆，病性为热、毒。

治法：清热解毒，凉血开窍。

主方：茵陈蒿汤(茵陈、栀子、大黄)合千金犀角散(水牛角尖、羚羊角、前胡、栀子、黄芩、射干、大黄、升麻、豆豉)。

加减举例：热盛者，尚可加金银花、土茯苓、大青叶等；神昏，配服紫雪丹或安宫牛黄丸；衄血、便血，加侧柏叶、白茅根、紫草。

6. 寒湿困脾证

证候：身目俱黄、黄色晦暗，或如烟熏，伴头重身困，神疲畏寒，口淡不渴，恶心纳少，脘痞腹胀，大便溏垢，舌质淡，苔腻，脉濡缓或沉迟。

证素：病位为脾，病性为寒湿。

治法：温中散寒，健脾渗湿。

主方：茵陈术附汤(茵陈、白术、附子、干姜、炙甘草、肉桂)。

加减举例：胁痛，加泽兰、郁金、赤芍；便溏，加车前子、茯苓、泽泻；恶心、纳少、脘痞、腹胀，加枳实、厚朴、法半夏、砂仁、陈皮。

7. 肝脾瘀滞证

证候：黄疸日久，伴见胁下肿块胀痛或刺痛，痛处固定不移，肤色晦暗而黄，头颈胸臂等处可见红点赤缕，口干饮水不欲下咽，舌质暗红或有斑点，脉弦细而涩。

证素：病位为肝、脾，病性为瘀血。

治法：活血化瘀，调和肝脾。

主方：膈下逐瘀汤(五灵脂、川芎、牡丹皮、赤芍、乌药、延胡索、甘草、桃仁、红花、香附、枳壳)。

加减举例：胁胀作痛,加郁金、川楝子、柴胡;黄疸明显,加茵陈、田基黄、金钱草;腹胀、纳呆,加白术、神曲。

8. 脾虚营亏证

证候：面色萎黄,伴身体虚弱,肌肤不荣,面容憔悴,神疲乏力,气短懒言,纳食日少,腹胀脘痞,大便溏薄,舌淡瘦小或灰暗,舌苔薄白,脉虚。

证素：病位为脾,病性为气虚、营亏。

治法：健脾益气。

主方：归脾汤(党参、黄芪、白术、茯神、酸枣仁、龙眼肉、木香、炙甘草、当归、远志、生姜、大枣)。

加减举例：畏冷、肢凉,加桂枝或肉桂、巴戟天、淫羊藿。

四、辨病施治

(一) 辨病思路

1. 黄疸应以白睛发黄为主要特征,且发黄多以白睛为先 仅肤色萎黄则可能是营养不良。食物、药物中含黄色素过多而使皮肤现黄色者,其血清胆红素不高。

2. 鉴别阳黄、阴黄

(1) 起病急,病程短,皮肤黄色鲜明如橘皮,或呈金黄色,伴有口干发热,小便短黄,大便秘结,舌红绛,苔黄腻,脉弦滑数者,为阳黄,多由湿热、疫毒侵袭所致。

(2) 起病缓慢,病程长,黄色晦暗如烟熏,伴有脘痞腹胀,畏冷神疲,口淡不渴,舌淡,苔白腻,脉沉迟或濡缓者,为阴黄,多由寒湿阻滞所致。

3. 根据发病年龄、病史特点等进行诊断

(1) 新生儿黄疸称胎黄,属血疸范畴,轻微者多属生理现象。

(2) 青年人患黄疸,以肝热病、肝瘟为常见。

(3) 中年人患黄疸,无发热等症者,女性以胆石为多,男性应考虑肝积、肝癌。

(4) 中年以上患黄疸,常见于肝积、癌病,男性多为胰癌、肝癌,女性多为胆癌。

(5) 进食蚕豆后出现黄疸,为蚕豆黄。

(6) 近期有输血史,或毒蛇咬伤史,或服用损伤肝脏药物史,而出现黄疸者,多为血疸。

(7) 岭南地区,急起寒颤高热,头痛神昏,并见黄疸者,多为瘴疟。

4. 根据伴随症状等病情特点进行诊断

(1) 新起黄疸,伴有发热、呕恶、腹胀、腹泻等症者,多属肝热病、肝瘟、胆瘅、胆石、胰瘅等病。

(2) 伴右胁隐痛或胀痛、钝痛或刺痛,多属肝病,如肝热病、肝著、肝积、肝痈、肝癌、肝虫病等。

(3) 伴右上腹阵发性剧痛或绞痛,常见于胆石、蛔厥。

(4) 先有发热,后现黄疸者,多为肝热病、肝瘟、血疸、肝痈、胰瘅等病。

(5) 伴持续高热,或有寒颤,右胁疼痛者,多为胆石合并胆瘅,或为肝痈。头痛昏迷者,可能是瘴疟。

(6) 伴持续低热者,可见于癌病所致黄疸等。

(7) 黄疸渐起、伴腹痛、腹内包块,或见鼻衄等出血症状,多为肝著、肝积、肝癌、胆癌、晚期蛊虫病等。

（8）伴急性全腹剧痛，多见于胆囊穿孔、肝痈破裂或肝癌破裂等。

（9）中年以上伴腰背或脐腹部固定疼痛，触及包块者，应考虑胰癌的可能。

（10）伴轻度或中度肝肿大，质软偏中，多为肝热病、药物性肝病、肝虫病等。

（11）伴肝肿大，质地坚硬，表面凹凸不平，有结节感，多为肝癌。

（12）伴有胆囊肿大，质地坚硬，有结节感者，应考虑胆癌。

（13）伴有腹水者，多见于鼓胀、晚期蛊虫病、癌病。

（14）伴左上腹肿块，可涉及肥气、疟疾、稻瘟病、血癌、恶核等病。

（15）青壮年于夏秋季患黄疸，病前有稻田作业、鼠类接触史，并有高热、全身酸痛、目赤等症者，可能是稻瘟病。

5. 根据皮肤、二便的黄色等区分黄疸的病位病性

（1）肝脏疾病所致黄疸，其皮肤多呈浅黄色，可有轻度瘙痒，尿色加深，大便色浅黄。

（2）胆疸有明显的皮肤瘙痒，尿如浓茶，粪色浅灰或如陶土，久之肤色黄绿、深绿或为褐色。

（3）血疸皮肤如柠檬色，无瘙痒，可伴发热、腰背痛、腹痛，病重者常见皮肤苍白，尿如酱油，粪色亦加深。

（二）按病论治

1. 肝瘟

（1）清热解毒，利湿退黄　解毒益肝汤（茵陈、栀子、生地黄、大黄、黄柏、黄芩、丹参、郁金、水牛角尖、升麻、大青叶）加减。

（2）清热解毒，凉血化瘀　凉血活血汤（赤芍、桃仁、红花、瓜蒌、茜草、黄芪）加紫草、栀子、茵陈、大黄等。

（3）中成药　① 安宫牛黄丸，每次 1 粒，口服、鼻饲或灌肠。② 苦黄注射液 60 mL，或茵栀黄注射液 40 mL，加入 5%～10% 葡萄糖注射液 500 mL 中静脉滴注，每日 1 次，15 天为 1 个疗程。③ 清开灵注射液 20～40 mL 加入 5%～10% 葡萄糖注射液 500 mL 中静脉滴注，每日 1 次。④ 片仔癀，每日 0.6 g，每日 2～3 次，口服。

（4）西药治疗　除支持疗法、预防和治疗各种并发症外，减少肝细胞坏死、促肝细胞再生，可用：① 促肝细胞生长素 80～100 mg，每日 1 次，静脉滴注。② 前列腺素 E_1（PGE_1），10 μg 加入 10 mL 生理盐水中缓慢静脉推注，每日 1 次，7～14 天为 1 个疗程。③ 甘草甜素，每日 30～120 mL，静脉滴注。④ 选用核苷（酸）类药物或干扰素抗病毒治疗。

2. 肝热病

（1）清热解毒，利湿退黄　清热利湿退黄汤（茵陈、丹参、郁金、黄柏、栀子、板蓝根、连翘、藿香、佩兰、白蔻仁、车前子、泽兰叶、白茅根）加减。

（2）中成药　① 复方益肝灵片，每次 4 片，每日 3 次，口服。② 黄芪注射液，每次 2～4 mL，每日 1～2 次，肌肉注射；或每次 10～20 mL，每日 1 次，静脉滴注。③ 复方丹参注射液，每次 20 mL，每日 1 次，静脉滴注，15 日为 1 个疗程。④ 垂盆草冲剂，每次 10 g，每日 2～3 次，开水冲服，3 个月为 1 个疗程。⑤ 齐墩果酸片，每次 120 mg，每日 3 次，口服。

（3）西药治疗　① 非特异性护肝药，可选用肝泰乐、维丙胺、B 族维生素、维生素 C、维生素 E 及维生素 K。② 促进蛋白质合成药物，可用复方氨基酸等。

3. 肝著、肝积

(1) 疏肝解郁,健脾和中　逍遥散合柴芍六君子汤(柴胡、枳壳、白术、鸡内金、白芍、佛手、生麦芽、生谷芽、党参、茯苓、炙甘草)加减。

(2) 祛瘀消积,疏肝行气　膈下逐瘀汤加减(当归、牡丹皮、五灵脂、三棱、莪术、川芎、丹参、赤芍、红花、桃仁、延胡索、枳壳、鳖甲、香附、甘草)。

(3) 中成药　① 五灵丸,每次 9 g,每日 3 次,口服,1 个月为 1 个疗程。② 茵莲清肝合剂,每次 50 mL,每日 2 次,口服,1 个月为 1 个疗程。③ 草仙乙肝胶囊,每次 6 粒,每日 3 次,口服,3 个月为 1 个疗程。④ 垂盆草冲剂,每次 10 mL,每日 3 次,口服,1 个月为 1 个疗程。⑤ 复方鳖甲软坚片,每次 4 片,每日 3 次,口服,6 个月为 1 个疗程。⑥ 云芝肝泰冲剂,每次 1 袋,每日 2 次,开水冲服。

(4) 西药治疗　① 减轻肝脏炎症,选用肝泰乐 0.1 ~ 0.2 g,每日 3 次,口服;益肝灵 2 片,每日 3 次,口服;甘草甜素,每日 30 ~ 120 mL,静脉滴注。② 选用核苷(酸)类药物或干扰素抗病毒治疗。③ 肌苷 0.1 g,每日 1 次,肌肉注射。④ 口服维生素 B_1、维生素 B_2、维生素 C、维生素 K、多酶片等。

4. 胆瘅

(1) 清热解毒,疏肝利胆　二金公茵胆汁汤(金银花、鸡内金、蒲公英、茵陈、连翘、赤芍、柴胡、黄芩、半夏、大黄、甘草、猪胆汁)加减。

(2) 清热利湿,疏肝通下　大柴胡汤(柴胡、黄芪、栀子、大黄、虎杖、金钱草、蒲公英、郁金、枳实、法半夏、赤芍、白芍、甘草)加减。

(3) 中成药　① 益胆片,每次 3 片,每日 2 次,口服。② 消炎利胆片,每次 6 片,每日 3 次,口服。③ 龙胆泻肝汤口服液,每次 30 mL,每日 3 次,口服。

(4) 西药治疗　① 解痉、镇痛药,可选阿托品 0.5 ~ 1 mg;异丙嗪 25 mg;杜冷丁 50 ~ 100 mg,肌肉注射。② 抗生素,可选用青霉素、氨苄青霉素、丁胺卡那霉素等。③ 利胆药,可用 33% 硫酸镁 10 mL 或鹅去氧胆酸 0.5 g,每日 3 次,口服。

(5) 必要时可行胆囊切除术。

5. 胆胀

(1) 清肝利胆,行气祛瘀　三青汤(青黛、青蒿、大青叶、栀子、黄芩、柴胡、川楝子、茵陈、金银花、连翘、延胡索)加减。

(2) 疏肝利胆和胃　利胆和胃汤(柴胡、青蒿、枳实、茯苓、郁金、陈皮、法半夏、白芍、威灵仙、甘草)加减。

(3) 中成药　① 胆乐胶囊,每次 4 粒,每日 3 次,口服。② 胆宁片,每次 5 片,每日 3 次,口服。③ 金胆片,每次 5 片,每日 3 次,口服。

(4) 西药治疗　① 利胆药,可选用 50% 硫酸镁 10 mL,鹅去氧胆酸 0.25 g,牛胆酸钠 0.2 g,利胆素 0.1 g,每日 3 次,口服。② 抗生素,可选用青霉素、氨苄青霉素、丁胺卡那霉素等。

(5) 必要时可行胆囊切除术。

6. 胆石

(1) 疏肝利胆,和中消石　利胆排石汤(柴胡、川楝子、延胡索、枳壳、虎杖、白芍、木香、白术、茯苓、金钱草、鸡内金、黄芩)加减。

(2) 疏肝利胆,清热排石　疏肝利胆汤(柴胡、枳实、白芍、木香、郁金、黄芩、芒硝、鸡内金、厚朴、甘草、制大黄、黄连)加减。

（3）中成药 ① 胆石清片，每次 5～8 片，每日 3 次，口服。② 利胆排石片，每次 6～10 片，每日 2 次，口服。③ 胆石通胶囊，每次 4～6 粒，每日 3 次，口服。

（4）西药治疗 ① 溶石治疗，鹅去氧胆酸 12～15 mg/kg；或熊去氧胆酸 8～13 mg/kg，分 2 次服，疗程半年至 2 年。② 促胆汁排泄，50% 硫酸镁 10～15 mL，每日 3 次，口服。③ 解痉、镇痛药，可选阿托品 0.5～1 mg，肌肉注射；异丙嗪 25 mg，肌肉注射；杜冷丁 50～100 mg，肌肉注射。

（5）其他疗法 可采用体外冲击波碎石或内镜取石，必要时可行手术治疗。

7. 胰瘅、胰胀

（1）清热解毒，行气通下 清胰汤(大黄、柴胡、胡黄连、延胡索、乌药、黄芩、木香、芒硝)加减。

（2）中成药 ① 清胰利胆冲剂，每次 10 g，每日 3 次，口服。② 清开灵注射液，40～60 mL 加入 5% 葡萄糖注射液 500 mL 中静脉滴注，每日 2 次。③ 大黄醇提片(粉) 3 g，每日 3 次，口服。④ 炎热清胶囊，每次 3 粒，每日 3～4 次，口服。

（3）西药治疗 ① 抑制胰腺分泌，可选用西咪替丁、雷尼替丁、法莫替丁，或质子泵抑制剂，如奥美拉唑等。② 抑制胰蛋白酶，可选用抑肽酶，每日 20 万～30 万 U，静脉滴注；叶绿素 A 5～20 mg，溶于 5% 葡萄糖盐水 200～500 mL 中静脉滴注。③ 镇痛解痉，杜冷丁 50～100 g，肌肉注射，或用阿托品、山莨菪碱、普鲁本辛、消炎痛。④ 抗感染选用广谱抗生素，如青霉素、氨苄青霉素、先锋霉素。⑤ 病重者可用肾上腺皮质激素，如氢化可的松 0.5～1 g，或地塞米松 10～20 mg 加入液体中静脉滴注，连用 2～3 日。

（4）必要时手术治疗。

8. 肝癌、胆癌、胰癌

（1）活血化瘀 通幽汤(桃仁、红花、生地黄、当归、甘草)加三七、丹参、蜣螂、枳壳、瓜蒌、半枝莲。

（2）扶正抗癌 扶正抗癌方(党参、黄芪、白术、茯苓、薏苡仁、制半夏、土茯苓、半枝莲、仙鹤草)加蚤休、丹参、鳖甲等。

（3）中成药 ① 复方天仙胶囊，每次 2～3 粒，每日 3 次，口服。② 六神丸，每次 20 粒，每日 3 次，口服。③ 征癌片，每次 4～6 片，每日 3 次，口服。④ 平消胶囊，每次 0.84～1.68 g，每日 3 次，口服。⑤ 鸦胆子乳注射液，5～10 mL 加入 5% 葡萄糖注射液或生理盐水 500 mL 中静脉滴注，1 个月为 1 个疗程。⑥ 鳖甲煎丸，每次 6～9 g，每日 2 次，口服。⑦ 葫芦素片，每次 0.3～0.6 mg，每日 3 次，口服。

（4）西医药治疗 ① 手术治疗。② 经肝动脉化疗栓塞。③ 消融治疗。④ 放射治疗。⑤ 生物治疗。⑥ 靶向治疗。

9. 血疸、蚕豆黄

（1）清热凉血止血 犀角地黄汤(水牛角尖、生地黄、白芍、牡丹皮)加茵陈、白茅根、仙鹤草等。

（2）西药治疗 ① 止血可用止血敏 0.25～0.5 g，每日 3 次，肌肉注射；安络血 10 mg，每日 3 次，口服；止血芳酸 0.6 g，静脉推注或滴注。② 肾上腺皮质激素，强的松每日 30～60 mg，分次口服。

（3）必要时在严格掌握输血指征的情况下进行输血。

10. 稻瘟病

(1) 清热解毒,凉血止血　清瘟败毒饮加减(金银花、连翘、板蓝根、竹叶、栀子、桔梗、黄芩、玄参、知母、芦根、鲜荷叶、水牛角尖、甘草、茵陈)。

(2) 中成药　① 六神丸,每次 10 粒,每日 2 次,口服。② 丹参注射液 40～60 mL,或板蓝根注射液 60～100 mL 加入 5%～10% 葡萄糖注射液中,分 2 次静脉滴注,5 日为 1 个疗程。

(3) 西药治疗　① 高热汗多、呕吐,林格氏液 1000～1500 mL,静脉滴注。② 氯霉素或四环素 2 g[儿童 25～40 mg/(kg·d)],分 4 次服,热减后剂量减半,连服 7～10 日;或用强力霉素 0.2～0.3 g(儿童酌减)顿服,连服 5～7 日。

11. 钩虫病(黄胖病)

(1) 榧子杀生丸　榧子、槟榔、百部、红藤、苦楝根皮各 21 g,雄黄 3 g,共为末,大蒜 9 g 取汁。分 3 日 9 次服,或 2 日 6 次服。

(2) 黄病绛矾丸　厚朴、陈皮各 6 g,苍术 9 g,红枣 10 g,甘草 3 g,水煎,送服绛矾 0.3 g。每日 1 剂。

(3) 西药治疗　① 一般治疗:硫酸亚铁 0.3～0.6 g,每日 3 次,口服,8～12 周为 1 个疗程;或枸橼酸铁铵溶液 20 mL,每日 2～3 次,口服。服铁同时服用维生素 C。② 驱虫治疗:丙硫咪唑,成人每日 200 mg(12 岁以下小儿减半量),顿服,连服 3 日;或甲苯咪唑 100～200 mg(儿童、年老体弱者酌减),早、晚空腹服,连服 3～4 日;或噻嘧啶,成人每日 10 mg/kg,临睡前服,连服 2～3 日。③ 抗菌治疗:青霉素首剂 40 万 U 肌肉注射,病情重者可 2 h 后追加 40 万 U,每日总量为 160 万～240 万 U。对青霉素过敏者,可用庆大霉素、四环素、多西环素、白霉素。

五、 对症处理

1. 常用退黄中药　茵陈、田基黄、黄柏、鸡骨草、金钱草等,可在辨病、辨证的基础上选用。

2. 常用中成药　茵栀黄口服液、复方胆通片、肝康宁片、益肝宁片等,可根据病证选用。

3. 单方验方

(1) 茵陈 30～60 g,水煎服。适用于各种原因引起的黄疸。

(2) 茵陈 15～30 g,板蓝根 30 g,龙胆草 15 g,水煎服,连服 15 日左右。适用于湿热所致黄疸。

(3) 青黛 1.5 g,明矾 3 g,装入胶囊,每日分 3 次服。

4. 针灸疗法

(1) 阳黄取胆俞、阳陵泉、内庭、太冲、足三里,用泻法。

(2) 阴黄取脾俞、胆俞、中脘、足三里、三阴交,用平补平泻加灸法。

第十三章 肾系症状

第一节 尿 痛

尿痛是指排小便时自觉阴器内疼痛的症状。常见于各种淋病类疾病,如热淋(尿路感染)、劳淋(慢性泌尿系感染)、石淋(泌尿系结石)、痨淋(膀胱结核)、花柳毒淋(性病)等,肾癌、膀胱癌、肾痨(肾结核)、肾著(慢性肾盂肾炎)等亦可见尿痛。

临床应对尿痛进行横向和纵向挖掘,进一步明确病种与证型,确立治则治法,若对以尿痛为主症的病种尚不能确定时,可暂以"尿痛待查"作为初步诊断,并进行辨证论治及对症处理。

一、 主症的纵向和横向挖掘

(一) 纵向挖掘

尿痛症状的纵向挖掘应注意询问尿痛疼痛程度的轻重,疼痛的性质、部位、病程长短、缓急等。

1. **程度** 尿痛程度有轻有重,多反映病情的虚实、病情的轻重。绞痛多见于石淋,如膀胱湿热证;疼痛剧烈者多属实证,如膀胱湿热证、心火亢盛证或下焦瘀滞证;隐隐疼痛者多属虚证,如阴虚湿热证或脾肾亏虚证。

2. **性质** 小便灼热疼痛多属热证,如膀胱湿热证或心火亢盛证;小便刺痛者多属血瘀,如下焦瘀滞证;排尿隐痛者多属虚证,如脾肾亏虚证;小便涩痛者多属膀胱湿热证、心火亢盛证。

3. **部位** 排尿时尿道疼痛或放射至腰骶部位,耻骨上区、会阴部位。

4. **病程长短、缓急** 起病急、病程短者多属实证,如膀胱湿热证、心火亢盛证或下焦瘀滞证等;起病缓、病程长者多属虚证或虚实夹杂证,如脾肾亏虚证或阴虚湿热证。

5. **存续状态** 疼痛偶然发作,时作时止,持续时间短者,多属病轻;发作频率高,持续时间长者,多属病重。

(二) 横向挖掘

结合中医望、闻、问、切四诊方法和体格检查、理化检查进行横向挖掘,完善病情资料。

1. **中医四诊**

（1）望诊

望面色：若伴有满面通红者，多属膀胱湿热证、心火亢盛证；若伴有两颧潮红者，多属阴虚湿热证；若伴有面白无华者多属脾肾亏虚证。

望舌象：舌红，苔黄腻者多属膀胱湿热证；舌尖红赤，苔黄者多属心火亢盛证；舌有斑点者多属下焦瘀滞证；舌红，少苔者多属阴虚湿热证；舌淡者多属脾肾亏虚证。

（2）闻诊　患者多因疼痛而呻吟，语声高亢者，多属实证，如心火亢盛证或膀胱湿热证；语声低微者，多属虚证，如脾肾亏虚证。

（3）问诊　常伴有尿频、尿急、余尿不尽、小腹隐痛、腰痛腰酸，尿液浑浊或夹血，或有砂石排出等症状。若伴有尿频尿急，发热，口苦口干者，多属膀胱湿热证；若尿少色赤，口渴引饮，心烦失眠，面赤口疮，大便秘结者，多属心火亢盛证；若伴有小腹挛急、胀痛或刺痛，小便频急而不畅，尿中带血者，多属下焦瘀滞证；若伴有腰酸腰痛，排尿不畅，头晕耳鸣，口干者，多属阴虚湿热证；若尿时淋漓不尽，伴有小腹坠胀，腰膝酸软，食少便溏，神疲乏力者，多属脾肾亏虚证。

（4）切诊　应结合脉象变化进行诊断。

若伴有肾区的叩击痛，多为尿中砂石、湿热之邪所致的膀胱湿热证。

2. **体格检查**　除全身检查外，应注意腰部、小腹部及外阴的检查。

3. **理化检查**　一般应做小便常规检查，必要时做尿细菌培养、X线腹部摄片、肾盂造影、B超、膀胱镜等检查，以助明确诊断。

通过横向挖掘，常与尿痛组合的症对主要有尿痛，尿急；尿痛，尿频；尿痛，腰痛；尿痛，尿血；尿痛，尿有砂石；尿痛，发热；尿痛，失眠；尿痛，心烦。

二、机制分析

1. **膀胱湿热**　因下阴不洁，移浊之邪侵入膀胱，酿成湿热；或嗜食辛辣肥甘酒类，损伤脾胃，酿湿生热，下注膀胱；或因其他脏腑有热，热灼津液，阴液亏损则尿少而浓，灼烁尿道，成为心火下移，排尿灼痛；或湿热蕴结，尿液受其煎熬，日积月久，尿中杂质结为砂石，阻滞气机，而为尿痛；湿热蕴结下焦，膀胱气化失常，水道不利，而致尿痛。

2. **气滞血瘀**　恼怒伤肝，气滞不宣，气郁化火，气火郁于下焦，影响膀胱气化，则小便艰涩疼痛；或外力损伤阴器、膀胱脉络，气滞血瘀，络脉运行不畅，而致尿痛。

3. **脏腑虚损**　久病不愈，或年老体弱，或劳累过度，房事不节，均可导致脾肾亏虚，脾虚则气下陷，肾虚则下元不固，以致时欲小便而作痛；肾阴亏虚，则虚火偏旺，虚火内灼，可见尿痛。

4. **心火亢盛**　因外邪化火入里，或情志抑郁，气郁化火，或嗜食肥腻厚味、辛辣之品，久蕴化热生火，心火亢盛，循经下移小肠，而致尿痛。

三、分证论治

尿痛的病位多在膀胱、心、下焦、脾、肾；单一病性多分属于火、血瘀、阴虚、气虚、阳虚，组合病性常为湿热。治法分别有清热、降火、祛湿、利尿、活血、助阳、补脾、益肾。

1. **膀胱湿热证**

证候：小便灼热疼痛或涩痛，伴尿频尿急，发热，口苦口干，舌红，苔黄腻，脉滑数。

证素：病位为膀胱，病性为湿热。

治法：清利膀胱。

主方：八正散（木通、萹蓄、车前子、瞿麦、滑石、大黄、栀子、甘草梢）。

加减举例：尿血者,加炒蒲黄、小蓟、白茅根；发热、口渴者,去大黄,加黄柏、生地黄、知母；小腹坠胀者,加乌药、川楝子；尿中有砂石者,加石韦、金钱草、鸡内金。

2. 心火亢盛证

证候：小便灼痛,伴尿少色赤,口渴引饮,心烦失眠,面赤口疮,大便秘结,舌尖红赤,苔黄,脉数。

证素：病位为心,病性为火。

治法：清心利膀胱。

主方：导赤散（生地黄、木通、竹叶、甘草）。

加减举例：尿血者,加小蓟、白茅根；发热、烦躁者,加栀子、莲子心、麦冬；大便秘结者,加生大黄。

3. 下焦瘀滞证

证候：尿涩痛,小腹挛急、胀痛或刺痛,伴小便频急而不畅,尿中带血,舌有斑点,脉弦涩。

证素：病位为下焦,病性血瘀。

治法：活血行滞。

主方：沉香散（冬葵子、滑石、石韦、王不留行、白芍、当归、甘草、陈皮、沉香）。

加减举例：常加牡丹皮、赤芍、乌药。

4. 阴虚湿热证

证候：尿痛,伴腰酸腰痛,排尿不畅,头晕耳鸣,口干,舌红,少苔,脉细数。

证素：病位为肾、膀胱,病性为阴虚、湿热。

治法：滋阴通淋。

主方：知柏地黄汤（熟地黄、山药、山茱萸、茯苓、泽泻、牡丹皮、知母、黄柏）。

加减举例：常加车前草、忍冬藤。

5. 脾肾亏虚证

证候：排尿隐痛,伴淋漓不尽,小腹坠胀,腰膝酸软,食少便溏,神疲乏力,面白少华,舌淡,脉弱。

证素：病位为脾、肾,病性为气虚、阳虚。

治法：补益脾肾。

主方：无比山药丸（肉苁蓉、山药、熟地黄、山茱萸、茯神、菟丝子、五味子、赤石脂、巴戟天、泽泻、杜仲、牛膝）。

加减举例：可加车前子、白花蛇舌草；气短、气坠者,加黄芪、人参、升麻。

四、辨病施治

（一）辨病思路

1. 高温劳作、暑季炎热、烧伤、饮水极少等情况下,尿液极少而排尿灼热疼痛者,一般是津液亏竭所致,增加饮水量等一般即可尿量增加而排尿不痛。

2. 新起尿痛并有尿频、尿急,或有尿血者,一般为热淋、肾痨。

3. 经常排尿时自觉隐痛,伴腰痛,劳累或外感时较明显者,多为劳淋。

4. 突起排尿剧痛,排尿不畅,或为血尿,或有砂石排出者,为石淋。

5. 妇女妊娠期间出现尿痛、尿急、尿频者,为子淋。妇女产后出现尿痛、尿频、尿急者,为产后小便淋痛。

6. 缓起排尿疼痛,并有尿急、尿频,低热、盗汗、消瘦、乏力等症,膀胱区压痛者,可能是劳淋、痨淋;腰痛并有压痛者,可能为肾痨、肾著。

7. 有不洁性交史,出现尿痛,并有尿频、尿急,尿道口有米泔水样浊物或脓液溢出者,为花柳毒淋。

8. 膀胱及肾的癌病,或可有尿痛的症状,多伴尿血,中老年见之者应警惕。

9. 妇女带下量多,或见尿频、尿痛者,可见于盆腔炎。

(二)按病论治

1. 热淋、子淋

(1)清利湿热,利水通淋　八正散(木通、萹蓄、车前子、瞿麦、滑石、大黄、栀子、甘草梢)。

(2)中成药、单方　① 导赤丸,每次10 g,每日3次,口服。② 金熊炎必克,每次3粒,每日2次,口服。③ 穿心莲片,每次5片,每日3次,口服。④ 鲜车前草50~100 g;或穿心莲、金钱草各30 g,水煎服。

(3)西药抗菌治疗　可用磺胺甲基异噁唑2.0 g、甲氧苄氨嘧啶0.4 g、碳酸氢钠1.0 g,1次顿服,或羟氨苄青霉素3.0 g,1次顿服,连服3日。

2. 劳淋

(1)补益脾肾,佐以清热利湿　无比山药丸(肉苁蓉、山药、熟地黄、山茱萸、茯神、菟丝子、五味子、赤石脂、巴戟天、泽泻、杜仲、牛膝)加车前草、白花蛇舌草、黄芪等。

(2)中成药、单方　① 六味地黄丸或知柏地黄丸,每次9 g,每日2次,口服。② 穿心莲、金钱草各30 g,水煎服。③ 西药可用氟哌酸、复方新诺明、庆大霉素等抗菌消炎。

3. 痨淋

(1)清热利湿,杀虫解毒　四妙丸合导赤散加减(黄柏、苍术、牛膝、薏苡仁、通草、土茯苓、赤小豆、泽泻、小蓟、生地黄、竹叶、甘草梢、百部、白及)加减。

(2)复方蜈蚣散　蜈蚣600条,三七100 g,白及、紫河车各200 g,百部、猫爪草各2000 g。前4味制成胶囊服用,后2味水煎,以上为1个疗程(100天)剂量。

(3)西药治疗　可选用异烟肼、雷米封、对氨基水杨酸钠、利福平、乙胺丁醇等,2~3种联合使用。

4. 花柳毒淋

(1)清热利湿,解毒通淋　清浊消毒饮(土茯苓、金银花、甘草、滑石、连翘、陈皮、薏苡仁、麦冬、槐花、栀子、赤芍、石韦、琥珀)。

(2)西药治疗　大剂量青霉素或氨苄青霉素、头孢三嗪等肌肉注射或静脉给药。

5. 石淋　参"腰痛—按病论治—石淋"。

五、对症处理

1. 体针疗法　可取膀胱俞、三阴交、命门、阳陵泉等穴。

2. 常用止淋痛中药　车前草、木通、竹叶、甘草梢、乌药、橘核、川楝子、三七、牛膝、六一散等,可在辨病、辨证的基础上选用。

第二节 夜 尿 多

夜尿多是指夜间小便次数及尿量增加的症状。常见于老人及神衰(神经衰弱)、神劳(神经衰弱症)、血劳、髓劳、血风劳、久病肾虚(慢性肾衰)、肾劳、瘿劳、肾垂、石水、肾水等患者。

临床应对夜尿多进行横向和纵向挖掘,进一步明确病种与证型,确立治则治法,若对以夜尿多为主症的病种尚不能确定时,可暂以"夜尿多待查"作为初步诊断,并进行辨证论治及对症处理。

一、 主症的纵向和横向挖掘

(一)纵向挖掘

夜尿多症状的纵向挖掘应注意询问夜尿的次数、尿量等。

1. **次数** 夜间小便次数增加,一般在二三次以上。

2. **尿量** 尿量增多,一般指夜间尿量超过全日的1/4。白昼小便正常,独夜间尿多,故有别于小便频数。

(二)横向挖掘

结合中医望、闻、问、切四诊方法和体格检查、理化检查进行横向挖掘,完善病情资料。

1. **中医四诊**

(1)望诊

望面色:面色淡白者,多属肾阳亏虚证。

望舌象:舌淡胖,苔白者,多属肾阳亏虚证、脾肾虚寒证。

(2)问诊 应注意询问昼、夜小便的次数、尿量、尿色,排尿感觉等,既往健康和患病情况,饮食、睡前饮水、睡眠、大便等。若小便清长,夜尿多伴有畏冷肢凉,腰膝酸软或腰痛者,多属肾阳亏虚证;若夜尿频而量多伴有睡眠不宁,多梦健忘,神疲乏力,食少,腹胀,腰膝酸软,耳鸣,畏冷肢凉者,多属脾肾虚寒证。

(3)切诊 脉沉迟无力者,多属肾阳亏虚证;脉弱者,多属脾肾虚寒证。

2. **体格检查** 应注意患者气色,有无水肿,肢体温凉,并注意测量血压。

3. **理化检查** 应测量昼、夜尿量,做小便常规、血常规检查,必要时测尿比重,选做小便生化、肾功能、血肌酐、尿素氮等检查。

通过横向挖掘,常与夜尿多组合的症对主要有:夜尿多,腰痛;夜尿多,畏寒;夜尿多,失眠;夜尿多,腰膝酸软;夜尿多,畏冷肢凉;夜尿多,心烦;夜尿多,失眠;夜尿多,健忘;夜尿多,耳鸣。

二、 机制分析

1. **肾阳虚衰** 素体阳虚或年高久病,或房劳过度,致肾阳不足,封藏失职,膀胱不约,遇夜间阴盛阳衰,摄纳无权,故尿频尿多。

2. **脾肾虚寒** 多因命门火衰,不能温煦脾阳,或脾阳虚衰不能充养肾阳,致脾肾两虚,下元温摄不固,故于夜间阴盛阳衰之时尿量增多。

三、 分证论治

夜尿多病位多在肾、脾,病性多属阳虚、气虚。治法多用温阳、补气、固涩、止尿。

1. 肾阳亏虚证

证候:小便清长,夜尿多,伴畏冷肢凉,腰膝酸软或腰痛,面色淡白,舌淡胖,苔白,脉沉迟无力。

证素:病位为肾,病性为阳虚。

治法:温补肾阳,固脬止尿。

主方:菟丝子丸(菟丝子、肉苁蓉、牡蛎、五味子、鹿茸、鸡内金、桑螵蛸),或桑螵蛸散(桑螵蛸、远志、石菖蒲、龙骨、人参、茯神、当归、龟甲)。

加减举例:肢冷、面白者,加肉桂、韭子、巴戟天。

2. 脾肾虚寒证

证候:夜尿频而量多,伴睡眠不宁,多梦健忘,神疲乏力,食少,腹胀,腰膝酸软,耳鸣,畏冷肢凉,舌淡苔白,脉弱。

证素:病位为脾、肾,病性为气虚、阳虚。

治法:脾肾双补,温阳固涩。

主方:固脬汤(羊脬、沙蒺藜、山茱萸、茺蔚子、黄芪、升麻、茯神、当归、芍药)。

加减举例:畏冷肢凉者,加附子、肉桂、干姜;余尿不禁者,加桑螵蛸、覆盆子、龙骨;气虚明显者,加党参、黄精;肾虚明显者,加菟丝子、益智仁、山药、补骨脂。

四、 辨病施治

(一)辨病思路

1. 夜尿多常见于年老、体弱、久病的患者,可以没有明确的独立疾病诊断。

2. 思虑劳神太过,睡眠不实,多梦易醒,白昼神疲乏力者,可有夜尿多的表现,常见于神劳。

3. 血劳、髓劳、血风劳、肾劳[黑疸]、瘿劳、肾垂等虚劳类疾病,可有夜尿多的表现。

4. 石水、肾水、慢性肾衰等,亦有表现为夜尿多者,根据肾病病史、水肿、蛋白尿、血肌酐、尿素氮等检查,一般可以明确诊断。

(二)按病论治

1. 神劳等虚劳类病变

(1)补心安神　安神补心汤(丹参、五味子、石菖蒲、合欢皮、旱莲草、女贞子、夜交藤、生地黄、珍珠母)加减。

(2)中成药、单方　① 眠安宁,每次 20 mL,每日 2 次,口服。② 龟鹿二仙膏,每次 15～20 mL,每日 3 次,口服。③ 狗肉 250 g,炖黑豆 100 g,吃肉喝汤。

2. 肾垂　参"腰痛—按病论治—肾垂"。

五、 对症处理

1. 中成药　金匮肾气丸、补中益气丸等。

2. **针灸疗法**　取气海、中极、关元、三阴交、阴陵泉、肾俞、足三里等穴,补法、温针或艾灸。

第三节　尿　　血

尿血是指血随小便排出的症状。若目视尿呈"洗肉水样"或带血色,甚至尿中有血丝或血凝块,现称为肉眼血尿;若是目视无"血"的尿,仅在显微镜下查出红细胞,称为镜下血尿。石淋(尿路结石)、热淋(下尿路急性感染)、肾痈(急性肾盂肾炎)、肾痨(肾结核)、痨淋(膀胱结核)、皮水(急性肾小球肾炎)、石水(慢性肾小球肾炎)、正水(急进性肾小球肾炎)、肾癌(肾细胞癌)、膀胱癌、肾垂(肾下垂)、丝虫病、疫斑热(流行性出血热)、稻瘟病(钩端螺旋体病)、血溢病(血友病)等常可见尿血。

临床应对尿血症状进行纵向和横向挖掘,进一步明确尿血的病种与证型,确立治则治法,若对导致尿血的病种尚不能确定时,可暂以"尿血待查"作为初步诊断,并进行辨证论治及对症处理。

一、主症的纵向和横向挖掘

(一)纵向挖掘

尿血症状的纵向挖掘应注意询问尿血发生的原因,既往病史,尿血的颜色、质地、病程、缓急等。

1. **病因、诱因**　注意询问有无服用易使尿着色或对肾脏有损害的食物或药物,情志状况,有无剧烈运动及腰部或腹部外伤史,女性应询问是否处于经期。因情志抑郁所致者多属气滞血瘀证;因思虑劳累过度或素体虚弱所致者多属脾肾气虚证。

2. **病史**　应注意询问既往有无泌尿系疾病(炎症、结石、肿瘤)以及全身性疾病(髓劳、血溢病、疫斑热)等病史。

3. **辨血量、血色、质地**　出血量少者,尿色微红,一般如洗肉水样;出血量大者,尿色较深,可呈咖啡色,红棕色或茶色;尿中夹有血丝、血块者,多属于瘀血内停。

4. **辨出血时段**　初血尿:血尿仅见于排尿的开始,病变多在尿道;终末血尿:排尿行将结束时出现血尿,病变多在膀胱三角区、膀胱颈部或后尿道;全程血尿:血尿出现在排尿的全过程,出血部位多在膀胱、输尿管或肾脏。

5. **病程、缓急**　病程短,起病急,尿色鲜红者多属实证,如血热动血证;病程长,起病缓,尿血时作时止,尿色淡者多属虚证,如脾肾气虚证。

(二)横向挖掘

结合中医望、闻、问、切四诊方法和体格检查、理化检查进行横向挖掘,完善病情资料。

1. **中医四诊**

(1)望诊

望头面:若伴衄血多属血热动血证;若伴面赤、口疮多属心火亢盛证;若伴两颧潮红多属阴虚火旺证;若伴面色不华多属脾肾气虚证。

望皮肤:若伴身见斑疹多属血热动血证。

望舌象:舌红,苔黄腻多属膀胱湿热证;舌尖红赤,苔黄多属心火亢盛证;舌红绛,苔黄干多属血热动血证;舌质紫暗或有斑点多属气滞血瘀证。

（2）问诊 若伴发热,口苦口干多属膀胱湿热证;若伴心烦失眠,口渴引饮,大便秘结多属心火亢盛证;若伴高热烦躁,口渴饮冷,大便干结或便血多属血热动血证;头晕耳鸣,颧红潮热,心烦口干,腰膝酸软多属阴虚火旺证;若伴头晕耳鸣,体倦乏力,气短声低,食少腹胀,腰脊酸痛多属脾肾气虚证。

（3）切诊 注意全身淋巴结、肝脾有无肿大,注意皮肤的触感、温度等。若触及小腹时刺痛拒按,或可触及包块,多属气滞血瘀证。

此外还应结合脉象变化进行诊断。

2. **体格检查** 应注意腹部有无按压痛、腰部叩击痛和腰腹部可否扣及包块等。

3. **理化检查** 小便常规检查,如果每个高倍视野中有5个以上的红细胞,即为血尿。必要时可做X线腹部平片、超声检查泌尿系及盆腔器官、静脉肾盂造影、骨髓穿刺等,以提供诊断依据。

通过横向挖掘,常与尿血组成症对的主要有尿血、肾区绞痛;尿血、尿频/尿急/尿痛;尿血、水肿;尿血、腰痛;尿血、皮肤黏膜出血等。

二、 机制分析

1. 外感之邪,入里化热,热结膀胱;或感受热毒之邪,由表入里,侵犯营血,火毒内盛;或因烦劳过度,或情志内伤,耗伤心阴,心火亢盛,热移于膀胱,均可致血液妄行,导致肾与膀胱脉络受损,血溢水道而成尿血。

2. 因房事不节,相火妄动,或因忧劳过度而伤肾阴,阴虚火旺,虚火灼伤肾及膀胱脉络而致尿血。

3. 因思虑劳累而伤心脾,致脾气亏虚,统摄无权,血不循经,或劳倦内伤,或久病体弱,致肾气亏虚,封藏失职,血随尿出而成血尿。

4. 情志不遂,气机郁滞,气滞血瘀;或撞击、手术等外力伤及肾或膀胱;或毒物、药物损伤肾络,均可致血行瘀滞,久瘀则络脉破损而成尿血。

三、 分证论治

尿血病位多在肾、膀胱、心、脾;单一病性多属热（火）、湿、湿热、阴虚、气虚、气滞,组合病性多属湿热、血热动血、气滞血瘀。治法分别有凉血、止血、清心、泻火、清热、解毒、滋阴、健脾、补肾、养血、行气、化瘀等。

1. **膀胱湿热证**
证候:尿血鲜红,伴小便灼热疼痛,发热,口苦口干,舌红,苔黄腻,脉数。
证素:病位为膀胱,病性为湿热。
治法:清利膀胱,凉血止血。
主方:小蓟饮子（生地黄、小蓟、滑石、通草、炒蒲黄、淡竹叶、藕节、当归、栀子、甘草）。
加减举例:小便涩痛者,可加黄柏、白茅根;尿中夹有血块者,加桃仁、红花、牛膝。

2. **心火亢盛证**
证候:尿血鲜红,伴小便短黄、灼热疼痛,心烦失眠,面赤口疮,口渴引饮,大便秘结,舌尖红赤,苔黄,脉数。
证素:病位为心,病性为热（火）。

治法：清心泻火,凉血止血。

主方：导赤散(生地黄、木通、竹叶、甘草)合小蓟饮子(生地黄、小蓟、滑石、通草、炒蒲黄、淡竹叶、藕节、当归、栀子、甘草)。

加减举例：心烦口苦者,加莲子心、黄连、龙胆草;尿血量多者,加槐花、白茅根。

3. 血热动血证

证候：尿血鲜红,伴高热烦躁,口渴饮冷,身见斑疹,或衄血,大便干结或便血,舌红绛,苔黄干,脉数。

证素：病位为血分,病性为血热、动血。

治法：清热解毒,凉血止血。

主方：犀角地黄汤(水牛角尖、生地黄、牡丹皮、赤芍)。

加减举例：出血量多者,加小蓟、藕节、白茅根;大便秘结者,加大黄、枳实;热甚烦渴者,加天花粉、葛根、玉竹、黄芩。

4. 阴虚火旺证

证候：小便短赤带血,伴头晕耳鸣,颧红潮热,心烦口干,腰膝酸软,舌质红,苔少,脉细数。

证素：病位为膀胱,病性为阴虚。

治法：滋阴降火,凉血止血。

主方：知柏地黄汤(熟地黄、山药、山茱萸、茯苓、牡丹皮、泽泻、知母、黄柏)。

加减举例：小便血多者,加白茅根、小蓟、旱莲草、蒲黄;潮热颧红者,加地骨皮、白薇。

5. 脾肾气虚证

证候：久病尿血色淡红,伴小便频数,头晕耳鸣,面色不华,体倦乏力,气短声低,食少腹胀,腰脊酸痛或兼齿衄、紫斑,舌质淡,脉弱。

证素：病位为脾、肾,病性为气虚。

治法：补益脾肾,养血止血。

主方：补中益气汤(黄芪、人参、白术、当归、陈皮、升麻、柴胡、甘草)合无比山药丸(肉苁蓉、山药、熟地黄、山茱萸、茯苓、菟丝子、五味子、赤石脂、巴戟天、泽泻、杜仲、牛膝)。

加减举例：畏冷肢凉者,加附子、干姜。

6. 气滞血瘀证

证候：尿血,血色较暗,伴小腹刺痛拒按,或可触及包块,时有低热,舌质紫暗或有斑点,苔薄,脉细涩或沉涩。

证素：病位在膀胱,病性为气滞、血瘀。

治法：行气化瘀止血。

主方：茜根散(茜草根、侧柏叶、瓜蒌、贝母、生地黄、当归、红花、甘草)。

加减举例：小腹有积块者,可加牡蛎、夏枯草、丹参、莪术等。

四、辨病施治

(一)辨病思路

1. 首先应排除月经、前后阴出血污染尿液,或某些食物及药物使尿液着色　食物或药物使尿着色者,小便镜检无红细胞,或隐血试验阴性。

2. **根据伴随症状等病情进行诊断**

（1）尿血而伴有少尿、水肿、血压高、蛋白尿、管型尿者，多属皮水、石水、正水。

（2）伴有腰腹绞痛者，常为石淋所致。

（3）有痨病史者见尿血，应考虑肾痨、痨淋。

（4）中年以上无痛性、间歇性尿血，应警惕肾癌、膀胱癌。

（5）急起尿频、尿急、尿痛，或伴腰痛、发热者，应考虑肾痈、热淋。

（6）随立位工作时间延长，腰酸、腰痛、尿血加剧者，应考虑肾垂。

（7）尿中有血块和乳糜凝块者，多由丝虫病引起。

（8）急起发病，伴高热，皮肤黏膜有出血点及其他部位出血者，应考虑疫斑热、稻瘟病等。

（9）血溢病之出血，不仅为尿血，且有出血难止的特点。

（10）由外伤引起者，则有腰、腹或泌尿系损伤史，或尿路器械检查和肾穿刺史。

（11）应用磺胺药、水杨酸盐类、环磷酰胺、汞剂、砷、甘露醇、斑蝥等后而尿血者，多为药物的副作用或毒性作用所致。

（二）按病论治

1. **石淋** 参"腰痛—按病论治—石淋"。

2. **热淋**

（1）清热利湿，凉血止血 小蓟饮子（生地黄、小蓟、滑石、通草、炒蒲黄、竹叶、藕节、当归、栀子、甘草）。

（2）中成药、单方 ① 导赤丸，每次 10 g，每日 3 次，口服。② 金熊炎必克，每次 3 粒，每日 2 次，口服。③ 穿心莲片，每次 5 片，每日 3 次，口服。④ 鲜车前草 50～100 g；或穿心莲、金钱草各 30 g，水煎服。

（3）西药抗菌治疗 可用磺胺甲基异噁唑 2.0 g，甲氧苄氨嘧啶 0.4 g，碳酸氢钠 1.0 g，1 次顿服，或羟氨苄青霉素 3.0 g，1 次顿服，连服 3 日。

3. **膀胱癌**

（1）清热利湿，解毒消肿 龙蛇羊泉汤（龙葵、白英、蛇莓、土茯苓、灯心草、海金沙、白花蛇舌草）加半枝莲、半边莲、仙鹤草、生地榆、蒲黄、蚤休、大蓟、小蓟等。

（2）中成药 ① 芦笋精冲剂，每次 1 包（10 g），每日 3 次，温开水冲服。② 龙胆泻肝丸，每次 9 g，每日 2～3 次，口服。

（3）其他疗法 应尽早手术治疗。必要时配合化疗和放疗。其他尚有激光治疗、光动力学治疗、复方硫酸铝经膀胱注射治疗等。

4. **疫斑热、稻瘟病** 参"咯血—按病论治—疫斑热、稻瘟病"。

5. **血溢病** 参"咯血—按病论治—血溢病"。

五、对症处理

1. **常用止血中药** 大蓟、小蓟、地榆、紫珠、白茅根、蒲黄、苎麻根、血余炭、三七等，可在辨病、辨证的基础上选用。

2. **单方验方**

（1）白茅根 30～60 g，煎服，治热证尿血。

（2）鲜车前草、鲜藕、鲜小蓟草各60 g,共捣汁,空腹服,治各种尿血。

3. **针灸疗法**

（1）体针疗法　心火内动者,取劳宫、行间、中极、阴陵泉、小肠俞;脾肾气虚者,取隐白、关元、足三里、脾俞、膈俞、肾俞、三阴交。

（2）耳针疗法　取脾、肾、肾上腺、膀胱。

4. **西药治疗**　止血剂如维生素 K、安络血、氨基己酸、卡络磺钠等,可酌情选用。

第十四章　形体及动态症状

第一节　肥　　胖

肥胖是因嗜食肥甘,喜静少动,脾失健运,痰湿脂膏积聚,以形体发胖超过正常水平,并伴困倦乏力等为主要表现的形体症状。导致肥胖的常见疾病有肥胖病、肾亢(库欣病)、瘿劳(甲状腺功能减退)、药物性肥胖等,同时肥胖患者容易并发风眩(高血压病)、胸痹(缺血性心脏病)、消渴(糖尿病)等病。

临床应对肥胖进行纵向和横向挖掘,进一步明确肥胖的病种与证型,确立治则治法,若对导致肥胖的病种尚不能确定时,可暂以"肥胖待查"作为初步诊断,并进行辨证论治及对症处理。

一、主症的纵向和横向挖掘

(一)纵向挖掘

症状表现脂肪堆积过多,体重异常增加。应询问饮食习惯、生活习性、从事工种、既往病史、家族病史等内容。

1. **饮食习惯**　了解患者平素是否喜食肥甘厚味。

2. **部位**　脂肪主要分布在内脏和上腹部皮下,称为"腹型"或"中心性"肥胖;脂肪主要分布于下腹部、臀部和股部皮下,称为"外周性"肥胖。中心性肥胖者发生代谢综合征的危险性较大,而外周性肥胖者减肥更为困难。

3. **发病因素**　肥胖可由多种因素相互作用产生,如遗传性因素,Laurence-Moon-Biedl 综合征和 Prader-Willi 综合征等,或瘦素基因(OB)、瘦素受体基因、阿片−促黑素细胞皮质素原(POMC)基因等;环境因素,如进食多、体力活动不足、文化因素等。

4. **程度**　体重指数(详见下文)≥24 为超重,≥28 为肥胖;男性腰围≥85 cm 和女性腰围≥80 cm为腹型肥胖。应注意肥胖症并非单纯体重增加,若体重增加是肌肉发达,则不应认为是肥胖。

(二)横向挖掘

结合中医望、闻、问、切四诊方法和体格检查、理化检查进行横向挖掘,完善病情资料。

1. 中医四诊

（1）望诊 望形体：形体肥胖，眼面虚肿，阴毛稀疏者，多属脾肾阳虚证；头面、胸腹及躯干向心性肥胖，脱发，多毛，面部痤疮者，多属阴虚阳亢证。

（2）问诊 若伴疲乏嗜睡，肢体沉重，脘腹痞胀，恶心欲吐者，多属痰湿内阻证；若伴畏冷肢凉，腹胀便溏，久泄不止或五更泄泻，完谷不化，腰部或少腹冷痛，小便清长，夜尿多，性欲减退，腰膝酸软，耳鸣眩晕者，多属脾肾阳虚证；若伴畏寒怕冷，嗜睡懒言，体重增加，肢体浮肿，小便短少，心悸胸闷，反应迟钝者，多属阳虚水泛证；若伴食欲亢进，或有耳鸣，失眠多梦，健忘，性情急躁者，多属阴虚阳亢证。

2. 体格检查

体格检查应测体重、身高，计算体重指数并与正常人相比较，还应测量皮下脂肪厚度，为疾病诊断提供线索。标准体重（kg）为［身长（cm）－100］×0.9，体重超过正常标准的20%，或体重指数（BMI）＝体重（kg）/身长^2（m^2）＞24，并排除由浮肿或肌肉发达所致，视为肥胖。肢体浮肿，按之凹陷不易复起者，为水肿而非肥胖。

3. 理化检查

一般需进行有关内分泌及代谢系统的检查，以明确诊断。

通过横向挖掘，常与肥胖组合的症对主要有肥胖、自汗；肥胖、疲乏；肥胖、情绪异常；肥胖、嗜睡；肥胖、身重；肥胖、关节痛等。

二、机制分析

肥胖系体内脂膏积聚过多所致。饮食摄入人体后，经胃之磨谷，脾之运化而转化为水谷精气。精气奉养人体，精气过多则以脂膏形式储存。肥胖的形成主要为饮食无节与过逸少动两个方面，并有体内运化失常、药物损害等因素参与。肥胖的病理关键在于脾胃失健，运化不足，脂膏积聚。肥胖患者容易并发风眩、胸痹、消渴等病。

1. 饮食无节

善食多食，嗜食肥甘，脾气运化不及，脂膏转输失常而积聚体内，形体日渐肥胖。

2. 过逸少动

素性喜静少动，阳气虚弱，脾气失健，精微不化，脂膏利用失常而停聚，形成肥胖。

3. 运化失常

阴脏之体，素体脾胃运化功能不足，或因痨劳等病，阳气亏虚，脏腑功能虚损，水谷不能化生精微而聚积成脂膏；或因命火偏旺，阴虚阳亢，脂膏蓄积于面部、躯干及胸腹部而为向心性肥胖，四肢脂膏积蓄则减少。

4. 药物损害

口服避孕药、吩噻嗪、赛庚啶，精神病或某些疾病患者长期使用氯丙嗪、胰岛素或蛋白合成制剂，可使患者胃火炽盛，食欲亢进，摄食不能为脾胃所运化，脂膏积聚，发为肥胖。

三、分证论治

肥胖病位多在脾、肾；病性多属痰、湿、气虚、阳虚、血虚、阴虚，组合病性多为痰湿、气血两虚等。治法分别有化痰、燥湿、健脾、温肾、利水、潜阳等。

1. 痰湿内阻证

证候：形体肥胖，疲乏嗜睡，肢体沉重，脘腹痞胀，恶心欲吐，胸闷咯痰，舌淡胖，苔白滑或白腻，脉滑或濡。

证素：病位为里，病性为痰、湿。

治法：化痰燥湿。

主方：苍附导痰丸(制半夏、陈皮、茯苓、甘草、制南星、枳壳、香附、苍术)。

加减举例：可去制南星,加荷叶、焦山楂;苔黄、口渴,加知母、黄连、栀子;便秘,加大黄。

2. 脾虚湿困证

证候：形体肥胖,肢体沉重,神疲乏力,食少脘痞,腹胀便溏,恶心欲吐,舌苔白腻,脉濡缓。

证素：病位为脾,病性为气虚、湿。

治法：健脾化湿。

主方：调中益气汤(木香、黄芪、人参、甘草、陈皮、升麻、柴胡、苍术)。

加减举例：可选加草决明、山楂、厚朴;皮肤紫斑,加桃仁、红花、川芎、当归、蒲黄。

3. 脾肾阳虚证

证候：形体肥胖,畏冷肢凉,腹胀便溏,久泄不止或五更泄泻,完谷不化,腰部或少腹冷痛,小便清长,夜尿多,性欲减退,腰膝酸软,或眼面虚肿,阴毛稀疏,耳鸣眩晕,阳痿滑精,妇女闭经,舌淡,苔白,脉沉迟无力。

证素：病位为脾、肾,病性为阳虚。

治法：温补脾肾。

主方：附子理中汤(附子、人参、白术、干姜、甘草),或金匮肾气丸(熟地黄、山药、山茱萸、茯苓、泽泻、牡丹皮、附子、肉桂)。

加减举例：可加黄芪、山楂、巴戟天,去牡丹皮。

4. 气血两虚证

证候：疲乏无力,少气懒言,面色苍白,失眠健忘,食少腹胀,心慌心悸,皮肤干燥,舌淡,苔少,脉细无力。

证素：病位为里,病性为气虚、血虚。

治法：补益气血。

主方：八珍汤(人参、白术、茯苓、甘草、当归、川芎、白芍、熟地黄)。

加减举例：可加远志、山药、黄芪等。

5. 阴虚阳亢证

证候：头晕头痛,头面、胸腹及躯干向心性肥胖,脱发,多毛,面部痤疮,食欲亢进,或有耳鸣,失眠多梦,健忘,性情急躁,便结溲黄,舌红,苔黄,脉数。

证素：病位为里,病性为阴虚。

治法：滋阴潜阳。

主方：大补阴丸(知母、黄柏、熟地黄、龟甲、猪脊髓),或麦味地黄汤(麦冬、五味子、熟地黄、山茱萸、山药、牡丹皮、泽泻、茯苓)。

加减举例：可加生龙骨、生牡蛎、生地黄、野菊花、夏枯草、龙胆草等。

四、辨病施治

(一) 辨病思路

1. 体重超过正常标准20%,各种检查正常,无脏腑器质性损害者,多数为肥胖病。一般伴有善食、易疲乏、嗜睡少动、胸闷等症,部分患者面部、乳晕及腹部、腿部等处有淡红色或紫黑色斑纹及沉着。

2. 面部及躯干、胸腹部肥胖但四肢不胖而呈向心性肥胖,有脱发、多毛及痤疮症状,伴头晕头痛,血压增高,24 小时尿 17 -羟皮质类固醇和 17 -酮类固醇增高者,可能为肾亢,患者可有抑郁、记忆力减退、失眠、脾气暴躁等神志症状,女性有闭经及月经过少,可呈男性化;男性有阳痿。

3. 体重中度增加,呈臃肿面容,怕冷少汗,眉毛外侧 1/3 脱落,心率减慢,便秘者,为瘿劳,甲状腺功能检查显示血清 T_3、T_4 水平下降,甲状腺摄碘率低平。

4. 口服避孕药、吩噻嗪及赛庚啶,或使用氯丙嗪、胰岛素、强的松等药后出现食欲亢进和肥胖者,为药物性肥胖,停药一段时间后这种肥胖多逐渐消失。

5. 多寐、痰厥、消渴、肝癖、胆胀、胆石、奶癖等病,常见于身体肥胖的患者。

(二) 按病论治

1. 肥胖病

(1) 健脾祛湿　首乌白术减肥汤(何首乌、白术、桑寄生、丹参、茵陈、草决明、当归、山楂、茯苓、泽泻)。

(2) 中成药　① 消补减肥片,每次 3～4 g,每日 3 次,口服。② 轻身降脂乐,每次 1 袋,每日 2 次,口服。

(3) 西药治疗　① 食欲抑制剂,芬氟拉明 10～20 mg,餐前 15 分钟服。② 代谢增强剂,干甲状腺片 40～60 mg,每日 2～3 次,口服。

(4) 其他　限制脂肪和含糖食品,加强体力劳动和体育锻炼。

2. 肾亢

(1) 清热化痰　黄连温胆汤(黄连、半夏、陈皮、茯苓、生姜、竹茹、甘草)加柴胡、何首乌等。

(2) 中成药　① 知柏地黄丸,每次 9 g,每日 3 次,口服。② 龙胆泻肝丸,每次 6 g,每日 2 次,口服。

(3) 西医治疗　① 肾上腺皮质增生、腺瘤或癌,必要时可手术切除,或用化疗、放疗。② 长期服用皮质激素所致者,应逐渐停药。

五、 对症处理

1. 控制饮食　每日脂肪摄入量限制在总热量的 30% 以内,如可能以 25% 甚至 20% 更好;饱和与不饱和脂肪的比例保持 1:1(甚至 1:2);同时使胆固醇每日摄入量限制在 300 mg 以内。

2. 坚持运动和体力活动　每周运动不少于 5 h,不少于 5 次。

3. 西药治疗　可选用降脂类药物。

4. 药物性肥胖患者　停用引起肥胖的有关药物。

5. 耳针疗法

主穴取内分泌、神门,配穴取三焦、口、胃、肺、贲门,每次 1～2 穴,用王不留行籽加压得气后胶布固定,每周换 1 次,10 次为 1 个疗程。

6. 单方验方

(1) 牵牛子 10～30 g,炒草决明、泽泻、白术各 10 g,山楂、制何首乌各 20 g,煎水代茶饮服。

(2) 槟榔、厚朴、青皮、苍术、制半夏、茯苓、枳壳、白芥子、焦山楂各 15 g,大黄 7.5 g,水煎服。

(3) 连皮冬瓜,每日 1000 g,作菜服。

（4）生山楂 15 g，红茶适量，每日泡茶饮服。

（5）防风通圣散，每次 10 g，每日 3 次。

（6）麻子仁丸，每次 6 g，每晨 1 次，焦荷叶煎水送服，以大便微利为度。

第二节 水 肿

水肿是指眼睑、头面、四肢、腹背或全身浮肿的症状。水肿为心、肝、肾病变的常见症状之一。心衰（心源性水肿）、肾水（肾病综合征）、风水（血管神经性水肿）、皮水（急性肾小球肾炎）、石水（慢性肾小球肾炎）、正水（急进性肾小球肾炎）、溢饮（内分泌功能失调性水肿）、脾水（营养不良性水肿）、经行浮肿、子肿（妊娠水肿）等均可导致。

临床应对水肿进行纵向和横向挖掘，进一步明确水肿的病种与证型，确立治则治法，若对导致水肿的病种尚不能确定时，可暂以"水肿待查"作为初步诊断，并进行辨证论治及对症处理。

一、主症的纵向和横向挖掘

（一）纵向挖掘

水肿的纵向挖掘应注意询问部位和首先发生水肿的部位、病程、起病缓急、病史等。

1. **部位、性质** 水肿以下半身为主，多为阴水，常见于脾肾阳虚证；水肿以眼睑、头面上半身为主，多为阳水，常见于风水相搏证。

2. **病程、病势** 病程短者，起病急者多属实证，多为阳水；病程长者，起病缓者多属虚证，多为阴水。

3. **病史** 应注意询问有无心脏病、肝病、肾病、长期的营养状况、有无过敏史等。

（二）横向挖掘

结合中医望、闻、问、切四诊方法和体格检查、理化检查进行横向挖掘，完善病情资料。

1. **中医四诊**

（1）望诊 望面目、望形体：若伴面色㿠白，多属肾阳衰微证；若伴唇甲发绀、静脉怒张，多属瘀水互结证；若伴面色苍白无华，多属营养不良性水肿；若伴肤色苍黄，多属肝源性水肿。

此外还应结合舌象变化进行诊断。

（2）问诊 若伴全身消瘦，疲乏无力，多属营养不良性水肿；若因接触过敏原而突发局限性水肿、瘙痒或伴有恶寒发热等症状者，为风水；妇女行经期出现水肿，行经后自然消退者，为经行浮肿；妇女体弱浮肿，伴畏寒、乏力、脉迟等症，与月经周期有关者，可能为溢饮；妇人妊娠中晚期出现下肢明显水肿者，为子肿。

（3）切诊 水肿按之凹陷不起，常见于水湿内停证、脾虚水泛证、水气凌心证、肾虚水泛证；水肿按之凹陷即起，多见于甲状腺功能减退。若脉浮滑或浮紧，多属于风水相搏证；脉浮数，多属风热水停；或滑数，多属湿毒浸淫证；脉沉缓，多属水湿浸渍证；脉沉数或濡数，多属湿热壅盛证；脉沉缓或沉弱，多属脾阳虚衰证；脉沉细或沉迟无力，多属肾阳衰微证；脉沉细涩，多属瘀水互结证。

2. **体格检查** 可发现体重增加，肢体按之凹陷不起，或有胸水、腹水之体征。一般需做小便、大便、血常规检查。

3. **理化检查** 根据病情可选做肾功能、肝功能、心电图、血脂、血清蛋白、电解质检查,以及心脏、腹部 B 超、胸部 X 线检查,必要时可做非创伤性心脏功能检测、CT 及醛固酮、类固醇等检查,可为明确诊断提供依据。

通过横向挖掘,常与水肿组合的症对主要有眼睑浮肿、恶寒发热;眼睑浮肿、咽痛;水肿、小便短少;水肿、皮肤绷紧光亮;下肢肿胀、脘痞;下肢肿胀、腹胀;水肿、心悸胸闷;水肿、面色黧黑;水肿、腰部冷痛;水肿、五心烦热。

二、机制分析

人体的水液代谢有赖于肺、脾、肾、膀胱、三焦等多个脏腑的共同协调而完成,因而水肿之发,病本在肾,与肺、脾、膀胱、三焦等多个脏腑相关。根据发病之缓急,病变性质之虚实而分为阳水与阴水两大类。水肿之病机关键在于脏腑失调,气化不利,水液运行输布失常而停聚潴留,泛滥于肌肤,或外溢于头面四肢,或上积于眼睑,或内蓄于胸腹,甚或泛滥于内外上下而致全身浮肿。

1. **阳水者** 多为外感风邪湿毒,内侵脏腑所致,病程相对较短,属于实证。风邪外袭,内舍于肺,肺失宣降,水道不通,以致风水相搏,流溢肌肤;湿毒浸淫肌肤,内归脾肺,水湿受阻,溢于肌肤;素食生冷,脾为湿困,失于健运,水湿不化,泛于肌肤;湿热内盛,或湿邪内聚,日久化热,中焦失去其升清降浊功能,三焦决渎失职,水道壅滞不通,均可发为水肿。

2. **阴水者** 多因正气不足,脏腑功能失常所致,病程较长,多为本虚标实、因虚致实之证。饮食不节,劳倦过度,脾气受损,脾之运化功能失职,水湿停聚,横溢肌肤;或生育不节、房劳过度,肾精亏耗、肾气内伐,失去化气行水功能,膀胱开合气化失常,水液内停而形成水肿。此外,心之阳气、阴气不足,阴阳之气不相顺接,心体舒缩活动失调,心主行血功能失职,血瘀水停,亦可导致水肿。

三、分证论治

水肿病位多在肺、脾、肾、膀胱、三焦,病性多属风、湿、热、血瘀、气虚、阴虚、阳虚。治法分别有疏风、解表、清热、化湿、活血、利水、消肿、健脾、益气、温补心阳、温补脾阳、温补肾阳、滋阴。

1. **风水相搏证**

证候:眼睑浮肿,继则四肢及全身皆肿,来势迅速,多伴恶寒发热,无汗,肢节酸楚,小便不利,舌淡红,苔薄白,脉浮。

证素:病位为肺卫,病性为风、水。

治法:疏风解表,利水消肿。

主方:越婢加术汤(麻黄、石膏、甘草、生姜、大枣、白术)。

加减举例:可酌加浮萍、茯苓、泽泻;风热偏盛,加连翘、桔梗、板蓝根、白茅根;风寒偏盛,去石膏,加紫苏叶、桂枝、防风;咳嗽较甚,加杏仁、前胡;汗出、恶风,加防己、黄芪。

2. **风热水停证**

证候:眼睑浮肿,延及全身,来势迅速,伴发热,微恶风寒,咽喉红肿疼痛,身发疮痍,甚则溃烂,小便不利,舌质红,苔薄黄,脉浮数。

证素:病位为肺卫,病性为风热。

治法：疏风清热，利水消肿。

主方：麻黄连轺赤小豆汤（麻黄、生姜、甘草、连翘、杏仁、赤小豆、大枣、桑皮）。

加减举例：肿势蔓延，加茯苓皮、大腹皮、泽泻、木通；咽喉疼痛，加射干、黄芩、山豆根；皮肤溃烂、疮疡，加土茯苓、紫花地丁、蒲公英；风盛瘙痒，加地肤子、苦参、白鲜皮。

3. 水湿内停证

证候：全身水肿，按之没指，不易恢复，伴小便短少，身体困重，胸闷腹胀，纳呆泛恶，苔白腻，脉濡缓。

证素：病位为里，病性为水湿。

治法：化湿利水。

主方：五苓散（白术、泽泻、茯苓、猪苓、桂枝）合五皮饮（桑皮、陈皮、生姜皮、大腹皮、茯苓皮）。

加减举例：肿甚而喘，加麻黄、杏仁、葶苈子；胸闷腹胀，加青皮、厚朴、枳实。

4. 湿热壅盛证

证候：遍身浮肿，皮肤绷紧光亮，伴脘腹胀闷，烦热口渴，小便短黄，或大便干结，舌红，苔黄腻，脉沉数或濡数。

证素：病位为里，病性为湿热。

治法：清热利湿消肿。

主方：疏凿饮子（商陆、椒目、泽泻、木通、赤小豆、槟榔、大腹皮、羌活、生姜皮、秦艽）。

加减举例：烦热、口渴，加栀子、黄芩、黄柏；大便不通，加大黄、枳实、厚朴；尿痛、尿血，加大蓟、小蓟、白茅根；肿甚喘满，加葶苈子、杏仁、防己。

5. 脾气虚水泛证

证候：下肢肿胀，接之凹陷不易恢复，伴脘腹痞满胀闷，纳呆，便溏，面色萎黄，神疲乏力，声低气短，小便短少，舌淡，苔白滑，脉弱。

证素：病位为脾，病性为气虚、水停。

治法：健脾益气，利水消肿。

主方：春泽汤（白术、桂枝、猪苓、泽泻、茯苓、人参）。

加减举例：小便不利，加木通、车前子；脾虚湿甚，加山药、黄芪、防己。

6. 脾阳虚水泛证

证候：肢体浮肿，腰以下为甚，按之凹陷不起，伴腹胀纳少，面色萎黄，畏冷肢凉，小便短少，大便或溏，舌淡胖，苔白腻或白滑，脉沉缓或弱。

证素：病位为脾，病性为阳虚、水停。

治法：温补脾阳，利水消肿。

主方：实脾饮（茯苓、白术、厚朴、附子、木瓜、木香、干姜、甘草、草果仁、槟榔、生姜、大枣）。

加减举例：气短、声低，加人参、黄芪；小便短少，加桂枝、泽泻、车前子。

7. 水气凌心证

证候：水肿日甚，伴心悸胸闷，气息喘促，倚息不得卧，畏寒肢冷，口淡不渴，舌淡胖，脉弦细。

证素：病位为心，病性为阳虚、水停。

治法：温补心阳，化气行水。

主方：真武汤（炮附子、茯苓、白术、白芍、生姜）。

加减举例：小便不利,加益母草、丹参、车前子、泽泻;畏寒、肢冷,加桂枝。

8. 血瘀水停证

证候：久病水肿,腹大如鼓,青筋暴露,伴口渴但欲漱水不欲咽,肌肤甲错,面色黧黑,舌质紫暗,苔润,脉沉迟涩。

证素：病位为里,病性为血瘀、水停。

治法：活血化瘀,化气利水。

主方：血府逐瘀汤(当归、生地黄、桃仁、红花、枳壳、赤芍、柴胡、甘草、桔梗、川芎、牛膝)合四苓散(茯苓、猪苓、泽泻、白术)。

加减举例：瘀血甚者,加益母草、三棱、莪术等。

9. 肾阳虚水泛证

证候：面浮身肿,腰以下尤甚,按之凹陷不起,伴心悸,气促,腰部冷痛酸重,尿少,四肢厥冷,畏寒神疲,面色灰暗或淡白,舌质淡胖,苔白,脉沉细或沉迟无力。

证素：病位为肾,病性为阳虚、水停。

治法：温补肾阳,利水消肿。

主方：济生肾气丸(熟地黄、山药、山茱萸、茯苓、泽泻、牡丹皮、附子、肉桂、牛膝、车前子)。

加减举例：气短、神疲,加人参、黄芪;心悸、气喘,加远志、朱砂、黄芪。

10. 阴虚水停证

证候：水肿反复发作,伴精神疲惫,腰酸遗精,口咽干燥,五心烦热,舌红,脉细数。

证素：病位为里,病性为阴虚、水停。

治法：滋阴利水。

主方：六味地黄汤(熟地黄、山药、山茱萸、茯苓、泽泻、牡丹皮)。

加减举例：小便不利,加猪苓;腰膝酸软,加牛膝、杜仲、枸杞子;失眠、多梦,加阿胶、女贞子、酸枣仁、五加皮;五心烦热,加五味子、地骨皮、麦冬、玉竹。

四、辨病施治

(一)辨病思路

1. 水肿从下肢开始,受体位影响,以下垂部位水肿为主,伴心悸气促、唇甲发绀、颈脉怒张者,多为心衰、肺心病。心脏 B 超检查可发现心腔扩大或心肌肥厚,并有心脏收缩—舒张功能减退等改变。心脏 B 超有助于确定心脏疾病的性质,心电图检查亦属必要。

2. 以腹胀大为主,皮色苍黄,腹部脉络显露,为鼓胀。多有肝系病史,肝功能异常,病情发展可有呕血、黑便等症。

3. 水肿以颜面眼睑为主,伴蛋白尿、血清蛋白降低、胆固醇增高者,为肾病水肿。可伴血尿、高血压、肾功能损害,其病有皮水、石水、肾水、正水、肾衰等之不同,可根据血清蛋白、尿常规、肾功能等检查结果加以鉴别。

4. 长期营养不良,或久病迁延,症见颜面及下肢浮肿,全身消瘦,疲乏无力,面白无华者,多为脾水。临床生化检查可发现血清白蛋白、胆固醇及血糖降低。

5. 因接触过敏原而突发局限性水肿、瘙痒或伴有恶寒发热等症状者,为风水。

6. 妇女行经期出现水肿,行经后自然消退者,为经行浮肿。妇女体弱浮肿,伴畏寒、乏力、脉迟等症,与月经周期有关者,可能为溢饮。妇人妊娠中晚期出现下肢明显水肿者,为子肿。

7. 在使用各种激素、胰岛素、萝芙木制剂、甘草制剂等过程中出现水肿者,为药物性水肿,停药后水肿多自然消退。

8. 颜面及下肢出现水肿,按之不凹陷,伴怕冷、少汗者,为瘿劳。血清甲状腺素检查有助于确定诊断。

9. 饮食偏嗜,出现腿脚麻木、肿胀、酸痛、软弱者,多为湿脚气。

10. 有赤足劳作,接触"粪毒"病史,症见皮肤萎黄、浮肿,善食易饥,疲乏,大便检查有钩虫卵者,为黄胖病。

11. 久卧、久坐患者,或有下肢外伤、肿瘤等病史,突起下肢肿胀疼痛,皮色发白,肢体增粗者,可能是股肿(下肢血栓性深静脉炎)。

(二) 按病论治

1. 风水

(1) 疏风利水　越婢加术汤(麻黄、石膏、白术、甘草、生姜、大枣)加防风、浮萍等。

(2) 西药治疗　抗组胺药,可用扑尔敏 4 mg,每日 3 次,口服;息斯敏,每日 10 mg,口服;苯海拉明 25 mg,每日 3 次,饭后服,或 20 mg,每日 2 次,肌肉注射。

2. 皮水

(1) 利水消肿　胃苓汤(苍术、厚朴、陈皮、白术、泽泻、猪苓、茯苓、桂枝、甘草)加生姜皮、冬瓜皮等。

(2) 西药治疗　① 利尿消肿,可用双氢克尿噻 25 mg,每日 3 次,口服;速尿 20 mg,每日 3 次,口服;或 20 mg,肌肉注射,每日 2 次。② 降血压,可用硝苯吡啶 10 mg,每日 3 次,口服;尼群地平 10 mg,每日 3 次,口服。③ 抗感染,可用青霉素 80 万 U,肌肉注射,每日 3 次。

(3) 其他　注意休息,饮食富含维生素,免盐或低盐,控制入水量。

3. 石水

(1) 补肾健脾,祛瘀生新　益肾煎(熟地黄、茯苓、杏仁、泽泻、黄芪、太子参、白术、桂枝、水蛭、益母草、附子、甘草)加减。

(2) 补肾滋阴,清热解毒　益肾消炎汤(巴戟天、胡芦巴、山茱萸、枸杞子、黄芪、金银花、鱼腥草、益母草、红花、茯苓)加减。

(3) 中成药　① 六味地黄丸,每次 6 ~ 9 g,每日 2 次,口服。② 肾炎消肿片,每次 4 ~ 5 片,每日 3 次,口服。③ 肾炎舒片,每次 6 片,每日 3 次,口服。

(4) 西药治疗　① 利尿消肿,可用利尿合剂:10% 葡萄糖注射液 300 ~ 500 mL,速尿 1000 ~ 2000 mg,苄氟噻嗪 20 ~ 40 mg,地塞米松 10 ~ 20 mg,静脉滴注。② 治疗贫血,用硫酸亚铁 0.3 g,每日 3 次,口服;或重组人红细胞生成素 50 ~ 150 U/kg,每周 2 ~ 3 次,皮下注射。③ 控制高血压,选用尼群地平 10 mg,每日 2 ~ 3 次,口服;或用卡托普利 12.5 ~ 25 mg,每日 2 ~ 3 次,口服。④ 抗凝可用潘生丁 25 ~ 50 mg,每日 3 ~ 4 次,口服,4 周为 1 个疗程;肝素 125 ~ 250 mg,每日 1 次,静注或滴注。⑤ 必要时应用糖皮质激素及细胞毒药物。

(5) 饮食治疗　① 肾功能不全者,控制蛋白质摄入量,以优质蛋白质为主,适当增加碳水化合物。② 鲜鲤鱼 1 条(约 500 g,去肠杂),生姜 15 g,葱 15 ~ 30 g,米醋 30 ~ 50 mL,共炖,不放盐,喝汤吃鱼。③ 桑椹 60 g,薏苡仁、赤小豆各 30 g,枸杞子 15 g,文火煎煮,入粳米适量,煮粥服。

4. 肾水

(1) 温补脾肾,利水消肿 真武汤合五苓散(茯苓、白术、附片、生姜、泽泻、猪苓、桂枝)加减。

(2) 西药治疗 ① 利尿水肿,可用双氢克尿噻、安体舒通、速尿等。② 单独使用肾上腺皮质激素或与免疫抑制剂合用。或配合抗凝及抗血小板聚集药物治疗。③ 纠正低蛋白血症,肾功能无明显损害者,可用10%人血白蛋白50 mL,静脉滴注,每周1~2次,以3~4次为宜。

(3) 饮食治疗 ① 肾功能正常者,给予充足的蛋白质、碳水化合物及低脂肪饮食。水肿显著者,应限盐。② 鲜鲤鱼1条(约500 g,去肠杂),生姜15 g,葱15~30 g,米醋30~50 mL,共炖,不放盐,喝汤吃鱼。③ 桑椹60 g,薏苡仁、赤小豆各30 g,枸杞子15 g,文火煎煮,入粳米适量,煮粥服。

5. 心衰

(1) 益气温阳,利水化饮 参附强心汤(人参、制附片、葶苈子、车前子、白术、桂枝、玄参、赤芍、沙参、麦冬、甘草)加减。

(2) 益气健脾,活血化瘀 防己茯苓汤加减(防己、黄芪、桂枝、茯苓、葶苈子、大枣、党参、川芎、丹参、车前子、泽泻、白芥子、莱菔子、紫苏子)。

(3) 中成药 ① 参附注射液2~4 mL,每日1次,肌肉注射,或10~20 mL加入5%或10%葡萄糖注射液250~500 mL中静脉滴注,每日1次。② 参麦注射液20~30 mL加入5%葡萄糖注射液250 mL中静脉滴注,每日1次,连用7~10日。③ 葛根素注射液500 mg加入5%葡萄糖注射液500 mL中静脉滴注,每日1次,疗程5~7日。④ 附桂理中丸,每次9 g,每日2次,口服。

(4) 西药治疗 ① 利尿剂,可用氢氯噻嗪25~50 mg,每日1~2次,口服;速尿20~40 mg,每日1~2次,口服,或20~40 mg稀释后静脉注射;利尿酸20~40 mg,每日2~3次,口服。② 血管扩张剂,可用尼群地平10~20 mg,每日2~3次,含服;硝酸异山梨醇酯5~10 mg,每日3次,口服。③ 强心剂,可用地戈辛,每日0.25~0.5 mg,口服;西地兰,首次0.4 mg加入25%葡萄糖注射液40 mL静脉滴注;毒毛旋花子苷K,首剂0.25 mg加入25%葡萄糖注射液40 mL静脉滴注,每日不超过0.5 mg。

6. 脾水

(1) 益气养营 归脾汤(党参、白术、黄芪、茯神、酸枣仁、龙眼肉、木香、炙甘草、当归、远志、生姜、大枣)加柴胡、白芍等。

(2) 温阳益气健脾 黄芪建中汤合理苓汤(黄芪、桂枝、白芍、炙甘草、大枣、饴糖、人参、白术、炮姜、茯苓、泽泻、猪苓)加减。

(3) 单验方 ① 莲子肉、山药、薏苡仁、芡实各500 g,炒研末,每次30 g,米汤送下。② 罂粟壳蜜炙、厚朴姜炙各120 g,为细末,每次3 g,米汤送下,忌生冷。③ 鲤鱼汤:赤小豆、桑白皮、白术适量,鲤鱼,以水煮烂,勿加盐,喝鱼汤。

(4) 西药治疗 补充各种营养物质,纠正水电解质及酸碱平衡紊乱。

(5) 饮食疗法 开始宜进流汁或易消化食物,包括水解蛋白质、葡萄糖,分多次小量给予,以后根据耐受情况调整食品成分,可给予较高蛋白质及高热量正常饮食或软食,以分次多餐为宜。

7. 瘿劳、溢饮

(1) 温肾助阳 右归丸(熟地黄、山药、山茱萸、枸杞子、鹿角胶、菟丝子、杜仲、当归、肉桂、制附子)加车前子、泽泻、茯苓等。

(2) 中成药、西药治疗 参"怕冷—按病论治—瘿劳"。

8. **经行浮肿**

(1) 温阳利水　济生肾气丸(熟地黄、山药、山茱萸、牡丹皮、泽泻、茯苓、车前子、牛膝)加防己、黄芪、益母草等。

(2) 针灸疗法　① 体针疗法：取水分、水道、膀胱俞、三阴交，平补平泻，每日1次。② 耳针疗法：取脾、肺、肾、三焦、内屏间等，中等刺激，留针15~30分钟。

(3) 单验方　① 薏苡仁根、车前草各30 g；或玉米须、冬瓜皮各30 g，水煎服。② 鲤鱼1尾(去肠杂)，商陆、赤小豆各15 g，填鱼肚内，煮熟加糖不放盐，吃鱼喝汤。

9. **子肿**

(1) 健脾利水　全生白术散(白术、茯苓、陈皮、大腹皮、生姜皮、泽泻、防己、山药、扁豆、甘草)加减。

(2) 饮食疗法　① 补充足够蛋白质、维生素、铁和钙剂，严格控制钠盐。② 莲子肉、山药、薏苡仁、芡实各500 g，炒研末，每次30 g，米汤送下。③ 红鲤鱼1尾(去鳞、腮、内脏)，茯苓60 g，以水煮烂，喝鱼汤。

(3) 利尿剂　可用双氢克尿噻、速尿、氨苯蝶啶，或甘露醇静脉给药。

10. **钩虫病(黄胖病)**

(1) 杀虫消积　榧子杀虫丸(榧子、槟榔、百部、红藤、苦楝根皮、雄黄)加减。

(2) 杀虫消肿　黄病绛矾丸(厚朴、陈皮、苍术、红枣、甘草、绛矾)。

(3) 西药治疗　① 驱虫，可用丙硫咪唑，成人每日200 mg，顿服，连服3日，12岁以下小儿减半量；甲苯咪唑，成人每次100~200 mg，早、晚空腹服，连服3~4日，儿童、年老体弱者酌减；噻嘧啶，成人每日10 mg/kg，临睡前服，连服2~3日。② 一般治疗：硫酸亚铁0.3~0.6 g，每日3次，口服，8~12周为1个疗程；或枸橼酸铁铵溶液20 mL，每日2~3次，口服。同时服用维生素C 100~200 mg，每日3次。

五、对症处理

1. **一般处理**　应予以无盐或低盐饮食。

2. **单方验方**

(1) 鲜鲤鱼1条(约500 g，去肠杂)，生姜15 g，葱15~30 g，米醋30~50 mL，共炖，不放盐，喝汤吃鱼，适用于水肿日久不消者。

(2) 绿豆30 g，制附子30 g，水煎，煮熟吃豆。

(3) 玉米须60 g，洗净，煎水服，连服6个月。

3. **针灸疗法**　常用水分、气海、三焦俞、足三里、三阴交等为主穴，配以肺俞、脾俞、肾俞、大杼、合谷、水沟、偏历、阴陵泉等。

4. **常用利尿消肿中药**　茯苓、泽泻、薏苡仁、车前子、滑石、木通、防己、赤小豆、冬瓜皮、茯苓皮、生姜皮等，可在辨病、辨证基础上选用。

5. **西药治疗**　利尿剂可用双氢克尿噻、安体舒通、速尿、利尿酸钠等。

第三节　腰　痛

腰痛是指自觉腰椎或其两侧疼痛的症状。肾系疾病和痹病类(风湿性疾病)、淋病类疾病

（尿路感染）,妇科病,急性腰扭伤、腰痹(腰肌劳损、腰椎骨质增生)、偏痹(坐骨神经痛)等,均常见腰痛。

临床应根据腰痛进行横向及纵向挖掘,进一步明确腰痛的病种与证候,确立治则治法,若对以腰痛为主症的病种尚未确定时,可暂以"腰痛待查"作为初步诊断,并进行辨证论治及对症治疗。

一、主症的纵向和横向挖掘

(一)纵向挖掘

腰痛症状的纵向挖掘应注意询问疼痛的确切部位或痛点,疼痛的性质,腰痛发生的原因,疼痛剧烈程度,疼痛增减的条件,病程、缓急等。

1. **病因** 腰痛病因主要分外感、内伤或跌仆闪挫。外感者,多起病较急,腰痛明显,常伴有外感症状,如寒湿犯腰证;内伤者,多起病隐袭,腰部酸痛,病程缠绵,常伴有脏腑症状,多见于肾虚,如肾阴虚证;跌仆闪挫者,起病急,疼痛部位固定,瘀血症状明显,常伴有外伤史,如瘀血犯腰证。

2. **部位** 一侧、两侧腰部或腰脊部疼痛。应与背痛(脊膂以上痛)、尻痛(尻骶部疼痛)、胯痛(尻尾以下的两侧痛)相区别。

3. **性质** 冷痛、重着,逐渐加重,静卧痛不减,遇阴雨天则加重,痛处喜温者,多属寒湿犯腰证;刺痛,痛有定处,入夜更甚,痛处拒按者,多属于瘀血阻络;酸痛,病程缠绵者,多属虚证。

4. **程度** 腰痛程度有轻有重,多反映病情的虚实、病情的轻重。疼痛剧烈者多属实证,如寒湿犯腰证、尿路结石;隐隐疼痛者多属虚证,如肾气虚证;若疼痛剧烈或持续且有明显外伤史者,多属于外伤所致。

5. **缓解、加重因素** 疼痛喜按者多属虚证,拒按者多属实证。若遇阴雨天则加重,痛处喜温者,多属寒湿犯腰证;若痛处日轻夜重,轻者俯仰不便,重则不能转侧,痛处拒按者,多属瘀血犯腰证;若伴有热感,活动后减轻者多属湿热犯腰证;若隐痛不休,卧则减轻者,多属肾气虚证;若腰部冷痛,绵绵不休,得温痛缓者,多属肾阳虚证。

6. **病程、缓急** 病程短者,起病急者多属实证,如寒湿犯腰证、瘀血犯腰证或湿热犯腰证;病程长者,起病缓者多属虚证,如肾气虚证、肾阴虚证或肾阳虚证。

7. **存续状态** 疼痛偶然发作,时作时止,持续时间短者,多属病轻;发作频率高,持续时间长者,多属病重。

(二)横向挖掘

结合中医望、闻、问、切四诊方法和体格检查、理化检查进行横向挖掘,完善病情资料。

1. **中医四诊**

(1)望诊

望形态:腰部转侧不利,站立时多以手扶腰,或者按揉腰部。腰部拘急,活动受限,多因寒湿内侵,脉络拘急,或者跌仆闪挫,局部气滞血瘀;若形体肥胖者,多属痰湿犯腰证。

望舌象:舌淡,苔白腻多属寒湿犯腰证或痰湿犯腰证;舌质暗紫,或有斑点多属瘀血犯腰证;舌红,苔黄腻多属湿热犯腰证;舌淡者,多属肾气虚证;舌质红,苔少者,多属肾阴虚证;舌质淡,苔白,多属肾阳虚证。

（2）闻诊　语声高亢者,多属实证,如寒湿犯腰证;语声低微者,多属虚证,如肾气虚证。若伴有咳吐痰涎者,多属痰湿犯腰证。

（3）问诊　若伴遇阴雨天则加重,痛处喜温者多属寒湿犯腰证;若伴身困肢倦,咳吐痰涎,胸闷不舒,形体肥胖者,多属痰湿犯腰证;日轻夜重,轻者俯仰不便,重则不能转侧,痛处拒按者,多属瘀血犯腰证;痛处伴有热感,而活动后减轻,小便短赤者,多属湿热犯腰证;若痛处喜按喜揉,腿膝无力,隐痛不休,卧则减轻,甚则遗精、阳痿,小便清长或不固者,多属肾气虚证;若伴有心烦不眠,健忘多梦,口燥咽干,潮热盗汗,男子遗精,女子梦交,尿短黄者,多属肾阴虚证;若伴有腰膝酸软,手足不温,得温痛缓,面色淡白,少气乏力,小便清长或尿闭者,多属肾阳虚证,若伴有肾区叩击痛者,多属尿有结石。

（4）切诊　应结合脉象变化进行诊断。

若伴有肾区叩击痛者,多属尿路有结石。

2. **体格检查**　应检查腰椎有无畸形,椎旁有无压痛,腰部有无叩击痛等。血、小便常规可作为常规检查。

3. **理化检查**　根据病情需要,可选做脊柱 X 线摄片、腹部平片、尿路造影、B 超、CT 或 MRI 等检查,常可协助诊断。

通过横向挖掘,常与腰痛组合的症对主要有腰痛、尿痛;腰痛、痛经;腰痛、关节痛;腰痛、下肢痛;腰痛、夜尿多;腰痛、转侧不利;腰痛、胸闷;腰痛、小便短赤;腰痛、腿膝无力;腰痛、心烦;腰痛、失眠。

二、机制分析

腰痛病因有外感与内伤之分,临床辨证有虚实之别。

1. **外邪侵袭**　久居潮湿之地,或劳作汗出当风,或冒雨着凉,或暑夏贪凉,湿热、寒湿、暑湿等六淫邪毒乘虚侵入,寒性凝滞收引,湿邪黏滞不化,寒湿阻滞经脉,气血运行不畅,可发为寒湿腰痛;湿热交蒸,或寒湿蕴积日久,郁而化热,湿热阻遏经脉,气血运行不畅,可发为湿热腰痛。

2. **肾亏体虚**　先天禀赋不足,或劳累过度,或年老体弱,或久病体虚,或房事不节,以致肾精亏损,不能濡养筋脉而发生腰痛。

3. **气血瘀滞**　跌仆外伤,损伤经脉气血,或体位不正,腰部用力不当,屏气闪挫,或因久病,气血运行不畅,导致经脉气血阻滞不通,瘀血留著而发生腰痛。

总的病机为经脉阻滞,不通则痛;气血亏虚,不荣则痛。外感风寒湿热,或外伤而致腰痛,多属实证,内伤不外乎肾精亏虚,多属虚证。

三、分证论治

腰痛病位多在腰、肾;单一病性多分属于血瘀、气虚、阴虚、阳虚,组合病性常为寒湿、痰湿、湿热。治法分别有散寒、祛湿、祛痰、活血、止痛、和络、清热、补气、温阳、滋阴。

1. **寒湿犯腰证**

证候:腰部冷痛、重着,转侧不利,逐渐加重,静卧痛不减,遇阴雨天则加重,痛处喜温,伴舌淡,苔白腻,脉沉而迟缓。

证素:病位为腰,病性为寒湿。

治法：散寒祛湿，通络止痛。

主方：五积散(白芷、陈皮、厚朴、当归、川芎、白芍、茯苓、桔梗、苍术、枳壳、制半夏、麻黄、干姜、肉桂、甘草、生姜)，或甘姜苓术汤(甘草、白术、干姜、茯苓)。

加减举例：腰部冷痛者，加附片、牛膝；腰酸作痛者，加杜仲、续断、金毛狗脊。

2. 痰湿犯腰证

证候：腰痛重着，伴身困肢倦，咳吐痰涎，胸闷不舒，形体肥胖，舌淡，苔白腻，脉滑。

证素：病位为腰，病性为痰、湿。

治法：燥湿祛痰。

主方：独活寄生汤(独活、桑寄生、秦艽、防风、细辛、当归、芍药、川芎、干地黄、杜仲、牛膝、人参、茯苓、甘草、桂心)。

加减举例：湿甚腰痛转侧不利者，去人参，加苍术；痰多胸闷者，去人参、当归、川芎、地黄，加陈皮、桔梗；形体肥胖者，去人参、当归、川芎、地黄，加泽泻、车前子。

3. 瘀血犯腰证

证候：腰痛如刺，痛有定处而拒按，日轻夜重，轻者俯仰不便，重则不能转侧，痛处拒按，伴舌质暗紫，或有斑点，脉涩。

证素：病位为腰，病性为血瘀。

治法：活血化瘀，和络止痛。

主方：身痛逐瘀汤(桃仁、红花、川芎、当归、地龙、香附、羌活、秦艽、五灵脂、没药、甘草、牛膝)。

加减举例：一般可加独活、金毛狗脊；疼痛麻木者，加地鳖虫；肾虚腰酸者，加杜仲、续断、熟地黄；外伤所致者，加乳香、青皮。

4. 湿热犯腰证

证候：腰部胀痛，伴有热感，活动后减轻，伴小便短赤，舌红，苔黄腻，脉濡数。

证素：病位为腰，病性为湿热。

治法：清热利湿，和络止痛。

主方：加味二妙散(炒黄柏、制苍术、牛膝、防己、草薢、当归、龟甲)。

加减举例：腰痛不舒者，加杜仲、木瓜、络石藤；热甚者，加栀子；湿重者，加茯苓、白术。

5. 肾气虚证

证候：腰痛酸软，喜按喜揉，伴腿膝无力，隐痛不休，卧则减轻，甚则遗精、阳痿，小便清长或不固，舌淡，脉弱。

证素：病位为肾，病性为气虚。

治法：补肾益气。

主方：青蛾丸(胡桃肉、补骨脂、杜仲、大蒜)。

加减举例：偏阴虚者，加服左归丸；偏阳虚者，加服右归丸；气虚甚者，加人参、白术、茯苓、甘草；肾气不固者，加芡实、桑螵蛸、菟丝子、枸杞子、五味子。

6. 肾阴虚证

证候：腰痛酸软，伴心烦不眠，健忘多梦，口燥咽干，潮热盗汗，男子遗精，女子梦交，尿短黄，舌质红，苔少，脉细数。

证素：病位为肾，病性为阴虚。

治法：滋补肾阴。

主方：左归丸（熟地黄、山药、山茱萸、枸杞子、菟丝子、鹿角胶、牛膝）。

加减举例：心烦不眠者，加远志、酸枣仁、夜交藤；阴虚甚者，加胡黄连、秦艽、黄柏、栀子；口燥咽干者，加沙参、麦冬、玄参；小便不利者，加猪苓、泽泻、茯苓。

7. 肾阳虚证

证候：腰部冷痛，绵绵不休，伴腰膝酸软，手足不温，得温痛缓，面色淡白，少气乏力，小便清长或尿闭，舌质淡，苔白，脉沉缓无力。

证素：病位为肾，病性为阳虚。

治法：温补肾阳。

主方：右归丸（熟地黄、肉桂、山药、山茱萸、当归、附子、枸杞子、菟丝子、鹿角胶、杜仲）。

加减举例：兼气虚者，加人参、茯苓、白术、甘草。

四、辨病施治

（一）辨病思路

1. 肾系疾病诊断

（1）并见水肿者，多为皮水、正水、石水。

（2）腰腹部阵发性绞痛伴血尿，或尿出砂石者，应考虑石淋。

（3）伴尿频、尿急、尿痛，病程短者，应考虑肾瘅；病久反复发作者，多为肾著、肾痨、劳淋等病。

（4）劳累或久立时腰痛加重，平卧后缓解或消失者，应考虑肾下垂。

（5）腰痛伴高热、肾区灼热者，应考虑肾痈的可能。

（6）年龄偏大，腰痛伴血尿、腰部有肿块者，应考虑肾癌。

2. 肾系以外疾病诊断

（1）伴多数大关节疼痛，其痛游走不定者，多为三痹。

（2）中年以后，缓慢起病，腰痛于久坐、久立时加重，活动后减轻者，应考虑腰痹。腰脊疼痛，活动受限，甚至脊柱变形者，可能是脊痹。

（3）有明显外伤史，且疼痛剧烈或持续者，应考虑腰部骨折、脱位、腰部扭伤、偏痹等的可能。

（4）妇女腰痛与月经有关，或伴有月经、带下疾患者，应考虑是因妇科疾病如盆腔炎、带下病等所致，并做妇科检查。

（5）孕妇腰痛、腹痛明显者，可见于堕胎、小产、早产、滑胎等病。应做产科检查。

（二）按病论治

1. 石淋

（1）利水通淋排石　三金硝石汤（金钱草、海金沙、鸡内金、冬葵子、火硝、滑石、生甘草、车前子）。多饮水以增加尿液。

（2）中成药、单方　① 排石冲剂，每次 1 袋，每日 3 次，开水冲服。② 泌石通胶囊，每次 2 粒，每日 3 次，口服，连服 1 个月为 1 个疗程。③ 肾石通冲剂，每次 1 袋，每日 3 次，温开水冲服。

（3）西药治疗　① 绞痛时，肌肉注射杜冷丁 50 mg 和阿托品 0.5 mg，必要时 4~6 小时重复应用;或心痛定 10 mg 舌下含化。② 利尿合剂:10% 葡萄糖注射液 500 mL,普鲁卡因注射液 0.9 g,维生素 C 1.0 g,氨茶碱 0.25 g,罂粟碱 30 mg。

(4) 体外震波碎石　手术取石。

2. 肾痈

(1) 清热解毒,利尿通淋　解毒疗肾汤(蒲公英、紫花地丁、白茅根、益母草、连翘、金银花、栀子、黄芩、金钱草、车前草)。

(2) 中成药、单方　① 导赤丸,每次 10 g,每日 3 次,口服。② 金熊炎必克,每次 3 粒,每日 2 次,口服。③ 穿心莲片,每次 5 片,每日 3 次,口服。④ 鲜车前草 50 ~ 100 g;或穿心莲、金钱草各 30 g,水煎服。

(3) 西药治疗　抗菌药可选用磺胺甲基异噁唑、复方新诺明、四环素、先锋霉素、氟哌酸、氨苄青霉素等。

3. 肾著

(1) 滋阴清热,补气化湿　知柏地黄汤(黄柏、知母、熟地黄、山药、山茱萸、泽泻、茯苓、牡丹皮)加黄芪、蒲公英、白花蛇舌草。

(2) 西药治疗　① 抗菌药可选用磺胺甲基异噁唑、复方新诺明、四环素、先锋霉素、氟哌酸、左氨苄青霉素等。通常采用联合用药,疗程半个月以上。若用药 3 ~ 5 天后症状无改善,则应换药。② 症状已控制而尿培养阳性者,可每晚睡前尿后服呋喃咀啶 50 ~ 100 mg,或复方新诺明 1 ~ 2 片,连服半年以上。

4. 肾痨

(1) 清热利湿,杀虫解毒　四妙丸合导赤散加减(黄柏、苍术、牛膝、薏苡仁、通草、土茯苓、赤小豆、泽泻、小蓟、生地黄、竹叶、甘草梢、百部、白及)。

(2) 中成药　① 小金丹,或石吊兰片,每次 4 片,每日 3 次。② 内服夏枯草膏,每次 15 g,开水冲服,每日 2 次。

(3) 复方蜈蚣散　蜈蚣 600 条,参三七 100 g,白及、紫河车各 200 g,百部、猫爪草各 2000 g。前 4 味制成胶囊服用,后 2 味水煎,以上为 1 个疗程(100 天)剂量。

(4) 西药治疗　可选用异烟肼、雷米封、对氨基水杨酸钠、利福平、乙胺丁醇等,2 ~ 3 种联合使用。

5. 肾垂

(1) 益气补肾,升阳举陷　补中益气汤(人参、白术、茯苓、当归、陈皮、升麻、柴胡、甘草)加杜仲、续断、巴戟天、桑寄生等。

(2) 敷贴疗法　取蓖麻仁(98%)、五味子末(2%),打成烂糊状,制成每粒重 10 g,直径 1.5 cm 的药饼,睡时贴于百会穴,用纱布绷带固定。

(3) 针灸疗法　取肾俞、气海、关元、胃俞、足三里、梁门、百会等,针或灸。

(4) 西药治疗　可酌情选用:① 三磷酸腺苷、加兰他敏等。② 消瘦、食少,可用胰岛素、苯丙酸诺龙等。

6. 腰痹

(1) 祛风化湿,散寒宣痹　蠲痹汤(独活、羌活、秦艽、桂心、木香、当归、川芎、乳香、桑枝、海风藤、甘草)加减。

(2) 中成药　① 壮腰健肾丸,每次 3.5 g,每日 2 ~ 3 次,口服。② 腰椎痹痛丸,每次 2 g,每日 3 次,口服。③ 健步膏或壮骨风湿膏外贴痛处。

（3）体针疗法 主穴取肾俞、委中、夹脊、阿是穴,配穴取腰阳关、次髎、命门、志室、太溪。平补平泻手法。

（4）穴位注射疗法 复方丹参注射液,注入压痛点肌层,隔日 1 次,10 次为 1 个疗程。

（5）推拿疗法和理疗

（6）西药治疗 止痛可用阿司匹林、消炎痛等。

7. 肾癌

（1）补肾健脾,温阳化瘀 肾癌方(鹿角胶、菟丝子、鳖甲、女贞子、白术、黄芪、赤芍、莪术、三七、全蝎、大黄、甘草)选加抗癌中药,如白英、蛇莓、白花蛇舌草、半枝莲、半边莲、蚤休、土茯苓等。

（2）其他 应尽早手术治疗。必要时配合化疗和放疗。

8. 偏痹

（1）温经散寒 温经散寒方(桂枝、白芍、炙甘草、生姜、威灵仙、独活、徐长卿、牛膝、苏木)加减。

（2）中成药 ① 壮腰健肾丸,每次 3.5 g,每日 2 次,口服。② 腰椎痹痛丸,每次 2 g,每日 3 次,口服。

（3）针灸疗法 ① 体针疗法:取肾俞、委中、后溪为主穴,据证配穴并施以不同手法,每日 1 次。② 耳针疗法:取坐骨神经、神门、膀胱、臀、肝等穴,强刺激,留针 1～2 小时,或用王不留行贴压。

（4）理疗 用超短波或药物电渗疗法。

（5）可用止痛剂,如阿司匹林、消炎痛等。可行坐骨神经干或骶管硬膜外神经封闭麻醉。

（6）对腰椎损伤所致者,可用骨盆牵引器做持续牵引,每侧牵引重量为 10 kg,足跟侧床位抬高,以便做对抗牵引。

（7）可采用按摩复位法。必要时可考虑手术治疗。

9. 盆腔炎、带下病

（1）清热燥湿止带 易黄汤(山药、芡实、黄柏、车前子、白果)加薏苡仁、白术、白及等。

（2）中成药 ① 妇科止带片,每次 6 片,每日 3 次,口服。② 抗宫炎片,每次 6 片,每日 3 次,口服。③ 调经止带丸,每次 9 g,每日 2 次,口服。均连用 3 个月为 1 个疗程。

（3）西医治疗 ① 局部用新洁尔灭清洗,呋喃西林或磺胺粉、四环素置入宫颈处。② 抗生素可用螺旋霉素、安必仙胶囊、复方新诺明等。③ 宫颈糜烂者,可用硝酸银腐蚀,铬酸腐蚀,以及洗必泰栓剂。④ 物理疗法:宫颈电熨术,激光治疗,以及冷冻治疗。

五、对症处理

1. 常用中药与中成药 杜仲、续断、金毛狗脊、熟地黄等,壮腰健肾丸、腰椎痹痛丸等,可在辨病、辨证的基础上选用。

2. 针灸疗法

（1）体针疗法 取肾俞、委中、后溪。寒湿加腰阳关、阿是穴,针后配艾灸及拔罐;劳损所致加委中刺血,局部刺络拔罐;肾虚加命门、志室、太溪,用补法加灸。

（2）耳针疗法 取腰、腰椎、神门、皮质下。

3. 按摩疗法 风湿取肾俞、腰阳关、环跳、秩边、委中;外伤取肾俞、居髎、委中、天应穴;肾虚取肾俞、命门、关元、委中、足三里、太溪。用推、揉、按、点、拿、擦手法。

4. **西医药治疗**　疼痛剧烈者,以1%普鲁卡因10~20 mL加强的松龙12.5 mg,做痛点封闭,每周1次,3~4次为1个疗程。

第四节　关　节　痛

关节痛是指自觉关节疼痛的症状。常见于骨关节损伤及脱位、肢体痹病(风湿、类风湿)类疾病、痛风、流痰(骨、关节化脓性疾病)、骨岩(骨癌)、红蝴蝶疮(系统性红斑狼疮)等病中。

临床应根据关节痛进行横向及纵向挖掘,进一步明确关节痛的病种与证候,确立治则治法,若对以关节痛为主症的病种尚未确定,可暂以"关节痛待查"作为初步诊断,并进行辨证论治及对症治疗。

一、　主症的纵向和横向挖掘

(一) 纵向挖掘

关节痛症状的纵向挖掘应注意询问关节痛发生的确切部位或痛点,疼痛的性质、特点、缓解和加重因素、程度、病程、缓急等。

1. **发生部位**　膝关节肿大者,称为鹤膝风(又称鹤游风、游膝风、膝眼风、鹤节、膝疡等);手指关节肿大者,称为鼓槌风;以小关节疼痛、肿胀为主,且伴晨僵者,多属尪痹。

2. **性质**　关节痛应主要分辨邪气的偏盛。若肢体关节酸痛,游走不定,多为风邪盛者,常见于风胜行痹证;若肢体关节疼痛较剧,痛有定处,得热痛减,遇寒痛增者,多为寒邪盛者,如寒胜痛痹证;若肢体关节重着、酸痛,或有肿胀,痛有定处者,多为湿邪盛者,如湿胜着痹证;若关节疼痛,局部灼热红肿,痛不可触,得冷稍舒,肢体沉重者,多为湿热邪盛,如湿热阻痹证;若关节红肿热痛,触之有波动感,多为热毒盛者,如热毒凝滞筋骨证;若关节固定,日久不愈,反复发作,关节疼痛、肿胀,活动不便,甚至变形者,多为风寒湿偏盛,如风寒湿凝滞筋骨证;若关节疼痛日久,痛有定处,或如针刺,时轻时重,关节漫肿、顽麻不仁,甚至僵硬变形,活动不便者,多为寒痰偏盛,如寒痰凝滞筋骨证。

3. **虚实**　关节痛新发,风、寒、湿、热之邪明显者为实,如寒盛痛痹证;关节痛日久,耗伤气血,损伤脏腑者为虚,如肝肾阴虚证;病程缠绵,日久不愈者,常为痰、瘀互结,肝肾亏虚之虚实夹杂证。

4. **缓解、加重因素**　疼痛剧烈,痛有定处,得热痛减,遇寒痛增者,多属于寒胜痛痹证;局部灼热红肿,痛不可触,得冷稍舒,多属于湿热阻痹证。

5. **程度**　疼痛剧烈者多属实证,如寒胜痛痹证;隐隐疼痛者多属虚证,如气血两虚证。

6. **病程、缓急**　病程短者,起病急者多属伤损筋骨证;病程长者,起病缓者多属虚证,如气血两虚证。

7. **存续状态**　疼痛偶然发作,时作时止,持续时间短者,多属病轻;发作频率高,持续时间长者,多属病重。

(二) 横向挖掘

结合中医望、闻、问、切四诊方法和体格检查、理化检查进行横向挖掘,完善病情资料。

1. **中医四诊**

（1）望诊

望关节：若关节红肿或有青紫斑点，活动障碍，多属损伤筋骨证；若局部皮色不红者，多属于寒胜痛痹证；若关节肿胀者，多属湿胜着痹证；若局部灼热红肿者，多属于湿热阻痹证或热毒凝滞筋骨证；若关节疼痛、肿胀者，甚至变形者，多为风寒湿凝滞筋骨证或瘀痰互结［搏］证；若关节肿胀，皮色不变，溃破后流溢稀脓或脓呈米泔水样，内夹豆腐渣样物质者，多属寒痰凝滞筋骨证。手指关节肿大者，为鼓槌风。

望形体及面色：若颜面微青而白，形体瘦弱者，多属于气血两虚证。

望舌象：苔薄白者，多属于寒胜痛痹证或肾虚髓亏证；若苔白腻者，多属湿胜着痹证；若舌红，苔黄腻者，多属于湿热阻痹证或热毒凝滞筋骨证；若舌紫暗，苔白腻者，多属于瘀痰互结［搏］证；若舌淡红，苔薄白腻者，多属于寒痰凝滞筋骨证；若舌红绛，苔黄燥者，多属于疫毒证；若舌红，苔少者，多属于肝肾阴虚证；若舌质淡红欠润者，多属于气血两虚证。

（2）问诊　应注意询问疼痛的确切痛点、痛区，或做致痛动作，了解疼痛的性质、程度，诱发和缓解疼痛的条件。若因外伤导致筋骨损伤者，多属损伤筋骨证；若或见恶风，发热者，多属风胜行痹证；若肌肤不仁者，多属湿胜着痹证或风寒湿凝滞筋骨证；若肢体沉重，口渴不多饮者，多属湿热阻痹证；若伴高热不退，口渴欲饮者，多属热毒凝滞筋骨证；若因天行疫毒侵袭所致，发热，口渴，便秘，尿短黄者，多为疫毒证；若精神疲乏，面容憔悴，失眠多梦，潮热盗汗，手足心热，腰膝酸软者，多属于肝肾阴虚证；若汗出畏风，时见心悸，纳呆食少，颜面微青而白，形体瘦弱者，多属于气血两虚证；若腰膝酸软，腰腿不利，俯仰转侧不灵活，伴头晕，耳鸣，耳聋，目眩者多属于肾虚髓亏证。

（3）切诊　若局部皮色不红，触之不热者，多属于寒胜痛痹证；若关节红肿热痛，触之有波动感者，多属热毒凝滞筋骨证。更应结合脉象变化进行诊断。

2. **体格检查**　检查罹患关节局部有无肿胀、结节、颜色改变、冷或热感等，关节活动情况必要时做活动度测量，关节周围筋肉等有无异常改变。

3. **理化检查**　根据病情需要，可选做血常规、红细胞沉降、抗"O"、类风湿因子、X线摄片、关节造影、关节穿刺液检查、血液流变学等检查，有助于明确关节疼痛的性质，能帮助诊断和鉴别。

通过横向挖掘，常与腰痛组合的症对主要有关节痛、腰痛；关节痛、活动障碍；关节痛、关节肿胀；关节痛、关节变形；关节痛，四肢无力；关节痛、肌肤不仁；关节痛、肢体沉重；关节痛、高热；关节痛、精神疲乏；关节痛、失眠；关节痛、多梦；关节痛、四肢乏力；关节痛、心悸；关节痛、腰膝酸软；关节痛、纳呆；关节痛，头晕；关节痛、耳鸣。

二、机制分析

引起关节痛的疾病很多，诸如外伤、三痹、热痹、尪痹、痛风、骨痹、流痰等，因而发生的机制也不尽相同。引起关节疼痛的主要病机为经气不利，关节阻痹，即"不通则痛"。亦有因骨失充养，即"不荣则痛"者。病性有寒热虚实之分，初病多实，久病多虚，常虚实夹杂。

1. 因于外伤者，多因跌打、扭挫等，外力直接损伤骨与关节及皮肉筋脉，严重者导致关节脱位或骨折，关节局部气血壅遏，经气不利而致疼痛。持续劳累，亦可造成关节的慢性磨损而致关节疼痛。

2. 痹病类疾病多因正气不足,卫外不固,风寒湿热之邪外感,注于经络而留着关节,使气血痹阻,经气不利而发为关节疼痛;或因寒湿郁而化热,以及其他脏腑的湿热疾患,热毒流注于关节而作痛。亦有因于饮食失宜,或脾肾亏虚,复感风寒湿热之邪,留滞关节筋骨,痹阻经气;或属津液外渗络外,化生痰饮,痰瘀互结,沉着于关节周围;或为病久正虚,肝肾亏虚,年老体弱,骨髓不充,阴阳精血亏损,筋骨关节失于濡润充养,以致筋脉挛急,骨质疏松、脆弱、关节变形等,均能导致关节疼痛。

3. 由于禀赋薄弱,痨虫侵蚀脏腑,其毒气流经,随血运而流注于骨、关节,或痨虫径直侵蚀骨与关节,耗损气血阴精,致使局部气血痹阻,营气不从,蕴生脓毒,壅滞关节、骨髓,以致关节疼痛。

4. 感染温热疫疠之邪毒,如肝热病、春温[瘟]、烂喉丹痧、痢疾、稻瘟病等,邪毒炽盛,其毒气深入营血,随血运注于关节,引起经气不利,从而出现关节疼痛。

5. 多种恶性癌瘤,其邪毒可直接侵犯骨与关节,或由其他脏腑病变,随血运转移,流注于骨与关节而致癌变,必然导致关节疼痛。

三、分证论治

关节痛病位多在筋骨、关节、肝、肾、心、脾、髓;单一病性多分属于血瘀、脓、气虚、血虚、阴虚、精少,组合病性常为风寒湿、湿热、热毒、瘀痰、寒痰、疫毒。治法分别有活血、止痛、祛风、散寒、清热、祛湿、解毒、排脓、化痰、补气、补血、滋阴、杀虫、益精、填髓。

1. **伤损筋骨证**
证候:因外伤导致筋骨损伤,患处关节疼痛拒按,红肿或有青紫斑点,活动障碍,脉弦涩。
证素:病位为筋骨,病性为血瘀。
治法:活血化瘀,和营止痛。
主方:和营止痛汤(赤芍、当归尾、川芎、苏木、陈皮、乳香、没药、桃仁、续断、乌药、木通、甘草)。
加减举例:局部肿胀明显者,或见损伤血络,血流不止,加外敷及内服七厘散(血竭、红花、乳香、没药、儿茶、麝香、冰片、朱砂)。

2. **风胜行痹证**
证候:肢体关节酸痛,游走不定,伴关节屈伸不利,或见恶风,发热,苔薄白,脉浮。
证素:病位为关节,病性为风寒湿。
治法:祛风宣痹。
主方:防风汤(防风、羌活、秦艽、葛根、桂枝、生姜、黄芩、甘草、当归)。
加减举例:恶寒身痛者,去黄芩、当归,加荆芥穗、紫苏叶;关节屈伸不利者,加牛膝、续断、木瓜、五加皮;上肢痛为主者,加姜黄、白芷;下肢痛为主者,加牛膝、防己。

3. **寒胜痛痹证**
证候:肢体关节疼痛较剧,痛有定处,得热痛减,遇寒痛增,伴关节不可屈伸,局部皮色不红,触之不热,苔薄白,脉弦紧。
证素:病位为关节,病性为风寒湿。
治法:散寒宣痹。
主方:乌头汤(川乌、麻黄、白芍、黄芪、甘草)。
加减举例:表证不解者,去黄芪,加桂枝、荆芥穗;疼痛剧烈者,加细辛、当归、牛膝、威灵仙;关节屈伸不利者,加五加皮、木瓜。

4. 湿胜着痹证

证候：肢体关节重着、酸痛，或有肿胀，痛有定处，伴关节活动不便，肌肤不仁，苔白腻，脉濡缓。

证素：病位为关节，病性为风寒湿。

治法：除湿宣痹。

主方：薏苡仁汤(薏苡仁、苍术、羌活、独活、防风、麻黄、桂枝、川乌、生姜、当归、川芎、甘草)。

加减举例：寒湿甚者，加附子、干姜、细辛；有化热之势者，加黄柏、苍术；湿胜脾虚者，去麻黄，加白术、怀山药、陈皮。

5. 湿热阻痹证

证候：关节疼痛，痛不可触，伴局部灼热红肿，得冷稍舒，肢体沉重，口渴不多饮，舌红，苔黄腻，脉滑数。

证素：病位为关节，病性为湿热。

治法：清热祛湿宣痹。

主方：白虎加桂枝汤(知母、甘草、石膏、粳米、桂枝)。

加减举例：一般可加金银花、连翘、栀子、黄柏清热解毒；加海桐皮、姜黄、威灵仙、防己、桑枝活血通络祛风湿；关节疼痛、重着、苔黄白而腻者，加苍术、薏苡仁；关节红肿较重者，加忍冬藤、防己、丝瓜络、地龙；皮肤有红斑结节者，加牡丹皮、赤芍、生地黄。

6. 热毒凝滞筋骨证

证候：关节红肿热痛，触之有波动感，常伴高热不退，口渴欲饮，舌红，苔黄腻，脉洪数。

证素：病位为筋骨，病性为热毒、脓。

治法：清热解毒排脓。

主方：透脓散(当归、黄芪、川芎、皂角刺)。

加减举例：发热口渴、邪热阻痹较重者，加金银花、连翘、石膏、蒲公英、蚤休等。

7. 风寒湿凝滞筋骨证

证候：罹患关节固定，日久不愈，反复发作，关节疼痛、肿胀，活动不便，甚至变形，肌肤麻木不仁，脉弦。

证素：病位为筋骨，病性为风寒湿。

治法：散寒祛湿，宣痹止痛。

主方：蠲痹汤(独活、羌活、肉桂、秦艽、当归、川芎、乳香、木香、桑枝、海风藤、甘草)。

加减举例：关节以游走性疼痛为主者，加麻黄、防风、荆芥穗；关节冷痛固定者，加川乌、细辛；关节重着酸痛者，加薏苡仁、苍术、豨莶草、海桐皮；刺痛不移，有瘀血表现者，加赤芍、乌梢蛇。

8. 瘀痰互结[搏]证

证候：关节疼痛日久，痛有定处，或如针刺，时轻时重，伴关节漫肿、顽麻不仁，甚至僵硬变形，活动不便，舌紫暗，苔白腻，脉弦涩或弦滑。

证素：病位为关节，病性为瘀、痰。

治法：祛痰化瘀，宣痹止痛。

主方：小活络丹(川乌、草乌、地龙、制南星、乳香、没药)。

加减举例：关节漫肿、麻木，苔白腻或白滑，痰湿偏中者，加茯苓、苍术、薏苡仁、法半夏、玄明粉；舌质紫暗、脉涩、瘀阻明显者，加黄芪、川芎、桃仁、红花、当归尾、鸡血藤。

9. 寒痰凝滞筋骨证

证候：关节活动不利，动则疼痛加剧，伴病变关节肿胀，皮色不变，溃破后流溢稀脓或脓呈米泔水样，内夹豆腐渣样物质，舌淡红，苔薄白腻，脉沉细。

证素：病位为筋骨，病性为寒痰。

治法：温化寒湿，祛痰杀虫。

主方：阳和汤（熟地黄、白芥子、炮姜炭、麻黄、生甘草、肉桂、鹿角胶）。

加减举例：一般可选加杀痨虫药，如白及、百部、黄连、大蒜、冬虫夏草等；低热、盗汗、五心烦热、舌红少苔者，去炮姜炭、肉桂，加银柴胡、鳖甲、青蒿、地骨皮、牡蛎、酸枣仁；咳嗽者，加百部、川贝母、紫菀；恶风怯寒明显，加黄芪、白术、防风；头晕、目眩、心悸、失眠，气血亏虚者，加黄芪、当归、黄精；患处疼痛剧烈者，加延胡索、五灵脂、鸡血藤。

10. 疫毒证

证候：泛指因天行疫毒侵袭所致关节疼痛，由于疫毒性质不同，而其症各具特征，一般有发热，口渴，便秘，尿短黄，舌红绛，苔黄燥，脉数等表现。

证素：病位为关节，病性为疫毒。

治法：清热解毒。

主方：清热解毒汤（黄连、栀子、连翘、当归、赤芍、生地黄、金银花、甘草）。

加减举例：根据有关疾病的特征，随症加减。

11. 肝肾阴虚证

证候：关节疼痛日久，伴精神疲乏，面容憔悴，失眠多梦，潮热盗汗，手足心热，腰膝酸软，舌红，苔少，脉细数。

证素：病位为肝、肾，病性为阴虚。

治法：补益肝肾，宣痹止痛。

主方：左归丸（熟地黄、怀山药、山茱萸、枸杞子、菟丝子、鹿角胶、川牛膝）。

加减举例：头晕肢麻者，加当归、何首乌、鸡血藤、阿胶；失眠多梦者，可加远志、酸枣仁、女贞子；潮热骨蒸者，加地骨皮、胡黄连、银柴胡。

12. 气血两虚证

证候：关节酸沉，绵绵而痛，麻木尤甚，伴四肢乏力，汗出畏风，时见心悸，纳呆食少，颜面微青而白，形体瘦弱，舌质淡红欠润，脉沉缓无力。

证素：病位为脾、心、关节，病性为气虚、血虚。

治法：补益气血。

主方：荣筋汤（薏苡仁、茯苓、白术、何首乌、当归、砂仁、熟地黄、黄精、露蜂房、乌梢蛇、豨莶草、络石藤、金毛狗脊、秦艽、菟丝子）。

13. 肾虚髓亏证

证候：关节隐隐作痛，伴腰膝酸软，腰腿不利，俯仰转侧不灵活，伴头晕，耳鸣，耳聋，目眩，舌淡红，苔薄白，脉细。

证素：病位为肾、髓，病性为精虚、髓亏。

治法：补肾益精。

主方：大补元煎（怀山药、山茱萸、熟地黄、枸杞子、杜仲、炙甘草、当归、人参）。

加减举例：可加淫羊藿、金毛狗脊、骨碎补、补骨脂、巴戟天等。

四、辨病施治

（一）辨病思路

1. **外伤史** 关节脱位或骨损伤、关节部位筋肉损伤所致的关节疼痛者，多有跌打损伤等外伤病史可查。

2. **痹病类疾病所致关节疼痛** 常见者如下。

（1）与气候因素关系密切，以关节和（或）肌肉游走性酸楚、重着、疼痛为主要表现，常伴红细胞沉降率增速，抗"O"阳性者，多为三痹。

（2）有关节晨僵，小关节对称性多发性肿痛，活动受限，甚至晨僵变形，红细胞沉降率增速，血清类风湿因子阳性者，诊为尪痹。

（3）以拇指、跖趾关节、足背、足跟、踝、指、腕等小关节红肿剧痛反复发作，关节畸形，形成"痛风石"，血尿酸、尿酸增高者，属于痛风。

（4）单个关节疼痛，并有关节红、肿、灼热，白细胞总数及中性粒细胞增加，关节腔穿刺呈混浊样或脓性，内含大量白细胞、脓细胞者，多为热痹。

（5）以负重大、活动多的关节疼痛为主，活动时关节常有咔嚓声或摩擦声，起病隐匿，发病缓慢，多见于中老年人，X线摄片示骨质疏松，关节面不规则，关节间隙狭窄，软骨下骨软化，边缘唇样改变，骨赘形成，红细胞沉降率一般属正常值，抗"O"、类风湿因子等阴性者，多为骨痹。

（6）患病日久，疼痛局限于某个关节，活动受限者，则为顽痹，如有项痹、肩痹、腰痹、膝痹、足跟痹、肢痹以及脊痹等。

（7）年老体弱之人见固定部位的筋骨关节反复发作性疼痛，麻木不已，活动受限，遇风寒或劳累而加重者，可能是顽痹。

3. **流痰所致者** 流痰多见于青少年，多有痨病史，以起病缓慢，罹患关节疼痛，早期关节畸形及活动不利，局部有寒性脓肿，溃后流脓清稀或夹絮状样物，可有瘘管形成，久不愈合。常伴有潮热、盗汗、消瘦、神疲等症。红细胞沉降率增速，结核菌素试验阳性，X线检查或见罹患关节显示脓肿阴影，关节腔抽出液动物接种与结核菌培养阳性。

4. **时行疫疠疾病所致者** 以发热、神昏、抽搐、呕吐、胁痛、腹痛、泄泻、黄疸等温热疫疠病症为主，伴见关节疼痛，局部无脓肿、灼热、压痛者，多系有关时行疫疠疾病影响关节经气不利所致。

5. **恶性肿瘤所致关节疼痛** 多具有疼痛较剧烈、夜间尤甚、压痛明显的特点，X线摄片及CT等检查示骨内浸润性破坏，边缘模糊不规则，骨皮质一般不规则，有破坏或缺损，形态多样，有葱皮样、绒毛样、光芒样、袖口征等，病理切片检查等均有助于诊断。此外，尚应根据全身症状、体征及其他有关检查，以明确骨癌瘤属原发性或继发性。

6. **蝶疮流注（系统性红斑狼疮）所致者** 面部皮肤红斑、鳞屑、萎缩，状如蝴蝶，伴有关节疼痛者，可能是蝶疮流注（系统性红斑狼疮）。

（二）按病论治

1. **急性创伤**

（1）关节部位软组织扭挫伤 ① 早期予以适当制动，用活血消肿中药外敷或外擦。② 后期予以温经通络中药外敷或外洗，可配合理疗。

（2）关节脱位　①应尽早行手法整复外固定。②陈旧性者,可选用手法或手术复位。

（3）关节部位骨折　影响关节面平整者,可试行手法复位外固定。但因此类骨折复位、固定困难,且骨折对位要求高,故多行切开复位内固定术。

2. 三痹

（1）温补气血,宣痹止痛　独活寄生汤(独活、秦艽、防风、细辛、当归、芍药、川芎、干地黄、杜仲、牛膝、人参、茯苓、桂心、甘草)加减。

（2）针灸治疗　①体针疗法:主穴取足三里、命门、阳陵泉、三阴交,备穴为脾俞、肾俞、归来等,每次3~5穴,平补平泻。②耳针疗法:选肾、脾、神门、皮质下、内分泌,每次2~3穴,留针20分钟或埋针。

（3）中成药　①昆明山海棠片,每次2片,每日3次,口服。②追风透骨丸,每次6 g,每日2次,口服。③风湿灵注射液,每次2~4 mL,每日2次,肌肉注射。④壮骨风湿膏,外贴痛处。⑤关节止痛膏,外贴痛处。⑥木瓜丸,每次6 g,每日3次,口服。

（4）西药治疗　①水杨酸制剂,可选阿司匹林1~1.5 g,或水杨酸钠2 g,每日3~4次,口服。②其他解热镇痛药,如抗风湿灵0.2~0.4 g,每日3次,口服;消炎25 mg,每日3次,口服。③肾上腺皮质激素,强的松10~20 mg,每日3次,口服;或氢化可的松100~200 mg,或地塞米松10 mg,加入葡萄糖注射液500 mL中静脉滴注,每日1次。

3. 尪痹

（1）滋补肝肾,祛风宣痹　虎潜丸(狗骨、干姜、陈皮、白芍、锁阳、熟地黄、龟甲、知母、黄柏)加减。

（2）中成药　①尪痹冲剂,每次10 g,每日2次,开水冲服。②昆明山海棠片,每次2片,每日3次,口服。③雷公藤片,每次1~2片,每日2~3次,口服。

（3）西药治疗　①止痛可用阿司匹林、消炎痛,布洛芬、苯氧苯丙酸钙、炎痛喜康等。②糖皮质激素,常用强的松10 mg,每日2~3次,口服;或地塞米松0.375~0.75 mg,每日1~2次,口服。③用金制剂改善病情,常选硫代苹果酸金钠或硫代葡萄糖金10~25 mg,肌肉注射,每周2~3次,以后每周肌注50 mg,维持量每月50 mg,亦可口服金诺芬3~9 mg,每日3次,长期服用;或用青霉胺125 mg,1个月后加至250 mg,每日2次,维持6个月后减量至125~250 mg,每日1次,疗程约1年;雷公藤多苷片20 mg,每日3次,口服。④免疫抑制剂,选用环磷酰胺50 mg,每日2次,口服;或氨甲蝶呤5~15 mg,每周1次,口服或肌肉注射,3个月为1个疗程。

（4）手术矫形治疗　有早期滑膜切除术、负重关节融合术等。

4. 痛风

（1）清热通络　白虎桂枝汤加减(石膏、知母、桂枝、忍冬藤、连翘、黄柏、威灵仙、姜黄、桑枝、赤芍、甘草)。

（2）中成药、单方　①豨桐丸,每次6 g,每日3次,口服。②陈醋500 mL、威灵仙30 g,浸2周后过滤,做直流电透入。

（3）西药治疗　①急性发作期,用秋水仙碱,开始每小时服0.5 mg,症状缓解或出现恶心、呕吐、腹泻时,改为每日2~3次;或保泰松,初次服0.2~0.4 g,以后每4~6小时服0.1 g,症状缓解后减为0.1 g,每日3次,连服数日停药;或消炎痛,初次服25~50 mg,症状缓解后每次25 mg,每日2~3次。②间歇期及慢性期,可用羧苯磺胺,初次服0.25 g,每日2次,两周内增至0.5 g,每日3次;或苯磺唑酮500 mg,每日2次,口服,渐增至100 mg,日最大剂量为600 mg。

（4）其他　急性发作期卧床休息,抬高患肢。限制蛋白质摄入,避免进食动物内脏及海味食物,多饮水,严格戒酒。避免过劳、受寒、紧张、关节外伤。

5. 骨痹

（1）活血行滞　身痛逐瘀汤(桃仁、红花、当归、川芎、地龙、香附、羌活、秦艽、五灵脂、没药、牛膝、甘草)加杜仲、鸡血藤等。

（2）中成药　① 壮骨关节丸,每次 6 g,每日 3 次,口服。② 骨刺片,每次 5 片,每日 3 次,口服。③ 骨仙片,每次 5 片,每日 3 次,口服。④ 骨刺消痛液,每次 15 mL,每日 2 次,口服。⑤ 骨友灵搽剂,涂敷患处。⑥ 抗骨质增生丸,每次 2 丸,每日 2 次,口服。

（3）西药治疗　可用水杨酸钠合剂、肠溶阿司匹林、布洛芬、消炎痛等。

（4）理疗　如热疗、离子导入疗法。

（5）针灸疗法　上肢取肩髃、曲池、外关、合谷,下肢取环跳、秩边、伏兔、阳陵泉、犊鼻,腰脊部取夹脊穴、天宗、肾俞、委中,平补平泻法,加灸或拔火罐。

（6）晚期关节功能严重障碍者　可考虑作骨赘切除术、关节修整术、成形术或置换术。

6. 热痹

（1）清热宣痹　白虎桂枝汤加减(石膏、知母、桂枝、夜交藤、连翘、黄柏、败酱草、紫花地丁、桑枝、赤芍、甘草)。

（2）予以敏感、足量的抗生素。

（3）敷贴疗法　初期用金黄膏,或玉露膏,外敷。肿而有块者,加掺红灵丹,外贴。

（4）成脓者　及时切开引流,并安装冲洗、吸引管,用敏感抗生素持续灌洗。

7. 关节流痰

（1）系统抗痨药物治疗,症状缓解后仍持续用药半年以上。

（2）根据病情选用抗痨药关节内注射。

（3）必要时可行病灶清除术。

8. 骨节肿瘤

（1）原发性者　根据病变部位和恶性程度可选用瘤体搜刮术、瘤段切除术、截肢等,还可根据病情配合使用放疗、化疗等。

（2）转移性者　以治疗原发病灶为主,对合并病理骨折、脱位者予以对症处理。

五、 对症处理

1. 常用宣痹止痛中药　乳香、没药、羌活、独活、徐长卿、威灵仙、五加皮、秦艽、海桐皮、豨莶草、络石藤、桑枝、狗骨、金毛狗脊、牛膝、杜仲、续断、乌梢蛇、白花蛇等,可在辨病、辨证的基础上选用。

2. 常用中成药　独活寄生丸、昆明山海棠片、尪痹冲剂、雷公藤片、风湿宁注射液、三蛇酒、壮骨酒、龟蛇酒、国公酒、冯了性药酒、木瓜丸、骨刺丸、壮骨关节丸、健步虎潜丸、骨刺一擦灵、藤香风湿油等。

3. 针灸疗法　主穴取曲池、外关、阳陵泉、大椎,辅穴取合谷、阳池、阳溪、阳谷、三阴交、解溪、太冲、照海、冲脉,或于疼痛关节局部取穴,每次 3～6 穴,平补平泻,或加温针,留针 30 分钟。

4. 膏药疗法　据适应证,选用壮骨风湿膏、关节止痛膏、天和骨通强力透释贴剂、代温灸膏、邦迪牌辣椒痛可贴、万应止痛膏等,贴于疼痛关节。

5. 西药治疗　以选择非甾体类抗炎药物为主,如阿司匹林、吲哚美辛、布洛芬、泰诺、诺松、吡罗昔康等,其他慢作用抗风湿药,如甲氨蝶呤、金制剂、青霉胺、环磷酰胺、环孢霉素 A,以及肾上腺皮质激素等,必须视原发疾病而选用。

6. **其他** 可选做理疗。

第五节 半身不遂

半身不遂是指由各种原因引起的一侧肢体的运动或感觉障碍的症状。常见于中风(脑血管意外)、气厥(癔病性昏厥)、风眩(高血压病)、风[喑]痱(中风后遗症)等疾病,此外,亦可因项痹(颈椎综合征)、偏痹(坐骨神经痛)等痹病类疾病引起。

临床应对半身不遂进行纵向和横向挖掘,进一步明确半身不遂的病种与证型,确立治则治法,若对导致半身不遂的病种尚不能确定时,可暂以"半身不遂待查"作为初步诊断,并进行辨证论治及对症处理。

一、 主症的纵向和横向挖掘

(一)纵向挖掘

半身不遂的纵向挖掘应注意询问其性质、病程、病史、诱因等。

1. **性质** 半身不遂为肢体一侧的运动及感觉障碍。由于感觉多在神志清楚时感知,因而神昏不省人事者不得以半身不遂为主症。

2. **程度** 半身不遂的严重程度涉及半身不遂的波及范围及肌力分级标准,波及范围越大,肌力越低,病情越重。

3. **病程** 半身不遂多属中风,中风的病期可以分为急性期、恢复期、后遗症期三个阶段。急性期是指发病后两周内,中脏腑可至 1 个月;恢复期是指发病两周后或 1 个月至半年以内;后遗症期指发病半年以上。

4. **病史** 既往有长期"头晕"病史、急躁易怒者,多属风阳窜络;身重形胖,嗜食膏粱厚味者,多属痰浊阻络;有外伤史、长期头痛史者,多属瘀阻脑络。

5. **诱因** 安静状态起病,多属缺血性中风;活动状态起病者,多属出血性中风。

(二)横向挖掘

结合中医望、闻、问、切四诊方法和体格检查、理化检查进行横向挖掘,完善病情资料。

1. **中医四诊**

(1)望诊

望神:若伴神志不清,多属中风中脏腑;若伴神志清晰,多属中风中经络。

望面、望形体:若伴面色潮红,多属风阳窜络;若伴口眼㖞斜,面肌痉挛,手足拘急,多属风痰阻络;若伴手足震颤或蠕动,多属阴虚动风或血虚动风。

望舌象:舌暗或有瘀斑,多属瘀阻脑络;舌红,苔少或光剥,舌歪斜或震颤者,多属阴虚动风。

(2)闻诊 若伴睡中鼾声,或有痰鸣,多属痰浊阻络;若伴气短懒言,多属气虚血瘀。

(3)问诊 若伴口干欲饮,大便干结,小便短黄,多属风阳窜络;若伴神疲乏力,头晕,多属气虚血瘀;若伴眩晕,耳鸣目涩,心烦失眠,盗汗,多属阴虚动风;若伴耳鸣,记忆减退,发稀齿松,多属肾精亏虚。

（4）切诊　切按颈项及肢体肌肉紧张程度、感觉、活动等情况，此外还应结合脉象变化进行诊断。

2. **体格检查**　应注意血压情况，有无瞳仁变化、颈项强硬，肢体张力、活动情况，以及肢体痛觉、温觉、触觉等情况，有无病理性反射等体征。

3. **理化检查**　根据病情需要，有选择地进行头部或颈椎 CT、MRI，以及肌电图、脑血流图、脑脊液、血液生化等检查。

通过横向挖掘，常与半身不遂组合的症对主要有半身不遂、眩晕；半身不遂、头痛；半身不遂、口舌㖞斜；半身不遂、言语謇涩；半身不遂、昏迷；半身不遂、形体肥胖；半身不遂、肢体痿软；半身不遂、手足拘急；半身不遂、面色潮红；半身不遂、耳鸣；半身不遂、耳聋；半身不遂、抑郁；半身不遂、腰膝酸软；半身不遂、神疲乏力等。

二、机制分析

肢体的运动与感觉由大脑神机主持，通过经络之沟通联接，精津气血得以运行至筋肉与皮肤腠理。筋肉牵拉骨与骨节产生协调的收缩与弛纵而发生运动，皮肤腠理间之浮络受外界刺激而上传至脑，触动神机而产生感觉。半身不遂是受大脑神机之用控制的感觉与运动功能失调而成。多因体内正气亏损，精津气血不足，肢体不荣，或经脉因风阳扰动，或痰浊、瘀血等有形之邪阻滞而成。因而本症有虚与实两方面的病机，其病位涉及脑、心、肝、脾、肾等。

1. **肢体筋肉肤腠失荣**　脏腑虚损，肾精亏虚，脾气不运，生化乏源，气血不足，使精津气血不足以充经脉、行肢体、濡筋肉、温肤腠，皆可为半身不遂。

2. **实邪阻滞经络筋肉**　因风阳扰动，气血妄行，或痰瘀等有形之邪阻滞经脉，筋肉皮肤腠理失于精津气血之濡养与温煦，亦可致半身不遂。

三、分证论治

半身不遂病位在脑，与心、肝、脾、肾密切相关，病性多属风、火、阳亢、气虚、阴虚、血虚、精亏、痰（浊）、血瘀。治法分别有息风、平肝、潜阳、清热、益气、滋阴、补血、益精、化痰、化瘀、通络、开窍、醒神、通腑等。

1. **肝阳暴亢风火上逆证**

证候：半身不遂，伴头晕，面色潮红，肢体麻木不仁，口干欲饮，大便干结，小便短黄，舌红苔薄，脉弦。

证素：病位为肝、络，病性为阳亢、动风。

治法：平肝潜阳。

主方：天麻钩藤饮（天麻、石决明、钩藤、杜仲、黄芪、牛膝、栀子、益母草、茯神）。

加减举例：可选加玉米须、地龙、海风藤；头痛，加夏枯草、川芎、葛根。

2. **痰浊阻络证**

证候：肢体偏废，半身不遂，伴口眼㖞斜，身重形胖，睡中鼾声，舌淡红，苔白腻，脉弦滑。

证素：病位为肝、络，病性为痰。

治法：祛痰通络。

主方：涤痰汤（制半夏、陈皮、茯苓、竹茹、枳实、甘草、生姜、大枣、制南星、石菖蒲、人参）。

加减举例：苔腻、脉滑数,加天竺黄、竹沥。

3. 瘀阻脑络证

证候：半身不遂,伴舌强语謇,口眼㖞斜,肢体硬瘫,头部刺痛,头晕目眩,舌暗或有斑点,脉弦或涩。

证素：病位为脑络,病性为血瘀。

治法：活血化瘀通络。

主方：通窍活血汤(赤芍、川芎、红花、桃仁、老葱、生姜、红枣、麝香、黄酒)。

加减举例：可加地龙、丹参、三七粉;气短、息弱,加人参、黄芪。

4. 风痰阻络证

证候：半身不遂,伴口眼㖞斜,面肌痉挛,舌强语謇,肢体麻木,手足拘急,头晕目眩,舌苔腻,脉弦滑。

证素：病位为络,病性为动风痰。

治法：化痰息风。

主方：导痰汤(制半夏、陈皮、枳壳、茯苓、甘草、制南星)合牵正散(白附子、白僵蚕、全蝎)。

加减举例：语言謇涩,加远志、石菖蒲、木蝴蝶。

5. 气虚血瘀证

证候：半身不遂,肢体麻木或痿软,伴神疲乏力,气短懒言,头晕头痛,舌淡嫩,脉弱而涩。

证素：病位为络,病性为气虚、血瘀。

治法：补气化瘀。

主方：补阳还五汤(黄芪、当归尾、赤芍、川芎、地龙、桃仁、红花)。

加减举例：可选加石菖蒲、鸡血藤、白附子、白僵蚕等;吐痰、流涎,加制半夏、石菖蒲、制南星。

6. 血虚动风证

证候：半身不遂,伴口眼㖞斜,肌肤不仁,手足麻木,语言不利,口角流涎,舌苔薄白,脉细无力。

证素：病位为肝,病性为血虚、动风。

治法：养血息风。

主方：大秦艽汤(秦艽、防风、羌活、独活、白芷、细辛、黄芩、石膏、生地黄、熟地黄、白芍、川芎、白术、茯苓、甘草)。

加减举例：无热象者,去石膏、黄芩;言謇、流涎,加石菖蒲、白僵蚕、白附子;头晕、面白,加阿胶、何首乌。

7. 阴虚动风证

证候：半身不遂,伴肢体麻木,舌强语謇,眩晕耳鸣,心烦失眠,手足拘急或蠕动,舌红,苔少或光剥,舌歪斜或震颤,脉细弦。

证素：病位为肝,病性为阴虚、动风。

治法：滋阴息风。

主方：大定风珠(干地黄、白芍、麦冬、五味子、甘草、龟甲、生牡蛎、鳖甲、鸡子黄)。

加减举例：头痛、面赤,加怀牛膝、代赭石;口歪、偏瘫,加白附片、地龙;语言謇涩,加远志、石菖蒲、白僵蚕。

8. **肾精亏虚证**

证候:半身不遂,伴头晕目眩,肢体麻木,疲乏无力,耳鸣,记忆减退,发稀齿松,舌质淡胖,苔薄白,脉沉弦无力。

证素:病位为肾,病性为精亏。

治法:补肾填精。

主方:河车大造丸(紫河车、熟地黄、杜仲、天冬、麦冬、龟甲、黄柏、牛膝)。

加减举例:常加山茱萸、何首乌、黄精、五味子、石菖蒲、菟丝子。

四、辨病施治

(一)辨病思路

1. 突起半身不遂,舌謇不语,或伴偏瘫症状者,多为中风。应结合患者年龄,以往有无风眩、心痹等病史,并进行脑脊液与头部 CT 检查等,以确定诊断并鉴别缺血性中风与出血性中风。

2. 中风半年以上,肢体偏废,半身不遂者为风[喑]痱。结合病史与头部 CT 检查可确诊。

3. 自觉半身感觉、活动失灵,并伴头晕、血压增高者,为风眩。应进行头部 CT 检查,以排除中风。

4. 中青年女性,因神志不畅而起,突感半身不遂,或伴仆倒而无神昏,呼吸气息粗促,体查与实验室检查多无异常者,为气厥。

5. 中老年人,项背不舒而见半身不遂或仅见上肢感觉麻木者,应考虑为项痹,宜结合 X 线颈椎摄片或 CT、MRI 检查以便明确诊断。

(二)按病论治

1. **缺血性中风**　参"口眼㖞斜—按病论治—缺血性中风"。

2. **风[喑]痱**　参"便秘—按病论治—风[喑]痱"。

五、对症处理

1. **饮食宜忌**　加强营养,选择富含维生素的食物,避免辛辣刺激之品。

2. **单方验方**

(1)全蝎 3 g,臭牡丹 15 g,每日 1 剂,水煎服。

(2)水蛭粉,每次 2 g,每日 3 次,口服。

3. **针刺治疗**　选内关、神门、三阴交、天柱、尺泽、委中等穴。语謇加金津、玉液放血;口歪流涎,配颊车透地仓、下关透迎香;上肢取肩髃、曲池、外关、合谷;下肢取环跳、阳陵泉、足三里、昆仑;血压高加内庭、太冲。

4. **西医治疗**　可用能量合剂、神经营养药等进行治疗。

第六节　震　颤

震颤又名颤症、颤振,是指手足颤动,或头部摇晃不能自主的症状。颤病、脑萎、气厥、脑瘤等脑系疾病、肺厥(肺性脑病)、肝厥(肝性脑病)、肾厥(肾性脑病)、酒厥(重度急性酒精中毒)、瘿气(甲状腺功能亢进症)、煤气中毒、铅中毒、锰中毒、水银中毒及电击伤、抗精神病药物等均可导致。

临床应对震颤进行纵向和横向挖掘,进一步明确震颤的病种与证型,确立治则治法,若对导致震颤的病种尚不能确定时,可暂以"震颤待查"作为初步诊断,并进行辨证论治及对症处理。

一、主症的纵向和横向挖掘

(一)纵向挖掘

震颤的纵向挖掘应注意询问其部位、病因、性质、病史等。

1. **病因** 若因情志不舒,或精神刺激或突受惊恐而发,多为气厥;若因过量饮酒后,为酒厥;若因年老体弱,多属脑萎。病因中还应注意询问有无煤气中毒、铅中毒、锰中毒、水银中毒及电击伤等。

2. **部位** 若头部不自主摇动,口眼抽动,手足颤抖,多属颤病;头痛头晕、肢体震颤,多属脑病;若肢体震颤如扑翼,多属厥病。

3. **病性** 震颤出现于静止时,运动时减轻或消失,有时在支持一定体位时再现,为静止性震颤,最常见于颤病和中毒;身体主动地保持某种姿势时出现的震颤,为姿势性震颤,如瘿气患者平举上肢时可出现手指细颤,肺厥、肝厥、肾厥和煤气中毒患者出现震颤,状如扑翼;出现于随意运动时的震颤,为动作性震颤,如小脑脑瘤患者身体移动时,下肢不自主地震颤抖动,步态不稳。

4. **病史** 注意询问有无肝病、肾病、肺病、抗精神病药物服用史等。

(二)横向挖掘

结合中医望、问、切诊法和体格检查、理化检查进行横向挖掘,完善病情资料。

1. **中医四诊**

(1)望诊 望面目、望形体:若伴面赤烦躁,易激动,多属风阳内动证;若伴面色苍白无华,表情淡漠,多属气血亏虚证;若伴体态不稳,重复动作时幅度和速度均逐渐衰减,连续书写字体越来越小,多属颤病。

此外还应结合舌象变化进行诊断。

(2)问诊 若伴头痛部位固定不移,颅骨外压痛,肢体偏瘫或麻木,为脑瘤;若记忆力减退,或伴情志改变,多为脑络痹;若健忘进行性加重、智能减退、人格障碍、痴呆,多为脑萎。

(3)切诊 切按肌肉的运动、感觉情况,此外还应结合脉象变化进行诊断。

2. **体格检查** 一般应进行神经系统的体格检查,注意观察姿势和体位、步态、震颤的部位、时间(持续的或间歇的、速度快慢)、幅度、规律及形态等内容,为疾病诊断提供线索。

3. **理化检查** 根据病情需要,可做脑脊液、脑血流图、脑电图、肌电图、颅骨 X 线摄片、头部 CT、磁共振、血清生化等检查,有助于明确诊断。

通过横向挖掘,常与震颤组合的症对主要有颤动、乏力;颤动、行步慌张;颤动、腰膝酸软;颤动、手足蠕动;颤动、筋脉拘挛;颤动、神昏;颤动、头痛。

二、机制分析

震颤是因相反的两组肌群交替收缩所产生的一系列节律性、摆动性的不随意运动,表现为手足颤动,或头部摇晃不能自主,其病位多在脑,为脑与肝肾等脏器功能受损所致。其病机可有虚、火、毒、痰、瘀五端。震颤的病变表现属于"风动",其病机与脑、神、肝、肾、脾胃等脏器功能失调密切相关。

1. **虚风内动**　年老体弱,肾精亏虚;或久病劳欲,耗损肾精;或精亏髓海不充,脑失髓养;或脾胃虚弱,气血生化乏源,筋脉失荣,虚风内动,肢体震颤,头摇不能自已。

2. **火炽动风**　外感温热疫邪,或五志过极化火,或阴虚阳亢,热伤阴津,筋脉失于濡养,风阳窜动,引发震颤。

3. **毒邪内扰**　嗜酒无度,吸入煤气,接触水银等有毒物质;或久患肺病,肺气虚损,肺司呼吸不用,不能吐故纳新,浊邪成毒,上攻脑神;或肝病日久,毒物上犯清窍;或肾病失治,不能分清泌浊,尿毒上扰于脑,均可引发风动,导致震颤。

4. **痰湿内停**　恣食肥甘、暴饮暴食,损伤脾胃,痰湿内生,阻滞经脉,气血运行不畅,筋失所荣,风痰内扰,发为震颤。

5. **瘀血阻滞**　头部外伤,或久病入络,瘀阻经脉,脑络痹阻,脑神失去精血所养,大脑神机失调,导致震颤。

三、分证论治

震颤病位多在脑,病性多属气虚、血虚、阴虚、痰、火、瘀血。治法分别有益气、补血、滋阴、祛痰、化瘀、泻火。

1. **气血两虚证**

证候:颤动日久,伴筋脉拘急,行步慌张,神呆懒言,肢体乏力,头晕眼花,心悸而烦,气短自汗,大便不爽,面色无华,舌淡,少苔,脉细无力。

证素:病位为里,病性为气虚、血虚、动风。

治法:益气补血息风。

主方:定振丸(秦艽、防风、荆芥穗、威灵仙、全蝎、天麻、细辛、川芎、白芍、当归、生地黄、熟地黄、黄芪、白术)。

加减举例:气短、疲乏,加人参。

2. **肝肾阴虚火旺证**

证候:颤动日久,伴步态拖沓,行路不稳,形体消瘦,头晕耳鸣,急躁易怒,腰膝酸软,失眠健忘,大便秘结,舌暗红,苔少,舌下络脉曲张,脉弦细。

证素:病位为肝、肾,病性为阴虚、动风。

治法:补益肝肾,滋阴息风。

主方:六味地黄丸(熟地黄、山药、山茱萸、茯苓、泽泻、牡丹皮)。

加减举例:常加女贞子、何首乌、菟丝子、枸杞子;肝郁化火,加栀子、柴胡、薄荷;潮热、骨蒸,加秦艽、地骨皮、胡黄连;心烦不眠,加远志、珍珠母、酸枣仁;大便干结,加玄参、火麻仁、大黄。

3. **阴虚动风证**

证候:肢体颤动,手足蠕动不安,伴颧红潮热,五心烦热,夜热盗汗,遗精阳痿,头晕目眩,心烦不寐,舌红,苔少而干,脉细数无力。

证素:病位为肝,病性为阴虚、动风。

治法:养阴息风。

主方：天麻钩藤饮（石决明、钩藤、杜仲、天麻、黄芩、牛膝、栀子、益母草、夜交藤、茯苓）。

加减举例：筋脉挛急，加地龙、白僵蚕；五心烦热，加黄柏、生地黄、麦冬、玄参；盗汗，加五味子、麻黄根、乌梅。

4. 风痰阻络证

证候：肢体颤动，伴筋脉拘挛，胸闷脘痞，头晕吐涎，面多油脂，舌红或淡红，苔白腻或黄腻，脉弦滑。

证素：病位为肝，病性为风痰。

治法：祛风除痰，舒筋和络。

主方：涤痰汤（制半夏、陈皮、茯苓、竹叶、枳实、甘草、生姜、大枣、制南星、石菖蒲、人参）。

加减举例：筋脉拘挛，加白芍、牛膝、地龙、桂枝；胸闷痰多，加天竺黄、白附子。

5. 痰热内扰证

证候：久患肺病，或肝病，或肾病，肢体震颤，伴神识昏蒙，烦躁不安，咳嗽痰黄，咯痰不爽，喉间痰鸣，面红气粗，或高热抽搐，口有肝臭或尿臭，口渴唇焦，舌质红，苔黄腻，脉滑数。

证素：病位为里，病性为痰热。

治法：清热豁痰开窍。

主方：清心涤痰汤（制半夏、陈皮、茯苓、竹茹、枳实、甘草、生姜、大枣、胆南星、石菖蒲、人参、麦冬、酸枣仁、黄连），或菖蒲郁金汤（石菖蒲、郁金、牡丹皮、栀子、连翘、玉枢丹、竹沥、竹叶、灯心草、木通），配服安宫牛黄丸。

加减举例：常去人参；痰多，加服猴枣散；便秘，加大黄、芒硝（冲服）。

6. 气郁痰阻证

证候：平素情志不舒，受精神刺激后突发昏仆，肢体颤动，头摇不能自已，醒后觉咽喉间有物梗塞不畅，吞之不下，吐之不出，苔薄白腻，脉弦滑。

证素：病位为里，病性为气郁、痰。

治法：理气化痰。

主方：半夏厚朴汤（制半夏、厚朴、茯苓、生姜、紫苏叶）合越鞠丸（香附、川芎、苍术、神曲、栀子）。

加减举例：胸闷、喜叹息，加郁金、柴胡；头晕、气短，加党参、当归。

7. 肝经火旺证

证候：颈前瘿核肿大，按之震颤，伴急躁易怒，多言手颤，烦热多汗，消谷善饥，身体消瘦，口干口苦，舌红苔黄，脉弦数。

证素：病位为肝，病性为火。

治法：清肝泄火。

主方：龙胆泻肝汤（龙胆草、栀子、黄芩、生地黄、车前子、泽泻、柴胡、木通、当归、甘草）。

加减举例：可加牛蒡子、菊花、黄药子、夏枯草等。

8. 脑髓亏虚证

证候：头摇肢颤，伴头晕目眩，耳鸣，记忆力差或善忘，溲便不利，窘寐颠倒，重则神呆，舌淡胖，苔薄白，脉沉弦无力或弦细而紧。

证素：病位为脑，病性为髓亏。

治法：补益精髓。

主方：龟鹿二仙膏（龟甲胶、鹿角胶、人参、枸杞子），河车大造丸（紫河车、熟地黄、杜仲、天冬、麦冬、龟甲、黄柏、牛膝）。

加减举例：常加山茱萸、何首乌、黄精、五味子、石菖蒲等。

9. 瘀阻脑络证

证候：肢体颤抖，头摇不止，伴头痛如刺，痛处固定，或伴呕吐，健忘眩晕，少寐多梦，舌暗红有斑点，脉弦涩。

证素：病位为脑络，病性为血瘀。

治法：活血化瘀通络。

主方：通窍活血汤（赤芍、川芎、桃仁、红花、老葱、生姜、麝香、黄酒）。

加减举例：可加丹参、地龙、地鳖虫、全蝎等。

四、辨病施治

（一）辨病思路

1. 年龄较大，头部不自主细微摇动、口眼抽动、手足颤抖、体态不稳，重复动作时幅度和速度均逐渐衰减，连续书写时字体越来越小，病程长者，常见于颤病。

2. 老年人，头痛头晕、肢体麻痹、震颤时作、记忆力减退，或伴情志改变，脑血流图提示脑动脉硬化者，为脑络痹。

3. 年老体弱，健忘进行性加重、智能减退、人格障碍、痴呆、肢体震颤，头部 CT 提示脑沟增宽者，为脑萎。

4. 肢体震颤，头痛部位固定不移，颅骨外压痛，或反复呕吐如喷，肢体偏瘫或麻木，头部 CT 发现颅内肿瘤者为脑瘤。

5. 因情志不舒，或精神刺激，或突受惊恐而发，突然昏仆，而后出现震颤、呼吸深快者，多为气厥，以女性为多见，其症状的发生易受暗示影响，各种检查均无异常。

6. 肢体震颤，平举上肢时尤为明显，伴怕热多汗、多食易饥、心悸时作、急躁易怒、目胀眼肿、颈部漫肿者，为瘿气，其血清 T_3、T_4 水平增高，TSH 降低，甲状腺摄碘率增高，以年轻女性为多见。

7. 久患肺病，面浮肢肿，唇甲青紫，肢体震颤如扑翼，伴神志改变者，为肺厥，血气分析提示缺氧和二氧化碳潴留。此外，久患肝病、肾病可发展为肝厥、肾厥，亦可出现扑翼状震颤表现。

8. 煤气中毒、铅中毒、锰中毒、水银中毒及电击伤、抗精神病药物等引起的震颤，根据明确的病因病史可以确诊。

9. 过量饮酒之后，出现烦躁，步态不稳，手、唇震颤者，为酒厥。

（二）按病论治

1. 颤病

（1）滋阴息风　大定风珠（白芍、阿胶、龟甲、干地黄、麻仁、五味子、生牡蛎、麦冬、炙甘草、鸡子黄、鳖甲）加减。

（2）通络荣脉除颤　定振丸加减方（熟地黄、生地黄、当归、川芎、白芍、钩藤、制何首乌、枸杞子、黄芪、白术、天麻、防风、威灵仙、全蝎、蜈蚣）。

（3）中成药　①全天麻胶囊，每次2～6粒，每日3次口服。②强力天麻杜仲胶囊，每次2～3粒，每日2次，口服。

（4）西药治疗　①抗胆碱能药，安坦2～4 mg，每日3次，口服；东莨菪碱0.2～0.4 mg，每日3次，口服；开马君2.5～5 mg，每日3次，口服。②多巴胺代替剂，左旋多巴125 mg，每日3次口服；美多巴，每次1粒，每日3次，口服；溴隐亭，每日0.625 mg，口服。以上药均可逐渐加量应用。

2. 瘿气

（1）祛痰散结　海藻玉壶汤（海藻、昆布、陈皮、青皮、连翘、贝母、当归、川芎、独活、甘草、海带）加浮小麦、煅牡蛎。

（2）滋阴潜阳　益阴潜阳汤（生地黄、麦冬、枸杞子、生白芍、生龙骨、珍珠母、夜交藤、嫩钩藤、石决明）加减。

（3）中成药　①天王补心丹，每次8粒，每日3次，口服。②知柏地黄丸，每次8粒，每日3次，口服。③甲亢清，1次15 mL，每日3次，口服，30日为1个疗程。④甲亢灵，每次6片，每日3次，口服。

（4）西药治疗　可选用他巴唑，每日20～60 mg；甲亢平，每日20～60 mg；甲基硫氧嘧啶或丙基硫氧嘧啶，每日300～450 mg，分2～3次口服。

3. 脑络痹　参"头痛—按病论治—脑络痹"。

4. 脑萎　参"头晕—按病论治—脑萎"。

5. 脑瘤　参"头痛—按病论治—脑瘤"。

五、对症处理

1. 积极治疗原发病　脑瘤患者宜手术治疗。

2. 针灸疗法

（1）体针疗法　常用太冲、合谷、风池、外关、曲地、阴陵泉、足三里、三阴交、水沟、下关、承筋等穴位。

（2）耳针疗法　常用神门、皮质下、肝、肾、内分泌、三焦、肘、腕、指、膝等穴位。

3. 常用息风中药及中成药　全蝎、乌梢蛇、白附子、白僵蚕，杞菊地黄丸、天麻丸等，可在辨病、辨证的基础上选用。

4. 西药治疗　根据病情选抗胆碱类药，如安坦、东莨菪碱、开马君等；多巴胺代替药，如左旋多巴、美多巴、信尼麦、溴隐亭等；以及心得安、安定等镇静剂药物配合使用。

第十五章 精神症状

第一节 失 眠

失眠是指经常不能获得正常睡眠的症状。常见于不寐（神经性失眠）、神劳（神经衰弱症）、神郁（神经症）、癫病（抑郁症、精神分裂症单纯型及偏执型）、狂病（躁狂症、精神分裂症青春型等）、脏躁（围绝经期综合征、围绝经期抑郁症、癔病性激情发作）、百合病（某些脑器质性精神障碍、病后神经功能紊乱）、梦遗、卑愫（神经衰弱症、反应性抑郁症、恐怖症等）、脑络痹（脑动脉硬化症）等疾病，亦可因其他全身性疾病引起。

临床应对失眠进行纵向和横向挖掘，进一步明确失眠的病种与证型，确立治则治法，若对导致失眠的病种尚不能确定时，可暂以"失眠待查"作为初步诊断，并进行辨证论治及对症处理。

一、主症的纵向和横向挖掘

（一）纵向挖掘

失眠的纵向挖掘应注意询问其病程、病因、失眠的状态及程度、对日常生活的影响等。

1. **病程、病因** 失眠表现为持续的、严重的睡眠困难。若因一时情志影响或生活环境改变引起的暂时性失眠，不属病态。若在有条件睡眠且环境适合睡眠的情况下，仍持续失眠者，即属病态。至于老年人少寐早醒，亦多属生理状态。若因其他疾病痛苦引起失眠者，则属于继发性失眠。

2. **失眠的状态和程度** 经常不能获得正常睡眠，实际入睡时间减少，包括难以入睡（起始失眠），睡后易醒、醒后难以再入睡（中间失眠），早醒（终点失眠）。病情轻者入睡困难，或寐而不酣，时寐时醒，或醒后不能再寐，重则彻夜不寐。必要时可结合相关量表协助诊断。

3. **对日常生活的影响** 常有与睡眠相关的日间损害，如疲劳或全身不适，注意力、注意维持能力或记忆力减退，学习、工作和社交能力下降，日间思睡，兴趣、精力减退，工作或驾驶过程中错误倾向增加等。必要时可结合相关量表协助诊断。

（二）横向挖掘

结合中医望、问、切诊法和体格检查、理化检查进行横向挖掘，完善病情资料。

1. 中医四诊

（1）望诊

望神、望面色：若伴神疲，面色少华，多属心脾气血两虚；若伴面赤颧红，多属阴虚火旺；若伴精神抑郁、愁眉苦脸，多属肝郁。

望舌象：若见舌红少津，苔黄，多属阴虚火旺；若见舌红，苔黄腻，多属痰热扰神；若见舌质紫暗，苔腻，多属痰瘀内阻。

（2）问诊 若失眠易醒，伴多梦，心悸，健忘，头晕目眩，饮食无味，多属心脾气血两虚；若伴心烦，心悸，头晕，耳鸣，腰酸梦遗，五心烦热，盗汗，口干，多属阴虚火旺、心肾不交；若伴头重、胸闷，纳呆，心烦懊恼，口苦，目眩，多属痰热扰神；若失眠易于惊醒，多梦，胆怯心悸，遇事善惊，气短倦怠，小便清长，多属心虚神怯；若伴胸胁胀闷，急躁易怒，口渴喜饮，口苦，小便黄赤，大便秘结，多属肝郁化火；若伴多梦，脘闷嗳气，腹胀不适，大便不爽，多属中焦不和。

（3）切诊 应结合脉象变化进行诊断。

2. 体格检查 系统检查是否有妨碍睡眠的其他器质性病变。

3. 理化检查 实验室检查：目前对失眠尚缺乏客观检查手段，临床可据需要进行脑电图、脑血流图等检查。并结合影像学检查，明确是否有其他器质性疾病继发失眠者。

通过横向挖掘，常与失眠组合的症对主要有失眠、眩晕；失眠、头痛；失眠、多梦；失眠、烦躁；失眠、心悸；失眠、胆怯易惊；失眠、神疲乏力；失眠、头重；失眠、健忘。

二、机制分析

1. 气血亏虚，脑神失养 思虑劳倦太过，阴血暗耗，或久病耗伤气血，或外伤、产后失血，或年迈血少，或摄纳失司，脾虚生化不足，致血虚而脑神失养，出现失眠。

2. 阴虚火旺，心肾不交 素体阴虚，房劳过度，久病伤阴等致肾阴亏虚，不能上奉于心，水火不济，心火偏亢，心神被扰，神志不宁，发为失眠。

3. 心胆气虚，神不入舍 素体气虚胆怯，或病后心虚胆怯，或因过度惊吓，决断无权，神不守舍，以致失眠。

4. 心肝火旺，内扰心神 情志不遂，七情所伤，肝气郁结，郁而化火，火热扰动心神，神志不宁则为失眠。

5. 痰瘀食滞，心神被扰 饮食不节，宿食内停，致胃气不和，蕴生痰热，扰乱心神，痰浊食滞交阻，血脉流行不畅，或久病入络，瘀血内生，痰瘀内阻，上扰心神而致失眠。

三、分证论治

失眠病位多在心，与肝、脾、肾、胆、胃密切相关；病性多属气虚、血虚、阴虚、火（热）、痰、气滞、血瘀。治法分别有益气、补血、滋阴、清热、化痰、疏肝、理气、和胃、化瘀、养心、安神等。

1. 心脾气血两虚证

证候：失眠易醒，多梦，伴心悸，健忘，头晕目眩，肢倦神疲，饮食无味，面色少华，舌淡，苔薄，脉弱。

证素：病位为心、脾。病性为气虚、血虚。

治法：补脾益气，养血安神。

主方：归脾汤（党参、黄芪、白术、茯神、酸枣仁、龙眼肉、木香、炙甘草、当归、远志、生姜、大枣）。

加减举例：血虚较甚，加熟地黄、白芍、阿胶；失眠多梦甚，加夜交藤、五味子、合欢花、柏子仁；脘痞、纳呆，加制半夏、陈皮、茯苓、厚朴。

2. 心肾不交证

证候：心烦不寐，伴心悸不安，头晕，耳鸣，腰酸梦遗，五心烦热，潮热颧红，盗汗，口干，舌红少津，苔黄，脉细数。

证素：病位为心、肾，病性为阴虚。

治法：滋阴降火安神。

主方：黄连阿胶汤（黄连、黄芩、赤芍、鸡子黄、阿胶），或天王补心丹（人参、玄参、丹参、茯苓、天冬、麦冬、生地黄、酸枣仁、远志、五味子、当归、桔梗、柏子仁）。

加减举例：腰酸、梦遗，加枸杞子、菟丝子；潮热、盗汗，加黄柏、秦艽、胡黄连。

3. 痰热扰神证

证候：不寐，伴头重，胸闷，纳呆，心烦懊恼，口苦，目眩，舌红苔黄腻，脉滑数。

证素：病位为心神，病性为痰热。

治法：清热化痰，安神定志。

主方：清心涤痰汤（制半夏、陈皮、茯苓、竹茹、枳实、甘草、生姜、大枣、胆南星、石菖蒲、人参、麦冬、酸枣仁、黄连），或黄连温胆汤（黄连、制半夏、陈皮、茯苓、甘草、生姜、竹茹、枳实）。

加减举例：一般宜去人参、大枣；心悸、易惊，加珍珠母、朱砂。

4. 肝郁血虚证

证候：不寐，多梦，伴精神抑郁，喜叹息，面色淡白，容易疲劳，舌淡，脉弱。

证素：病位为肝，病性为气郁、血虚。

治法：疏肝理气，养血安神。

主方：酸枣仁汤合逍遥散（酸枣仁、川芎、知母、当归、白芍、柴胡、茯苓、白术、甘草、生姜、薄荷）。

加减举例：不寐、多梦重者，加夜交藤、珍珠母；抑郁、喜叹息重，加郁金；面白、神疲重者，加黄芪、当归、赤芍、熟地黄。

5. 心虚神怯证

证候：不寐多梦，易于惊醒，伴胆怯心悸，遇事善惊，气短倦怠，小便清长，舌淡，脉弦细。

证素：病位为心神、胆，病性为气虚。

治法：养心安神。

主方：琥珀养心丹（琥珀、龙齿、远志、茯神、酸枣仁、柏子仁、石菖蒲、牛黄、人参、猪心血）。

加减举例：气短、倦怠，加黄芪；肢冷、尿清长，加附子、桂枝。

6. 痰瘀内阻证

证候：不寐，伴头重昏蒙，胸闷痞胀，舌质紫暗，苔腻，脉沉滑。

证素：病位为心神，病性为痰、瘀。

治法：祛痰化瘀。

主方：加味四物二陈汤（半夏、陈皮、茯苓、海藻、当归尾、川芎、赤芍、生地黄、红花、香附）。

加减举例：失眠严重，加柴胡、夜交藤、琥珀；胸闷、痰多，加枳实、厚朴；头痛甚，加麝香、三七。

7. **肝郁化火证**

证候:不寐,伴性躁易怒,胸胁胀闷,口渴喜饮,目赤口苦,小便黄赤,大便秘结,舌红,苔黄,脉弦数。

证素:病位为肝,病性为气郁、热(火)。

治法:疏肝清热,解郁安神。

主方:龙胆泻肝汤(龙胆草、黄芩、栀子、生地黄、当归、炙甘草、柴胡、泽泻、木通、车前子)。

加减举例:失眠甚,加莲子心、夜交藤、琥珀;胸胁胀闷,加枳壳、瓜蒌壳。

8. **中焦不和证**

证候:失眠多梦,伴脘闷嗳气,腹胀不适,大便不爽,苔厚腻,脉弦滑。

证素:病位为中焦,病性为痰、食积。

治法:调中和胃。

主方:平胃散(苍术、厚朴、陈皮、甘草)。

加减举例:一般宜加神曲、山楂炭、炒麦芽;脘痞、腹胀,加枳壳、茯苓;恶心欲呕,加法半夏、生姜。

四、辨病施治

(一)辨病思路

1. 失眠多与精神情志因素有关,有明显精神刺激原因导致者,常见于癫病、狂病、神郁等。

2. 病久不愈,形体瘦弱而见失眠者,多属虚劳类疾病,如神劳等。

3. 起始失眠多因思虑劳神太过引起,多为神劳、神郁。

4. 终点失眠常见于老年人,或有脑络痹、风眩、脏躁等病,结合脑血流图、测量血压等可协助诊断。

5. 平素胆怯,善惊易恐,自卑害羞而失眠者,常见于卑慄。

6. 急性热病、中毒、脑部疾患等之后,余邪未尽,出现心烦不宁,神志恍惚,欲眠不得眠者,多为百合病。

7. 失眠,并时有因梦而遗精为突出表现者,诊断为梦遗。

8. 妇女围绝经期可见烦躁失眠、烘热汗出等症者,多为绝经前后诸症。

9. 妇女每于经期或行经前后,出现烦躁失眠,或悲伤抑郁等症者,为经行情志异常。

(二)按病论治

1. **不寐**

(1)滋阴养肝安神　参味合剂(太子参、酸枣仁、北五味子)加味。

(2)重镇养心安神　镇心安神汤(生龙骨、生牡蛎、朱茯苓、丹参、炒酸枣仁、合欢皮、夜交藤)加减。

(3)中成药　①速效枣仁安神胶囊,每次1~2粒,每日1~2次。②七叶神安片,每次1~2片,每日3次,饭后服。③刺五加片、眠安宁、朱砂安神丸、安神补脑液、安神补脑片、脑乐静、甜梦口服液等均可使用。

(4)西药治疗　安定2.5~5 mg,或舒乐安定1~2 mg,睡前空腹服。

2. 神劳

(1) 养血安神,清热除烦 酸枣仁汤(酸枣仁、茯苓、川芎、知母、甘草)加女贞子、旱莲草等。

(2) 补心安神 安神补心汤(丹参、五味子、石菖蒲、合欢皮、旱莲草、女贞子、夜交藤、生地黄、珍珠母)加减。

(3) 中成药、西药治疗 参"头痛—按病论治—神劳"。

3. 狂病、癫狂病

(1) 顺气导痰 顺气导痰汤(制半夏、陈皮、茯苓、甘草、生姜、胆南星、枳实、木香、香附)加减。

(2) 清热祛痰,重镇安神 礞石滚痰丸(礞石、黄芩、沉香、大黄、朴硝)加生铁落、天竺黄、胆南星、生龙齿等。

(3) 西药治疗 ① 氯丙嗪 300~600 mg/d,从小剂量开始(通常 25 mg),逐渐加大剂量。② 奋乃静 30~60 mg/d,分次服。③ 三氟拉嗪 20~60 mg/d,分次服。④ 长效抗精神病药,可选用哌普嗪棕榈酸酯、五氟利多等。

(4) 其他治疗 ① 磁朱丸,每次 6 g,每日 3 次,口服。② 礞石滚痰丸,每次 6~10 g,每日 2 次,口服。③ 脉冲电针疗法:取穴百会、太阳、印堂、合谷、内关、足三里、三阴交、丰隆、太冲、大陵、郄门等,每次 2~4 穴,接上电针机,每次通电 15 分钟,每日 1~2 次。④ 意疗法:用语言开导、暗示、以情胜情等方法,消除患者心理负担。

4. 脏躁、绝经前后诸症

(1) 补脾益气安神 归脾加龙骨牡蛎汤(炙黄芪、白术、党参、茯神、远志、炒酸枣仁、木香、炙甘草、煅龙骨、煅牡蛎、白芍、生姜、红枣)加减。

(2) 理气健脾补肾 加味小柴胡合甘麦大枣汤(柴胡、党参、姜半夏、炙甘草、黄芩、淮小麦、大枣、栀子、珍珠母、淫羊藿)加减。

(3) 中成药 ① 逍遥丸,每次 10 g,每日 3 次,口服。② 脑乐静,每次 30 mL,每日 3 次,口服。③ 六味地黄丸,每次 9 g,每日 2 次,口服。

(4) 西药治疗 ① 妇女可用雌激素替代疗法。② 酌情选用安定、谷维素、维生素 B_1 等。

5. 卑慄

(1) 养心安神 琥珀养心丹(琥珀、龙齿、远志、茯神、酸枣仁、柏子仁、石菖蒲、牛黄、人参、猪心血)加减。

(2) 中成药、单方 ① 古汉养生精,每次 1 支,每日 2 次,口服。② 天王补心丸,每次 6 g,每日 2 次,口服。③ 安神补脑液,每次 10 mL,每日 2 次,口服。④ 炒酸枣仁 10 g,研末,吞服,每日 1 剂。

(3) 西药治疗 ① 可用抗焦虑药,如安定、利眠宁、安他乐等。② 镇静催眠药,可用硝基安定、导眠能等。

五、对症处理

1. 一般处理 注意休息,劳逸结合,保持心情愉快;尽可能解除精神因素干扰,正确处理各类矛盾,加强心理修养。

2. 常用安眠中药 朱砂、磁石、龙齿、琥珀、紫石英、茯神、远志、酸枣仁、柏子仁、夜交藤、合欢皮等,可在辨病、辨证基础上选用。

3. **常用中成药** 天王补心丹、柏子养心丸、朱砂安神丸、安神补脑液、安神补脑片、脑乐静、眠安宁、甜梦口服液、速效枣仁安神胶囊、七叶安神片、舒眠乐、刺五加片、复方灵芝片等。

4. **针灸疗法**

（1）针刺安眠、后溪、申脉、神门、昆仑、百会、太冲、合谷；或针刺神门、间使、肝俞、脾俞等；艾灸中脘、足三里。

（2）耳针疗法 取皮质下、交感、神门、心、肝、肾、内分泌。每次3～4穴，亦可配合贴敷王不留行籽。

5. **推拿疗法** 取睛明、印堂、太阳、百会、心俞、脾俞、神门、三阴交，用点、按、抹、推、拿等手法。

6. **西药治疗**

（1）一般常用药有安定、利眠宁、多虑平、舒宁等，但不宜长期服用。

（2）可根据不同的致病因素，选用不同用药，如神情抑郁者可选用多虑平、阿米替林、丙米嗪或泰尔登等；情志偏执者可服用氯丙嗪、奋乃静等。

第二节 抑 郁

抑郁是指心情抑郁，思绪不宁的症状。可见于癫病（抑郁症、精神分裂症单纯型及偏执型）、卑惵（神经衰弱症、反应性抑郁症、恐怖症等）、脏躁（围绝经期综合征、围绝经期抑郁症、癔病性激情发作）、百合病（某些脑器质性精神障碍、病后神经功能紊乱）、痫病（癫痫）、中风（脑血管意外）、痴呆（痴呆综合征）、脑瘤（颅内良性或恶性肿瘤）等病中。

临床应对抑郁进行纵向和横向挖掘，进一步明确抑郁的病种与证型，确立治则治法，若对导致抑郁的病种尚不能确定时，可暂以"抑郁待查"作为初步诊断，并进行辨证论治及对症处理。

一、主症的纵向和横向挖掘

（一）纵向挖掘

抑郁的纵向挖掘应注意询问其具体表现、病程、性质、程度、诱因等。

1. **具体表现** 以心境低落为主，可以从闷闷不乐到悲痛欲绝，甚至发生木僵。严重者可出现幻觉、妄想等精神病性症状。具体可表现为兴趣丧失、无愉快感，精力减退或疲乏感，精神运动性迟滞或激越，自我评价过低、自责，或有内疚感，联想困难或自觉思考能力下降，反复出现想死的念头或有自杀、自伤行为，睡眠障碍，如失眠、早醒，或睡眠过多，食欲降低或体重明显减轻等。

2. **病程、性质** 上述症状持续至少2周，正常人在日常生活中受环境因素影响，也可出现短暂、程度较轻的情绪低落，一般不属病态。本病初起一般情绪不宁，郁闷不舒，多属实，常见肝气郁结证、痰气郁结证等；而日久见精神委靡，神疲懒言，多属虚，常见心脾两虚证等。

3. **程度** 轻者仅闷闷不乐，情绪低落；重者社会功能受损，给本人甚至他人造成痛苦或不良后果。必要时可结合相关量表协助诊断。

4. **诱因** 因失恋、离婚、亲人死亡及事业失败等精神因素引起，情绪抑郁，触景伤情者，多属肝气郁结；如非因精神因素而长期呈现神情呆滞、表情淡漠等抑郁症状，多属痰蒙心神。

（二）横向挖掘

结合中医望、闻、问、切四诊方法和体格检查、理化检查进行横向挖掘,完善病情资料。

1. 中医四诊

（1）望诊

望神、望面目:若伴表情淡漠,目光呆滞,多属痰气郁结;若伴面色无华,多属心脾两虚;若伴颧红目赤,多属肝阴亏虚。

望舌象:若见舌质紫黯,或有瘀斑,多属气血瘀滞;若见舌质淡,苔薄白,多属心脾两虚;若见舌红少津,多属心阴亏虚。

（2）闻诊 若伴嗳气叹息者,多属肝气郁结。若伴喃喃自语,或有咳痰者,多属痰气郁结。

（3）问诊 若伴胸闷脘痞,胁肋胀痛,痛无定处,不思饮食,多属肝气郁结;若伴咽中如有物梗塞,吞之不下,咯之不出,多属痰气郁结;若伴心神不宁,多疑易惊,悲忧善哭,喜怒无常,或时时欠伸,多属心神不宁;若伴多思善疑,头晕神疲,心悸胆怯,健忘失眠,纳差,多属心脾两虚;若伴失眠多梦,健忘心悸,五心烦热,盗汗,口咽干燥,多属心阴亏虚;若伴急躁易怒,眩晕耳鸣,目干畏光,视物不明,或头痛且胀,多属肝阴亏虚。

此外还应结合寒热、睡眠、二便等情况进行诊断。

（4）切诊 应结合脉象变化进行诊断。弦脉为其主脉,若脉弦滑则为痰气郁结,若脉弦细则为气、血、阴、阳亏虚。

2. 体格检查 重点进行精神检查及神经系统检查。

3. 理化检查 实验室检查:必要时可选做血浆皮质醇、17-羟皮质醇、地塞米松抑制试验、促甲状腺素释放激素——促甲状腺素试验。同时应行头颅 CT 或 MRI,明确是否有颅内器质性病变。

通过横向挖掘,常与抑郁组合的症对主要有抑郁、烦躁;抑郁、易怒;抑郁、胁肋胀痛;抑郁、胸闷;抑郁、心悸;抑郁、善疑;抑郁、易惊;抑郁、喃喃自语;抑郁、眩晕;抑郁、头痛;抑郁、失眠;抑郁、多梦;抑郁、纳呆等。

二、 机制分析

1. 郁怒伤肝 厌恶憎恨、愤懑恼怒等精神因素,可使肝失条达,气机不畅,以致肝气郁结而成气郁;若气郁日久,影响及血,血行不畅可成血郁;津行不畅,停聚于脏腑、经络,凝聚成痰,可形成痰郁;气郁化火,耗伤阴血,则可导致肝阴不足。

2. 忧思伤脾 忧愁思虑,精神紧张,或长期伏案思索,使脾气失运,或肝气郁结之后横逆犯脾,脾运失健,水湿不化,聚湿成痰,可形成痰郁;气血生化乏源,可致心脾两虚。

3. 悲愁伤心 所愿不遂,精神紧张,家庭不睦,遭遇不幸,忧愁悲哀等精神因素,损伤心神,心失所养,心神失守而抑郁不宁。

总之,抑郁主要为情志因素影响肝、脾、心的功能,阴阳气血失调所致。病性初起多为实证,病久则易由实转虚。

三、 分证论治

抑郁病位在肝,与心、脾、肾密切相关;病性多属气滞、气虚、血虚、阴虚、痰、血瘀。治法分别有疏肝、理气、益气、补血、滋阴、化痰、化瘀、安神等。

1. **肝气郁结证**

证候：精神抑郁，情绪不宁，伴胸闷脘痞，胁肋胀痛，痛无定处，嗳气叹息，不思饮食，大便不调，苔薄腻，脉弦。

证素：病位为肝，病性为气滞。

治法：疏肝解郁。

主方：柴胡疏肝散（陈皮、柴胡、枳壳、白芍、炙甘草、香附、川芎）。

加减举例：胁肋胀痛较甚，加郁金、青皮、佛手；食欲不振、腹胀，可加神曲、麦芽、山楂；脘闷、嗳气，加旋覆花、代赭石、紫苏梗。

2. **痰气郁结证**

证候：精神抑郁，缓慢起病，伴表情淡漠，目光呆滞，喃喃自语，或胁肋胀满，咽中如有物梗塞，吞之不下，咯之不出，苔白腻，脉弦滑。

证素：病位为心神、肝，病性为气滞、痰。

治法：化痰开郁，行气散结。

主方：涤痰汤（半夏、胆南星、陈皮、枳实、茯苓、人参、石菖蒲、竹茹、甘草、生姜），或半夏厚朴汤（半夏、厚朴、紫苏、茯苓、生姜）。

3. **气血瘀滞证**

证候：精神抑郁，伴性情急躁，头痛，失眠，健忘，或胸胁胀痛，或身体某部有发冷或发热感，舌质紫黯，或有瘀斑，脉弦或涩。

证素：病位为肝，病性为气滞、血瘀。

治法：行气化瘀。

主方：血府逐瘀汤（当归、生地黄、桃仁、红花、枳壳、赤芍、柴胡、甘草、桔梗、川芎、牛膝）。

加减举例：胸胁刺痛，加郁金、丹参、降香。

4. **心神不守证**

证候：精神抑郁，伴心神不宁，多疑易惊，悲忧善哭，喜怒无常，或时时欠伸，舌质淡，脉弦。

证素：病位为心神、肝，病性为气虚。

治法：安神定志。

主方：甘麦大枣汤（甘草、浮小麦、大枣）。

加减举例：躁扰、失眠，加酸枣仁、柏子仁、茯神、制何首乌。

5. **心脾两虚证**

证候：情绪抑郁，多思善疑，伴头晕神疲，心悸胆怯，健忘失眠，面色无华，纳差，舌质淡，苔薄白，脉细。

证素：病位为心、脾，病性为气虚、血虚。

治法：健脾养心，补益气血。

主方：归脾汤（人参、黄芪、白术、茯神、酸枣仁、龙眼肉、木香、炙甘草、当归、远志、生姜、大枣）。

加减举例：胸闷、情志不舒，加郁金、佛手片；头痛，加川芎、白芷。

6. **心阴亏虚证**

证候：精神抑郁，情绪不宁，伴失眠多梦，健忘心悸，五心烦热，盗汗，口咽干燥，舌红少津，脉细数。

证素：病位为心,病性为阴虚。

治法：滋阴养心安神。

主方：天王补心丹(人参、玄参、丹参、茯苓、五味子、远志、桔梗、当归、天冬、麦冬、柏子仁、酸枣仁、生地黄、朱砂)。

加减举例：失眠、遗精,加黄连、肉桂;遗精较频,加芡实、莲须、金樱子。

7. 肝阴亏虚证

证候：情绪不宁,急躁易怒,伴眩晕耳鸣,目干畏光,视物不明,或头痛且胀,面红目赤,舌干红,脉弦细而数。

证素：病位为肝,病性为阴虚。

治法：补益肝肾,滋养阴精。

主方：滋水清肝饮(熟地黄、山茱萸、茯苓、当归、山药、牡丹皮、泽泻、白芍、柴胡、栀子、酸枣仁)。

加减举例：头痛眩晕、面时潮红,或筋惕肉眴,可加刺蒺藜、草决明、钩藤、石决明;手足心热,加银柴胡、白薇、麦冬;月经不调,加香附、泽兰、益母草。

四、辨病施治

(一) 辨病思路

1. 因失恋、离婚、亲人死亡及事业失败等精神因素引起,情绪抑郁,触景伤情者,可能是卑愫;如不因精神因素也长期呈现神情呆滞、表情淡漠等抑郁症状,可能为癫病。

2. 青壮年患者,起病缓慢,情绪抑郁周期性发作,反复出现,或与躁狂交替出现,伴思维迟缓,动作迟钝者,可能是癫狂病。

3. 围绝经期或老年期出现抑郁、烦躁不安、悲伤欲哭者,可能是脏躁;老年患者先见抑郁,继之出现呆傻愚笨者,应考虑痴呆。

4. 精神抑郁,烦躁不安,伴有头痛者,要考虑脑瘤、中风先兆。

5. 情绪抑郁伴烦躁不安或狂躁,起止急剧,脑电图见异常波形者,可能是痫病。

6. 老人精神抑郁,性格改变,如呆滞、迟钝、言语重复、喋喋不休、概念不清、智力减退者,可能是脑络痹、脑萎。

7. 精神抑郁见于长期饮食糙劣,如以玉米为主食的地区,皮肤粗糙脱屑,口舌生疮者,可能是糙皮病(烟酸缺乏病)。

8. 精神抑郁出现于颈前肿大,眼突,心悸的患者,可能是瘿气;如有瘿病或脑瘤病史,抑郁呆钝,疲乏嗜睡,畏冷,浮肿者,可能为瘿劳。

9. 除此之外,西医认为抑郁还可见于：① 病毒性感染,如散发性病毒性脑炎,一般通过脑脊液及病原学检查可明确诊断。② 药源性抑郁症,有使用精神药物史,停药后或继续用药症状逐渐消失。

(二) 按病论治

1. **卑愫** 参"失眠—按病论治—卑愫"。

2. **脏躁** 参"失眠—按病论治—脏躁"。

3. **癫病**　参"失眠—按病论治—狂病、癫狂病"。

4. **脑络痹**　参"头痛—按病论治—脑络痹"。

5. **脑萎**　参"头晕—按病论治—脑萎"。

6. **痴呆**

（1）逐瘀宁神醒脑　桃仁复苏汤（桃仁、大黄、玄明粉、桂枝、龙骨、牡蛎、朱茯神、石菖蒲、远志、蜈蚣、甘草）加减。

（2）滋阴补髓　河车大造丸（紫河车、龟甲、黄柏、杜仲、牛膝、麦冬、天冬、生地黄、人参）。

（3）中成药　① 补肾健脑片，每次 1～3 片，每日 2～3 次，口服。② 益智灵冲剂，每次 15～20 g，每日 2～3 次，3 个月为 1 个疗程。① 至宝三鞭丸，每次 1 丸，每日 1 次。④ 清宫寿桃丸，每次 10 g，每日 2 次，8 周为 1 个疗程。

（4）西药治疗　① 可试用 B 族维生素、维生素 C、烟酸、γ-氨酪酸、细胞色素 C、脑复新等。② 抗衰老药，可用维生素 E、脑活素、脑通、泰尔登、脑复康等。③ 有失眠易怒等症者，可用安定。

7. **气［郁］厥**

（1）养心定志，化痰宣窍　镇惊定志汤（炙甘草、淮小麦、大枣、石菖蒲、远志、生南星、生铁落、丹参）加减。

（2）中成药　逍遥丸，每次 10 g，每日 2 次，口服。

（3）西医治疗　① 避免精神刺激，保持情志舒畅，适当运动，听轻音乐。② 谷维素 10 mg，每日 3 次，口服。③ 安定 2.5 mg，每日 3 次，口服。④ 必要时采用抗精神病药物治疗。

五、对症处理

1. **心理疗法**　根据病情选择开导、暗示、移情、激怒、释疑等心理治疗。

2. **针刺疗法**

（1）体针疗法　取心俞、肝俞、脾俞、神门、丰隆等穴，用平补平泻法。

（2）电针疗法　选穴水沟、百会；大椎、风府透哑门，间断使用时间较短的强刺激。

（3）耳针疗法　取穴皮质下、心、肾、枕、额，每次选用 3～4 穴，留针 30 分钟。

3. **单方验方**

（1）人参、白术、熟地黄、当归、酸枣仁、远志、炙甘草。治忧思伤心脾。

（2）香附 500 g，分 4 等份，分别以酒、盐水、童便、醋浸 3 日，焙干为末，糊丸梧桐子大，每服 70 丸。治气郁诸证。

第十六章 皮肤症状

第一节 瘙痒

瘙痒是指自觉皮肤黏膜瘙痒的症状。多因风毒、风湿等外邪侵袭,蕴结皮肤,营卫不和,或因血热内扰,或血虚失养等所致。

皮肤瘙痒是许多皮肤疾病常见而重要的症状,药毒(药物过敏)、风瘙痒(皮肤瘙痒症)、瘾疹(荨麻疹)、经行风疹块、妊娠瘙痒症、阴痒等病多以瘙痒为主症,瘙痒还可以是某些全身性疾病的表现之一。

临床应对瘙痒进行纵向和横向挖掘,进一步明确瘙痒的病种与证型,确立治则治法,若对以瘙痒为主症的病种尚未能确定时,可暂以"瘙痒待查"作为初步诊断,并进行辨证论治及对症处理。

一、主症的纵向和横向挖掘

(一)纵向挖掘

症状表现自觉局部或全身皮肤瘙痒为主要不适。肛痒、阴痒亦属瘙痒范围,但已另症列出。

1. **部位** 可发生在人体任何部位,偶尔的皮肤瘙痒不属病态。

2. **程度** 伴随症轻、中等度瘙痒可无客观表现,皮肤因搔抓可有发红、抓痕、血痂、丘疹,长期搔抓可引起皮肤肥厚、苔藓样变、色素沉着等继发性损害。

3. **时间** 夜间尤甚,多见于阴虚、血虚。瘙痒随皮疹出现,且来去迅速,多为风邪所致。

4. **病因** 应注意询问有无发病原因,如服用药物及饮食情况,有无疥虫等接触史。

5. **存续状态** 瘙痒偶然发作,时作时止,持续时间短者,多属病轻;发作频率高,持续时间长者,多属病重。

(二)横向挖掘

1. **中医四诊**

(1)望诊 观察瘙痒部位有无渗出、斑疹等。

(2)问诊 询问瘙痒是否伴有烦躁、失眠。

(3)切诊 可轻抚瘙痒部位是否有皮疹,压之是否褪色。

2. **体格检查** 皮损检查：注意观察有无血疹、水泡、结痂、抓痕、流水、糜烂、脱屑等伴随情况。

3. **理化检查** 必要时做过敏原皮试、疥虫及癣菌检查等，以协助诊断。

通过横向挖掘，常与瘙痒组合的症对主要有瘙痒、干燥；瘙痒、脱屑；瘙痒、糜烂流水。

二、 机制分析

引起皮肤瘙痒的原因较多，其病理主要为肌肤局部的气血、营卫失和，或血虚致局部肌肤失养而成。

1. **风毒外袭** 患者禀性不耐，皮肤腠理不密，风邪或风毒侵袭肌肤，局部营卫不和，而致皮肤瘙痒。

2. **湿邪浸淫** 风湿浸蕴肌肤，局部气血不和，而致皮肤瘙痒。

3. **邪热郁滞** 热邪郁滞肌肤，热扰经络，皮肤失和，而致皮肤瘙痒。

4. **虫毒侵肤** 虫毒侵袭肌肤，毒窜脉络，气血失和，而致皮肤瘙痒。

5. **血虚风燥** 多种慢性皮肤病，经久不愈，血虚生风化燥，肌肤失养，而致瘙痒不已。

三、 分证论治

瘙痒所涉及的病位证素主要为肌肤，病性证素则为风、湿、热、寒、虫、阴虚、血虚等；治法分别有祛风、清热、利湿、散寒、滋阴、补血、止痒等。

1. **肌肤风热证**

证候：瘙痒常走窜无定，遍体作痒，被褥偏热则易引起瘙痒，抓破血溢，随破随收，不致化腐，苔薄黄，脉浮数。

证素：病位为肌肤，病性为风热。

治法：疏风清热止痒。

主方：消风散（当归、生地黄、防风、蝉蜕、知母、苦参、胡麻仁、荆芥穗、苍术、牛蒡子、石膏、甘草、木通）。

2. **肌肤湿热证**

证候：皮肤瘙痒，持久不解，抓痕结痂，易沿表皮蚀烂，黄水淋漓，越腐越痒，或有传染，伴口苦咽干、胸闷纳呆，舌红，苔黄腻，脉濡数。

证素：病位为肌肤，病性为湿热。

治法：清热祛湿止痒。

主方：萆薢渗湿汤（萆薢、薏苡仁、黄柏、茯苓、牡丹皮、泽泻、滑石、通草）。

加减举例：瘙痒以下半身为主，加牛膝；心烦、潮热，加龙胆草、金银花、黄芩、栀子；大便干结，加生大黄。

3. **寒凝血瘀肌肤证**

证候：皮肤瘙痒，遇寒冷更甚，热熨或抓出血痕方可缓解，舌暗红，苔白，脉沉迟或弦。

证素：病位为肌肤，病性为寒、血瘀。

治法：温阳散寒，活血化瘀。

主方：荆防败毒散（荆芥穗、防风、羌活、独活、川芎、生姜、甘草、薄荷、柴胡、前胡、枳壳、桔梗、茯苓）。

加减举例：畏冷、肢凉，加桂枝、细辛。

4. 虫毒蕴肤证

证候：瘙痒较甚,浸淫蔓延,黄水频流,状如虫行皮中,易传染,舌红,苔薄黄,脉弦。

证素：病位为肌肤,病性为虫。

治法：杀虫解毒止痒。

主方：以外治为主。伴发感染者,以消风散合黄连解毒汤(当归、生地黄、防风、蝉蜕、知母、苦参、胡麻仁、荆芥穗、苍术、牛蒡子、石膏、甘草、木通、黄连、黄芩、黄柏、栀子)。

5. 肌肤失养证

证候：皮肤瘙痒,病程较长,皮肤变厚、干燥、脱屑,很少糜烂流水,伴头晕,面色萎黄,舌质淡,苔薄白,脉细。

证素：病位为肌肤,病性为血虚、阴虚。

治法：滋阴补血止痒。

主方：当归饮子(当归、川芎、白芍、生地黄、防风、白蒺藜、荆芥穗、何首乌、黄芪、甘草)。

加减举例：因精神紧张而病情加剧者,加珍珠母、代赭石、生牡蛎。

四、辨病施治

(一) 辨病思路

1. 皮肤疾病皮肤瘙痒的诊断

(1) 60岁以上老年人,或冬季就寝前脱衣时出现瘙痒,多为风瘙痒。

(2) 突发剧烈瘙痒,搔之出现红斑隆起,形如豆瓣,忽隐忽现者,多为瘾疹。

(3) 疥虫引起的瘙痒以夜间为甚,常有传染接触史,基本皮损为针头大小丘疹和丘疱疹、隧道或小水疱,好发于指缝及肢体屈侧面,皮损处可查到疥虫或卵。

(4) 癣菌引起的瘙痒多见于春夏季,秋冬季常减轻或自行消退,好发于潮湿多汗、易受摩擦的部位,真菌检查阳性。

(5) 漆疮、药毒、粉花疮、风厥等,其瘙痒为对漆、鱼虾等食物或药物等过敏所引起,过敏原皮试检查阳性。

(6) 恶虫叮咬伤、虱病等之瘙痒,有被恶虫叮咬的病史可查。

(7) 黄水疮、秃疮、肥疮、脚气疮、松皮癣、圆癣、阴癣、摄领疮、湿疮、汗淅疮、顽湿结聚、血风疮、风热疮,发蛀脱发,白屑风、乌白癫、面游风、紫癜风、火赤疮、痱子等病均有皮肤瘙痒的表现,甚至是主症,临床应根据其具体表现做出诊断。

(8) 风疹、水痘等病出现瘙痒,一般具有流行病史。

(9) 凉疮、日晒疮、水浸疮、火斑疮等所致瘙痒,常有比较明显的寒冷、日晒、水浸、火烤等物理刺激因素可查。

2. 全身性疾病所致瘙痒的诊断

(1) 有的人因食用虾、蟹等物后,或服用某些药物后,出现皮肤瘙痒,为食物或药物过敏所致。

(2) 消渴、肾衰等病,因浊毒、尿毒等积留体内,可致皮肤瘙痒。

(3) 妊娠期间皮肤瘙痒为主要表现者,为妊娠瘙痒症;妇女在经前或行经期间周期性出现皮肤瘙痒、风团,为经行风疹块。

(4) 蚕豆黄、血疸、血劳等严重失血者,由于肌肤失养,常有皮肤瘙痒症状。

（5）肝胆疾病患者，如胆瘟、肝积等病，因胆汁排泄受阻，常见黄疸而伴有皮肤瘙痒。

（6）因接触血吸虫疫水，或接触"粪毒"之后，皮肤出现红色丘疹、瘙痒者，可能是感染蛊虫或钩虫虫毒所致，称为水毒（急性蛊虫病）、野屎风。

3. 某些特定部位瘙痒疾病

目痒、鼻䶎、肛痒风、肛门湿疡、蛲虫病；乳头湿疹；阴痒、女阴湿疹、阴燥；绣球风；鹅掌风、脚湿气、脚蚓等。

（二）按病论治

1. 风瘙痒

（1）疏风清热凉血　消风散（当归、生地黄、防风、蝉蜕、知母、苦参、胡麻仁、荆芥穗、苍术、牛蒡子、石膏、甘草、木通）加减。

（2）养血润肤止痒　当归饮子（当归、川芎、白芍、生地黄、防风、白蒺藜、荆芥穗、何首乌、黄芪、甘草）加减。

（3）中成药　① 润肤丸，每次 9 g，每日 2 次，口服。② 祛风换肌丸，每次 6 g，每日 2 次，口服。③ 泻肝安神丸，每次 6 g，每日 2 次，口服。

（4）西药治疗　可用安定 5 mg，每日 3 次或睡前服。

2. 瘾疹

（1）疏风清热　疏风清热饮（荆芥、防风、白蒺藜、牛蒡子、蝉蜕、生地黄、丹参、赤芍、栀子、黄芩、金银花、连翘、甘草）加减。

（2）西药治疗　① 扑尔敏、赛庚啶、苯海拉明、非那西丁等，任选 1 种口服。② 可配用西咪替丁或雷尼替丁等。③ 可用 10% 葡萄糖酸钙、组胺球蛋白、维生素 C 等。

3. 疥疮

（1）疏风清热　消风散（当归、生地黄、防风、蝉蜕、知母、苦参、胡麻仁、荆芥穗、苍术、牛蒡子、石膏、甘草、木通）加减。

（2）中成药　① 防风通圣散，每次 10 g，每日 2 次，口服。② 牛黄解毒片，每次 4 片，每日 3 次，口服。

（3）西药治疗　扑尔敏 4 mg，必要时服；安定 5 mg，睡前服。

（4）外治疗法　① 先洗澡，再以硫黄霜（小孩用 5% ~ 10%，成人用 10% ~ 20%）外涂，早晚各 1 次，连用 3 日，第 4 日洗澡、换衣被，此为 1 个疗程，一般 1 ~ 2 个疗程。② 硫黄软膏或一扫光或雄黄膏，外擦。③ 10% 百部酊及雄黄膏外涂。④ 虫毒结聚型者，可在损害内注射去炎松。⑤ 大枫子肉 500 g 熬油，研为糊，涂患处。

4. 药毒（药物性皮炎）

（1）清热凉血退斑　皮炎汤（生地黄、牡丹皮、赤芍、生石膏、黄芩、金银花、连翘、竹叶、甘草）加减。

（2）中成药　① 龙胆泻肝丸，每次 9 g，每日 3 次，口服。② 安宫牛黄丸或紫雪丹。

（3）西药治疗　可用抗组胺类药、维生素 C，或口服中等量强的松（每日 30 ~ 60 mg）。

5. 妊娠瘙痒症

（1）养血止痒　养血胜风汤（生地黄、白芍、酸枣仁、桑叶、枸杞子、黑芝麻、五味子、柏子仁、菊花、当归、大枣）加减。

（2）外治疗法　① 三黄洗剂，外搽。② 地肤子 12 g，野菊花 12 g，煎汤外洗。

6. 湿痒[疮]

(1) 祛风胜湿,清热凉血 升麻消毒饮(升麻、当归尾、赤芍、金银花、连翘、牛蒡子、栀子、羌活、白芷、红花、防风、桔梗、甘草)加苍术、黄连等。

(2) 外治疗法 ① 滋水多者,用10%黄柏洗液(黄柏、硼酸、普鲁卡因)温敷;红斑、丘疹为主者,三黄洗剂外搽;糜烂、结痂者,麻油调青黛散,外擦。② 百部、苦参各30 g,五倍子、白矾各10 g,煎水温浴;或10%明矾水,温洗。

(3) 中成药 ① 清解片、地龙片,每次各5片,每日2次,口服。② 当归片、乌梢蛇片,每次各5片,每日2次,口服。③ 龙胆泻肝丸,每次6 g,每日2次,口服。

(4) 西药治疗 ① 可选服赛庚啶、特非那丁、息斯敏等。② 强的松、地塞米松,口服或静脉给药。③ 肤轻松软膏之类类固醇激素制剂,外擦。

(5) 其他 浅层X线照射,或液氮冷冻治疗。

五、外治疗法

1. 外治疗法

(1) 地肤子、苍耳子、浮萍、益母草、丝瓜络、木贼草、香附、蚕沙、金钱草、百部、吴茱萸、花椒、金银花、路路通等,任选3~5种,各30~60 g,水煎取汁外洗。

(2) 一般瘙痒可用止痒酊、百部酊外搽。

(3) 皮损有流滋者,用三黄洗剂外搽。

(4) 黏膜损害,可用锡类散、冰硼散、丹白珍珠散等,外涂患处。

(5) 皮肤干燥、脱屑、肥厚者,外涂青黛膏、黄连膏、黑油膏、润肤膏等。

(6) 真菌引起者,外搽复方土槿皮酊。

2. 针刺疗法 取穴曲池、足三里、合谷、三阴交、血海、委中等,1次选2~3穴,强刺激,每日1次,10次为1个疗程。

3. 西药治疗 主要为抗组胺药,如盐酸苯海拉明、扑尔敏、息斯敏、非那根、赛庚啶;或激素类制剂,如氢化可的松、地塞米松、肤轻松等。

第二节 阴 痒

阴痒是指外阴(阴茎、阴囊、大小阴唇)或阴道内瘙痒不适的症状。阴痒既是一个症状,又是中医病名。多由湿热蕴结,或肝肾阴虚,或血虚风燥所致。

常见于绣球风(阴囊湿疹)、女阴湿疹、阴燥(女阴白斑)、阴痒(外阴瘙痒症)、阴癣(阴部浅表性真菌病)、花柳毒淋(性病)等病。

临床应对阴痒进行纵向和横向挖掘,进一步明确阴痒的病种与证型,确立治则治法,若对以阴痒为主症的病种尚未确定时,可暂以"阴痒待查"作为初步诊断,并进行辨证论治及对症处理。

一、主症的纵向和横向挖掘

(一) 纵向挖掘

1. 部位 症状表现外阴(阴囊、阴茎、大小阴唇)或阴道内瘙痒不适。肛门部瘙痒为主要表现者,称肛痒。

2. **程度** 瘙痒可忍耐,无需搔抓;瘙痒难忍,时时需要搔抓。程度轻重多与病情轻重密切相关。

3. **时间** 夜间尤甚,多见于阴虚、血虚。

4. **存续状态** 阴痒偶然发作,时作时止,持续时间短者,多属病轻;发作频率高,持续时间长者,多属病重。

(二)横向挖掘

1. **中医四诊**

(1)望诊 观察阴部周围有无渗出、丘疹等,若有渗出,多为湿热/寒湿下注;若无明显渗出,阴部皮肤干燥发痒,多为血虚或阴虚风燥。

(2)闻诊 闻有无异味,若臭秽难忍,多为湿热;味淡、腥多为寒湿。

(3)问诊 注意询问全身其他部位是否也有瘙痒等症,是否有口干口苦,夜寐不安,或白带增多等症。

2. **体格检查** 注意病变的具体部位,范围的大小,是否有渗液糜烂,苔藓样变,色素加深或减退等改变。

3. **理化检查** 应做血常规,皮损部位鳞屑真菌检查,病变渗出物或阴道分泌物常规检查和细菌培养。

通过横向挖掘,常与阴痒组合的症对主要有瘙痒、渗液;瘙痒、干涩;瘙痒、白带量多。

二、机制分析

1. **湿热蕴结** 饮食不节,过食辛辣炙煿肥甘之品,湿热内生,或阴部不洁,湿热之邪入侵,留滞阴部,湿热蕴于肌肤,气血不和,发为阴痒。

2. **肝肾阴虚** 年老体弱,肝肾亏虚,阴血不足,阴器属肝肾所主,阴血不足,外阴失养,则瘙痒难忍。

3. **血虚风燥** 重病久病,阴血亏虚,血虚风燥,阴器失养,则瘙痒不适。

三、分证论治

阴痒所涉及的病位证素主要为肝、肾,病性证素多为湿、热、风、阴虚、血虚等;主要治法分别有清热、利湿、滋阴、养血、祛风、止痒等。

1. **湿热蕴结证**

证候:阴部瘙痒,伴见局部潮红,起丘疹,渗流滋水,舌红,苔黄腻,脉细数。

证素:病位为肝,病性为湿热。

治法:清利湿热。

主方:龙胆泻肝汤(龙胆草、黄芩、栀子、生地黄、当归、柴胡、泽泻、木通、车前子、甘草)。

加减举例:一般可加苦参、白鲜皮。

2. **肝肾阴虚证**

证候:阴部瘙痒,夜间尤甚,伴灼热干涩,或白带量多,五心烦热,腰膝酸软,舌红少苔,脉细数。

证素:病位为肝肾,病性为阴虚。

治法：滋补肝肾。

主方：知柏地黄汤(知母、黄柏、生地黄、山茱萸、山药、茯苓、泽泻、牡丹皮)合一贯煎(沙参、当归、生地黄、麦冬、枸杞子、川楝子)。

加减举例：一般可加制何首乌、白鲜皮、地肤子等。

3. 血虚风燥证

证候：阴部奇痒难忍，夜间尤甚，伴见外阴皮肤干燥变白，或肥厚呈苔藓样变，头晕目眩，多梦，妇女月经量少色淡，舌淡苔薄，脉细。

证素：病位为肝，病性为血虚、风、燥。

治法：养血祛风。

主方：当归饮子(当归、白芍、川芎、何首乌、黄芪、防风、荆芥、白蒺藜、甘草)。

加减举例：痒甚夜不能寐，加龙骨、牡蛎。

四、辨病施治

(一) 辨病思路

1. 阴囊瘙痒剧烈，或痛如火燎，局部皮肤潮红，丘疹，小水疱，湿润糜烂渗出，甚至黄水淋漓者，多为绣球风。

2. 阴部瘙痒，夜间尤甚，局部有抓痕、血痂，皮肤粗厚，皮纹增宽，色素沉着，或白带增多者，多为阴痒。

3. 大小阴唇皮肤瘙痒剧烈，伴局部潮红、丘疹、小水疱，湿润糜烂渗出，白带增多者，多为女阴湿疹。

4. 中老年女性，外阴皮肤红肿、瘙痒，后逐渐变白，皮肤增厚、粗糙，病变界限清楚，双侧常不对称者，多为阴燥。

5. 阴部瘙痒，皮损边界清楚，潮红、丘疹，或丘疱疹，中心较轻，周围较重，边缘稍隆起者，多为阴癣。

(二) 按病论治

1. 绣球风、女阴湿疹

(1) 清热利湿，祛风止痒 龙胆泻肝汤(龙胆草、黄芩、栀子、生地黄、当归、柴胡、木通、车前子、甘草)合消风散(当归、生地黄、防风、蝉蜕、知母、苦参、胡麻仁、荆芥、苍术、牛蒡子、石膏、木通、甘草)加减。

(2) 外治法 ① 湿敷疗法：苍术、黄柏、地榆、苦参煎水，冷却后湿敷；或用5%硼酸溶液温敷。② 熏洗疗法：局部皮肤红肿渗出者，苦参汤(苦参、蛇床子、白芷、金银花、菊花、黄柏、地肤子、石菖蒲)煎水熏洗。③ 敷贴疗法：皮肤干燥、皲裂者，用青黛膏，或生肌玉红膏、硼酸氧化锌软膏、肤轻松软膏，敷涂患处。

(3) 西药治疗 ① 酌用苯海拉明或扑尔敏等抗过敏药。② 地塞米松 5～10 mg 加入生理盐水或葡萄糖注射液中，每日 1 次，静脉注射。

2. 阴痒

(1) 清热燥湿，解毒杀虫 五味消毒饮合止带方加减(金银花、野菊花、蒲公英、茯苓、猪苓、泽泻、车前子、黄柏、栀子、赤芍、牡丹皮、甘草)。

(2) 熏洗疗法　① 滴虫性阴道炎,用灭滴洗剂(苦参、百部、蛇床子、地肤子、石榴皮、黄柏、紫荆皮、枯矾),煎汤清洗外阴、阴道。② 霉菌性阴道炎,用二妙虎参煎(苍术、金银花、百部、黄柏、花椒、明矾、虎杖根、苦参、蛇床子、地肤子、白鲜皮),煎汤清洗外阴、阴道。

(3) 中成药　① 洁尔阴洗剂,外用。② 阴痒康洗剂,外用。③ 百部洗剂,外用。④ 龟苓膏,每次 6 ~ 9 g,每日 2 次,口服。

(4) 西药治疗　① 多种维生素,每次 2 片,每日 2 次,口服。② 安定 5 ~ 10 mg,每日 1 次,口服。③ 滴虫性阴道炎,灭滴灵 200 mg,或替硝唑 500 mg,于阴道冲洗后或每晚塞入阴道 1 次,同时口服,10 天为 1 个疗程。④ 霉菌性阴道炎,酮康唑 200 mg,口服,每日 2 次。达克宁栓剂,外用,每晚 1 次。⑤ 非特异性阴道炎,1% 乳酸或醋酸低压阴道冲洗;氯霉素或四环素粉喷撒患处,7 ~ 10 日为 1 个疗程。

3. 阴燥

(1) 滋阴养血润燥　当归饮子(当归、白芍、川芎、何首乌、黄芪、荆芥、防风、甘草)合一贯煎(沙参、麦冬、当归、枸杞子、生地黄、川楝子)加减。

(2) 中成药　当归膏,每次 20 mL,每日 2 次,口服。

(3) 西药治疗　① 维生素 E 0.1 g,每日 2 ~ 3 次,口服。② 局部用 20% 鱼肝油、20% 丙酸睾丸酮软膏,外涂患处;增生型用地塞米松、氢化可的松软膏,外涂。

(4) 其他　必要时用 CO_2 激光或氦氖激光治疗。

4. 带下病

(1) 清热燥湿止带　易黄汤(山药、枳实、黄柏、车前子、白果)加薏苡仁、白及等。

(2) 中成药　① 妇科止带片,每次 6 片,每日 3 次,口服。② 抗宫炎片,每次 6 片,每日 3 次,口服。③ 调经止带丸,每次 9 g,每日 2 次,口服。均连用 3 个月为 1 个疗程。

(3) 西医治疗　① 局部用新洁尔灭清洗,呋喃西林或磺胺粉、四环素置入宫颈处。② 抗生素可用螺旋霉素、安必仙胶囊、复方新诺明等。③ 宫颈糜烂者,可用硝酸银腐蚀,铅酸腐蚀,洗必泰栓剂。④ 物理疗法:宫颈电熨术,激光治疗,冷冻治疗。

5. 花柳毒淋

(1) 清热利湿,解毒通淋　清浊消毒饮(土茯苓、金银花、甘草、滑石、连翘、陈皮、麦冬、槐花、栀子、赤芍、石韦、琥珀)。

(2) 外洗方　取黄柏、百部、苦参、地肤子、蛇床子、千里光、土茯苓、野菊花、忍冬藤、白花蛇舌草适量,煎汤外洗,每日 1 剂。

(3) 西药治疗　大剂量青霉素或氨苄青霉素、头孢三嗪等肌肉注射或静脉给药。

五、对症处理

1. 湿敷疗法　局部糜烂渗液者可用三黄洗剂湿敷。

2. 熏洗疗法　局部皮肤肥厚者可用蛇床子汤,煎水熏洗患部。

3. 药膏疗法　局部皮肤干燥者可外涂青黛膏、黄连素软膏等。

第十七章 月经症状

第一节 经期异常

经期异常是指月经周期提前、延迟或无定期，以及行经持续时间延长、缩短，且连续出现2个周期以上，不能按正常规律行经的症状。经期异常可见于月经先期、月经后期、月经先后无定期、经期延长等月经失调疾病及热入血室(盆腔炎等生殖器官感染性疾病)、石瘕(子宫肌瘤)、放置宫内节育器后所致异常、避孕药等引起突破性出血、刮宫损伤子宫内膜、多囊卵巢综合征、血风劳(席汉综合征)、卵巢切除或卵巢早衰、黑疸(肾上腺皮质功能减退)、药物及其他原因所致经期异常等。

临床应对经期异常进行横向和纵向挖掘，进一步明确病种与证型，对以经期异常为主要症状的病种及原因尚不能确定时，可暂以"经期异常"待查作为初步诊断，并进行辨证论治及对症处理。

一、主症的纵向和横向挖掘

(一)纵向挖掘

经期异常症状的纵向挖掘应注意经期提前或延迟，行经期的异常。月经提前，多属心脾两虚证、肝郁化火证、胞宫积[实]热证、阴虚血热证；经期延迟者，多属胞宫血虚证、胞宫虚寒证、寒凝胞宫证、痰凝胞宫证；经行时间延长者，多属瘀阻胞宫证、脾不统血证、胞宫虚热证。

(二)横向挖掘

结合中医望、闻、问、切四诊方法和体格检查、理化检查进行横向挖掘，完善病情资料。

1. **中医四诊**

(1)望诊

望月经：若色淡、质稀者，多属胞宫气虚证；若量少、色红、质稠多属胞宫虚热证；若量少、色淡、质稀者，多属胞宫血虚证、胞宫虚寒证；若量多或少，经色紫红，质稠有块者，多属肝郁化火证；量多、色紫红、质稠者，多属胞宫积[实]热证、阴虚血热证；若量少、经色紫暗、有块者，多属寒凝胞宫证；如量少、色淡、质黏者，多属痰凝胞宫证；若量或多或少，色紫黑有块者，多属瘀阻胞宫证。

望面色：若面色淡白或萎黄者，多属胞宫血虚证；若面色苍白者，多属胞宫虚寒证。

此外还应结合舌象变化进行诊断。

(2)问诊　应注意询问月经异常的具体时间、出血量以及质、色、气味等情况，询问初潮年龄,发育史,既往月经及带下等情况,已婚育龄妇女的孕、育情况,有无人流、药流或经期同房或不洁性交史,避孕方法等,了解是否存在生殖器感染,使用激素类药物或其他药物史等,了解经期异常的原因或诱因。

若经行提前或延迟,行经期短或延长,量多或少,色淡、质稀,神疲肢倦,气短懒言,纳少、腹胀、便溏,小腹空坠,腰酸腿软者,多属胞宫气虚证;若经期延迟,量少、色淡、质稀,小腹空痛,头晕眼花,心悸失眠,皮肤不润,面色淡白或萎黄者,多属胞宫血虚证;若经期延迟,量少、色淡、质稀,小腹隐痛,喜热喜按,腰酸无力,小便清长,面色苍白者,多属胞宫虚寒证;若月经提前,或经行无定期,或行经时间延长,量少、色红、质稠,咽干口燥,潮热颧红,腰膝酸软,小腹灼痛,大便燥结,小便频数者,多属胞宫虚热证;若月经提前,心悸怔忡,失眠多梦,四肢倦怠者,多属心脾两虚证;若月经错后或先后无定期,量少、色暗红,或有血块,乳房、小腹胀痛,精神抑郁,胸闷不舒者,多属冲任不调证;经期提前,量多或少,经色紫红,质稠有块,经前乳房、胸胁、少腹胀痛,烦躁易怒者,多属气郁化火,如肝郁化火证;若经期提前、量多、色紫红、质稠,心胸烦闷,渴喜冷饮,大便燥结,小便短赤者,多属胞宫积[实]热证;若经期提前,量少、色红、质稠,颧赤唇红,手足心热,咽干口燥者,多属阴虚血热证;若经期错后,量少、经色紫暗、有块,小腹冷痛拒按,得热痛减,畏寒肢冷者,多属寒凝胞宫证;若经期错后,量少、色淡、质黏,头晕体胖,心悸气短,脘闷恶心,带下量多者,多属痰凝胞宫证;若经行时间延长,量或多或少,色紫黑有块,小腹刺痛拒按,血块下后痛减,或胸胁胀痛者,多属瘀阻胞宫证。

(3)闻诊　月经臭秽,多为湿热下注,或瘀毒蕴积。

(4)切诊　小腹冷,疼痛拒按,多属寒凝胞宫。此外,还应结合脉诊进行诊断。

2. 体格检查　应做常规妇科检查,以确定子宫、附件的位置、形态等。

3. 理化检查

(1)应做妇科检查,了解子宫的大小、位置、形态及与附件等周围组织的关系,有无压痛、包块,或位置固定等。一般宜做妇科检查,血常规检查、血液生化检查。

(2)根据需要做基础体温测定、宫颈黏液结晶检查、阴道脱落细胞涂片检查、诊断性刮宫等。必要时做女性激素测定、B超、X线、CT等检查。

通过横向挖掘与经期异常组合的症对主要有经期异常、经量异常;经期异常、经质异常;经期异常、崩漏;经期异常、痛经。

二、机制分析

经期异常虽然可表现为提前或延迟等不同症状,但其病机主要是气血虚实、寒热痰湿。

1. 肾气亏虚　先天禀赋不足,或年少肾气未充,或围绝经期肾气渐衰,或多产房劳屡次堕胎,耗损肾气。肾虚失于封藏,冲任不固,则月经先期而至;肾虚冲任不足,血海不能按时满溢,可致月经延迟,或行经期过短。

2. 脾虚血少　脾气素弱,或久病伤气,或饮食失节、劳倦太过、思虑伤神,损伤脾气,中气不足,失于摄纳,冲任不固,血失统摄,可见月经先期而至,或为行经期延长。数伤于血,或产多乳众,病后体虚,饮食减少,化源不足,营血亏少,冲任不足,血海不能按时满溢,则月经后期而至;或血海满溢不多,则行经期过短。故《医宗金鉴·妇科心法要诀》曰:"过期不至,并不胀痛者,乃无血可行,气血虚也。"

3. 肝郁气滞　情志所伤,肝气郁结,久郁化火,热伏冲任,郁火内扰,血海不宁,则月经先期而至。或素性抑郁,情志不遂,气行不畅,血为气滞,血海不能按时满溢,发为月经迟至。肝郁气滞,气血逆乱,冲任失调,血海蓄溢失于常度,则表现为月经先后无定期。

4. **阴虚血热** 素体阴虚,或久病耗伤阴血,或多产房劳,阴虚生内热,血海不宁;或素体阳盛,或过食辛辣助阳之品,或感受热邪,热伏冲任,扰动血海,血沸不宁,致月经先期而至,或行经期延长。正如《女科指南》云:"经水先期而至,属实而热。"

5. **阳虚寒凝** 素体阳虚,或久病伤阳,脏腑失于温养,生化不及,气虚血少,冲任不足,血海不能按时满溢;或经期产后,感受寒邪,或过服寒凉,寒邪搏于冲任,血为寒凝,胞脉不畅,血行迟滞,则表现为月经迟至,或行经期过短。《傅青主女科》云:"后期而来者,血寒而不足也。"

6. **痰湿内阻** 素体肥胖,痰湿内盛,或过逸少动,饮食不节,损伤脾气,脾失健运,痰湿内生,下注冲任,阻滞胞脉,气血运行缓慢,血海不能按时满溢,常致经期延迟,或行经期过短。

7. **瘀滞胞宫** 郁怒伤肝,气滞血瘀,或经期交合阴阳,外邪客于胞内,邪与血搏成瘀,瘀阻冲任,经血妄行,以致经血失于制约,表现为行经期延长;或为气血运行不畅,血海难以满溢,表现为经期延迟,或行经期过短。

三、分证论治

经期异常的病位多在胞宫、脾、肝、肾;单一病性多属于气虚、血虚、寒、热、气郁、血瘀、痰,组合病多属阴虚血热、气血两虚、气滞血瘀、气郁化火。治法分别有补气、补血、散寒、清热、凉血、行气、活血、祛痰。

1. 胞宫气虚证

证候:经行提前或错后,行经期短或延长,量多或少、色淡、质稀,伴神疲肢倦,气短懒言,纳少、腹胀、便溏,小腹空虚、重坠,腰酸腿软,舌淡,苔薄白,脉弱。

证素:病位为胞宫,病性为气虚。

治法:补脾益肾,固冲调经。

主方:举元煎(人参、黄芪、炙甘草、升麻、白术)。

加减举例:月经过多者,重用黄芪、党参,加生牡蛎、棕榈炭;经行期间者,加艾叶、阿胶、海螵蛸;月经量少者,加紫河车、肉苁蓉、丹参;食少、腹胀者,加麦芽、砂仁、陈皮;腰痛甚者,加续断、杜仲;头晕、心悸、多梦者,加制何首乌、龙眼肉、熟地黄;畏冷、肢凉者,加淫羊藿、肉桂、干姜;夜尿多者,加益智仁、桑螵蛸。

2. 胞宫血虚证

证候:经期错后,量少、色淡、质稀,伴小腹空痛,头晕眼花,心悸失眠,皮肤不润,面色淡白或萎黄,舌淡,苔薄,脉细无力。

证素:病位为胞宫,病性为血虚。

治法:补血养营调经。

主方:人参养荣汤(白芍、当归、陈皮、黄芪、肉桂、人参、白术、甘草、熟地黄、五味子、茯苓、远志、大枣)。

加减举例:月经过少者,去五味子,加丹参、鸡血藤;经行小腹隐痛者,重用白芍,加阿胶、香附;心悸、失眠者,加炒酸枣仁。

3. 胞宫虚寒证

证候:经期错后,量少、色淡、质稀,伴小腹隐痛,喜热喜按,腰酸无力,小便清长,面色苍白,舌淡,苔白,脉沉迟无力。

证素:病位为胞宫,病性为阳虚。

治法:温经散寒,养血调经。

主方:大营煎(当归、熟地黄、枸杞子、炙甘草、杜仲、牛膝、肉桂)。

加减举例:经行小腹痛者,加巴戟天、小茴香、香附、延胡索;气短、神疲者,加人参、黄芪;月经过少者,加丹参、益母草、鸡血藤。

4. 胞宫虚热证

证候:月经提前,或经行无定期,或行经时间延长,量少、色红、质稠,伴咽干口燥,潮热颧红,腰膝酸软,小腹灼痛,大便燥结,小便频数,舌红,苔少,脉细数。

证素:病位为胞宫,病性为阴虚。

治法:养阴清胞调经。

主方:清血养阴汤(生地黄、牡丹皮、白芍、玄参、黄柏、女贞子、旱莲草)。

加减举例:月经量少者,加熟地黄、丹参;潮热不退者,加白薇、地骨皮。

5. 心脾两虚证

证候:月经提前,伴心悸怔忡,失眠多梦,四肢倦怠,舌淡苔薄细,脉弱。

证素:病位为心、脾,病性为气虚、血虚。

治法:养心健脾,固冲调经。

主方:归脾汤(白术、茯神、黄芪、龙眼肉、酸枣仁、人参、木香、当归、远志、甘草、生姜、大枣)。

加减举例:月经过多者,加龙骨、牡蛎;腰腹酸痛者,加续断、桑寄生、杜仲。

6. 冲任不调证

证候:月经错后或先后无定期,量少、色暗红,或有血块,乳房、小腹胀痛,精神抑郁,胸闷不舒,舌苔正常,脉弦。

证素:病位为胞宫,病性为气滞、血瘀。

治法:调理冲任(胞宫),行气调经。

主方:乌药汤(乌药、香附、木香、当归、甘草)。

加减举例:小腹胀痛甚者,加莪术、延胡索;乳房胀痛者,加柴胡、川楝子、王不留行;月经过少者,加鸡血藤、川芎、丹参;夹有血块者,加泽兰、益母草;脘闷、纳呆者,加枳壳、厚朴、陈皮;烦热者,加牡丹皮、栀子。

7. 肝郁化火证

证候:经期提前,量多或少,经色紫红,质稠有块,伴经前乳房、胸胁、少腹胀痛,烦躁易怒,口苦咽干,舌红,苔黄,脉弦数。

证素:病位为肝,病性为气滞、热。

治法:清肝解郁,凉血调经。

主方:丹栀逍遥散(牡丹皮、炒栀子、当归、白芍、柴胡、白术、茯苓、炙甘草)。

加减举例:月经过多、行经先期者,去当归,加牡蛎、茜草、炒地榆;经行不畅、夹血块者加泽兰、益母草;乳房胀痛者,加瓜蒌、王不留行、郁金。

8. 胞宫积[实]热证

证候:经期提前,量多、色紫红、质稠,伴心胸烦闷,渴喜冷饮,大便燥结,小便短赤,面红,舌红,苔黄,脉滑数。

证素：病位为胞宫,病性为热。

治法：清热泻火,凉血调经。

主方：清经散(牡丹皮、地骨皮、白芍、熟地黄、青蒿、黄柏、茯苓)。

加减举例：月经过多者,去茯苓,加地榆、茜草根;经行腹痛、经血夹块者,加炒蒲黄、三七。

9. 阴虚血热证

证候：经期提前、量少、色红、质稠,伴颧赤唇红,手足心热,咽干口燥,舌红,苔少,脉细数。

证素：病位为肾,病性为阴虚。

治法：养阴清热,凉血调经。

主方：两地汤(生地黄、玄参、地骨皮、麦冬、阿胶、白芍)。

加减举例：月经量少者,加山药、枸杞子、何首乌;手足心热者,加白薇、生龟甲。

10. 寒凝胞宫证

证候：经期延迟、量少、经色紫暗、有块,小腹冷痛拒按,得热痛减,畏寒肢冷,舌暗,苔白,脉沉紧或沉迟。

证素：病位为胞宫,病性为寒。

治法：暖宫散寒,活血调经。

主方：温经汤(人参、当归、川芎、白芍、肉桂、莪术、牡丹皮、甘草、牛膝)。

加减举例：经行腹痛者,加小茴香、香附、延胡索;月经过少者,加丹参、益母草、鸡血藤。

11. 痰凝胞宫证

证候：经期错后、量少、色淡、质黏,伴头晕体胖,心悸气短,脘闷恶心,带下量多,舌淡胖,苔白腻,脉滑。

证素：病位为胞宫,病性为痰。

治法：燥湿化痰,活血调经。

主方：芎归二陈汤(陈皮、半夏、茯苓、甘草、生姜、川芎、当归)。

加减举例：食少、神倦、乏力者,加人参、白术;脘闷、呕恶者,加砂仁、枳壳;白带量多者,加苍术、车前子。

12. 瘀阻胞宫证

证候：经行时间延长、量或多或少、色紫黑有块,伴小腹刺痛拒按,血块下后痛减,或胸胁胀痛,舌紫或有斑点,脉涩有力。

证素：病位为胞宫,病机为血瘀。

治法：活血化瘀,理气调经。

主方：通瘀煎(当归尾、山楂、香附、红花、乌药、青皮、木香、泽泻)。

加减举例：出血量多者,加棕榈炭、蒲黄炭;少腹冷痛、脉沉迟者,加肉桂、吴茱萸;低热、苔黄、脉数者,加牡丹皮、栀子、泽兰。

四、辨病施治

(一)辨病思路

1. **确诊原发疾病** 有的妇女由于生活环境、气候的突然改变,精神紧张、强烈精神刺激,厌食,以及过度劳累、营养不良、血劳、严重消耗性疾病如：痨病、癌病、鼓胀等,也可引起经期异常。

通过病史及全身相关检查,确诊原发疾病。

2. 中医对经期异常的诊断

(1) 以月经周期提前 7 天以上,连续 2 个周期以上为主要表现者,为月经先期。

(2) 以月经周期延后 7 天以上,连续 2 个周期以上为主要表现者,为月经后期。

(3) 以月经周期时而提前,时而延后达 7 天以上为主要表现者,为月经先后无定期。

(4) 以行经持续时间达 7 天以上,甚至淋漓半月始净,而月经周期基本正常为主要表现者,为经期延长。

(5) 非行经期间,阴道内大量出血,或持续下血,淋漓不止。一般来势急,出血量多称为崩或崩中;来势缓,出血量少称为漏或漏下。崩与漏发病机制基本相同,又常相互转化,交替出现,故统称为崩漏。

3. 西医对月经失调的诊断

(1) 青春期妇女、接近或处于围绝经期的妇女出现经期异常,而无生殖器官感染或肿瘤者,多属无排卵型功能失调性子宫出血。基础体温单相,阴道脱落细胞周期性变化,子宫颈黏液结晶呈羊齿状或不典型,经前或经期子宫内膜诊刮可出现不同程度增生期改变等。

(2) 育龄期妇女月经周期缩短,经量正常,常伴有不孕或流产史,妇科检查无异常;基础体温双相,但排卵后体温缓慢上升,或上升幅度偏低,升高时间维持短,子宫内膜检查呈分泌不良反应者,为排卵型功血之黄体功能不全。

(3) 行经期延长或淋漓不止,妇科检查无异常发现,基础体温双相,但体温下降缓慢、延迟,往往在月经来潮后数日体温才降,月经第 5~6 天,仍见分泌期反应内膜、出血坏死组织及新增生内膜混杂共存者,为排卵型功血之子宫内膜脱落不全。

(4) 有药流、人流、经期同房、不洁性交病史,伴有下腹、腰骶酸痛,白带增多,月经先期或经期延长者,多因热入血室(盆腔炎等生殖器官感染性疾病)所致。妇科检查可触及子宫、附件压痛、增厚,位置固定或有包块,诊刮或宫腔分泌物培养可发现子宫内膜炎,B 超检查可发现炎性包块、囊肿或积水等。

(5) 经期异常伴月经量增多或夹有血块,妇科检查发现子宫增大,扪及宫后壁凸凹不平者,可能是石瘕。B 超可见宫壁有被膜的增强回声光团等。

(6) 近期放置宫内节育器者,可引起经期延长、点滴出血或淋漓不止,或月经先期。

(7) 不规范使用避孕药及其他性激素类药物,以及长期服用利血平、氯丙嗪、眠尔通等药物引起经期异常者,有用药史可查。

(8) 多次刮宫或刮宫过度,损伤子宫内膜,甚至导致宫腔粘连,而出现经期错后、行经期过短等经期异常者,有刮宫史可查,宫腔造影或探针检查可明确诊断。

(9) 肥胖、多毛、月经稀发,甚至闭经、不孕,或月经量少者,多为多囊卵巢综合征。B 超检查可发现双侧卵巢囊性增大。

(10) 有产后大出血病史,严重产褥感染病史,或放射、颅脑手术后,出现月经后期、经期过短或点滴即净者,应考虑血风劳(席汉综合征)。女性 6 项激素检查及垂体兴奋试验有助于明确诊断。

(11) 卵巢切除、严重炎症、放射治疗等之后,卵巢组织破坏,以及卵巢早衰等,其早期可出现月经后期而至、经期过短等表现。女性 6 项激素检查有助于明确诊断。

4. 其他 古代惯称月经 2 月一至为"并月";3 月一至为"居经"或"季经";1 年一行为"避

年";终身不行经而能受孕为"暗经";受孕之初,按月行经而无损于胎儿者,称为"激经",又称"盛胎"或"垢胎"。这些情况一般若不影响受孕者,多不属病态。影响受孕者,可通过基础体温、阴道脱落细胞、宫颈黏液结晶等检查,以及女性6项激素测定,以资病因的明确。

(二) 按病论治

1. **热入血室(盆腔炎等生殖器官感染性疾病)**

(1) 活血化瘀,清热调经 清热调血汤(当归、川芎、白芍、生地黄、黄连、香附、桃仁、红花、莪术、延胡索、牡丹皮)加牛膝、金银花、青蒿等。

(2) 中成药 ① 金鸡冲剂,每次1包,每日2次,口服。② 宫血宁胶囊,每次1~2粒,每日3次,口服。③ 盆腔炎冲剂,每次1包,每日3次,口服。

(3) 灌肠疗法 红藤、败酱草、蒲公英、紫花地丁、鸭跖草各30 g,水煎浓缩成100 mL,保留灌肠,每日1剂,10日为1个疗程。

(4) 西药治疗 联用抗生素(青霉素类、先锋类、庆大霉素、甲硝唑或替硝唑等)进行抗炎治疗。

2. **石瘕**

(1) 清热凉血,固冲止血 清热固经汤合生脉散(生地黄、地骨皮、黄芩、地榆、棕榈炭、黑栀子、阿胶、藕节炭、龟甲、牡蛎、甘草、人参、麦冬、五味子),加仙鹤草、海螵蛸以增强止血之功;淋漓不断者,加蒲黄、三七化瘀止血;心烦少寐者,加酸枣仁、夜交藤养心安神。

(2) 益气调经,活血消痛 归脾汤(人参、白术、黄芪、茯神、远志、酸枣仁、木香、龙眼肉、当归)合化瘀止崩汤(炒蒲黄、五灵脂、益母草、南沙参、当归、川芎、三七粉)。

(3) 中成药 ① 化瘕回生丹,每次1丸,每日2次,口服。② 桂枝茯苓丸,每次1丸,每日2次,口服。

(4) 西药治疗 ① 激素治疗:甲基睾丸素5~10 mg,每日2次,口服;或丙酸睾丸酮25 mg,肌肉注射,每日1次,经期连用3日,非经期则连用5~7日。② 必要时手术摘除肌瘤,或行子宫全切术。

3. **放置宫内节育器后所致**

(1) 益气养血调经 归脾汤(人参、白术、黄芪、茯神、远志、酸枣仁、木香、龙眼肉、当归)加续断、寄生、龙骨、牡蛎等。

(2) 西药治疗 可用前列腺素合成酶抑制剂,如消炎痛、氟灭酸酯等。

(3) 反复不愈者 考虑取出节育器。

4. **避孕药等引起突破性出血**

(1) 补脾益气,摄血调经 补中益气汤(人参、白术、黄芪、升麻、柴胡、陈皮、炙甘草)加续断、桑寄生、地榆等。

(2) 西药治疗 口服前列腺素合成酶抑制剂,如消炎痛、氟灭酸酯等。

5. **刮宫损伤子宫内膜**

(1) 滋肾填精,养血通经 大补元煎(人参、山药、熟地黄、杜仲、当归、山茱萸、枸杞子、炙甘草)加鸡血藤、丹参、香附、泽兰。

(2) 西药可用人工周期疗法 己烯雌酚0.5 mg,口服,1日1次,连用22天,续用黄体酮20 mg,肌肉注射,1日1次,连用3天。

6. 多囊卵巢综合征

(1) 温肾化湿,涤痰软坚 金匮肾气丸合苍术导痰丸合桃红四物汤加减(干地黄、山药、山茱萸、泽泻、茯苓、桂枝、附子、苍术、香附、陈皮、半夏、胆南星、枳壳、生姜、神曲、甘草、桃仁、红花、当归、川芎、赤芍)。

(2) 西药治疗 可用克罗米酚、克罗米酚合人绒毛膜促性腺激素等促排卵治疗。

(3) 手术治疗 可于腹腔镜下切除部分卵巢组织。

7. 血风劳

(1) 滋肾填精,补益气血 大补元煎(人参、山药、熟地黄、杜仲、当归、山茱萸、枸杞子、炙甘草)加菟丝子、鹿角胶、阿胶、泽兰、鸡血藤等。

(2) 中成药、单方 ① 十全大补丸,每次 1 丸,每日 2 次,口服。② 河车大造丸,每次 1 丸,每日 2 次,口服。③ 鹿茸粉 1~3 g,人参 10 g,煎汤送下。

(3) 西药治疗 严重患者可用卵巢激素、肾上腺皮质激素、甲状腺激素替代治疗。

8. 卵巢切除或卵巢早衰 雌-孕激素序贯(人工周期)疗法,进行替代治疗。

9. 药物及其他原因所致经期异常

(1) 中药人工周期进行治疗 按月经周期的初期、中期、后期序贯服药,以调整周期和经期。① 温肾补血汤(党参、当归、鸡血藤、地黄、补骨脂、淫羊藿、巴戟天、仙茅、紫河车),月经第 6 天开始服药,连用 5 天。② 理气活血汤(香附、当归、月季花、牛膝、益母草、郁金、赤芍),排卵前 5 天开始服药,连用 4 天。③ 活血通经汤(川芎、当归、赤芍、香附、牛膝、泽兰、白术、茯苓、肉桂),月经干净后第 20 天开始服药,连用 5 剂。

(2) 其他 根据情况,可考虑停用利血平、氯丙嗪、眠尔通等药物。

10. 黑痘

(1) 补肾益气,固冲调经 大补元煎(熟地黄、山药、山茱萸、人参、当归、枸杞子、杜仲、炙甘草)。

(2) 中成药、单方验方 ① 参桂鹿茸丸,每次 9 g,每日 2 次,口服。② 鹿茸粉 1 g,以甘草 15 g,煎水冲服,每日 1 剂。③ 甘草流浸膏,每次 3~5 mL,每日 2 次,口服。④ 十全大补口服液,每次 1 支,每日 3 次,口服。

(3) 西药治疗 ① 可用肾上腺皮质激素替代疗法,以补充糖皮质激素为主,如可的松 25~37.5 mg,或氢化可的松 20~30 mg,或强的松 2.5~7.5 mg,每日上午 8 时服全日量的 2/3,下午 2~4 时服全日量的 1/3。必要时辅以盐皮质激素,首选 9α-氟氢可的松,每日 0.05~0.15 mg,清晨 1 次服。急性肾上腺皮质功能减退者,给予氢化可的松 100 mg,溶于 5% 葡萄糖生理盐水中静脉滴注,于 1~4 小时滴完,以后每 6 小时滴入 100 mg,次日改为每 6 小时滴注 50 mg,病情缓解后改为肌肉注射或口服。② 针对病因治疗,如有活动性结核者,应进行系统抗痨治疗。

五、对症处理

1. 一般治疗 合理安排工作及生活,避免精神紧张及过度劳累,加强营养,积极治疗慢性疾病,对一时性经期异常或避孕药所致经期异常可短期观察。

2. 单方验方

(1) 月经不调,或前或后 ① 丹参 180 g,为末,每次 10 g,水煎服,或黄酒冲服,行经时停服。② 丹参 10 g,金橘饼 3 个,甜酒 1 匙,经净后水煎服,每日 1 剂,连服 3 天。③ 棉花子 250 g,炒焦研末,分为 14 包,每日早晚各服 1 包,加红糖少许,开水送下。④ 月季花 15 g,开水泡服,每日 1 剂。

第二节 经质异常

经质异常是指月经质地稀薄、黏稠,或夹有血块、脓液、腐肉、水泡状物的症状。月经疾病,石瘕(子宫肌瘤),生殖器官的炎症、肿瘤、痨病等,可见经质异常;全身疾病如血劳(贫血)、肝著(慢性肝炎)、疫斑热(流行性出血热)、紫癜、血溢病(血友病及维生素 K 缺乏等)等,也可出现经质异常。

临床应对经质异常进行横向和纵向挖掘,进一步明确病种与证型,确立治则治法,若对导致经质异常的病种尚不能确定时,可暂以"经质异常待查"做为初步诊断,并进行辨证论治及对症处理。

一、 主症的纵向和横向挖掘

(一)纵向挖掘

经质异常症状的纵向挖掘应注意月经的质地,是否有稀薄、黏稠,或夹有血块、脓液、腐肉、水泡状物等异常。经质清稀、色淡、量多者,多属胞宫气虚证;若质清稀、色淡红者,多属胞宫血虚证;若月经有血块、色淡红或暗黑者,多属胞宫虚寒证;若经血质稠、量多、色鲜红或深红,或夹血块者,多属胞宫虚热证;若经期不调,经血量少,夹有血块,下而不畅,色暗红者,多属冲任不调;若经血紫黑有块、量多者,多属瘀阻胞宫证。

(二)横向挖掘

结合中医望、闻、问、切四诊方法和体格检查、理化检查进行横向挖掘,完善病情资料。

1. 中医四诊

(1)望诊 若面色淡白者,多属胞宫气虚证;若面色萎黄者,多属胞宫血虚证。此外还应结合舌象变化进行诊断。

(2)闻诊 经血中夹有脓血、气臭难闻,多为瘀毒蕴积,血肉腐败为脓;经血量多而稀薄,有腥气者多为痰湿内蕴。

(3)问诊 了解患者平时月经及带下状况,孕、产、育、计划生育措施等情况,询问一般健康状况,有无肝病、血液病、风眩、生殖器官肿瘤等病史。

若经质清稀、色淡、量多,面色淡白,气短乏力,食少便溏,小腹绵绵作痛者,多属于胞宫气虚证;若经血量少,甚或点滴即净,质清稀、色淡红,经行小腹绵绵作痛,面色萎黄,头晕眼花,心悸气短,爪甲苍白无华者,多属胞宫血虚证;若月经有血块、色淡红或暗黑,腰骶酸冷,小腹冷痛,平时带下清稀者,多属胞宫虚寒证;若经血质稠、量多、色鲜红或深红,或夹血块,心烦少寐,咽干口燥,便结尿黄者,多属胞宫虚热证;若经期不调,经血量少,夹有血块,下而不畅,色暗红,胸胁满闷,小腹胀痛,情绪抑郁者,多属冲任不调证;若经血紫黑有块、量多,小腹疼痛,肌肤不泽,腰酸腹痛者,多属瘀阻胞宫证。

此外还应结合脉象变化进行诊断。

2. **体格检查** 应做常规妇科检查,以确定子宫、附件的位置、形态等。

3. **理化检查**

(1)应做常规妇科检查、血常规检查、B 超检查。

(2)根据病情需要,可做诊断性刮宫、宫颈刮片、女性 6 项激素测定。必要时做妊娠试验、B超、X 线等检查、CT 等检查。

通过横向挖掘,经质异常组合的症对主要有经质异常、经期异常;经质异常、经量异常;经质异常、崩漏等;经质异常、痛经等。

二、 机制分析

《诸病源候论》指出:"月水为经络之余,若冷热调和,则冲脉、任脉气盛……邪搏于血,或寒或温,寒则血结,温则血消……为不调也。"经质改变,属月经失调的表现之一。体虚正弱,七情失节,寒、湿、热、毒内侵,胞宫或全身疾病等,皆可致月经失调,而表现为经质异常。

1. **气血亏虚** 素体虚弱,或脾虚化生不足,或失血过多、过劳伤气、思虑耗血,可致经质清稀。

2. **阳虚内寒** 阳虚生化迟滞,或外感寒邪,寒凝气滞,经血不化或冲任失畅,则经质稀薄,或夹血块,或有腥气,经期错后。

3. **瘀血阻滞** 内外损伤,血行不畅,瘀血内阻,血不归经,则经血夹有血块、色暗红,或色暗而点滴即止。

4. **热积胞宫** 外感火热之邪,实热蕴积胞宫,煎灼经血,可导致经质稠黏,或夹血块。

5. **瘀毒蕴积** 邪毒内侵,或邪蕴成毒,邪毒与气血搏结而瘀阻胞宫,血肉腐败为脓,夹经血而下,可见经血中夹有脓血、气臭难闻。

6. **痰湿内蕴** 脾虚水湿不化,或外界湿浊之邪内侵,蕴蓄胞宫,可见经血量多而稀薄,甚或如水泡状,可有腥气。

三、 分证论治

经质异常的病位多在胞宫(冲任);单一病性多分属于气虚、血瘀、血虚,组合病性常为虚寒、虚热。治法分别有补气、补血、活血、滋阴、清热、温里、散寒。

1. **胞宫气虚证**

证候:经质清稀、色淡、量多,伴面色淡白,气短乏力,食少便溏,小腹绵绵作痛,舌淡,苔薄白,脉弱。

证素:病位为胞宫,病性为气虚。

治法:补气摄血。

主方:补中益气汤(人参、黄芪、白术、升麻、柴胡、当归、炙甘草)。

加减举例:心悸者,加珍珠母、酸枣仁;小腹冷者,加艾叶、炮姜;腰痛者,加补骨脂、杜仲、赤石脂。

2. **胞宫血虚证**

证候:经血量少,甚或点滴即净,质清稀、色淡红,伴经行小腹绵绵作痛,面色萎黄,头晕眼花,心悸气短,爪甲苍白无华,舌淡,苔白薄,脉弱。

证素:病位为胞宫,病性为血虚。

治法：补气养血调经。

主方：滋血汤（人参、黄芪、茯苓、山药、当归、川芎、熟地黄、白芍）。

加减举例：常加鸡血藤、桑寄生、枸杞子、五味子。

3. 胞宫虚寒证

证候：月经有血块、色淡红或暗黑，伴腰骶酸冷，小腹冷痛，平时带下清稀，舌淡，苔薄白，脉沉细迟。

证素：病位为胞宫，病性为阳虚。

治法：温阳益气养血。

主方：人参养荣汤（人参、白术、茯苓、炙甘草、白芍、熟地黄、肉桂、黄芪、五味子、远志、陈皮、生姜、大枣）。

加减举例：常加续断、桑寄生、菟丝子等。

4. 胞宫虚热证

证候：经血质稠、量多、色鲜红或深红，或夹血块，伴心烦少寐，咽干口燥，便结尿黄，舌红绛，苔黄，脉细数。

证素：病位为胞宫，病性为阴虚。

治法：滋阴清热，凉血止血。

主方：保阴煎（生地黄、熟地黄、白芍、山药、续断、黄芩、黄柏、甘草）。

加减举例：大便秘结者，加知母、大黄；下血较多，加阿胶、旱莲草、地榆炭；腰痛甚，加菟丝子、桑寄生；口燥咽干，加沙参、麦冬。

5. 冲任不调证

证候：经期不调，经血量少，夹有血块，下而不畅，色暗红，伴胸胁满闷，小腹胀痛，情绪抑郁，舌淡红，脉弦。

证素：病位为冲任（胞宫），病性为气滞、血瘀。

治法：调理冲任，活血调经。

主方：柴胡疏肝散（柴胡、枳壳、香附、川芎、白芍、甘草、陈皮）。

加减举例：常加当归、桃仁、茺蔚子。

6. 瘀阻胞宫证

证候：经血紫黑有块、量多，伴小腹疼痛，肌肤不泽，腰酸腹痛，舌紫暗或有斑点，脉沉涩或沉弦。

证素：病位为胞宫，病性为血瘀。

治法：活血化瘀调经。

主方：失笑散（蒲黄、五灵脂）。

加减举例：常加续断、桑寄生、益母草、海螵蛸等。

四、辨病施治

（一）辨病思路

1. 青春期妇女易出现经血夹有血块，伴痛经，块下痛减，多因卵巢功能尚不成熟，无排卵，子宫内膜增生过长，经血排出不畅所致，即临床常见的无排卵型功能失调性子宫出血。

2. 经血量多伴血块,妇科检查子宫后壁凸凹不平,甚或可从小腹部扪及肿块者,多为石瘕。B 超检查可明确诊断。

3. 经血量多夹血块,伴平时带下量多,腰腹酸痛,妇科检查宫体或附件压痛者,多存在盆腔炎,特别是子宫内膜炎。诊断性刮宫可明确诊断。

4. 既往月经正常,放置宫内节育器后,出现经血夹块、量过多者,多因宫内节育器的副反应所致。

5. 有或长或短的停经史,妊娠试验阳性或弱阳性,阴道出血量多,夹有血块者,可见于异位妊娠或胎漏、胎动不安。异位妊娠者并可伴蜕膜管型。

6. 月经过多、夹块,甚至夹有脓血、烂肉样组织,气臭秽,带下赤白者,可能是胞宫癌。诊断性刮宫、B 超、CT 等检查可明确诊断。

7. 全身性疾病如血劳、肝著、疫斑热、紫癜病、血溢病等,可表现为经质稀薄,应做相关检查以确定诊断。

8. 有痨病史,月经过少、色紫暗,或夹干酪样组织者,可考虑干血痨(子宫内膜结核)。X 线摄片、诊断性刮宫等可明确诊断。

9. 月经如涕、如唾,伴周期延长,体形肥胖,多毛,不孕及双侧卵巢囊性增大者,应考虑多囊卵巢综合征。B 超检查、女性激素检查、腹腔镜检查可明确诊断。

(二) 按病论治

1. 无排卵功血

(1) 补气摄血、调经固冲　固冲汤(白术、黄芪、龙骨、牡蛎、山茱萸、白芍、海螵蛸、茜草根、棕榈炭、五倍子)。月经过多者还可用安冲汤(白术、黄芪、生龙骨、生牡蛎、生地黄、白芍、海螵蛸、茜草根、续断),多加入升麻。

(2) 中成药　① 乌鸡白凤丸,每次 1 丸,每日 2 次,口服。② 定坤丹,每次 1 丸,每日 2 次,口服。③ 女金丹,每次 1 丸,每日 2 次,口服。

(3) 针灸疗法　① 断红穴(手背第二、第三指掌关节间向前 3 cm 处),先针后灸,留针 20 分钟。② 耳针疗法:子宫、卵巢、缘中、屏间,两耳交替取 2~3 穴,间歇运针,留针 1~2 小时。

(4) 西药治疗　① 止血:雌激素可用己烯雌酚 1~2 mg,每 8~12 小时口服 1 次,逐渐减量;孕激素可用炔诺酮 5 mg 或安宫黄体酮 8~10 mg,6~8 小时口服 1 次,逐渐减量;雄激素可用丙酸睾丸酮 25~50 mg,肌肉注射,连用 3~5 日;一般止血药可用维生素 K_1,止血敏、止血芳酸等。② 人工周期、克罗米酚或克罗米酚合人绒毛膜促性腺激素促排卵治疗。

(5) 其他　可用诊断性刮宫,进行诊断性治疗。

2. 石瘕　参"经期异常—按病论治—石瘕"。

3. 热入血室(盆腔炎,特别是子宫内膜炎所致月经过多)　参"经期异常—按病论治—热入血室"。

4. 放置宫内节育器后所致　参"经期异常—按病论治—放置宫内节育器后所致"。

5. 干血痨　参"月经不行—按病论治—干血痨"。

6. 多囊卵巢综合征　参"经期异常—按病论治—多囊卵巢综合征"。

五、对症处理

1. 一般治疗　少食辛辣助阳或寒凉伤气之品,经期、产后注意保持外阴清洁,避免经期同房,产时、产后注意调护、休息。积极治疗全身性疾病。

2. **常用中成药** 当归膏、乌鸡白凤丸、定坤丹(丸)、健妇丸、妇科千金片。

3. **常用调经中药** 蒲黄、艾叶、益母草、旱莲草、鸡冠花、鸡血藤、枸杞子、杜仲、覆盆子、菟丝子等,可在辨证、辨病基础上选用。

4. **单方验方**

(1)经色紫暗有块:红花、泽兰各9 g,共研细末,黄酒冲服,每日1剂。

(2)经质稀薄量多:地榆根60 g,金樱子15 g,精肉90 g,红糖适量,前3味水煎,冲红糖服,每日1剂。

5. **西药治疗** 青春期妇女可采用雌孕激素序贯疗法、后半周期(孕激素)疗法,促使生殖器官发育正常;无排卵者还可运用克罗米酚或克罗米酚合人绒毛膜促性腺激素进行促排卵治疗。经量过多者可雌激素、雄激素止血,或孕激素药物刮宫治疗。

第三节 经量异常

经量异常是指月经量过多或过少的症状。周期性经量过多者,在石瘕(子宫肌瘤)、经行吐衄(倒经)、宫内放置节育器、胞宫癌、盆腔炎、肝著(慢性肝炎)、疫斑热(流行性出血热)、紫癜、血溢病(血友病及维生素K缺乏等)等病中皆可出现。经量减少者,在血风劳(席汉综合征)、血劳(贫血)、刮宫过度、干血痨(子宫内膜结核或结核性盆腔炎等)、多囊卵巢综合征、卵巢早衰、围绝经期妇女等均可出现。

临床应对经量异常进行横向和纵向挖掘,进一步明确病种与证型,若对经量异常的病种尚不能确定时,可暂以"经量异常"待查作为初步诊断,并进行辨证论治及对症处理。

一、 主症的纵向和横向挖掘

(一)纵向挖掘

经量:经量异常症状的纵向挖掘应注意询问月经的量。若经行量多者,多属气不摄血、热盛迫血妄行,如胞宫气虚证、血室瘀热证;若经血量少,甚或点滴即净者,多属胞宫血虚证;若经行量或多或少,色淡或暗黑,可夹有血块,多属胞宫虚寒证;若经期不调,经血量少,下而不畅,色暗红者,多属冲任不调;若经血量多,紫黑有块者,多属胞宫血瘀证;若经来量少,色淡红,排出不畅者,多属寒凝胞宫证。

经色、质地:色淡、质稀者,多属胞宫气虚证、胞宫血虚证;若色淡或暗黑,可夹有血块者,多属胞宫虚寒证、寒凝胞宫证;若紫黑有块者,多属瘀阻胞宫证;若色鲜红或深红、质稠者,多属血室瘀热证。

(二)横向挖掘

结合中医望、闻、问、切四诊方法和体格检查、理化检查进行横向挖掘,完善病情资料。

1. **中医四诊**

(1)**望诊** 若面色淡白者,多属胞宫气虚证;若面色萎黄,爪甲淡白者,多属胞宫血虚证;若面赤者,多属血室瘀热证。此外还应结合舌象变化进行诊断。

（2）问诊　了解患者年龄、月经史、胎产次、分娩及流产史、计划生育措施、一般健康情况,有无肝著、血液病、风眩等慢性病史,有无精神紧张、情绪冲动、恐惧忧伤等影响正常月经的因素。对出血过多者更需详细询问,如是否可能流产、流血量、持续时间、出血性质、流血前有无停经、出血等病史。

若经行量多,色淡、质稀,伴面色淡白,气短乏力,小腹绵绵作痛者,多属胞宫气虚证;若经血量少,甚或点滴即净,色淡、质稀无块,经行小腹绵绵作痛,伴面色萎黄,头晕眼花,心悸气短,爪甲淡白者,多属胞宫血虚证;若经行量或多或少,色淡或暗黑,可夹有血块,伴腰骶酸冷,小腹冷痛,平时带下清稀,或外阴发育差,宫体小者,多属胞宫虚寒证;若经期不调,经血量少,下而不畅,色暗红,胸胁满闷,小腹胀痛,情绪抑郁者,多属冲任不调证;若经血量多、紫黑有块,小腹疼痛,伴肌肤不泽,腰酸腹痛者,多属瘀阻胞宫证;若经来量少,色淡红,排出不畅,伴形寒怕冷,小腹冷痛,得热痛减,小便清长者,多属寒凝胞宫证;若经血量多,色鲜红或深红、质稠,心烦口渴,身热面赤,大便干结,小便短黄或有灼热感者,多属血室瘀热证。

（3）切诊　经行小腹绵绵作痛,喜按,按之濡软者,多属于胞宫血虚证;腰痛拒按者,多属于瘀阻胞宫证;小腹冷痛喜温喜按者,多属于寒凝胞宫证。

此外还应结合脉象变化进行诊断。

2. 体格检查　应做常规妇科检查,以确定子宫、附件的位置、形态等。

3. 理化检查

（1）应做常规妇科检查、血常规检查。

（2）根据病情需要可做 B 超检查、诊断性刮宫、基础体温测定、宫颈黏液结晶检查、阴道脱落细胞检查、女性 6 项激素测定等。

通过横向挖掘,常与经量异常组合的症对主要有经量异常、经期异常;经量异常、经质异常;经量异常、崩漏;经量异常、痛经等。

二、 机制分析

月经量可因妇女种族、地域不同而有所不同,但个体经量的多少一般是恒定的。我国妇女每次经量 50 ~ 80 mL。若肾中精气不足、脾胃虚弱,生化乏源、气血不足,血海满溢不多,则可出现月经过少;若脾肾失于统摄,或血热扰动血室,则可表现为月经过多;血瘀胞宫或血寒凝滞,则可表现为月经过多或过少。

1. 精血亏虚　《万氏妇人科》说:"瘦人经水来少者,责其血虚少也。"先天禀赋不足,肾气不充;或大病久病,耗伤气血;或房劳、产伤,数伤营血,损及肾元,天癸不充,血海不盈,以致经行量少。

2. 冲任不固　《坤元是保》说:"冲任虚衰,气不能固也。"体质虚弱,或思虑不解,或饮食劳倦伤脾,化源不足,中阳不振,脾失统摄,则经行不固而量多。

3. 血热内扰　《万氏妇人科》曰:"凡经水来太多者,不问肥瘦,皆属热也。"阳盛体质,或五志化火,或嗜食辛辣,或感受热邪,热伏血海,扰动胞宫,迫血妄行,经血不藏,故经血量增多。

4. 血寒凝滞　《证治准绳·女科》说:"盖阴气乘阳,则胞藏寒,气血不运行,经所谓天寒地冻,水凝成冰,故令乍少而在月后。"经行产后,胞脉空虚,寒邪入客胞中,血为寒凝,气血运行受阻,以致经行不畅而涩少。《妇科玉尺》指出:"经水过多不止,平日肥壮,不发热者,体虚寒也。"肾阳不足,寒从中生,阳气不布,闭藏无权,则可见经血量多。

5. **气血瘀滞** 情志所伤,肝气郁滞,致气血运行不畅,则见经血量少;经行、产后(包括人流、药流、自然流产),瘀血停留,脉络被阻,新血不得循经,故经血量多。

6. **痰湿内蕴** 《万氏妇人科》说:"肥人经水来少者,责其痰碍经隧也。"嗜食肥甘,或脾失健运,痰湿内生,阻滞冲任,而血不畅行,可见月经量少。

三、 分证论治

经期异常的病位多在胞宫,单一病性多分属于气虚、血虚、阳虚、气滞、血瘀、热、寒,组合病性常为气滞血瘀、瘀热。治法多用补气、补血、温阳、行气、活血、清热、散寒。

1. **胞宫气虚证**

证候:经行量多,色淡、质稀,伴面色淡白,气短乏力,小腹绵绵作痛,舌淡,苔薄白,脉弱。

证素:病位为胞宫,病性为气虚。

治法:补气摄血调经。

主方:举元煎(人参、黄芪、升麻、白术、炙甘草)。

加减举例:血多如注者,加阿胶、海螵蛸、茜草;心悸者,加珍珠母、酸枣仁;小腹冷者,加艾叶、炮姜;腰痛者,加补骨脂、杜仲、赤石脂。

2. **胞宫血虚证**

证候:经血量少,甚或点滴即净,色淡、质稀无块,经行小腹绵绵作痛,伴面色萎黄,头晕眼花,心悸气短,爪甲淡白,舌淡,苔薄白,脉弱。

证素:病位为胞宫,病性为血虚。

治法:补气养血调经。

主方:滋血汤(人参、黄芪、茯苓、山药、当归、川芎、熟地黄、白芍)。

加减举例:常加鸡血藤、桑寄生、枸杞子、五味子等。

3. **胞宫虚寒证**

证候:经行量或多或少,色淡或暗黑,可夹有血块,伴腰骶酸冷,小腹冷痛,平时带下清稀,或外阴发育差,宫体小,舌淡,苔薄白,脉沉细迟。

证素:病位为胞宫,病性为阳虚。

治法:温阳补肾。

主方:人参养荣汤(人参、白术、茯苓、炙甘草、当归、白芍、熟地黄、肉桂、黄芪、五味子、远志、陈皮、生姜、大枣)。

加减举例:常加姜炭、续断、枸杞子、菟丝子等。

4. **冲任不调证**

证候:经期不调,经血量少,下而不畅,色暗红,胸胁满闷,小腹胀痛,情绪抑郁,舌淡红,脉弦。

证素:病位为冲任(胞宫),病性为气滞、血瘀。

治法:调理冲任,活血调经。

主方:柴胡疏肝散(柴胡、枳壳、香附、川芎、白芍、甘草、陈皮)。

加减举例:常加当归、茺蔚子。

5. **瘀阻胞宫证**

证候:经血量多、紫黑有块,小腹疼痛,伴肌肤不泽,腰酸腹痛,舌紫暗或有斑点,脉沉涩或沉弦。

证素：病位为胞宫,病性为血瘀。

治法：活血化瘀止血。

主方：失笑散(蒲黄、五灵脂)。

加减举例：常加血余炭、茜草、益母草、海螵蛸。

6. 寒凝胞宫证

证候：经来量少,色淡红,排出不畅,伴形寒怕冷,小腹冷痛,得热痛减,小便清长,舌暗,苔白,脉沉紧。

证素：病位为胞宫,病性为寒。

治法：温经散寒,活血通经。

主方：艾附暖宫丸(香附、艾叶、当归、黄芪、吴茱萸、川芎、白芍、地黄、官桂、续断)。

加减举例：常加炮姜、桑寄生、淫羊藿等。

7. 血室瘀热证

证候：经血量多,色鲜红或深红、质稠,心烦口渴,身热面赤,大便干结,小便短黄或有灼热感,舌红绛,苔黄,脉数。

证素：病位为血室(胞宫),病性为瘀热。

治法：清热凉血止血。

主方：保阴煎(生地黄、熟地黄、白芍、山药、续断、黄芩、黄柏、甘草)。

加减举例：大便秘结者,加知母;血多如注者,加地榆、旱莲草;口燥咽干者,加沙参、麦冬。

四、辨病施治

(一)辨病思路

1. 以经量增多为主要表现者　常有如下几种。

(1)青春期妇女因卵巢功能尚不成熟,围绝经期妇女性腺轴功能逐渐衰退,导致无排卵,子宫内膜增生过长,常表现为月经过多。此即临床常见的无排卵型功能失调性子宫出血。

(2)经血量多,妇科检查子宫后壁凸凹不平,甚或可从小腹部扪及肿块者,多为石瘕。B超检查,可明确诊断。

(3)有人流、药流或经期同房、不洁性交、产褥感染病史,经血量多,伴平时带下量多,腰腹酸痛,妇科检查宫体或附件压痛者,多存在盆腔炎,特别是子宫内膜炎。诊断性刮宫可明确诊断。

(4)既往月经正常,放置宫内节育器后,出现月经过多者,多因宫内节育器的副反应所致。

(5)月经过多,伴进行性加剧痛经,妇科检查子宫—直肠窝可紫蓝色、触痛明显结节,或伴不孕者,为子宫内膜异位症。B超检查可协助诊断,腹腔镜检查可明确诊断。

(6)有或长或短的停经史,确诊妊娠,阴道出血量多,或夹有血块者,可见于胎漏或异位妊娠。

(7)胞宫癌早期也可出现月经过多。诊断性刮宫、B超、CT等检查可明确诊断。

(8)肝著、疫斑热、紫癜病、血溢病等全身性疾病,也可表现为月经过多,应做相关检查以明确诊断。

2. 以经量减少为主要表现者　常有如下几种。

（1）月经量减少，伴头晕、心悸、面白、舌淡，检查红细胞减少、血红蛋白低者，多为血劳。

（2）妇女49岁前后，月经过少，多为围绝经期的正常表现。

（3）发生于人工流产术后、产后出血或流产后出血行刮宫术后，出现月经过少者，可能是因刮宫过度，造成子宫内膜损伤所致。

（4）有痨病史，月经过少合并不孕者，可考虑干血痨（子宫内膜结核或结核性盆腔炎）。

（5）妇女40岁以前，月经过少，并伴烘热、汗出、情绪波动，生殖器官及第二性征逐渐萎缩及退化者，多为卵巢早衰。女性6项激素检查可明确诊断。

（6）有产后大出血病史，经血量少，生殖器官及第二性征逐渐萎缩及退化者，多为血风劳（席汉综合征）。女性激素检查及其他内分泌腺功能检查，常可明确诊断。

（7）月经量少、周期延长，体形肥胖，多毛，或伴不孕及双侧卵巢囊性增大者，B超检查、女性激素检查、腹腔镜检查可明确诊断。

（二）按病论治

1. 无排卵功血　参"经质异常—按病论治—无排卵功血"。

2. 石瘕　参"经期异常—按病论治—石瘕"。

3. 热入血室　参"经期异常—按病论治—热入血室"。

4. 放置宫内节育器后所致　参"经期异常—按病论治—放置宫内节育器后所致"。

5. 子宫内膜异位

（1）理气化瘀，止痛调经　膈下逐瘀汤（当归、川芎、赤芍、桃仁、红花、枳壳、延胡索、五灵脂、牡丹皮）。

（2）中成药　① 复方丹参片，每次3片，每日3次，口服。② 三七皂苷片，每次4片，每日3次，口服。③ 妇科千金片，每次4片，每日3次，口服。④ 麝香痛经膏，外贴三阴交穴。

（3）针灸疗法　① 体针疗法：取关元、中极、合谷、三阴交等穴，每日1次，每次留针20分钟，连续3日。② 耳针疗法：取子宫、内分泌、肝，用磁粒或王不留行籽敷贴，每日多次按压刺激。

（4）西药治疗　① 丹那唑100 mg，每日1次，口服，3个月为1个疗程。② 止痛剂，用消炎痛25 mg，或阿司匹林0.3～0.6 g，每日3次，口服，连续3～5日。

（5）手术治疗　可在腹腔镜下对病灶行手术治疗。

6. 胞宫癌

（1）补气摄血，调经固冲　固本止崩汤合举元煎加减（熟地黄、白术、黄芪、人参、黑姜、升麻、山药、大枣、海螵蛸）。血虚，加何首乌、白芍、桑寄生；心悸怔忡，加五味子、麦冬、炙远志。

（2）及早进行手术治疗。术后配合放疗、化疗。

（3）中成药　① 复方鸦胆子注射液，每次5 mL，肌肉注射，每日2次。② 抗癌片，每次1片，每日2～3次，口服。

7. 血劳

（1）补血养营，益气调经　人参养营汤（人参、白术、茯苓、炙甘草、当归、熟地黄、白芍、肉桂、黄芪、五味子、远志、陈皮、生姜、大枣）加丹参、鸡血藤。

（2）滋补肝肾，益气养血　补肾生血汤（红参、磁石、黄芪、阿胶、鹿角胶、龟甲胶、陈皮、何首乌、枸杞子、紫河车、白术、当归、白芍、熟地黄、炙甘草）。

（3）**中成药** ① 红桃 K 生血剂，每次 1 片或 1 支，每日 2 次，口服。② 益血生，每次 4 粒，每日 3 次，口服。③ 血宝，每次 2～4 粒，每日 3 次，口服。

（4）**西药治疗** 硫酸亚铁，每次 0.3～0.6 g，每日 3 次，饭后服。富马酸亚铁，每次 0.4 g，每日 3 次。口服铁同时，给予维生素 C 200 mg，每日 3 次。

（5）严重时可考虑输血治疗。

8. **刮宫损伤子宫内膜** 参"经期异常—按病论治—刮宫损伤子宫内膜"。

9. **干血痨** 参"月经不行—按病论治—干血痨"。

10. **卵巢早衰** 雌-孕激素序贯（人工周期）疗法，进行替代治疗。

11. **血风劳** 参"月经不行—按病论治—血风劳"。

12. **多囊卵巢综合征** 参"经期异常—按病论治—多囊卵巢综合征"。

五、对症处理

1. 一般治疗

（1）保持心情舒畅；经期注意冷暖，勿涉水、冷浴，少食辛辣助阳或寒凉伤气之品。

（2）经期、产后保持外阴清洁，避免经期同房，产时产后注意调护、休息。

（3）积极治疗全身性疾病。

2. 常用中成药 当归膏、乌鸡白凤丸、定坤丹（丸）、健妇丸、妇科千金片。

3. 常用调经中药 经血量多者，可据证选用蒲黄、血余炭、艾叶炭、益母草、大蓟、小蓟、地榆、地榆炭、侧柏炭、贯众炭、旱莲草、仙鹤草、鸡冠花、紫珠、苎麻根等。月经过少者，可据证选用黄芪、阿胶、何首乌、鸡血藤、枸杞子、杜仲、覆盆子、菟丝子等。

4. 单方验方

（1）**经量增多** ① 陈莲蓬壳炭 15 g，棉花子炭 10 g，共研细末，分 2 次黄酒冲服，每日 1 剂。② 牡蒿全草、侧柏叶各 30 g，苎麻鲜根 90 g，水煎服，每日 1 剂。③ 豆腐 250 g，陈醋 120 mL，同煮熟，空腹服，经期每天 1 次，连用 3 天。

（2）**经量过少** ① 红花 6 g，益母草 15 g，红糖 15 g，经期酌加酒、水煎服，每日 1 剂。② 元宝草 15 g，红糖、米酒各适量，水煎服，每日 1 剂。

5. 西药治疗 可采用雌-孕激素序贯疗法、后半周期（孕激素）疗法，使经期、经量逐渐恢复正常；无排卵者还可运用克罗米酚或克罗米酚合人绒毛膜促性腺激素进行促排卵治疗。经量过多者可雌激素、雄激素止血，或孕激素药物刮宫治疗。

第四节 崩 漏

崩漏是指妇女非正常行经而阴道下血如崩或淋漓不尽的症状。势急而出血量多者为崩；势缓而出血量少、淋漓不断者为漏。妇女月经病变，崩漏病（崩中、漏下），以及石瘕（子宫肌瘤）、胞宫癌、胎漏（妊娠出血）、异位妊娠、产后血崩、产后恶露不绝，疫斑热、紫癜病、血溢病（血友病及维生素 K 缺乏等）等病中，皆可出现崩漏。

临床应根据崩漏症状进行横向和纵向挖掘，进一步明确病种与证型，确立治则治法，若对导致崩漏的病种尚不能确定时，可暂以"崩漏待查"作为初步诊断，并进行辨证论治及对症处理。

一、主症的纵向和横向挖掘

（一）纵向挖掘

崩漏症状的纵向挖掘应注意询问出血量、质地、颜色等情况。

出血量：若经来无期，阴道突然大量流血，或淋漓日久，血色深红或紫红黏稠者，多属胞宫血热证；若经血非时而下，量多或少，淋漓不尽，血色紫暗有块者，多属瘀阻胞宫证；若经期紊乱，阴道下血如崩，或淋漓不尽者，多属肝郁气滞证；若经血非时而下，量多如崩，或淋漓不断者，多属气虚不摄，如脾不统血证；若经血非时而下，出血量少或多，淋漓不断，血色鲜红、质稠者，多属肝肾阴虚证。

经血颜色、质地：若血色深红或紫红黏稠者，多属胞宫血热证；若血色紫暗有块者，多属瘀阻胞宫证；若色淡质稀者，多属脾不统血证；若血色鲜红、质稠者，多属肝肾阴虚证。

（二）横向挖掘

结合中医望、闻、问、切四诊方法和体格检查、理化检查进行横向挖掘，完善病情资料。

1. 中医四诊

（1）望诊

望面色：若面赤者，多属热证，如胞宫血热证；若面色淡黄者，多属脾虚证，如脾不统血证；若颧赤唇红者，多属阴虚，如肝肾阴虚证；若面色淡白者，多属血虚，如心脾两虚证；若面色淡胖或晦暗者，多属阳虚，如脾肾阳虚证。

望舌象：结合舌象变化进行诊断。

（2）问诊　了解患者月经史、胎产次数、分娩史、一般健康情况，有无肝病、血液病、风眩等慢性病史，有无精神紧张、情绪冲动、恐惧忧伤等影响正常月经的因素。对流血情况更需详细询问，如流产、流血量、持续时间、出血性质、流血前有无停经、出血等病史。

若经来无期，阴道突然大量流血，或淋漓日久，血色深红或紫红黏稠，口干喜饮，头晕面赤，烦躁不寐，便秘尿黄，面赤者，多属胞宫血热证；若经血非时而下，量多或少，淋漓不尽，血色紫暗有块，小腹疼痛拒按，血块排出后则疼痛减轻者，多属瘀阻胞宫证；若经期紊乱，阴道下血如崩，或淋漓不尽，精神抑郁，性急易怒，经前胸胁、乳房、少腹胀痛者，多属肝郁气滞证；若经血非时而下，量多如崩，或淋漓不断，色淡质稀，神疲体倦，气短懒言，不思饮食，四肢不温，或面浮肢肿，面色淡黄者，多属脾不统血证；若经血非时而下，出血量少或多，淋漓不断，血色鲜红、质稠，头晕耳鸣，腰酸膝软，手足心热，失眠，颧赤唇红者，多属肝肾阴虚证；若经血非时而下，出血量多，淋漓不尽，色淡质稀，腰膝酸软，或有浮肿，畏寒肢冷，小便清长，大便溏薄者，多属脾肾阳虚证；若下血如崩似漏，精神倦怠，气短懒言，四肢无力，心悸失眠，不思饮食，面色淡白者，多属心脾两虚证。

此外还应结合脉象变化进行诊断。

2. 体格检查　应做常规妇科检查，以确定子宫、附件的位置、形态等。

3. 理化检查

（1）除体格检查外，应做常规妇科、产科检查，血常规、血液生化检查。

（2）根据病情需要，可做诊断性刮宫、基础体温测定、宫颈黏液结晶检查、阴道脱落细胞检查、激素测定、腹部 X 线摄片、B 超、CT 等检查。

　　通过横向挖掘,与崩漏组合的症对主要有崩漏、面色苍白;崩漏、乏力;崩漏、发热;崩漏、抑郁;崩漏、畏冷;崩漏、痛经等。

二、 机制分析

　　月经的正常维持,有赖于脏腑功能正常、气血调和、冲任通盛、血海蓄溢有常。无论何种病因一旦损伤了冲任,不能制约经血,可使胞宫蓄溢失常,经血非时妄行。

　　1. **精气亏虚**　先天肾气不足,少女肾气稚弱,围绝经期肾气渐衰;或早婚多产,房事不节,精血耗伤;或肾阴虚损,阴虚内热,热扰冲任,迫血妄行,皆可致经血非时而下,遂成崩漏。

　　2. **脾不统血**　思虑劳神过度,或饮食劳倦所伤,脾气亏虚,中气下陷,血失统摄,冲任不固,血从阴道而出,发为崩漏。

　　3. **邪热内扰**　外阴不洁,感染温热、湿热邪毒,蕴积胞宫,内迫营血,血热炽盛,迫血妄行;或素体阳盛,或情志不遂,气郁化火,或过食辛辣助阳之品,火热内盛,热伤冲任,迫血妄行,经血非时而下,遂成崩漏。

　　4. **气血瘀滞**　跌仆外伤或手术、分娩等损伤胞脉,或胎体异位、恶血异物等留滞宫内;或痰湿瘀血等积聚宫体;或感受寒邪而寒凝胞宫,均可导致气滞血瘀,阻滞冲任,血不循经,非时而下,发为崩漏。

三、 分证论治

　　崩漏的病位多在胞宫、肝、脾、肾;单一病性多分属于血热、血瘀、气滞、气虚、阴虚、阳虚、血虚。治法分别有清热凉血、活血、行气、补气、滋阴、温阳、补血。

　　1. **胞宫血热证**

　　证候:经来无期,阴道突然大量流血,或淋漓日久,血色深红或紫红黏稠,伴口干喜饮,头晕面赤,烦躁不寐,便秘尿黄,面赤,舌质红绛,苔黄,脉滑数或弦数。

　　证素:病位为胞宫,病性为热。

　　治法:清热凉血止血。

　　主方:清热固经汤(生地黄、地骨皮、炙龟甲、牡蛎、阿胶、黄芩、藕节、棕榈炭、甘草、炒栀子、地榆)。

　　加减举例:肝郁化火者,合丹栀逍遥散,再加香附、蒲黄、血余炭等。

　　2. **瘀阻胞宫证**

　　证候:经血非时而下,量多或少,淋漓不尽,血色紫暗有块,伴小腹疼痛拒按,血块排出后则疼痛减轻,舌紫黯,或有斑点,脉涩或沉弦有力。

　　证素:病位为胞宫,病性为血瘀。

　　治法:化瘀止血。

　　主方:逐瘀止崩汤(当归、川芎、三七、没药、五灵脂、牡丹皮炭、炒丹参、炒艾叶、阿胶、炒蒲黄、龙骨、牡蛎、海螵蛸)。

　　3. **肝郁气滞证**

　　证候:经期素乱,阴道下血如崩,或淋漓不尽,伴精神抑郁,性急易怒,经前胸胁、乳房、少腹胀痛,舌红,苔薄黄,脉弦。

　　证素:病位为肝,病性为气滞。

　　治法:疏肝理气。

主方:逍遥散(当归、白芍、柴胡、茯苓、白术、甘草、生姜、薄荷)。

加减举例:常加枸杞子、山茱萸、益母草;出血不止者,加炒蒲黄、血余炭、棕榈炭等。

4. 脾不统血证

证候:经血非时而下,量多如崩,或淋漓不断,色淡质稀,伴神疲体倦,气短懒言,不思饮食,四肢不温,或面浮肢肿,面色淡黄,舌淡胖,苔薄白,脉缓弱。

证素:病位为脾,病性为气虚。

治法:补脾摄血。

主方:固冲汤(白术、黄芪、煅龙骨、煅牡蛎、山茱萸、白芍、海螵蛸、茜草根、棕榈炭、五倍子)。

加减举例:出血量多者,加人参、升麻;久漏不止者,加藕节、炒蒲黄。

5. 肝肾阴虚证

证候:经血非时而下,出血量少或多,淋漓不断,血色鲜红、质稠,伴头晕耳鸣,腰酸膝软,手足心热,失眠,颧赤唇红,舌质红,苔少而黄,脉细数。

证素:病位为肝、肾,病性为阴虚。

治法:滋补肝肾。

主方:左归丸(熟地黄、山药、枸杞子、山茱萸、菟丝子、鹿角胶、龟甲胶、牛膝)。

加减举例:常去牛膝者,加牡丹皮、旱莲草、炒地榆;阴虚而血热者,加生地黄、地骨皮。

6. 脾肾阳虚证

证候:经血非时而下,出血量多,淋漓不尽,色淡质稀,伴腰膝酸软,或有浮肿,畏寒肢冷,小便清长,大便溏薄,面色淡胖或晦暗,苔薄白,脉弱。

证素:病位为脾、肾,病性为阳虚。

治法:温补脾肾。

主方:右归丸(熟地黄、肉桂、附子、山药、杜仲、当归、山茱萸、枸杞子、菟丝子、鹿角胶)。

加减举例:酌加巴戟天、仙茅、淫羊藿、艾叶炭。

7. 心脾两虚证

证候:下血如崩似漏,精神倦怠,气短懒言,四肢无力,心悸失眠,不思饮食,面色淡白,舌淡嫩,脉细缓。

证素:病位为心、脾,病性为气虚、血虚。

治法:补益心脾气血。

主方:归脾汤(党参、黄芪、白术、茯神、酸枣仁、龙眼肉、木香、炙甘草、当归、远志、生姜、大枣)。

加减举例:可加枸杞子、山药、山茱萸。

四、辨病施治

(一) 辨病思路

1. **崩漏定义** 崩漏病特指月经周期紊乱,阴道出血如崩似漏为主要表现的疾病,包括崩中和漏下。多见于青春期、围绝经期妇女。

2. **崩漏病以外的其他疾病出现阴道非正常性出血的诊断**

(1) 阴道出血量多,小腹部扪及肿块者,多为石瘕。可做诊断性刮宫、B超等检查以明确诊断。

（2）确诊妊娠，阴道出血，可见于胎动不安、胎漏或异位妊娠，亦可见于葡萄胎。

（3）产后阴道出血，量多者分为新产出血［血崩］、晚期产后出血；量少淋漓不尽者，为产后恶露不绝。

（4）崩漏，伴全身皮下出血、身热者，应考虑疫斑病、紫癜病、蓄血病等。

（5）周期性于两次月经中间（即氤氲期）出现少量阴道出血，且白带增多者，为经间期出血。

（6）因损伤所致阴道出血，有损伤原因可查，称女阴损伤。

（7）伴全身多处出血而出血难止，不发热者，可能为血溢病。

（8）中老年妇女阴道时有出血，带下臭秽或夹血丝者，应疑及胞宫癌等之可能。通过诊断性刮宫、B 超或 CT 检查等可资鉴别。

（9）有生殖器官感染病史，出现崩漏，平素多有下腹或少腹疼痛等症状，妇科检查子宫压痛明显者，可能是盆腔炎，尤其是子宫内膜炎。

（10）性激素或避孕药使用不当，引起阴道不规则出血者，有服用避孕药史，一般停药一段时间后月经即可恢复正常。

（二）按病论治

1. **无排卵功血** 参"经质异常—按病论治—无排卵功血"。

2. **石瘕** 参"经期异常—按病论治—石瘕"。

3. **热入血室** 参"经期异常—按病论治—热入血室"。

4. **放置宫内节育器后所致** 参"经期异常—按病论治—放置宫内节育器后所致"。

5. **胞宫癌** 参"经量异常—按病论治—胞宫癌"。

6. **葡萄胎**

（1）补益气血，逐瘀荡邪 《傅青主女科》荡鬼汤（人参、当归、大黄、雷丸、川牛膝、红花、牡丹皮、枳壳、厚朴、桃仁）。

（2）西医治疗 ① 及早清宫。② 联用抗生素，预防感染。③ 正确运用缩宫素。

7. **疫斑热、稻瘟病** 参"咯血—按病论治—疫斑热、稻瘟病"。

8. **髓劳**

（1）调阴阳，补气血 雄蚕饮（雄蚕蛾、菟丝子、熟地黄、龟甲、何首乌、桑寄生、当归、牛膝、续断、黄芪、旱莲草、炙甘草）。

（2）中成药 ① 阿胶补血口服液，每次 1 支，每日 2 次，口服。② 生血糖浆，每次 50 mL，每日 2 次，口服。

（3）西医治疗 ① 雄激素，用丙酸睾丸酮 50～100 mg，肌肉注射，每日或隔日 1 次；或用司坦唑醇 2～4 mg，每日 3 次，口服。② 止血可用 6-氨基己酸、止血芳酸、止血环酸等。

9. **血溢病** 参"咯血—按病论治—血溢病"。

10. **紫癜病** 参"呕血—按病论治—紫癜病"。

五、对症处理

1. **急救处理**

（1）若血崩出现虚脱时，可立即针刺水沟、合谷、百会（灸）。并急煎独参汤（人参）。

(2) 若出现四肢厥逆,脉微欲绝等症时,可用参附汤(人参、附子)加炮姜炭。

(3) 必要时应输血。

2. **常用中成药** 当归膏、乌鸡白凤丸、定坤丹(丸)、健妇丸等。

3. **常用止崩漏中药** 蒲黄、血余炭、艾叶炭、益母草、大蓟、小蓟、地榆、地榆炭、侧柏炭、贯众炭、旱莲草、仙鹤草、鸡冠花、紫珠、苎麻根等,可在辨病、辨证基础上选用。

4. **单方**

(1) 苦参30~50 g,将饮片炒至颜色变深为度,加红糖50 g。每次2剂,早晚水煎温服。

(2) 炒鸡冠花30 g,红糖30 g,水煎代茶饮。

(3) 海螵蛸粉1 g,每日早晚各1次。

(4) 蚤休30 g,水煎服。

(5) 血见愁30 g,水煎后与15 mL白米酒拌匀,1次服下。

(6) 断血流(生药)10 g,每日3次。

(7) 蚕沙6 g,铁锅炒炭即冲水吞服,每日3次。

5. **针灸疗法**

(1) 常用断红穴(手指第二、第三指掌关节间向前1寸处),先针后灸,留针20分钟,可减少血量。

(2) 取神阙、百会、隐白、关元,艾灸20分钟后,可减少出血,回阳固脱。

(3) 耳针疗法:取穴为子宫、卵巢、内分泌、皮质下,针刺,两耳交替取2~3穴,间歇运针,留针1~2小时。

6. **西药止血剂** 如维生素K_1、叶酸、止血芳酸等。可用雌激素、孕激素、雄激素或合用。

第五节 月经不行

月经不行是指女子14岁左右月经应行而未行,或未到绝经期而月经闭止,或因妊娠等而月经中断,或经行错后甚至40~50日一行,或因疾病而月经不行3个月以上的症状。月经不行有属生理现象者,如妊娠期、哺乳期、生理性绝经等。由病理所导致的月经不行,超过3个月者一般诊断为闭经。常见于生殖系统及全身系统疾病,如石女(处女膜闭锁)、无卵巢、无子宫、肾亢(皮质醇增多症)、假孕、葡萄胎、肠覃(多囊卵巢综合征)、黑疸(肾上腺皮质功能减退)、干血痨(子宫内膜结核或结核性盆腔炎等)、血风劳(席汉综合征),以及药物及其他原因等所致。

临床应对月经不行进行横向和纵向挖掘,进一步明确病种与证型,确立治则治法,若对以月经不行为主症的病种尚不能确定时,可暂以"月经不行待查"作为初步诊断,并进行辨证论治及对症处理。

一、主症的纵向和横向挖掘

(一) 纵向挖掘

月经不行症状的纵向挖掘应注意询问以往月经情况,若年逾18岁尚无月经来潮,或初潮偏晚而常有停闭,月经量少、色淡、质稀而渐至不行者,多属肾气亏虚证;若月经延后、量少而渐至不行者,多属气血两虚证;若月经先多后少,渐至不行者,多属胞宫虚热证;若年届七七之期,月经不行或错后者多属肾阴阳两虚证。

（二）横向挖掘

结合中医望、闻、问、切四诊方法和体格检查、理化检查进行横向挖掘,完善病情资料。

1. 中医四诊

（1）望诊

望面色:若伴面色淡白或萎黄者,多属气血两虚证;若面色晦暗者,多属胞宫虚寒证。

望形体:若伴形体瘦弱,乳房平坦,甚至面色失华,肌肤不润,阴毛、腋毛脱落,牙齿失泽者,多属肾气亏虚证;若形体肥胖者,多属痰凝胞宫证。

（2）问诊　应注意询问初潮年龄,平素月经的量、色、质、气味等情况,已婚育龄妇女的孕育情况、有无受孕的可能等。详细了解导致月经不行的原因或诱因。

若年逾18岁尚无月经来潮,或初潮偏晚而常有停闭,或月经量少、色淡、质稀而渐至不行,腰膝酸软,头晕耳鸣,形体瘦弱,乳房平坦,甚至面色失华,肌肤不润,阴毛、腋毛脱落,牙齿失泽,性欲淡漠,生殖器官萎缩者,多属肾气亏虚证;若月经延后、量少而渐至不行,面色淡白或萎黄,体倦乏力,食少,头晕眼花,心悸少寐者,多属气血两虚证;若月经先多后少,渐至不行,形体消瘦,头晕耳鸣,腰酸腿软,五心烦热,潮热盗汗,失眠多梦,口燥咽干,或皮肤干燥、瘙痒,或咳嗽咯血者,多属胞宫虚热证;若月经不行,或经断前后,头晕耳鸣,腰腹冷痛,形寒肢冷,小便频数或失禁,带下量多,面色晦暗者,多属胞宫虚寒证;若年届七七之期,月经不行或错后,头晕目眩,耳鸣,腰酸,乏力,四肢欠温,时有烘热、自汗、盗汗者,多属肾阴阳两虚证;若经闭不行,小腹刺痛或胀痛,精神抑郁,胸胁、乳房胀痛者,多属气滞血瘀,如瘀滞胞宫证;若经闭不行,小腹冷痛,得热痛减,四肢不温,大便溏薄,白带量多者,多属寒凝胞宫证;若月经停闭,形体肥胖,胸胁满闷,呕恶痰多,头身困重,倦怠嗜卧,带下量多、色白者,多属痰凝胞宫证。

此外还应结合闻诊和脉象变化进行诊断。

2. 体格检查　应做常规妇科检查,以确定子宫、附件的位置、形态等。

3. 理化检查

（1）应做妇科检查,一般宜做血常规检查。

（2）根据需要做基础体温测定、宫颈黏液结晶检查、阴道脱落细胞涂片检查等。必要时做妊娠试验、B超、X线等检查。

二、机制分析

除生理性月经不行外,属病理性月经不行者,主要指经行错后和闭经。常见病机如下。

1. 精气亏虚　先天不足,或不节房事,早婚多产,损伤肾气,精血亏少,冲任不足,血海不充,导致月经不行。《医学正传》指出:"月水全借肾水施化,肾水既乏,则经血日以干涸。"

2. 血海空虚　数伤于血,或病后体虚,饮食减少,化源不足,思虑劳神太过,暗耗营血,营亏血少,冲任不足,血海空虚,而致月经不行。《兰室秘藏》云:"妇人脾胃久虚,或形羸气血俱虚,而致经水断绝不行。"

3. 寒凝胞宫　素体阳虚,或经期、产后感受寒邪,或过服寒凉,寒邪搏于胞宫,血为寒凝,胞脉不畅,血行迟滞,遂致月经不行。《诸病源候论》认为:"由劳损血气,致令体虚受风冷……致胞络内绝,血气不通故也。"

4. 冲任失调　素性抑郁,情志不遂,气不宣达,疏泄失常,血为气滞,冲任阻隔不通,月经不行。《万氏妇人科》指出:"忧愁思虑,恼怒怨恨,气郁血滞而不行者。"

5. **痰湿内阻** 素体肥胖,或安逸少劳,饮食不节,脾失健运,痰湿内生。痰湿下注冲任,壅滞胞宫,气血运行缓慢,遂致月经不行。《女科切要》云:"肥人经闭,必是痰湿与脂膜壅塞故也。"

三、分证论治

月经不行的病位多在肾、胞宫、脾;单一病性多分属于气虚、血虚、寒、痰、血瘀、阴虚、阳虚,组合病性常为气血亏虚、阴阳两虚。治法分别有补气、补血、散寒、化痰、活血、滋阴、温阳。

1. **肾气亏虚证**

证候:年逾18岁尚无月经来潮,或初潮偏晚而常有停闭,或月经量少、色淡、质稀而渐至不行,伴腰膝酸软,头晕耳鸣,形体瘦弱,乳房平坦,甚至面色失华,肌肤不润,阴毛、腋毛脱落,牙齿失泽,性欲淡漠,生殖器官萎缩,舌质淡,脉弱。

证素:病位为肾,病性为气虚。

治法:补肾益气,养血调经。

主方:大补元煎(人参、山药、熟地黄、杜仲、山茱萸、枸杞子、炙甘草)。

加减举例:一般可加阿胶、龟甲、鸡血藤、紫河车;带下量多者,加鹿角霜、金樱子、芡实。

2. **气血两虚证**

证候:月经延后、量少而渐至不行,伴面色淡白或萎黄,体倦乏力,食少,头晕眼花,心悸少寐,舌质淡,苔白,脉沉细无力。

证素:病位为心、脾,病性为气虚、血虚。

治法:补气养血调经。

主方:人参养荣汤(白芍、当归、陈皮、黄芪、肉桂、人参、白术、甘草、熟地黄、五味子、茯苓、远志)。

加减举例:可去五味子,加丹参、鸡血藤;小腹隐痛者,重用白芍,加阿胶、香附;若有产时大出血史者,加紫河车、肉苁蓉、鹿角片。

3. **胞宫虚热证**

证候:月经先多后少,渐至不行,伴形体消瘦,头晕耳鸣,腰酸腿软,五心烦热,潮热盗汗,失眠多梦,口燥咽干,或皮肤干燥、瘙痒,或咳嗽咯血,舌红少苔,脉细数。

证素:病位为胞宫,病性为阴虚。

治法:滋阴清热调经。

主方:知柏地黄丸(熟地黄、山药、山茱萸、茯苓、牡丹皮、泽泻、知母、黄柏)。

加减举例:潮热、盗汗者,加乌梅、鳖甲、地骨皮、生龟甲、牡蛎、银柴胡。

4. **胞宫虚寒证**

证候:月经不行,或经断前后,伴头晕耳鸣,腰腹冷痛,形寒肢冷,小便频数或失禁,带下量多,面色晦暗,舌淡,苔白滑,脉沉细而迟。

证素:病位为胞宫,病性为阳虚。

治法:温补肾阳。

主方:右归丸(熟地黄、山药、山茱萸、枸杞子、鹿角胶、菟丝子、杜仲、当归、肉桂、制附子)。

加减举例:夜尿多者,加益智仁、覆盆子、金樱子。

5. **肾阴阳两虚证**

证候:年届七七之期,月经不行或错后,伴头晕目眩,耳鸣,腰酸,乏力,四肢欠温,时有烘热,自汗,或盗汗,舌淡,苔薄白,脉沉弦细。

证素:病位为肾,病性为阴虚、阳虚。

治法:滋肾温阳。

主方:左归丸合二仙汤[熟地黄、山药、枸杞子、山茱萸、牛膝、菟丝子、鹿角胶、龟甲胶、仙茅、仙灵脾(淫羊藿)、当归、巴戟天、黄柏、知母]。

加减举例:神疲、体倦者,加人参、炙甘草;头痛麻木者,加川芎、天麻。

6. 瘀滞胞宫证

证候:经闭不行,伴小腹刺痛或胀痛,精神抑郁,胸胁乳房胀痛,舌质紫暗或有斑点,脉沉涩或沉弦。

证素:病位为胞宫,病性为血瘀。

治法:活血行气调经。

主方:血府逐瘀汤(当归、牛膝、红花、生地黄、桃仁、枳壳、赤芍、柴胡、甘草、桔梗、川芎)。

加减举例:常加鸡血藤、丹参;小腹疼痛拒按者,加姜黄、三棱、莪术、延胡索;胸闷、乳胀者,加青皮、香附、川楝子。

7. 寒凝胞宫证

证候:经闭不行,伴小腹冷痛,得热痛减,四肢不温,大便溏薄,白带量多,舌苔白,脉沉紧。

证素:病位为胞宫,病性为寒。

治法:温经活血。

主方:温经汤(人参、当归、川芎、白芍、肉桂、莪术、牡丹皮、甘草、牛膝)。

加减举例:小腹冷痛者,加小茴香、香附、延胡索;大便溏薄者,加白术、干姜。

8. 痰凝胞宫证

证候:月经停闭,伴形体肥胖,胸胁满闷,呕恶痰多,头身困重,倦怠嗜卧,带下量多、色白,舌胖,苔白腻,脉濡或滑。

证素:病位为胞宫,病性为痰。

治法:燥湿化痰。

主方:苍附导痰汤(苍术、香附、枳壳、陈皮、茯苓、胆南星、甘草)。

加减举例:一般可加当归、川芎;食少、疲乏者,加人参、白术;脘闷、呕恶者,加砂仁、生姜;带下黄臭、苔黄腻者,加黄柏、牛膝、薏苡仁、蚕沙等。

四、辨病施治

(一)辨病思路

1. 有的妇女由于生活环境、气候的突然改变,精神紧张、强烈精神刺激,以及过度劳累、营养不良等,也可引起月经失调,甚至月经不行,无其他不适者,暂可不作病论。

2. 女子至18周岁仍未初潮,应考虑原发性闭经。检查注意有无先天性无子宫、无卵巢、无阴道或处女膜闭锁等器质性病变,并做激素测定等检查,以明确诊断。

3. 育龄期妇女,无妊娠、哺乳及生活环境改变等因素存在,而超过3个月未行经者,一般应诊为闭经,宜做进一步诊查,以明确病因病机。

4. 已婚育龄妇女,平时月经一贯正常,突然停经,应疑为妊娠。若停经超过8周,妊娠的可能性更大。哺乳期妇女也可再次妊娠。妊娠停经除可有早孕的表现外,尚有乳房增大、乳头乳晕着色加深,尿妊娠试验阳性,B超检查可见妊娠囊、胚芽等。

5. 妇女年龄在49岁左右(45~55岁),有月经周期、经期、血量的异常改变,渐至闭止,为绝经的表现。

6. 不规范使用避孕药及其他性激素类药物,引起月经不行者,有用药史可查。

7. 月经不行,腹部渐大,自认为怀孕,甚至自觉有胎动感,而检验证实并非妊娠者,为假孕。

8. 停经,腹大,阴道出血或夹有水泡样物,B超检查表现为"雪花纷飞"者,多为葡萄胎。

9. 一侧少腹扪及边界清楚、可移动的包块,月经量少甚或闭经者,可能是肠蕈。B超检查有助明确诊断。

10. 慢性久病,月经紊乱或闭经,性欲减退,伴神疲消瘦、畏冷肢凉、毛发及阴毛稀少等症者,应疑及黑疸的可能。检测有血、尿皮质醇和24小时尿17-羟皮质类固醇排出降低。

11. 有长期服用糖皮质激素病史,月经紊乱或不行,向心性肥胖、满月脸、多毛、皮肤紫色萎缩纹,或伴高血压等者,应疑及肾亢的可能。

12. 有痨病或其他部位痨病史,出现月经不行者,应疑及干血劳。结核菌素试验、X线、诊断性刮宫可明确诊断。

13. 有产后大出血等病史,出现闭经,并有性征萎缩,性欲减退,毛发脱落,消瘦等表现者,可考虑血风劳。

(二) 按病论治

1. **处女膜闭锁** 可行处女膜造口术。

2. **避孕药等所致**

(1) 活血化瘀,调理冲任 桃红四物汤(桃仁、红花、当归、川芎、熟地黄、白芍)加泽兰、益母草、枸杞子等。可按周期,于经前1周左右开始服药治疗。

(2) 中成药 ①逍遥丸,每次8粒,每日3次,温开水送服。②妇科千金片,每次4片,每日3次,口服。

(3) 规范使用避孕药或激素类药物,必要时停止使用此类药物。

3. **假孕**

(1) 疏肝化瘀,活血通经 血府逐瘀汤(当归、川芎、赤芍、生地黄、桃仁、红花、柴胡、枳壳、牛膝、桔梗)加鸡血藤、丹参、乳香、没药等。

(2) 疏肝活血,燥湿除痰 启宫丸(胆南星、苍术、陈皮、半夏、茯苓、香附、神曲、川芎)加减。

(3) 西药治疗 孕激素疗法:①快诺酮2.5~5 mg/d;或甲地孕酮、安宫黄体酮4~8 mg/d,连服20~22天,可用3个周期。②促排卵:可用克罗米酚或克罗米酚合人绒毛膜促性腺激素等治疗。

4. **葡萄胎** 参"崩漏—按病论治—葡萄胎"。

5. **肠蕈**

(1) 消瘕散结,活血调经 香棱丸(木香、丁香、三棱、莪术、枳壳、青皮、川楝子、小茴香)加丹参、牡丹皮、桃仁等。

(2) 其他 中药治疗效果不明显者,可用手术切除,以防恶变。

6. **黑疸** 参"经期异常—按病论治—黑疸"。

7. **肾亢**

（1）温补肾阳，化湿除痰　金匮肾气丸(附子、肉桂、熟地黄、山药、山茱萸、牡丹皮、泽泻、茯苓)合苍附导痰丸(香附、苍术、胆南星、枳壳、陈皮、半夏、茯苓、甘草)加减。

（2）手术治疗　肾上腺皮质增生，可经蝶窦切除垂体腺瘤，术后放疗。肾上腺皮质腺瘤或肾上腺皮质癌者，宜及早手术治疗及化疗。

8. **干血痨**

（1）益气养血，活血通经　桃红四物汤(桃仁、红花、当归、川芎、熟地黄、白芍)加人参、黄精、地骨皮、夏枯草、白及、丹参、鸡血藤等。

（2）中成药　① 六味地黄丸，每次 1 丸，每日 2 次，口服。② 乌鸡白凤丸，每次 6 g，每日 2 次，口服。③ 阿胶补血冲剂，每次 1 包，每日 2 次，口服。

（3）西药治疗　积极抗痨治疗，可将利福平、异烟肼、雷米封或者吡嗪酰胺合用。

9. **血风痨**　参"经期异常—按病论治—血风痨"。

五、对症处理

1. **体针疗法**　可取膀胱俞、三阴交、命门、阳陵泉等穴。

2. **常用止淋痛中药**　车前草、木通、竹叶、甘草梢、乌药、橘核、川楝子、三七、牛膝、六一散等，可在辨病、辨证的基础上选用。

第六节　痛　　经

痛经是指每于行经前后或行经期间出现小腹部疼痛的症状。月经初潮后的数年，多见此症，盆腔炎、经行吐衄(子宫内膜异位症)、生殖器肿瘤等亦常出现继发性痛经。

临床应对痛经进行横向和纵向挖掘，进一步明确病种与证型，确立治则治法，若对导致痛经的病种尚不能确定时，可暂以"痛经待查"作为初步诊断，并进行辨证论治及对症处理。

一、主症的纵向和横向挖掘

（一）纵向挖掘

痛经症状的纵向挖掘应注意询问痛经的特点，疼痛的部位，起病时间、病程长短，疼痛的性质，疼痛程度的轻重，起病的缓急，疼痛增减的条件等。

1. **部位**　妇女每值经期或行经前后出现小腹部耻骨上疼痛，可放射至腰骶部及大腿内侧。

2. **起病时间及病程长短**　其疼痛一般多发生在经前 1~2 天，或行经第 1~2 天，剧烈疼痛历时 30 分钟~2 小时。12~24 小时后逐渐消失，偶有至行经第 2~3 天或经净后始发疼痛者。

3. **性质**　疼痛常呈痉挛性，可见胀痛、灼痛、冷痛及隐痛。小腹胀痛拒按者多属血瘀，如胞宫瘀滞证；小腹灼痛拒按者多属热证，如血室瘀热证；小腹冷痛者多属寒证，如寒凝胞宫证或胞宫虚寒证；小腹隐隐作痛、腹痛绵绵者多属虚证，如胞宫血虚证或肝肾亏虚证。

4. **程度**　痛经程度有轻有重，多反映病情的虚实、病情的轻重。疼痛剧烈者多属实证，如寒凝胞宫证；隐隐疼痛者多属虚证，如肝肾阴虚证。

5. **起病缓急**　起病急者多属实证，如胞宫湿热证；起病缓者多属虚证，如冲任亏虚证。

6. **缓解因素** 疼痛得热痛减者多属寒证,如寒凝胞宫证、胞宫虚寒证;喜揉喜按者多虚证,如胞宫血虚证。

7. **存续状态** 疼痛偶然发作,时作时止,持续时间短者,多属病轻;发作频率高,持续时间长者,多属病重。

(二) 横向挖掘

结合中医望、闻、问、切四诊方法和体格检查、理化检查进行横向挖掘,完善病情资料。

1. **中医四诊**

(1) **望诊** 望经色:若经色紫暗有块者,多属胞宫瘀滞证或寒凝胞宫证;经色紫暗、经质稠黏者,多属血室瘀热证;经色深红,质稠有块者,多属胞宫湿热证;色淡、质稀薄者,多属胞宫虚寒证或胞宫血虚证;经色暗淡、量少、质稀薄者,多属肝肾亏虚证。

(2) **闻诊** 语声高亢者,多属实证,如寒凝胞宫证;语声低微者,多属虚证,如肝肾亏虚证。

(3) **问诊** 若经净后疼痛自消,胸胁、乳房作胀,多属胞宫瘀滞证;若行经期延长,烦热,口苦者,多属血室瘀热证;若伴有腰骶胀痛,或有低热,平时带下黄稠,小便短黄,多属胞宫湿热证;若伴有恶寒身痛,恶心欲呕者,多属寒凝胞宫证;若伴有腰膝酸冷,小便清长或夜尿多者,多属胞宫虚寒证;若伴有头晕心悸,面色萎黄,多为胞宫血虚证;若伴有腰骶酸痛,头晕耳鸣,多为肝肾亏虚证。

(4) **切诊** 若疼痛喜按者,多属虚证,如胞宫血虚证;如疼痛拒按者,多属实证,如胞宫湿热证。

2. **体格检查** 应做常规妇科检查,以确定子宫、附件的位置、形态等。

3. **理化检查** 根据病情需要可做诊断性刮宫、B超或腹腔镜、宫腔镜等检查。

通过横向挖掘,常与痛经组合的症对主要有痛经,月经量少;痛经,月经延长;痛经,腰痛;痛经,月经后期;痛经,月经色淡;痛经,经色紫暗有块;痛经,胸胁胀痛;痛经,乳房胀痛;痛经,经质黏稠;痛经,头晕;痛经,心悸;痛经、经质薄。

二、机制分析

痛经症状的出现,与经期及经期前后女性处于特殊生理状态有关。此期冲任胞宫气血变化较骤,易受内外各种病因的侵扰,导致胞宫气血运行不畅或失于煦濡,而出现痛经。

1. **胞宫瘀滞** 精神抑郁,恚怒伤肝,肝郁则气滞,气血运行不畅,滞留成瘀;或因经期、产后(包括堕胎、小产、人工流产),余血内留,蓄积胞中而成瘀。气滞血瘀,导致经血不利,表现为痛经。

2. **胞宫寒湿** 行经期间感受寒邪,或冒雨涉水,或平素及行经期过食寒凉冰冷之品,致寒湿客于胞中,气血为之凝滞,冲任、胞宫血行不畅,不通则形成痛经。

3. **胞宫湿热** 经期、产后(包括堕胎、小产、人工流产),感染湿热之邪;或素体脾虚,或饮食劳倦伤脾,脾虚生湿,湿蕴成热,湿热之邪流注冲任,蕴积胞中,于行经期间则阻碍经水运行,致经行不畅,发为痛经。

4. **胞宫虚寒** 素体阳虚,或久病及肾,肾阳虚衰,阳虚则内寒,寒主收引,滞碍气机,血为寒凝,冲任、胞宫血行涩滞,经行不畅,不通则痛。

5. **胞宫血虚** 大病及慢性久病,耗损血气,或失血量多,冲任气血不充,胞脉失于濡养,胞宫失荣而经行腹痛。

6. 冲任亏虚　先天肾气不足,或房劳过度,或多次堕胎小产,伤及肾肝,冲任精血不足,不能滋养胞宫、胞脉,行经之后血脉空虚,因而隐隐作痛。

三、分证论治

痛经的病位多在胞宫、肝、肾;单一病性多分属于血瘀、气滞、热、湿、寒凝、血虚、阴虚,组合病性常为湿热、虚寒。治法分别有活血、理气、止痛、清热、利湿、散寒、温里、补血、调经、滋阴。

1. 胞宫瘀滞证

证候:经前或经期小腹胀痛拒按,伴经量少或行经不畅,经色紫暗有块,块下痛减,经净后疼痛自消,胸胁、乳房作胀,舌质暗或有斑点,脉弦或弦滑。

证素:病位为胞宫,病性为血瘀、气滞。

治法:理气化瘀止痛。

主方:膈下逐瘀汤(当归、川芎、赤芍、桃仁、红花、枳壳、延胡索、五灵脂、牡丹皮、香附、甘草)。

加减举例:二阴坠胀者,加川楝子、柴胡;恶心欲呕者,加黄连、吴茱萸、生姜。

2. 胞宫瘀热证

证候:经期或经前小腹灼痛、拒按,伴行经期延长、经色紫暗、经质稠黏,烦热,口苦,舌红绛,苔黄,脉弦数。

证素:病位为胞宫,病性为血瘀、热。

治法:清热化瘀止痛。

主方:凉血四物汤(生地黄、赤芍、当归、川芎、红花、黄芩、甘草、赤茯苓、陈皮)。

加减举例:一般可加栀子、夏枯草、益母草。

3. 胞宫湿热证

证候:经期小腹疼痛,伴经色深红,质稠有块,腰骶胀痛,或有低热,平时带下黄稠,小便短黄,舌红,苔黄腻,脉弦数或滑数。

证素:病位为胞宫,病性为湿热。

治法:清热利湿止痛。

主方:清热调血汤(生地黄、牡丹皮、黄连、当归、白芍、川芎、桃仁、莪术、香附、延胡索、红花)。

加减举例:常加红藤、败酱草、薏苡仁;经血量多者,去川芎、莪术,加益母草、地榆、栀子;夹血块者,加益母草、山楂;带下黄稠者,加鱼腥草。

4. 寒凝胞宫证

证候:经前或经期小腹冷痛,得热痛减,拒按,伴月经延迟、量少、色紫暗、夹块,恶寒身痛,恶心欲呕,苔白,脉沉紧。

证素:病位为胞宫,病性为寒。

治法:暖宫散寒止痛。

主方:艾附暖宫丸(香附、艾叶、当归、川芎、官桂、白芍、黄芪、吴茱萸、地黄、续断)。

加减举例:苔腻、恶心者,加苍术、茯苓;冷痛、肢厥者,加附子、干姜。

5. 胞宫虚寒证

证候:经期或经后小腹冷痛而喜按,得热则舒,伴经行后期、量少、色淡、质稀,腰膝酸冷,小便清长或夜尿多,舌淡红,苔白润,脉沉迟无力。

证素:病位为胞宫,病性为阳虚。

治法:温经散寒止痛。

主方:温经汤(吴茱萸、当归、芍药、川芎、人参、生姜、麦冬、半夏、牡丹皮、阿胶、甘草、桂枝)。

加减举例:常去牡丹皮,加小茴香、艾叶;纳呆、便溏者,加木香、鸡内金;素有脘腹冷痛者,加干姜、附子;腰膝酸痛者,加狗脊、桑寄生、续断。

6. 胞宫血虚证

证候:经期或经净后小腹隐隐作痛,喜揉喜按,伴月经量少、色淡、质薄,头晕心悸,面色萎黄,舌淡,苔薄白,脉弱。

证素:病位为胞宫,病性为血虚。

治法:补血调经止痛。

主方:八珍汤(当归、川芎、白芍、熟地黄、人参、茯苓、白术、甘草)。

加减举例:常加阿胶、鸡血藤;少腹作胀者,加香附、乌药;畏冷喜热者,加附片、艾叶、淫羊藿。

7. 肝肾亏损证

证候:经行过后小腹绵绵作痛,伴经色暗淡、量少、质稀薄,腰骶酸痛,头晕耳鸣,舌红,少苔,脉细无力,尺脉尤弱。

证素:病位为肝、肾,病性为血虚、阴虚。

治法:益肾养肝止痛。

主方:调肝汤(当归、白芍、山茱萸、巴戟天、阿胶、山药、甘草)。

加减举例:腰痛甚者,加续断、桑寄生;少腹、胸胁痛胀者,加川楝子、延胡索、小茴香、青皮、郁金;失眠、健忘者,加酸枣仁、五味子。

四、辨病施治

(一)辨病思路

1. 以痛经为突出表现,排除其他疾病所导致的痛经后,其疾病诊断一般可为痛经。

2. 初潮后1~2年内出现痛经者,多属功能性痛经。妇科检查可无明显异常病变,部分患者可有子宫体过度屈曲、宫颈口狭窄。部分无排卵功能失调性子宫出血者,因子宫内膜增生过长,经血夹有血块,排出不畅,也可表现为痛经。

3. 有人流、药流或经期产后同房史,或产褥期的感染病史,经期及平时下腹疼痛,白带增多者,多为盆腔炎所引起的继发性痛经。妇科检查可有附件、宫体压痛或增厚,或触及压痛明显的不规则包块。

4. 痛经进行性加剧,并有经行吐血或衄血者,多为经行吐衄(子宫内膜异位症)所致继发性痛经。妇科检查后穹窿探及触痛明显结节,或一侧附件触及包块;B超检查可见子宫后壁增厚,肌层回声增强,并可探及卵巢巧克力囊肿。

5. 石瘕、肠覃患者,可因子宫内膜增生过长,或子宫位置改变,经血量多而排出不畅,表现为继发性痛经。B超检查可探及子宫肌层或黏膜下肌瘤回声,或卵巢囊肿声像。

6. 有早婚早育、多产房劳或产伤病史,痛经伴有极度疲乏感,伴随月经周期出现瘀血性乳房胀痛症状,性感不快或深部性交痛,子宫位置活动或存在阔韧带裂伤者,可考虑盆腔瘀血综合征所致的继发性痛经。盆腔血流图检查可见血液流出盆腔时间延长。

(二)按病论治

1. 石瘕

(1)活血化瘀,逐瘀消癥　桂枝茯苓丸(桂枝、茯苓、赤芍、牡丹皮、桃仁)加炒蒲黄、五灵脂、益母草。

(2)中成药　① 化瘤回生丹,每次1丸,每日2次,口服。② 桂枝茯苓丸,每次1丸,每日2次,口服。

(3)西药治疗　激素治疗:甲基睾丸素5~10 mg,每日2次,口服;或丙酸睾丸酮25 mg,肌肉注射,每日1次,经期连用3日,非经期则连用5~7日。

(4)其他　必要时手术摘除肌瘤,或行子宫全切术。

2. 子宫内膜异位

(1)理气化瘀,止痛调经　膈下逐瘀汤(当归、川芎、赤芍、桃仁、红花、枳壳、延胡索、五灵脂、牡丹皮)。

(2)中成药　① 复方丹参片,每次3片,每日3次,口服。② 三七皂苷片,每次4片,每日3次,口服。③ 妇科千金片,每次4片,每日3次,口服。④ 麝香痛经膏,外贴三阴交穴。

(3)针灸疗法　① 体针疗法:取关元、中极、合谷、三阴交等穴,每日1次,每次留针20分钟,连续3日。② 耳针疗法:取子宫、内分泌、肝,用磁粒或王不留行籽敷贴,每日多次按压刺激。

(4)西药治疗　① 丹那唑100 mg,每日1次,口服,3个月为1个疗程。② 止痛剂,用消炎痛25 mg,或阿司匹林0.3~0.6 g,每日3次,口服,连续3~5日。

(5)手术治疗　可在腹腔镜下对病灶行手术治疗。

3. 热入血室(盆腔炎、子宫内膜炎)　参"经期异常—按病论治—热入血室"。

4. 盆腔瘀血综合征

(1)散寒除湿,理气止痛　少腹逐瘀汤加减(小茴香、干姜、延胡索、没药、当归、川芎、肉桂、赤芍、蒲黄、五灵脂、苍术、茯苓)。

(2)中成药　① 金鸡冲剂,每次1包,每日2次,口服。② 妇康宁片,每次8片,每日2~3次,口服。③ 女金丹,每次1丸,每日2次,口服。④ 麝香痛经膏,贴于三阴交穴。⑤ 复方丹参注射液,每次2 mL,肌肉注射,每日2次,或10~16 mL加入5%葡萄糖注射液500 mL,静脉滴注,每日1次。

(3)灌肠疗法　红藤、败酱草、蒲公英各30 g,当归、三棱、莪术各10 g,水煎浓缩成100 mL,保留灌肠,每日1剂,10日为1个疗程。

(4)西医药治疗　① 病情轻者,给谷维素20 mg,每日3次,口服;维生素E 50 mg,每日2次,口服。② 手术治疗:症状严重者,可经腹行子宫全切术;阔韧带裂伤者,可行圆韧带悬吊术、阔韧带修补术等。

5. 功能性痛经

(1)活血化瘀,调经止痛　桃红四物汤(桃仁、红花、当归、川芎、熟地黄、白芍)加蒲黄、五灵脂、香附、木香等。

(2)中成药　① 麝香止痛膏,贴于三阴交穴。② 益母膏,每次10 mL,每日3次,口服。

③ 七制香附丸,每次 9 g,每日 2 次,口服。④ 延胡止痛片,每次 5 片,每日 3 次,口服。⑤ 女金丹,每次 1 丸,每日 2 次,口服。

（3）针灸疗法 ① 体针疗法:取关元、中极、子宫、三阴交等穴,虚证用补法或加艾灸,实证用泻法,每日 1 次。② 耳针疗法:子宫、卵巢、内分泌、缘中、屏间,两耳交替取 2～3 穴,间歇运针,留针 15～20 分钟。

（4）西药治疗 ① 可用人工周期、克罗米酚或克罗米酚合人绒毛膜促性腺激素促排卵治疗,并促进子宫发育。② 解痉剂,可用阿托品 0.5 mg,皮下注射,或 0.3～0.5 mg,每日 3 次,口服。③ 镇静剂,可用鲁米那 0.03 g,或安定 2.5～5 mg,每日 3 次,口服。④ 前列腺素合成酶抑制剂,可用氟哌酸 200 μg,或消炎痛 25 mg,或阿司匹林 1 片,每日 3 次,口服。

（5）物理疗法 电疗、封闭、火罐、按摩等。

五、 对症处理

1. **一般治疗** 注意精神调养,饮食起居有常。经期忌服刺激性或生冷寒凉食物,慎用滋腻或寒凉药物。加强体质锻炼,坚持周期性治疗。

2. **常用止痛中药** 艾叶、小茴香、炮姜、乌药、吴茱萸;香附、延胡索、木香、青皮;川芎、乳香、没药、三七、蒲黄、五灵脂;川楝子、牡丹皮、赤芍、贯众、白芍。可在辨证、辨病基础上选用。

3. **单方验方**

（1）益母草 30 g,或向日葵盘,加红糖煎水服。

（2）三七粉、云南白药各 2～3 g,温开水送服,每日 1～2 次。

（3）艾叶、凤尾草各 30 g,甘草 6 g,水煎服,每日 1 剂。

（4）小茴香 6 g,生姜 3～6 g,水煎服,连用 3～4 日。

（5）大血藤 10～15 g,虎杖根 30 g,水煎服,每日 1 剂。

4. **针灸治疗** 常取关元、中极、子宫、三阴交等穴,虚证用补法或针后加艾灸,实证用泻法。

5. **耳针疗法** 可取内分泌、交感、子宫等穴,中强刺激,留针 15～20 分钟。

6. **物理疗法** 电疗、泥疗、水疗、封闭、火罐、按摩等,适当使用均有一定疗效。

7. **西药治疗** 可选用人工周期治疗,对功能性痛经效果良好。止痛常用前列腺合成酶抑制剂如消炎痛 25 mg,口服,每日 1 次。

方 剂 索 引

A

艾附暖宫丸　香附、艾叶、当归、川芎、官桂、白芍、黄芪、吴茱萸、地黄、续断　312,326

安冲汤　白术、黄芪、生龙骨、生牡蛎、生地黄、白芍、海螵蛸、茜草根、续断　308

安神补心汤　丹参、五味子、石菖蒲、合欢皮、旱莲草、女贞子、夜交藤、生地黄、珍珠母　153,239,283

安神定志丸　茯苓、茯神、远志、人参、石菖蒲、龙齿　145

B

八珍汤　当归、川芎、白芍、熟地黄、人参、茯苓、白术、甘草　112,247,327

八正散　木通、萹蓄、车前子、瞿麦、滑石、大黄、栀子、甘草梢　62,65,78,236,237

白虎加桂枝汤　知母、甘草、石膏、粳米、桂枝　265

白虎汤　知母、石膏、炙甘草、粳米　61,77,83,89,95,116

白桔三黄苇茎汤　白及粉、桑白皮、桔梗、黄芩、黄连、生大黄、苇茎　172

白头翁汤　白头翁、黄柏、黄连、秦皮　61,193,199,217

百合固金汤　生地黄、熟地黄、麦冬、贝母、百合、当归、白芍、甘草、玄参、桔梗　64,131,171

半夏白术天麻汤　制半夏、白术、天麻、陈皮、茯苓、甘草、生姜、大枣　106,113,121,182

半夏厚朴汤　制半夏、厚朴、茯苓、生姜、紫苏叶　276,286

保和丸　山楂、神曲、制半夏、茯苓、陈皮、连翘、莱菔子、麦芽　62,66,176,181,186,197

保阴煎　生地黄、熟地黄、白芍、山药、续断、黄芩、黄柏、甘草　307,312

保元汤　黄芪、人参、甘草、肉桂、生姜　89,152

萆薢渗湿汤　萆薢、薏苡仁、黄柏、茯苓、牡丹皮、泽泻、滑石、通草　290

补肺汤　人参、黄芪、熟地黄、五味子、紫菀、桑白皮　158,164

补肝软坚汤　穿山甲、炙鳖甲、石斛、天冬、生牡蛎、仙鹤草、党参、半枝莲、海藻、陈葫芦、灵芝、蜈蚣、三七粉　223

补骨脂丸　磁石、熟地黄、当归、川芎、肉桂、菟丝子、川椒、白芷、白蒺藜、胡芦巴、杜仲、石菖蒲、补骨脂　140

补肾生血汤　红参、磁石、黄芪、阿胶、鹿角胶、龟甲胶、陈皮、何首乌、枸杞子、紫河车、白术、当归、白芍、熟地黄、炙甘草　91,148,313

黄芪建中汤　桂枝、白芍、生姜、炙甘草、大枣、饴糖、黄芪　187,254

黄芪解毒汤　生黄芪、当归、玄参、金银花、蒲公英、黄芪、赤芍、防风、白芷、皂角刺　130

黄芪汤　黄芪、火麻仁、陈皮、白蜜　63,203

黄芩滑石汤　白豆蔻、大腹皮、茯苓皮、猪苓、通草、滑石、黄芩　197

黄土汤　灶心土、阿胶、干地黄、白术、炮附子、黄芩、甘草　210,216

活血散瘀汤　当归、川芎、赤芍、桃仁、槟榔、牡丹皮、枳壳、瓜蒌仁　205

活血通经汤　川芎、当归、赤芍、香附、牛膝、泽兰、白术、茯苓、肉桂　304

藿朴夏苓汤　藿香、厚朴、杏仁、制半夏、猪苓、泽泻、赤茯苓、淡豆豉、薏苡仁、白豆蔻　84,178,199

藿香正气散　大腹皮、白芷、紫苏、茯苓、半夏、白术、陈皮、厚朴、桔梗、藿香、生姜、大枣、炙甘草　176,181,190,191,196

J

蒺藜泽泻汤　白蒺藜、泽泻、二至丸、炙远志、制何首乌、制黄精、山药、茯苓、脱力草、桑寄生、生甘草、煅龙骨、煅牡蛎　123,182

济生肾气丸　熟地黄、山药、山茱萸、茯苓、泽泻、牡丹皮、附子、肉桂、牛膝、车前子　61,252,255

健脾益气强肌汤　人参、黄芪、千斤拔、牛大力、白术、淫羊藿、升麻、柴胡、炙甘草、制马钱子　205

健脾壮骨抗佝方　黄芪、菟丝子、煅龙骨、炒谷芽、炒麦芽　96

解毒化浊汤　葛根、黄芩、黄连、槐花、滑石、车前子、木香、甘草、马齿苋　192

解毒疗肾汤　蒲公英、紫花地丁、白茅根、益母草、连翘、金银花、栀子、黄芩、金钱草、车前草　260

解毒益肝汤　茵陈、栀子、生地黄、大黄、黄柏、黄芩、丹参、郁金、水牛角尖、升麻、大青叶　230

金沸草散　金沸草、前胡、半夏、荆芥穗、麻黄、赤芍、甘草、生姜、大枣　156

金匮肾气丸　附子、肉桂、熟地黄、山药、山茱萸、牡丹皮、泽泻、茯苓　91,102,239,247,304,324

荆防败毒散　荆芥穗、防风、羌活、独活、川芎、生姜、甘草、薄荷、柴胡、前胡、枳壳、桔梗、茯苓　59,76,290

举元煎　人参、黄芪、升麻、白术、炙甘草　299,311,313

蠲痹汤　独活、羌活、秦艽、桂心、木香、当归、川芎、乳香、桑枝、海风藤、甘草　260,265

K

抗脑瘤汤　夏枯草、海藻、石见穿、野菊花、生牡蛎、昆布、赤芍、桃仁、白芷、生南星、蜈蚣、王不留行、露蜂房、全蝎、地龙　115

咳喘十三味汤　麻黄、杏仁、茯苓、半夏、陈皮、炙甘草、紫苏子、白芥子、莱菔子、板蓝根、瓜蒌皮、北沙参、生姜　160

苦参汤　苦参、蛇床子、白芷、金银花、菊花、黄柏、地肤子、大石菖蒲　205,295

宽胸丸　荜茇、高良姜、檀香、海带、昆布、制半夏、贝母、陈皮、青皮、连翘、独活、川芎、

P

皮炎汤　生地黄、牡丹皮、赤芍、生石膏、黄芩、金银花、连翘、竹叶、甘草　292

平补镇心丹　龙齿、朱砂、人参、山药、肉桂、五味子、天冬、生地黄、熟地黄、远志、茯神、酸枣仁、茯苓、车前子　145

平喘固本汤　人参、五味子、冬虫夏草、胡桃肉、沉香、磁石、坎炁、紫苏子、款冬花、法半夏、橘红　165

平肝息风汤　生石决明、白芍、桑椹、菊花、炒栀子、地骨皮、酸枣仁、川芎、天麻、当归、蔓荆子、竹茹　117

平胃散　苍术、厚朴、陈皮、甘草　62,66,282

Q

七厘散　血竭、麝香、冰片、乳香、没药、红花、朱砂、儿茶　210,264

七味都气丸　熟地黄、山茱萸、山药、茯苓、牡丹皮、泽泻、五味子　165

杞菊地黄丸　熟地黄、山药、山茱萸、茯苓、泽泻、牡丹皮、枸杞子、菊花　112,118,124,278

启宫丸　胆南星、苍术、陈皮、半夏、茯苓、香附、神曲、川芎　323

千金犀角散　犀角(水牛角代)、羚羊角、前胡、栀子、黄芩、射干、大黄、升麻、豆豉　228

牵正散　白附子、白僵蚕、全蝎　126,127,272

潜息宁合剂　珍珠母、天麻、钩藤、菊花、桑椹　116,123

茜根散　茜草根、黄芩、阿胶、侧柏叶、生地黄、甘草　172,242

羌活胜湿汤　羌活、独活、防风、蔓荆子、藁本、川芎、甘草　88,111

青蛾丸　胡桃肉、补骨脂、杜仲、大蒜　258

青光眼丸　当归、白芍、夏枯草、黄连、黄芩、香附、陈皮、菊花、柴胡、茯苓、白术、车前子、远志、炒酸枣仁、枸杞子、红花、薄荷、珍珠母、山药、龙胆草　116

清胆汤　青蒿叶、青菊叶、薄荷梗、连翘、苦丁茶、鲜荷叶　60,228

清宫汤　水牛角尖、玄参、连心麦冬、竹叶卷心、莲子心、连翘心　79

清骨散　鳖甲、地骨皮、知母、银柴胡、青蒿、秦艽、胡黄连、甘草　223

清金化痰丸　瓜蒌仁、贝母、橘红、茯苓、桔梗、桑白皮、黄芩、栀子、麦冬、知母、甘草　157

清金利咽汤　黄芩、栀子、麦冬、牛蒡子、玄参、贝母、薄荷、桔梗、甘草、木通　131

清经散　牡丹皮、地骨皮、白芍、熟地黄、青蒿、黄柏、茯苓　301

清膜汤　大黄、柴胡、胡黄连、延胡索、乌药、黄芩、木香、芒硝　189

清热固经汤　生地黄、地骨皮、炙龟甲、牡蛎、阿胶、黄芩、藕节、棕榈炭、甘草、炒栀子、地榆　303,316

清热解毒汤　黄连、栀子、连翘、当归、赤芍、生地黄、金银花、甘草　266

清热利湿退黄汤　茵陈、丹参、郁金、黄柏、栀子、板蓝根、连翘、藿香、佩兰、白蔻仁、车前子、泽兰叶、白茅根　224,230

清热调血汤　生地黄、牡丹皮、黄连、当归、白芍、川芎、桃仁、莪术、香附、延胡索、红花　303,326

清瘟败毒散　生石膏、生地黄、水牛角尖、黄连、栀子、桔梗、黄芩、知母、赤芍、玄参、连翘、竹